Manchmal am liebsten davonfliegen

Europäische Hochschulschriften
Publications Universitaires Européennes
European University Studies

Reihe VI
Psychologie

Série VI   Series VI
Psychologie
Psychology

Bd./Vol. 719

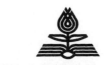

PETER LANG
Frankfurt am Main · Berlin · Bern · Bruxelles · New York · Oxford · Wien

Judith Heizer

Manchmal am liebsten davonfliegen

Eine qualitativ-empirische Studie
zur Lebenssituation krebskranker Frauen
in ihrer individuellen, soziokulturellen
und gesellschaftspolitischen Relevanz

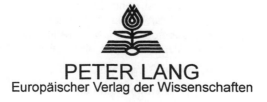

PETER LANG
Europäischer Verlag der Wissenschaften

Bibliografische Information Der Deutschen Bibliothek
Die Deutsche Bibliothek verzeichnet diese Publikation in der
Deutschen Nationalbibliografie; detaillierte bibliografische
Daten sind im Internet über <http://dnb.ddb.de> abrufbar.

Gedruckt mit Unterstützung des
Bundesministeriums für Bildung,
Wissenschaft und Kultur in Wien
und der
Universität Innsbruck.

Gedruckt auf alterungsbeständigem,
säurefreiem Papier.

ISSN 0531-7347
ISBN 3-631-51648-7

© Peter Lang GmbH
Europäischer Verlag der Wissenschaften
Frankfurt am Main 2004
Alle Rechte vorbehalten.

Printed in Germany 1 2 4 5 6 7

www.peterlang.de

DANK

Mein besonderer Dank gilt meinen Interviewpartnerinnen,
ohne deren bereitwillige Mitarbeit diese Arbeit nicht zustande gekommen wäre.
Ich betrachte es sowohl als Ehre wie auch als bewegende und äußerst lehrreiche
Erfahrung, mit Menschen gearbeitet haben zu dürfen, die mit bewundernswertem
Mut die Belastung einer unheilbaren Krankheit ertragen.

SCHLUSSSTÜCK

Der Tod ist groß.
Wir sind die Seinen,
lachenden Munds.
Wenn wir uns mitten im Leben meinen,
wagt er zu weinen
mitten in uns.

R. M. Rilke

VORWORT

Jene von uns, die bereits Erfahrungen mit schwerst- und todkranken Menschen gesammelt haben, wissen, dass es noch viel zu tun gibt, bevor das Schlagwort vom „würdigen Sterben" und „friedlichen Abschiednehmen" seine Berechtigung findet – und das, obwohl der Tod nach einer langen Phase der Tabuisierung nun in Mode gekommen zu sein scheint. Viel wird geredet, manches auch getan. In einigen Bereichen mag dies mit Sicherheit als Fortschritt gewertet werden, wie etwa hinsichtlich der Hospizbewegung, die inzwischen bei weit mehr Menschen bekannt ist als noch vor wenigen Jahren. Kliniken und onkologische Stationen, die etwas auf sich halten, beschäftigen neuerdings PsychoonkologInnen, und die Medienberichte über Sterbe- und Trauerbegleitung häufen sich.

Das bedeutet nur leider nicht, dass sich an der Qualität des Umgangs mit den Betroffenen soviel geändert hat, wie man es aufgrund dieser neuen Aufmerksamkeit erwarten möchte. Noch immer löst das Wort „Krebs" eine ganze Reihe negativer Gefühle in uns aus, vor allem Angst und – handelt es sich um eine andere Person – Hilflosigkeit und Unsicherheit. Dies mag mit ein Grund dafür sein, warum es sogar jenen von uns, die sich als SpezialistInnen in diesem Bereich betrachten, nach wie vor so schwer fällt, dort auszuhalten, wo es am notwendigsten ist: bei einer/einem verzweifelten und hoffnungslosen PatientIn.

Meiner Ansicht nach besteht ein direkter Zusammenhang zwischen diesem hilflosen Ohnmachtsgefühl und der Tatsache, dass wir noch viel zu wenig über die Dynamik des langsamen Sterbens wissen, um hier kompetent und damit wirklich hilfreich zu sein.

Was wir im Zuge dessen lernen müssen, ist zuzuhören. Und wenn wir etwas über den Zustand onkologischer PatientInnen erfahren wollen, müssen wir uns an jene Instanz wenden, die darüber am besten Bescheid weiß: die Betroffenen selbst.

Dieser Überlegung bin ich gefolgt, als ich vier krebskranke Frauen zum Gespräch bat. Diese Begegnungen waren so vielschichtig wie diese Frauen selbst: berührend, erschütternd, intensiv, stark und manchmal sogar erheiternd. Vor allem aber haben sie eines gezeigt: dass es nicht wahr ist, dass für schwerstkranke und sterbende Menschen ohnehin bereits genug getan wird und dass wir weit davon entfernt sind, unsere Bemühungen in diesem Bereich als ausreichend betrachten zu können.

Doch wenn wir um die Defizite wissen, besteht die Möglichkeit, es besser zu machen. Wenn wir uns anhören, was diese Menschen brauchen und was sie sich wünschen würden, lässt sich in einem entsprechenden Betreuungskonzept darauf eingehen. Und wenn wir uns tatsächlich bemühen, sie ernst zu nehmen, können wir anfangen, von wirklicher Begleitung zu sprechen.

Sheila Cassidy formulierte es so: „Diese Arbeit erfordert nicht nur, dass wir Dinge für die Menschen tun, sondern, dass wir bei ihnen sind."
– Ein Anliegen, dem dieses Buch wegbereitend vorausgehen möchte.

Innsbruck, November 2003   Judith Heizer

INHALT

16

I. EINLEITUNG

1. ALLGEMEINES

Trauer- und Sterbebegleitung sind im deutschsprachigen Raum noch relativ neu. In England, Irland und den USA begannen sich die Vorläuferinnen der heutigen Hospizbewegungen und Palliativmedizin bereits zu Beginn dieses Jahrhunderts zu etablieren. – So gründete die irische Krankenschwester Mary Aikenhead bereits Ende des 18. Jahrhunderts das erste neuzeitliche Hospiz als einen Ort für sterbende Arme in Dublin. Sie gab ihrem Haus den Namen „Hospiz", um ihrer christlichen Überzeugung Ausdruck zu verleihen, dass der Tod nicht die Endstation ist, sondern ein Durchgang. Weitere Häuser in London folgten, wobei das St. Joseph's, das St. Luke's und das von Dame Cicely Saunders 1967 gegründete St. Christopher's Hospice am bekanntesten sein dürften.

In den USA erregten die „Interviews mit Sterbenden" von Elisabeth Kübler-Ross Mitte der Sechziger Jahre großes Aufsehen, im Zuge dessen ihre neuen Ansichten über den Umgang mit Sterbenden eine breite Öffentlichkeit erreichten. Dieser Aufmerksamkeit für Sterbende in der praktischen Arbeit folgte auch ein Interesse an der wissenschaftlichen Erforschung und Benennung von Sterbe- und Trauerprozessen. Cicely Saunders beauftragte den englischen Psychiater Colin Murray Parkes mit der wissenschaftlichen Begleitung von Trauernden, aus der er ein Modell der „Phasen des Trauerns" entwickelte. Elisabeth Kübler-Ross entwarf ein Sechs- Phasen- Modell des Sterbens.[1]

Insofern ist es kaum zu glauben, dass diese Entwicklung in Deutschland so lange auf sich warten ließ. Die erste palliative[2] Modellstation in Deutschland wurde 1983 gegründet – als erste Umsetzung der Hospizidee in Deutschland. Erst 1986 entstand in Aachen das „Haus Hörn", Deutschlands erstes Hospiz, nachdem ein Jahr zuvor mit dem „Christopherus-Verein München" die erste überregionale Hospizinitiative gegründet worden war. 1991 begann die erste als Hospizschwester qualifizierte Krankenschwester ihren ambulanten Dienst in München.[3] Im Zuge dieser Entwicklungen setzten die ersten theoretischen Diskussionen um die Hospizidee und in weiterer Folge Sterbe- und Trauerbegleitung ein. Dem Vorurteil der „Ghettoisierung" Sterbender als gefährlichen Schritt in Richtung Euthanasie kam die Hospizbewegung mit einer umfassenden Aufklärungsarbeit entgegen, die das Konzept dieser Institutionen als anderen Umgang mit Sterbenden klarzulegen versuchte. Der entscheidende Durchbruch gelang mit der Anerkennung der beiden großen christlichen Kirchen, die seither als die größten Wohlfahrtsträgerinnen der Hospizbewegung gelten.

---

1 vgl. Chris Paul, Neue Wege der Trauer- und Sterbebegleitung. Hintergründe und Erfahrungsberichte für die Praxis, Gütersloh 2001, S 7
2 siehe dazu unter 3. Palliative Care
3 vgl. Ida Lamp, Hospizarbeit in Deutschland, in: Ida Lamp (Hrsg.), Hospiz- Arbeit konkret. Grundlagen, Praxis, Erfahrungen. Gütersloh 2001, S 14f

Heute gibt es in Deutschland 64 stationäre Hospize und über 500 Hospizinitiativen, die nicht ausschließlich christlich, sondern teilweise auch humanistisch oder buddhistisch geprägt sind.[4] Obwohl der Aufbau von fünfzehn Palliativeinheiten in Krankenhäusern über alle Bundesländer seit 1991 vom deutschen Bundesgesundheitsministerium gefördert wird[5], ist der Bedarf an stationären und ambulanten Einrichtungen bei weitem nicht gedeckt. (Im April 1999 belief sich die deutschlandweite Zahl der Palliativbetten auf zwölf Betten pro einer Million EinwohnerInnen, ohne Hospize wären es nur etwa 5,7, wobei die Schätzungen für den Bedarf bei ungefähr fünfzig Palliativbetten pro Million EinwohnerInnen liegen.

In Österreich beläuft sich die Zahl im Jahre 2002 auf 18 Hospiz- und Palliativstationen, alle Bundesländer zusammen zählen 2 Tageshospize und 76 ambulante (mobile) Hospizdienste. Vom den jeweiligen Pflegeteams und den 1450 ehrenamtlichen MitarbeiterInnen wurden im Jahr 2000 4565 PatientInnen betreut. Bis 2005 sollen die Hospizbetten mehr als verdoppelt werden, von 123 auf 275.[6] Die Arbeit der Hospizbewegung wird zwar von allen politischen Parteien gewürdigt, bei der Finanzierung ist man jedoch auch nach 15 Jahren Aufbauarbeit weiterhin häufig auf Spendengelder angewiesen. Die Forderung, das Hospizangebot (Palliative Care) in das öffentliche Gesundheitssystem zu integrieren, ist bis auf weiteres noch immer unerfüllt. Erfolge gibt es im Bereich des Sozialrechts: Österreich ist das erste Land, in dem es seit 7. März 2002 eine gesetzlich verankerte Karenz zur Begleitung Sterbender gibt. Die sogenannte „Sterbekarenz" stellt damit ein einzigartiges Pionierprojekt dar und ist zugleich ein „wichtiger Schritt, weil er Menschen die Möglichkeit gibt, eine arbeits- und sozialrechtlich abgesicherte Karenzzeit zur Begleitung sterbender Angehöriger zu nehmen."[7] Man habe, so Caritas- Präsident Franz Küberl, zum Thema Hospiz zwar viel erreicht, sei aber noch lange nicht am Ziel.[8] Die wissenschaftliche Auseinandersetzung im deutschsprachigen Raum muss weiterhin als rückständig bezeichnet werden. Die hinter den Theorien von Parkes und Kübler-Ross stehenden Bemühungen und eine wissenschaftliche Erforschung der Psychodynamik von Trauer- und Sterbeprozessen sind weitgehend unbekannt[9]. Ebenso blieb die inzwischen dreißig Jahre andauernde Weiterentwicklung und Diskussion um theoretische Aussagen zu Sterbe- und Trauerprozessen in Deutschland kaum beachtet. Dies geht soweit, dass die zahlreichen englischsprachigen Veröffentlichungen und Fachzeitungen in diesem Bereich („Bereavement Care", „Mortality", „Omega") im deutschsprachigen Raum nur sehr schwer erhältlich sind, von Übersetzungen ins Deutsche ganz zu schweigen.

---

4 Beispiele dafür wären etwa die Omega- Dachorganisation der Hospizbewegung in Deutschland (gegr. 1985), Deutsche Hospizhilfe e.V. (gegr. 1988), Bundesarbeitsgemeinschaft Hospiz (gegr. 1992);
5 vgl. Süddeutsche Zeitung vom 27. Januar 1993
6 vgl. KIRCHE, 14. April 2002, S 3
7 Sr. Hildegrad Teuschl, Hospiz Österreich, zit. in KIRCHE vom 14. April 2002
8 zitiert in: DIE FURCHE, Nr. 13, 28. März 2002
9 vgl. Chris Paul, S 7

Thomas Küchler vom Referenzzentrum Lebensqualität in der Onkologie in Kiel spricht im Rahmen einer „psychoonkologischen Landkarte" für Deutschland von einer „Insellandschaft mit viel Wasser zwischen diesen Inseln", zusätzlich sei die „Verbindung zwischen den einzelnen Inseln nicht immer gewährleistet".[10] Zwar finden sich zahlreiche psychoonkologische Aktivitäten an großen, in der Regel universitären Zentren als auch in Kliniken der Akutversorgung, Rehabilitationskliniken sowie in Tumorzentren oder Beratungsstellen, doch handelt es sich hier keinesfalls um ein fest etabliertes akademisches Lehrfach. Dazu schreibt Küchler: „Psychoonkologie mag auf dem Weg dahin sein, ist dort aber weder von den eigenen Möglichkeiten her noch von der allgemeinen Akzeptanz in der Medizin her schon dort angekommen".[11] In vielen Ländern gibt es Organisationen, die für die Anerkennung von TrauerbegleiterInnen zuständig sind, etwa „The Association of Death Education and Counselling" in den USA oder „The National Association for Loss and Grief" in Australien und Neuseeland.

In Großbritannien entwickelten sich bereits Standards für Ausbildungen von TrauerberaterInnen und Organisationen für die Koordination ehrenamtlicher MitarbeiterInnen, die auf einer zwanzigjährigen Entwicklung basieren („Cruse Bereavement Care")[12].

In Deutschland hat die Diskussion um die Vereinheitlichung von Ausbildungsgängen oder Titeln, die Anerkennung der Beratungsarbeit durch die Krankenkassen oder die Absprache mit bestehenden Berufsverbänden noch gar nicht begonnen.

„Ausführliche und wissenschaftlich gesicherte Forschungsarbeiten über Trauerprozesse gibt es in Deutschland nicht. Es gibt keine regelmäßigen oder gar verpflichtenden Studiengänge zu Trauer- oder Sterbebegleitung an Universitäten, keine nationalen oder internationalen Konferenzen zu aktuellen Themen, [...], es gibt keine Fachzeitschriften, in denen Ideen und Forschungsergebnisse kontrovers diskutiert werden".[13]

Ein möglicher Grund dafür mag darin liegen, dass sich die Gesundheitsförderung so lange fast ausschließlich um die Erhaltung von Leben und Gesundheit gekümmert hat, dass dabei die Beschäftigung mit Themen aus dem Bereich Tod und Sterben zu kurz gekommen sind.[14] Oder – so der Wiener Caritasdirektor Michael Landau: „Wir haben das Sterben allzu sehr ‚enthäuslicht' und tabuisiert".[15]

---

10 Thomas Küchler, Psychoonkologie, Versuch eines Überblicks, Referenzzentrum Lebensqualität in der Onkologie 1999
11 Küchler, Th., ebd.
12 vgl. Colin Murray Parkes, Counselling the bereaved – help or harm? In: Bereavement Care, Vol. 19, No. 2, Sommer 2000
13 Chris Paul, S 32
14 vgl. Allan Kellehear, Health promoting palliative care: developing a social model for practise. In: Mortality, Vol. 4, No. 1, 1999
15 zitiert in „DIE FURCHE, Nr. 13, 28. März 2002

2.   PSYCHOONKOLOGIE, LEBENSQUALITÄT UND PALLIATIVE CARE

Der Frage nach dem Zusammenhang zwischen körperlicher und geistiger Gesundheit beschäftigt Gelehrte schon seit Jahrhunderten. Viele westliche ForscherInnen sind in der Tradition Descartes der Vorstellung gefolgt, Körper und Seele seien voneinander getrennt arbeitende Systeme und der Körper eine Maschine, die völlig unabhängig von Seele und Gefühlen funktioniere. Diese Überzeugung hat sich inzwischen nachweislich als unglaubwürdig erwiesen. Seit beinahe 75 Jahren stellt die Wissenschaft immer neue Forschungsergebnisse vor, die die enge Wechselwirkung zwischen Körper und Seele deutlich zu veranschaulichen vermögen. So haben beispielsweise Hunderte von Studien die Verbindung von Zentralnervensystem und Immunsystem belegt. Ebenso wurden Zusammenhänge zwischen Depressionen und Stress mit einem Abfall der natürlichen Killerzellen zur Bekämpfung körperlicher Krankheiten gefunden. Nach wie vor ist das Ergründen dieser Mechanismen und Zusammenhänge Gegenstand wissenschaftlicher Forschung.
Die Begriffe „Lebensqualität" und „Psychoonkologie" charakterisieren eine bedeutsame Entwicklung, die sich in den letzten Jahren in der Betreuung Krebskranker vollzogen hat: das allmählich zunehmende Bewusstsein über die Wichtigkeit, das subjektive Erleben und Empfinden der PatientInnen zu berücksichtigen.

2.1.   Psychoonkologie

„Onkologie" umfasst all jene wissenschaftlichen Disziplinen, die sich mit Krebs befassen. Das Deutsche Krebsforschungszentrum in Heidelberg definiert den Begriff der Psychoonkologie wie folgt:
„Der Begriff Psychoonkologie bezieht sich daher auf alle psychischen Faktoren, die mit einer Krebserkrankung zusammenhängen. Die wichtigsten Themen der Psychoonkologie sind die Frage nach psychischer Mitverursachung der Krebserkrankung (psychische Einflüsse auf die Krankheitsentstehung, Stress) und die Suche nach psychosozialen Faktoren, die den Krankheitsverlauf beeinflussen (Krankheitsbewältigung, soziale und psychosoziale Unterstützung, psychologische Hilfen)".[16]
Die Definition des Kieler Referenzzentrums lautet: „Psychoonkologie versteht sich als die Lehre von den psychischen Begleitumständen einer Krebserkrankung".[17]

---

16 Krebsinformationsdienst des Deutschen Krebsforschungszentrum Heidelberg, aus dem Internet unter www.krebsinformationsdienst.de
17 zitiert aus dem Internet unter www.uni-kiel.de

Im Verlauf von Diagnose und Behandlung einer Krebserkrankung können die Betroffenen (und auch deren Angehörige) in seelische Krisen geraten.

„Als wesentliche Stichworte sind zu nennen: Diagnoseschock, Copingverhalten, Lebensqualität, Ängste unterschiedlichster Art, Umgang mit diagnosespezifischen Symptomen, Partnerprobleme, soziale Probleme, Identitätsfragen, Körperbildveränderungen, veränderte Kommunikation, Umgang mit Tod und Sterben, Lebensintensität u.v.m".[18]

Diese Problemfelder sollen in ihrer unterschiedlichen, individuellen und subjektiven Ausprägung und Dramatik erkannt, berücksichtigt und entsprechend behandelt werden. Die praktische Arbeit eines/einer PsychoonkologIn fügt der organischen Behandlung eine bedeutsame Dimension hinzu: günstige Bewältigungsmechanismen werden gefördert, humanistische, ethische und spirituelle Inhalte in der Behandlung werden gemäß ihrem individuellen Wert für die einzelnen PatientInnen betont.[19] Die „Österreichische Gesellschaft für Psychoonkologie (OEGPO)" bezeichnet die Linderung psychosozialen Elends von KrebspatientInnen als ihren Leitgedanken, der auch ausschlaggebend für ihre Gründung war (1983). Dieser Leitgedanke „folgt einem ganzheitlichen, psychosomatischen Ansatz und stellt den Menschen als unmittelbar Betroffenen in den Mittelpunkt"[20]. Etwa zwischen 30 und 50 Prozent aller an Krebs erkrankten Menschen entwickeln im Laufe ihrer Krankheit behandlungsbedürftige seelische Symptome (meist Ängste und Depression) mit körperlichen Begleitsymptomen (Appetitlosigkeit, Schlafstörungen, Schmerzen). Diese psychischen Probleme verstärken meist noch die erkrankungs- oder behandlungsbedingten körperlichen Beschwerden. Dieser Zusammenhang unterstreicht die Wichtigkeit einer entsprechenden psychischen Betreuung der Betroffenen. „Die Diagnostik und Behandlung psychosomatischer Folgeerkrankungen bei Krebs bei Patienten und Angehörigen durch ärztliche oder psychologische Psychotherapeuten (Psychoonkologie) sollte daher Bestandteil jeder ‚ganzheitlichen' Krebstherapie sein".[21]

Da die Tätigkeitsfelder der Psychoonkologie den gesamten Verlauf einer Krebserkrankung mit all den oben beschriebenen Belastungssituationen betreffen,

---

18 Küchler, Th., ebd.
19 vgl. Psychoonkologie an der Universitätsfrauenklinik Kiel unter www.uni-kiel.de
20 zitiert aus dem Internet unter www.oegpo.at
21 zitiert aus dem Internet unter www.winterbergkliniken.de

ist Psychoonkologie „ihrem Wesen nach interdisziplinär [...], d.h. berufsgruppenübergreifend wie fachübergreifend"[22]. Dabei liegt der Schwerpunkt der psychoonkologischen Arbeit überwiegend in der Akutbehandlung und der Nachsorge Krebskranker.

2.1.1. ZIELE

Die Ziele der Psychoonkologie fokussieren sich in einer emotionalen Unterstützung der Betroffenen, der Anleitung und Unterstützung bei der Krankheitsbewältigung (emotionale Entlastung, Stützung, Anleitung zur Um- und Neuorientierung) mit dem Anliegen, möglichst günstige Voraussetzungen für den Krankheitsverlauf zu schaffen. Damit beginnt psychoonkologische Tätigkeit bereits beim Beistand nach der Diagnoseeröffnung. Der Kreislauf von innerer Angst und Verspannung, der wiederum Übelkeit, Erbrechen und Schmerzempfinden verstärken kann, soll durch die Reduktion von Stress und die Förderung der Einsicht in körperliche Abläufe und Zusammenhänge unterbrochen werden. Das Angebot einer stützenden therapeutischen Beziehung, die sich an den Erfordernissen von Krankheitsverlauf und medizinischen Erfordernissen orientiert, ist ein weiteres Anliegen der psychoonkologischen Tätigkeit. Ebenso sollen zwischenmenschliche und intrapsychische Konflikte sowie Unsicherheit und Gefühle von Sinnlosigkeit auf der Basis einer verlässlichen therapeutischen Beziehung und unter Anwendung therapeutischer Methoden bearbeitet werden können.[23] Eine weitere Zielsetzung psychoonkologischer Arbeit ist die Verbesserung des Verständnisses von Krankheit und Therapie, durch das quälenden Fragen und Unsicherheit begegnet werden kann. Psychoonkologisches Arbeiten schließt auch das Angebot mit ein, PatientInnen zu medizinischen Therapien und den damit verbundenen Vorbereitungen zu begleiten. Krankheits- und therapiebedingte Beschwerden wie etwa Übelkeit und Schmerz sollen nach Möglichkeit reduziert werden.

„Die Praxis der Psychoonkologie im direkten Umgang mit Patienten umfasst Beratung, supportive Therapie, Kurz- und Langzeittherapie sowie Krisenintervention. Ziel der psychoonkologischen Arbeit mit körperlich chronisch bzw. schwer Kranken im Rahmen der Gesamtbehandlung ist die Integration auch der psychosozialen Anteile des Krankheitsgeschehens in die Medizin. Die Betreuung muss an die persönlichen Vorstellungen der Patienten über Krankheit und Behandlung anknüpfen und sich in die individuelle Situation des Patienten zwischen Krankheit, Behandlung und psychosozialem Kontext einfügen (vgl. Holland 1989)".[24] Die „Deutsche Arbeitsgemeinschaft für psychosoziale Onkologie (dapo)" nennt in ihrer Zielsetzung die psychosoziale Betreuung der Angehörigen Krebskranker, die Etablierung von Nachsorge und Rehabilitation,

---

22 Küchler, Th., ebd.
23 vgl. Küchler, Th., ebd.
24 Küchler, Th., ebd.

die Vertiefung der Kooperation mit allen in der Onkologie Tätigen wie auch die Weiterentwicklung von Betreuungskonzepten, deren überprüfte Effektivität und Qualität durch Förder- und Weiterbildung an die verschiedenen beteiligten Berufsgruppen weitergegeben werden soll.[25]

2.1.2. INDIKATIONEN

Die genannten Ziele psychoonkologischer Betreuung sind verknüpft mit entsprechenden Indikationsstellungen, wobei die primäre Indikation in der Regel nicht von den zuständigen PsychoonkologInnen, sondern von Schwestern und Pflegern gestellt wird. Hinweise zur Indikation sind beispielsweise langanhaltende depressive Symptome (mitunter in Kombination mit Suizidgedanken), (starke) Angstsymptome, Aggressionen, nicht beherrschbare Schmerzen, sozial, familiär oder partnerschaftlich schwierige Situationen, besonders schwere Diagnosen, Prognosen oder Therapien und ähnliches.[26] Meistens wirken mehrere Faktoren zusammen, wodurch die Belastungen komulieren und sich gegenseitig noch verstärken. An dieser Stelle möchte ich betonen, dass die Indikation seltener von den betroffenen PatientInnen selbst gestellt wird, indem sie dem Wunsch nach Betreuung und Unterstützung Ausdruck verleihen. Denn obwohl der Anteil jener PatientInnen, die eine derartige Betreuung ausdrücklich begrüßen und als Qualitätsmerkmal einer ganzheitlichen Behandlung ansehen, derzeit auf 25% im Akutbereich gestiegen ist, ist doch der Mehrzahl der Betroffenen eine solche Möglichkeit noch nicht bekannt. Insofern haben hier die Pflegekräfte eine wichtige Brückenfunktion.

2.1.3. METHODEN

Methodisch erfolgen psychoonkologische Interventionen vor allem durch Einzel-Paar- und Familiengespräche. Ein weiteres Ziel ist die Vermittlung von Entspannungstechniken, Imaginationsübungen, Selbsthypnose und Körpertherapie. Im Bedarfsfall erfolgt auch eine Therapie mit Psychopharmaka sowie eine Weitervermittlung an ambulante oder stationäre psychotherapeutische Behandlungen.

Auffallend sind die kulturellen Unterschiede in diesem Bereich. Während etwa im nordamerikanischen Sprachraum Gruppentherapien eine wichtige Rolle spielen, wird diese Form der Therapie in Deutschland nur in seltenen Ausnahmefällen praktiziert.Hier überwiegen die einzeltherapeutischen Ansätze, vor allem Konziliar- und Liaisonsdienste (festeR, der jeweiligen Station zugeordneteR psychologischeR MitarbeiterIn). Letztgenanntes Betreuungsmodell wurde

---

25 vgl. dapo e.V., Ziele und Aufgaben, aus dem Internet unter www.dapo-ev.de
26 vgl. Küchler, Th., ebd.

kürzlich in einer prospektiven randomisierten Studie in Hinblick auf die Effekte bei gastrointestinalen Tumorerkrankten untersucht. Dabei zeigte sich ein positiver Einfluss des Betreuungskonzeptes sowohl hinsichtlich der Lebensqualität der Betroffenen wie auch ihrer Überlebenszeit.[27]

Es ist allerdings mit großer Wahrscheinlichkeit anzunehmen, dass sich sogenannte „psychoeducational groups", wie sie von Fawzy et al.[28] 1993 beschrieben wurden, als kostengünstigere Alternative mit der Zeit vermehrt durchsetzen werden.

2.2. Lebensqualität

Im Jahr 1986 verabschiedete die Weltgesundheitsorganisation (WHO) eine Charta, in der sie die wichtigsten Punkte für eine angemessene Gesundheitsförderung zusammenfasste (Ottawa Charter, 1986). Ihr ganzheitlicher Ansatz geht davon aus, dass Gesundheit mehr ist als die Abwesenheit von Krankheit, sondern „vielmehr ein Zustand umfassenden körperlichen, seelischen und sozialen Wohlbefindens". Im weitesten Sinn kann man hier von Lebensqualität sprechen.

Lebensqualität als Wohlbefinden auf den verschiedenen Ebenen des Körpers, der Gefühle und des zwischenmenschlichen Kontakts ist vor allem bei jenen Menschen, die an einer schweren Krankheit oder Behinderung leiden, stark beeinträchtigt, eingeschränkt und beschnitten. Sie sehen sich nicht nur mit der massiven und vielseitigen Beeinträchtigung ihrer Körperintegrität konfrontiert, sondern müssen zusätzlich mit den manchmal beinahe überwältigenden emotionalen Aspekten einer schweren und tödlichen Erkrankung fertig werden. Dazu kommen noch zahlreiche soziale Aspekte einer langwierigen Krankheit und Therapie – vom Ausscheiden aus dem Berufsleben bis zur eingeschränkten Freizeitgestaltung und Aktivität sowie möglicherweise finanzielle Schwierigkeiten.

Genau in diesem Sinne definieren Ravens- Sieberer und Bullinger gesundheitsbezogene Lebensqualität als psychologisches Konstrukt, das die körperlichen (zum Beispiel Beschwerden, Mobilität, funktionale Ausdauer und Energie), mentalen, sozialen (etwa Art und Anzahl der sozialen Kontakte zu Familie, FreundInnen und Bekannten inklusive der gemeinsamen Aktivitäten), psychischen (wie Ausgeglichenheit, Abwesenheit von Depression, Ängstlichkeit, Reizbarkeit und ähnliches) sowie der funktionalen Aspekte des Befindens und der Funktionsfähigkeit (Konzentration, Leistungsfähigkeit etc.) aus eigener Sicht der

27 Küchler, Th., Rappat, S., Holst, K., Graul, J., Wood- Dauphinee, S., Henne- Bruns, D., Schreiber, H.- W., Zum Einfluss psychosozialer Betreuung auf Lebensqualität und Überlebenszeit von Patienten mit gastrointestinalen Tumoren, Forum der Deutschen Krebsgesellschaft 6/96, S 448-466
28 Fawzy I. F., Fawzy M. O. et al., Malignant Melanoma: Effects of an early Structured Psychiatric Intervention, Coping and Affectiv State on Recurrence and Survival 6 Years Later. Arch. Gen. Psychiatry 50, 1993, S 681-9

PatientInnen beschreibt.[29] Nach Beschluss der Konsensuskonferenz „Lebensqualität und Onkologie" der Deutschen Krebsgesellschaft 1990 sind diese Grundpfeiler der Lebensqualität mitzuerfassen, wenn von der Lebensqualität eines/einer PatientIn gesprochen werden soll. Ebenso wird betont, dass diese „operationale" Definition die Multidimensionalität von Lebensqualität beschreibt. Die Selbstauskunft der PatientInnen ist von maßgeblicher Bedeutung. Eine so definierte Lebensqualität kann von Erkrankung und Behandlung beeinflusst werden.[30] Ein „gesundheitsfördernder" Umgang und eine entsprechende Unterstützung sind daher notwendig und sinnvoll auch und gerade für todkranke Menschen. Denn solange sie leben, sie sind nicht nur „Sterbende", sondern immer auch „Lebende", die neben ihrer akuten lebensbedrohenden Krankheit körperliche und seelische Krankheit und Gesundheit erleben.[31]

2.3. Palliative Care

„Palliative Care" (auch Palliativmedizin), von lat. „pallium" = Mantel, bezeichnet die aktive, ganzheitliche Behandlung, medizinisch-pflegerische Versorgung und Begleitung von Menschen, die dann notwendig wird, wenn keine kurative (auf Heilung ausgerichtete) Behandlung und Pflege mehr möglich beziehungsweise sinnvoll ist.

Der Ansatz der „Palliative Care" beinhaltet die aktive und umfassende Behandlung, Pflege und Begleitung von PatientInnen ab dem Zeitpunkt, an dem feststeht, dass sie nicht mehr geheilt werden können. Schmerzbehandlung, die Beherrschung weiterer Begleitsymptome sowie die Linderung psychischer, sozialer und spiritueller Probleme gewinnen dann eine überragende Bedeutung. Das Hauptziel von Palliativmedizin- und Pflege besteht daher in der Verwirklichung der bestmöglichen Lebensqualität für die PatientInnen und deren Angehörige. Das Leben soll in allen seinen noch möglichen Formen unterstützt werden, das Sterben wird als natürlicher Vorgang des Lebens betrachtet. Weiters versteht man unter Palliativmedizin spezielle Kenntnisse in Schmerztherapie und Symptomkontrolle, die die Wahrnehmung, Überwachung und Behandlung aller durch die Erkrankung und die Einnahme von Medikamenten auftretenden Symptome verbessern sollen.

„Palliative care legt also den Schwerpunkt auf Schmerz- und Symptomlinderung und integriert körperliche, psychische, soziale und seelisch/geistige Aspekte."[32]

Gemeinsam mit den ÄrztInnen stellen Palliative- Care -Fachkräfte einen Therapieplan auf, der auf die individuellen Notwendigkeiten der PatientInnen

---

29 vgl. Ravens- Sieberer, U., Bullinger, M., Health related quality of life assessement. In: European Review of Applied Psychology, 45, 4, S 245-254
30 vgl. Deutsche Krebsgesellschaft 1990, Konsensus-Konferenz: Erfassung von Lebensqualität in der Onkologie – Konzepte, Methodik und Anwendungen 3, S 7-10
31 vgl. Kellehear, A., ebd.
32 WHO 1990, zit. unter www.hospiz.at

26

abgestimmt ist. Um möglichst zielgerichtet reagieren zu können, gibt es für die PatientInnen die Möglichkeit, ein Schmerztagebuch zu führen, das dem behandelnden Team wertvolle Informationen geben kann. Palliative- Care - Fachkräfte sind ebenso geschult in der Zusammenarbeit mit verschiedenen Berufsgruppen, kommunikativer Kompetenz und einer reflexiven Haltung gegenüber dem Miteinander des Teams. Neben den körperlichen Beschwerden der Kranken sollen auch die psychosozialen, geistigen und religiösen Faktoren ihrer Schmerzen ins Blickfeld rücken, um den Kreislauf von Angst, Schmerz, Niedergeschlagenheit, Traurigkeit, Depression und sozialer Isolation mit seiner verstärkenden Wirkung auf den Schmerz zu durchbrechen.[33] Damit will die Palliativmedizin die PatientInnen unterstützen, um ihnen ein möglichst selbstbestimmtes Leben bis zum Tod zu ermöglichen und auch den Angehörigen zur Seite stehen, damit sie mit Krankheit und Trauer besser zurecht kommen können. Die Begleitung über den Tod hinaus ist eine zusätzliche Aufgabe, wenn Angehörige dies wünschen. In der Tumorchirurgie gibt es den Ausdruck „Palliativoperation". Unter einer solchen Operation versteht man das operative Beheben von Beschwerden und Komplikationen von Seiten eines Malignoms, welche das Leben der PatientInnen stark beeinträchtigen oder begrenzen, ohne jedoch dabei die Krebsgeschwulst vollständig entfernen oder heilen zu können. Dadurch kann die Lebensqualität der Betroffenen erheblich verbessert werden. Die Tumorerkrankung wird nicht geheilt, aber Organfunktionen können erhalten bleiben, bis das Leben durch das Krebswachstum beendet wird. Nach denselben Prinzipien arbeitet auch die palliative Radiotherapie, wobei hier zwischen Stabilisierungsstrahlung (Aufhalten des Wachstums zur Erhaltung des status quo) und Schmerzbestrahlung (Linderung tumorbedingter Schmerzen) unterschieden wird.[34]

---

33 vgl. Ida Lamp, Hospizarbeit konkret. Grundlagen. Praxis. Erfahrungen. Gütersloh 2001, S 28f
34 vgl. Glaus, A., Jungi, F. W., Senn, H.- J., (Hrsg.), Onkologie für Krankenpflegeberufe, 5. überarbeitete Auflage, Thieme, Stuttgart 1997

3. GRUNDLEGENDES ZUR ONKOLOGIE

Dies ist keine medizinische Arbeit. Dennoch habe ich im Laufe der Auseinandersetzung mit dieser Thematik ein zumindest teilweise fundiertes Wissen über medizinische Fachtermini, onkologische Fächer, Diagnose- und Therapiemethoden erworben. Dies war im Gespräch mit den PatientInnen von großem Vorteil. Da mir Grundlegendes über die Tumorerkrankung als solches für das Verständnis des Folgenden wichtig erscheint, möchte ich im folgenden einen kurzen Überblick über Entstehung, Diagnose und Therapie onkologischer Erkrankungen geben, um zugleich die in den Interviews verwendeten Begriffe zu klären.

Für umfangreichere Information verweise ich auf die einschlägige medizinische Fachliteratur.

3.1. Epidemiologie und Größenordnung onkologischer Erkrankungen

Tumorerkrankungen stellen in den westlichen Industrieländern nach den Herz-Kreislauferkrankungen die zweithäufigste Todesursache dar. Die Mortalität (Krebssterblichkeit) liegt derzeit bei 27%, das heißt, derzeit stirbt jedeR Vierte an einer Krebskrankheit.

Im internationalen Vergleich ist für Männer die Krebssterblichkeit sowohl in den USA als auch in Japan niederer als in Deutschland. Dagegen liegt sie bei Frauen in den USA geringfügig höher, während sie in Japan wiederum deutlich niedriger ist als in Deutschland. In Europa weist Ungarn für beide Geschlechter die höchste Krebsmortalität auf, am niedrigsten ist sie für Männer in Schweden und für Frauen in Spanien.[35]

Nach Angaben des Deutschen Krebsforschungszentrums Heidelberg sterben in Deutschland jedes Jahr mehr als 210.000 Menschen an Krebs, jährlich werden 340.000 Neuerkrankungen diagnostiziert.[36]

„Wenn nicht ein stärkerer Rückgang innerhalb der nächsten Jahre erreicht wird, der vergleichbar ist mit dem Rückgang der Sterblichkeit bei Herz-Kreislaufkrankheiten, könnte Krebs innerhalb der nächsten 15- 20 Jahren zu häufigsten Todesursache in Deutschland werden".[37]

Die scheinbare Zunahme der Tumorerkrankungen in unserem Jahrhundert lässt sich zum einen durch den Rückgang anderer tödlicher Krankheiten wie etwa der Tuberkulose erklären, zum anderen durch die allgemein längere Lebenserwartung, wodurch mehr Menschen das mit einer größeren Krebswahrscheinlichkeit

35 ausführlichere Zahlen und Daten finden Sie unter www.dkfz-heidelberg.de
36 aus dem Internet unter www.dkfz-heidelberg.de
37 zitiert aus dem Krebsatlas der Bundesrepublik Deutschland, unter www.dkfz-heidelberg.de

verbundene höhere Alter erreichen. Die Inzidenzrate (Angabe der Krebshäufigkeit) ist bei beiden Geschlechtern ungefähr gleich, wobei die Krebsmortalität bei Männern höher ist als bei Frauen. Dies erklärt sich vor allem dadurch, dass Männer häufiger an Tumoren mit schlechten Heilungsraten erkranken (etwa Lungenkrebs), während zum Beispiel der bei Frauen oft auftretende Brustkrebs mit einer höheren Überlebenschance verbunden ist.

Zu den häufigsten Tumorerkrankungen zählen bei Männern Bronchus -und Prostatakarzinom, bei Frauen bisher Mamma -und kolorektale Karzinome (Dickdarmkrebs). Doch gerade bei Frauen erfuhr die Häufigkeit der verschiedenen Krebserkrankungen in den letzten Jahrzehnten eine Veränderung: Die Rate der an Lungenkrebs erkrankten Frauen nahm um ein Drittel zu. Dieser rapide Anstieg wird von Experten auf den vor allem bei Frauen und Mädchen verstärkten Zigarettenkonsum zurückgeführt. Damit ist der Lungenkrebs bei Frauen mittlerweile die dritthäufigste Todesursache. Auch der Hautkrebs zeigt – jedoch weit weniger ausgeprägt wie der Lungenkrebs – eine steigende Tendenz.[38] Bei den gastrointestinalen Tumoren (Magen- Darmkrebs) ist hingegen ein Rückgang zu verzeichnen.[39] Dennoch bleibt das Colon -Karzinom nach dem Brustkrebs die zweithäufigste Tumorerkrankung.

Das Krebsrisiko steigt mit zunehmendem Alter, wobei dieser Anstieg je nach Krebslokalisation schon früh beginnen kann (Beispiel Zervix -, Ovarialkarzinom) oder sich erst in der zweiten Lebenshälfte bemerkbar machen (Prostatakarzinom). Dabei bilden die ersten fünf Lebensjahre eine Ausnahme, da in dieser Zeit vor allem Tumoren des Zentralnervensystems sowie Leukämien eine gewisse Häufung verursachen.[40]

---

38 vgl. Hagen, M., Fey, M., Epidemiologie und Ätiologie maligner Tumoren, in: Glaus et al, S 22f
39 ebd.
40 ebd., S 23

3.2. Einige Bemerkungen zur Ätiologie

3.2.1. KARZINOGENE

Die Diskussion um krebserzeugende Einwirkungen unserer Umwelt wird zwar auf einer breiten Basis geführt, steht aber in einem offensichtlichen Gegensatz zu dem als eher spärlich zu bezeichnenden sicheren Wissen auf diesem Gebiet. Das erhöhte Krebsrisiko, mit dem verschiedene Einflüsse von außen oder auch das persönliche Verhalten mittlerweile verbunden werden können, erklärt bei weitem nicht ausreichend, weshalb bestimmte Individuen an Krebs erkranken und andere nicht. Bei den Teilursachen, die für eine Krebsentstehung in Frage kommen, handelt es sich um Einwirkungen, die nach heutiger Kenntnis entweder direkt karzinogen oder kokarzinogen sind, das bedeutet, von ihnen wird die entscheidende Zellveränderung zur Tumorzelle ausgelöst beziehungsweise die Entwicklung der Tumorzelle zur eigentlichen Geschwulst gefördert. Diesbezüglich spielen die Lebensgewohnheiten eine große Rolle: die mit Abstand wichtigste Krebsursache stellt das *Rauchen* dar. Dabei betrifft die Erhöhung des Krebsrisikos nicht allein nur die Lunge, sondern alle Körperorgane, die mit dem Rauch oder seinen Abbauprodukten in Verbindung kommen.

„Nach zuverlässigen Schätzungen könnte die Krebssterblichkeit insgesamt um etwa 20%, bei Lungenkrebs um 80-90% gesenkt werden, wenn nicht mehr geraucht würde".[41] Der Deutsche Krebsatlas spricht bereits von 25-30 Prozent.

Die Kombination von *Alkohol- und Tabakmissbrauch* führt zu einem erhöhten Risiko für Mundhöhlen- und Speiseröhrenkrebs.

Auch die *Ernährungsweise,* wie etwa der zu hohe Fettgehalt der Nahrung oder das Fehlen von Rohfaserprodukten in den meisten Industrieländern, kann eine Veränderung der Darmflora bewirken und damit die Entstehung von Dickdarmkrebs mit verursachen.

Als weitere Teilursache gelten verschiedene *Umwelteinflüsse* wie ionisierende beziehungsweise ultraviolette Strahlen oder chemische Karzinogene. Die krebserzeugende Wirkung von ionisierender Strahlung ist heute bewiesen, so konnten etwa nach der Atombombenexplosion 1945 in Japan ein starke Häufung von Leukämie, Schilddrüsen, -Lungen -und Brustkrebs beobachtet werden. Die Reaktorkatastrophe von Tschernobyl zeigte ähnliche Wirkungen. Auch die krebserzeugende Wirkung von Röntgenstrahlen führte vor ihrer Entdeckung durch den ungeschützten Umgang mir ihr zu einem verstärkten Auftreten von Krebserkrankungen bei Radiologen. Die ultravioletten Strahlen des Sonnenlichtes fördern die Entstehung bösartiger Pigmentgeschwulste der Haut (Melanome). Die vermehrte Tendenz zu einer intensiven Bräunung der Haut führte zu einer Zunahme bösartiger Hauttumoren. Chemische Karzinogene wurden vor allem in der Arbeitsmedizin entdeckt, von der eine hohe Rate verschiedener onkologischer

---

41 ebd., S 22

Erkrankungen bei unterschiedlichen Berufsgruppen erkannt wurde (zum Beispiel Blasenkrebs in der Farbstoffindustrie oder Leberkrebs durch Vinylchloridexposition).[42] Die Rolle der Luftverschmutzung kann nicht von der Hand gewiesen werden, gehen doch nach wissenschaftlichen Modellrechnungen etwa 10% der Lungenkrebsfälle auf die karzinogene Wirkung von Luftschadstoffen zurück.

Die Frage, inwieweit *Viren* beziehungsweise genetische Dispositionen und *Vererbung* in diesem Bereich eine Rolle spielen, lässt sich nur soweit beantworten, als Viren bei der Genese menschlicher Tumoren eine größere Bedeutung zukommt, als bisher angenommen wurde. So wurden Zusammenhänge zwischen dem Hepatitis C- Virus und dem primären Leberkrebs aufgezeigt worden. Die Immunschwächekrankheit AIDS führt zum gehäuften Auftreten von Tumoren. Dabei scheint jedoch die Abwehrschwäche wichtiger für die Tumorgenese zu sein als eine direkte Einwirkung des Virus. Die Beteiligung genetischer Faktoren bei bösartigen Neubildungen von Augen, Darm, Brust und der Eierstöcke ist mittlerweile gesichert.[43]

3.2.2. INTRAZELLULÄRES GESCHEHEN

Nicht nur das Wissen um die Ursachen einer Tumorerkrankung, sondern auch um das intrazelluläre Geschehen, im Zuge dessen sich eine normale Zelle in eine Tumorzelle umwandelt, ist bis dato noch sehr lückenhaft. Geklärt erscheint mittlerweile jedoch die unterschiedliche Beschaffenheit einer Krebszelle im Vergleich mit einer normalen, gesunden Körperzelle. Sowohl die Eigenschaften des Zellkerns, speziell der genetischen Substanz, wie auch jene der Zellmembran, der Stoffwechsel und die antigenen Eigenschaften der beiden Zellarten sind verschieden. Die experimentelle Forschung erwies, dass die Umwandlung einer Körperzelle in eine Tumorzelle sich unter der Einwirkung karzinogener Substanzen über mehrere Zellgenerationen erstreckt und die Zelle ihre Eigenschaften langsam verändert. Diese werden bei der Zellteilung auf die Tochterzelle übertragen, woraus schließlich eine Krebszelle resultiert. Diese Umwandlungsphase beträgt durchschnittlich 15- 30 Jahre und wird als *Induktionsphase* bezeichnet.

Im Unterschied zur Normalzelle verfügt die so entstandene Krebszelle über keine Wachstumshemmer, was die Fähigkeit zu unkontrolliertem Wachstum (in andere Körpergewebe) zur Folge hat. Dies geschieht jedoch nicht sofort, sondern erst nach dem Ablauf der sogenannten *„In-situ- Phase"*, während derer die Tumorzelle am Ort ihrer Entstehung liegen bleibt. Dies impliziert eine örtliche Beschränkung des Tumors während dieser Phase, die zwischen fünf und zehn Jahre betragen kann. Erst dann erfolgt – oft unter Einwirkungen zusätzlicher Faktoren wie Hormonen oder geschwächter Immunabwehr – das den Kontrollmechanismen des

---

42 ebd., S 26
43 siehe unter www.dkfz-heidelberg.de

Körpers nicht mehr unterlegene Einwachsen ins Gewebe, das als *Manifestationsphase* bezeichnet wird. Der Einbruch der Krebszellen in die Lymph- und Blutgefäße beschreibt das letzte Stadium zur generellen Ausbreitung in alle Körperorgane, die sogenannte „*Disseminationsphase*". Sie kann je nach Tumorart schon frühzeitig eintreten (etwas bei Brustkrebs und kleinzelligen Lungentumoren), oder erst nach einer sehr langen In- situ- Phase wie beispielsweise bei Gebärmutterhals- und Dickdarm-Karzinomen.[44]

Von einer „*multizentrischen Entstehung*" spricht man dann, wenn es durch die Einwirkung verschiedener Krebsursachen auf zahlreichen Körperzellen in den Schleimhäuten des Bronchialbaumes oder des Magen- Darmkanals gleichzeitig an mehreren Stellen eines Organs zur Krebsentstehung kommt. Diese Tatsache ist vor allem in der Therapie von großer Bedeutung.

3.3. Grundlagen der Tumordiagnostik

3.3.1. UNTERSUCHUNGSMETHODEN

Die Tumordiagnostik unterscheidet zwischen direkten, die Existenz und Natur eines Tumors zweifelsfrei beweisenden Untersuchungen sowie indirekten Methoden, durch die höchstens die Existenz und Lokalisation einer Geschwulst angezeigt werden kann. Die direkten Diagnosemethoden haben selbstverständlich den Vorteil.[45] Die sicherste der direkten Methoden ist die *Gewebsentnahme* (Biopsie). Diese kann chirurgisch, histologisch oder gegebenen Falls durch Abstrich, Absaugen oder Feinnadelbiopsie zytologisch erfolgen, wobei letztere in den vergangenen Jahren große Verbreitung gefunden hat. Dabei wird durch eine feine Nadel eine minimale Tumormenge aspiriert und gleich ausgestrichen und angefärbt. Sowohl die Entnahme wie auch die Beurteilung verlangt große Erfahrung. Sie hat gegenüber der chirurgischen Biopsie den Nachteil der größeren Rate falscher Ergebnisse, ist jedoch einfacher durchzuführen und damit kostengünstiger. Bei einigen wenigen und seltenen Tumorerkrankungen (Plasmozytom, Trophoblasttumoren, medulläre Schilddrüsenkarzinome) kann eine sichere Diagnose auch aus Blut oder Urin gestellt werden.[46]

Indirekte Methoden werden in Kombination mit der Biopsie durchgeführt. Zu den indirekten Methoden zählt die *Röntgenuntersuchung*. Sie liefert in vielen Fällen ein „klares Bild", etwa bei Mamma -Karzinomen oder bösartigen Nierentumoren. In der Diagnostik von Magen-Darm-Karzinomen ergänzen sich Endoskopie und Radiologie. *Nuklearmedizinische Untersuchungen* (Szintigraphien) zeigen nur Aufnahmen des bestimmten Isotops in ein bestimmtes Organ an und sind daher

---

44 vgl. Hagen, M, Fey, M., S 30
45 dazu jetzt und in Folge: Jungi, Walter- Felix, Grundlagen der Tumordiagnostik. In: Glaus et al., S 60
46 vgl. Jungi, S 64

nicht spezifisch. Im Falle von Skelettszintigraphien können sie jedoch vor allem in der Früherkennung der Metastasierung erfolgreich eingesetzt werden. Durch die schichtweise Untersuchung des ganzen Körpers im Zuge einer *Computertomographie* lassen sich bisher kaum nachweisliche Tumoren oft sicher darstellen. Sie liefert in vielen Fällen die entscheidenden Informationen für ein chirurgisches Vorgehen. Eine neuere Methode ist die Kernspintomographie.

Weitere indirekte Untersuchungsmethoden sind die *Ultraschalluntersuchung* sowie *Laboruntersuchungen*. Die Ultraschalluntersuchung ist für die PatientInnen nicht belastend und einfach durchzuführen. Sie liefert vor allem im Abdomen wertvolle Hilfe bei der Entdeckung von Tumoren in Leber, Niere und Genitalien, ist jedoch stark von der Erfahrung der Untersuchenden abhängig. Laboruntersuchungen leisten vor allem in der Verlaufskontrolle als sogenannte „Tumormarker" gute Dienste hinsichtlich der möglichst frühzeitigen Erfassung von Rückfällen (Rezidiven). Einzig bei Nierentumoren können abnorme Laborwerte von spezifischen Tumorprodukten (Eiweiß und Hormone) direkt zur richtigen Diagnose führen.

3.3.2. STADIENEINTEILUNG

Nach Sicherung der Diagnose des Primärtumors beziehungsweise der Natur der Erkrankung muss so schnell als möglich deren Ausbreitung, das sogenannte „Tumorstadium" abgeklärt werden. Die Stadieneinteilung beruht darauf, dass die meisten Organtumoren zuerst begrenzt lokalisiert wachsen, in weiterer Folge in die Umgebung infiltrieren und später auf dem Lymph- oder Blutweg Metastasen in andere Organe setzen. Daneben gibt es auch von Anfang an im ganzen Körper befindliche (generalisierte) Tumorerkrankungen (wie etwa Leukämien), deren Ausbreitungs- und Schweregrad aber ebenfalls quantitativ festgehalten werden kann. Allgemein gilt, je höher das Stadium, (das heißt, je weiter die Ausbreitung und Metastasierung des Tumors fortgeschritten ist), umso schlechter ist im allgemeinen die Prognose. Die mittlerweile universal angewandte Stadieneinteilung der "Union internationale contre le Cancer" (UICC) kann für fast alle Tumoren verwendet werden. Sie beruht auf drei Pfeilern: T = Primärtumor, N = Lymphknotenmetastasen, M = Fernmetastasierung (sogenannte TNM -Klassifikation).[47]

---

47 ausführlich und mit Beispielen dazu unter Jungi, Grundlagen der Tumordiagnostik, Tabelle 4.3. Klinische TNM- Stadien- Einteilung maligner Tumoren (UICC), dargestellt am Beispiel eines Mamma -Karzinoms; in: Glaus et al., S 63

3.4. Grundlagen der Behandlung maligner Tumoren

Grundsätzlich können bei der Behandlung maligner (bösartiger) Tumoren zwei verschiedenen Therapiemöglichkeiten unterschieden werden: eine lokale beziehungsweise lokoregionäre Therapie (Chirurgie, Bestrahlung) und eine systemische (im ganzen Körper wirkende) Therapie (Chemotherapie, Immuntherapie).

3.4.1. TUMORCHIRURGIE

Die für die Betroffenen und das betreuende Team befriedigendste Tumortherapie ist auch heute noch die radikale operative Entfernung eines Tumors.[48] Allerdings ist die in kurativer Intention durchgeführte Operation oft nicht mehr möglich. Die Art des Tumors, seine Biologie, Ausdehnung und Lokalisation ebenso wie der reduzierte Allgemeinzustand der PatientInnen können die Operabilität beeinflussen. Doch auch bei vielen lokal rezidivierenden oder metastasierenden Karzinomen und isolierten Organmetastasen verspricht eine Operation einen Erfolg, wobei der Befall der Lymphknoten die Prognose und das weitere postoperative Vorgehen bestimmt. Die operative Radikalität mit einer kompletten Resektion des Tumors hat eine große prognostische Bedeutung. Dabei wird immer eine Resektion ohne verbleibenden Resttumor angestrebt. Eine Operation mit verbleibendem Resttumor wird zum Palliativeingriff, die Prognose der PatientInnen verschlechtert sich massiv. Selten ist ein Tumor chirurgisch nicht resezierbar. Technisch inoperabel ist ein Tumor dann, wenn er zu groß ist, an einem ungünstigen Ort sitzt oder bei einer breiten Infiltration in lebenswichtige Organe, das heißt, wenn der Tumor mit seiner Umgebung so stark verwachsen ist, dass er nicht reseziert werden kann, ohne ein lebensgefährliches Risiko für den/die PatientIn einzugehen. Ein weiteres Prinzip der radikalen Tumorresektion stellt die größtmögliche Vermeidung von Verstümmelungen dar.
„Ziel der kurativen onkologischen Chirurgie muß es sein, Wege zu finden, eine *mutilierende Ausdehnung eines Eingriffes zu reduzieren, ohne die Radikalität zu gefährden*"[49].
Bei biologisch eher günstigen Tumoren (zum Beispiel das Colon- Karzinom) soll auch bei Vorliegen von isolierten Metastasen in Lunge oder Leber der Primärtumor nach den erwähnten Radikalitätskriterien technisch sauber operiert werden, damit anschließend die Metastase im günstigen Fall ebenfalls kurativ reseziert werden kann (ein Lokalrezidiv des Primärtumors würde die Prognose negativ beeinflussen).

---

48 siehe dazu und in Folge: Jungi, W. F., Stieger, R., Oettli, R., Grundlagen der Behandlung maligner Tumoren. In: Glaus et al., S 78f
49 ebd., S 81, Hervorhebung im Original

3.4.2. RADIOONKOLOGIE (TUMORBESTRAHLUNG)

Seit den 50er Jahren setzt man in der Tumortherapie zunehmend Telekobaltgeräte ein. Beschleuniger und Telekobaltgeräte erzeugen hochenergetische Photonenstrahlen, die den Körper besser durchdringen als die herkömmlichen Röntgenstrahlung. Die Behandlung bringt für die PatientInnen den Vorteil, dass das Eindringen der Strahlung in den Körper sehr genau gesteuert werden kann, die Strahlenmenge im Tumorgebiet erhöht und die Nebenwirkungen am gesunden Gewebe drastisch reduziert werden können.

Das Prinzip der Strahlenbehandlung beruht darauf, dass mit dem Durchdringen der Materie durch ionisierende Strahlung Energie absorbiert wird. Diese Energieabsorbtion bewirkt die Ionisation und die Anregung von Atomen und Molekülen. Ionisation bedeutet, dass Moleküle mit einem Elektronenüberschuss- bzw. Defizit auftreten. Dies verändert Molekülbindungen, Moleküle werden gesprengt und weitere chemische Folgeprozesse in Gang gesetzt. Die chemische Reaktionsbereitschaft nimmt durch Anregung von Atomen und Molekülen zu. Allerdings wird nur die im Körper absorbierte Strahlung biologisch wirksam und dies auch nur in der bestrahlten Region. Dort zeigen sich nach einer gewissen Latenzzeit Schäden an Geweben und Organen, man spricht von „Treffern". Nicht jeder Treffer ist biologisch wirksam, ihre Zahl hängt sowohl von der Größe der Strahlenmenge (Dosis) wie auch von der Zeitspanne ab, in welcher sie verabreicht wird. Eine kurzzeitig gegebene Dosis ist wirksamer als eine protrahierte (kontinuierliche Bestrahlung über mehrere Stunden oder Tage mit geringer Dosisleistung/Zeit), weshalb sie niedriger gehalten werden kann als eine längere Bestrahlung.

Die Schäden an Tumor- und Normalgewebe sind durchschnittlich dieselben. Der Erfolg der Strahlentherapie beruht jedoch darauf, dass am Tumorgewebe mehr wirksame Treffer gesetzte werden und dass sich das Normalgewebe von einer Strahleneinwirkung weitgehend erholen kann, während Tumorgewebe nicht über dieselben beziehungsweise über keine Reparatursysteme verfügen.

Man unterscheidet in der Radioonkologie zwischen drei unterschiedlichen Strahlentherapie- Ansätzen: der präoperativen, postoperativen und kombinierten Radiochemotherapie.[50] Das Ziel der präoperativen Bestrahlung ist die Verkleinerung und bessere Abgrenzung primär nicht kurativ resektabler Tumoren, die Vermeidung von Lokalrezdiven durch die Zerstörung von bereits in die Lymphbahnen des umliegenden Gewebes eingedrungenen Tumorzellen, das Verhindern einer inoperativen Tumorzellverschleppung sowie das Devitalisieren von Tumorzellen zur Verhinderung von Rezidiven und Fernmetastasen. Die Langzeit- Vorbestrahlung dauert meist 4- 5 Wochen. 3- 4 Wochen darauf erfolgt die Operation. Bei der postoperativen Bestrahlung soll Rezidiven vorbeugen und die Überlebenszeit der PatientInnen verlängern. Dies geschieht durch das Beseitigen von im Operationsgebiet verbliebenen Tumorresten und das

---

50 ebd., S 90f

Sterilisieren von zu erwartenden Tumorabsiedelungen im Ausbreitungsgebiet des Primärtumors (Lymphabflussgebiet, Peritoneal- und Pleurahöhle, Liquorraum).

Die Kombination aus Radiotherapie und Chemotherapie erfolgt bei hochmalignen Tumoren mit exzessiver Metastasierungstendenz, die mit Lokalmaßnahmen allein nicht heilbar sind sowie bei lokal weit fortgeschrittenen und durch eine Radiotherapie allein nicht beherrschbaren Tumoren, die durch die Chemotherapie in einen bestrahlbaren Zustand überführt werden sollen.

Die Bestrahlung (auch Radiatio genannt) ist mittlerweile bei allen Tumoren selbstverständlich. Damit ist die Radiotherapie eine der drei Säulen in der Behandlung bösartiger Tumoren. Allein oder in Kombination mit anderen Verfahren bewirkt sie 50% aller Heilungen in der Onkologie – dies entspricht in etwa den operativen Ergebnissen. Ungefähr 70% der nicht mehr heilbaren PatientInnen kommen zu einer palliativen Bestrahlung.[51]

Strahlenfolgen sind nicht zu vermeiden. Meist reagiert die Haut mit Schuppung und Rötung, manchmal auch mit Jucken und Brennen. Es kann auch zu Entzündungen kommen. Direkte Strahleneinwirkung auf Kopf- und Halsbereich führt rasch zu Geschmacksverlust sowie Verschleimung und Mundtrockenheit, später zu schmerzhaften weißlichen Belegen auf der Mundschleimhaut. Durch das Versiegen der Speichelflussproduktion retrahiert sich das Zahnfleisch, die Zahnhälse liegen frei, Parodontose tritt selbst bei vorher intakten Gebissen auf, so dass die Zähne dann nur noch extrahiert werden können. Gefürchtet ist bei der Lungenbestrahlung die Lungenfibrose (bindegewebige Verhärtungen), es kann gelegentlich auch zur Strahlenpneumonitis kommen. Hier siedeln sich besonders leicht Subinfektionen an. Weitere Nebenwirkungen treten im colo -rektalen Bereich auf (Übelkeit, Erbrechen, Durchfälle, schmerzhafte, im fortgeschrittenen Stadium blutige Stuhlentlehrungen).[52]

3.4.3. INTERNISTISCHE TUMORBEHANDLUNG (CHEMOTHERAPIE)

Die medikamentöse Krebstherapie wurde in den letzten 40 Jahren entwickelt und ist ein fester Bestandteil in der Behandlung maligner Tumorerkrankungen. Der Erfolg einer internistischen Behandlung hängt von Art, Lokalisation und Stadium der Tumorerkrankung ab. Falls ein Tumor bereits beziehungsweise von Anfang an im ganzen Körper verteilt ist oder an verschiedenen Stellen auftritt, stellt die Chemotherapie eine entscheidende Methode dar und sollte gleich zu Beginn eingesetzt werden.[53] Ansatzpunkt der Zytostatika ist das unterschiedliche Wachstum von normalen und Tumorzellen. Das Wachstum letzterer ist im Gegensatz zu den gesunden Zellen ungehemmt und unkontrolliert, doch je größer ein Tumor ist, umso langsamer vollzieht sich die Zellteilung. Zytostatika können – bis auf wenige Ausnahmen – nur Zellen hemmen, die sich teilen. Umso mehr

51 vgl. Sauer, R., Tumorbestrahlung (Radioonkologie). In: Glaus et al., 83f
52 vgl. Sauer, R., S 93f
53 vgl. Jungi, W. F., Glaus, A., Internistische Tumorbehandlung. In: Glaus et al., S 104f

Zellen sich also in der Ruhephase des Zellzyklus befinden, umso schlechter ist die Wirkung der Zytostatika. Die meisten Präparate haben einen oder mehrere genau bestimmte Angriffsorte im Zellzyklus. Da es aber bisher noch nicht gelungen ist, die Zellen zu einem einheitlichen Teilungsverhalten zu beeinflussen (so dass sie in größerer Zahl gemeinsam eine bestimmte Phase des Zellzyklus durchlaufen und so durch Zytostatika wirksamer bekämpft werden können), ist die Wirkung der Chemotherapien meist darauf beschränkt, den Tumor stufenweise zu verkleinern. Dies geht im Erfolgsfall bis in jenen Bereich, in dem der Tumor nicht mehr sichtbar und nicht mehr nachweisbar ist.

Die Ursachen eines Rückfalls (Rezidiv) liegen meist darin, dass die Tumorzellen resistent geworden sind, das bedeutet, sie haben gelernt, den Angriff der Zytostatika zu umgehen. Sie teilen sich trotzdem weiter, der Tumor ist oft bösartiger, die Zellen teilen sich schneller und entziehen sich oft einem erneuten Angriff mit anderen Medikamenten.[54] Die Vorteile einer internistischen, also medizinischen Tumorbehandlung liegen in ihrer Wirkung auf den gesamten Organismus, das heißt, auch auf nicht nachweisbare, im Körper verstreute Tumorzellen sowie ihrer Durchführbarkeit auch außerhalb des stationären Bereiches. Die Nachteile manifestieren sich in einer ungezielten, unspezifischen Wirkung auf alle sich teilenden Zellen, also auch auf gesunde Körperzellen, in der schwachen und stark dosisabhängigen Wirkung und vor allem in den meist beträchtlichen Nebenwirkungen. Zu akuten, kurzfristigen und meist reversiblen Nebenwirkungen zählen vor allem Störungen der Blutbildung (Abfall der Leukozyten und Thrombozyten) und damit Infekt- und Blutungsneigung, Wirkungen auf den Magen- Darmtrakt (Appetitlosigkeit, Übelkeit, Erbrechen), Haarausfall, nervöse Störungen (Kribbeln in den Fingern, Heiserkeit, Geschmacksstörungen), Hautirritationen (Ausschläge, Braunfärbung, Verdickung/Verschwielung) und Reaktionen der Schleimhaut mit Entzündungen, Pilzbefall und Geschwüren. Auch Niere, Herz und Leber sind betroffen (Einschränkungen der Nierenfunktion, Herzrhythmusstörungen, Ansteigen von Bilirubin). Später auftretende, länger andauernde und teils irreversible Nebenwirkungen von Zytostatika treten vor allem in Form einer Immunsuppression (Abschwächung der körpereigenen Infekt- und Tumorabwehr) sowie Unfruchtbarkeit bei beiden Geschlechtern und Herzmuskelschäden auf. Jedes Zytostatikum hat sein charakteristisches Spektrum von Nebenwirkungen. Allerdings muss betont werden, dass alle diese Nebenwirkungen nicht immer und automatisch bei allen PatientInnen auftreten.

---

54 vgl. ebd., S 110

II. ZUM FOSCHUNGSKONTEXT DIESER STUDIE

In der Medizin hat sich im letzten Jahrzehnt eine Hinwendung oder thematische Annäherung zu den psychischen und sozialen Dimensionen von Gesundheit und Krankheit vollzogen. Dies bedeutet, dass nicht ausschließlich nur körperliche Parameter Beachtung finden (sollten), sondern vor allem in der Betreuung Tumorkranker deren Lebensqualität als wichtiges Zielkriterium bei der Evaluation medizinischer Maßnahmen gelten soll. Psychoonkologische Forschung beschäftigt sich mit Menschen, die von einer Krebserkrankung betroffen sind. Dies inkludiert nicht nur die Erkrankten selbst, sondern auch deren Angehörige sowie ÄrztInnen und Schwestern/Pfleger in Kliniken und Krankenhäusern, in denen Krebskranke behandelt werden. Die Forschenden sind in dem meisten Fällen Sozial- und GeisteswissenschaftlerInnen (SoziologInnen, PsychologInnen, PädagogInnen) und MedizinerInnen. Ein wenn nicht das Ziel dieser Forschung ist klar definiert: es geht um Hilfe und Unterstützung für die Betroffenen.

„Ein wichtiges Ziel der Forschung ist es herauszufinden, wie den Betroffenen bei der Bewältigung von Belastungen geholfen werden kann, die die Krebserkrankung mit sich bringt"[55].

Die Forschungsmethoden sind meist Interviews und Fragebögen, die sich mit dem Ausmaß der seelischen Belastungen, den verschiedenen Bewältigungsstrategien, Beschwerden, Schmerz sowie mit den Aspekten der Lebensqualität insgesamt beschäftigen. Die Datenerhebung erfolgt meist zu mehreren Zeitpunkten, die so gesammelten Daten werden unter Berücksichtigung des Datenschutzes computerisiert, gespeichert und statistisch ausgewertet[56]. Dabei lässt sich ein eindeutiger Vorrang quantitativer Methoden erkennen. Im deutschsprachigen Raum gibt es eine Fülle an Literatur zum Thema Sterbe- und Trauerbegleitung, Palliativmedizin und Hospiz, die sich sehr auf die spezifische Situation Sterbender und deren Betreuung sowie auf die Trauerbegleitung von Angehörige konzentriert.[57] Literatur zum Thema Betreuung krebskranker Menschen, die nicht akut sterbend sind, erweist sich nach meinen Angaben eher als ein „Stiefkind" in diesem Bereich. Vor allem zur speziellen Thematik der ambulant Behandelten findet sich nach meinen Recherchen kaum Literatur.

---

55 Deutsches Krebsforschungszentrum Heidelberg, zitiert aus dem Internet unter www.krebsinformation.de
56 ebd.
57 zum aktuellen Stand der Literatur verweise ich auf J. Heizer, Qualitätssteigerung in der letzten Lebensphase, Diplomarbeit, eingereicht an der geisteswissenschaftlichen Fakultät der Universität Innsbruck 2000, 130 S

1. LEBENSQUALITÄT IM KLINISCHEN ALLTAG

Aus klinischer Sicht wird die Lebensqualität von PatientInnen von mehreren Faktoren bestimmt. Vulnerable Zeitpunkte oder Phasen nehmen einen ungünstigen Einfluss auf den Krankheitsverlauf und die Krankheitsverarbeitung. Für diese Situationen ist es von großer Bedeutung, dass das betreuende Team besondere Aufmerksamkeit entwickelt, um sie grundsätzlich zu erkennen, adäquat darauf reagieren zu können und gegebenenfalls zusätzliche psychologische oder soziale Hilfen unterstützend anzubieten.

Die frühe Phase der Diagnostik und Aufklärung zählt zu den besonders belastenden Phasen. In den meisten Fällen werden die PatientInnen vom Befund überrascht. Die unmittelbare Reaktion darauf ist häufig ein Gefühl der Lähmung verbunden mit Assoziationen von Verstümmelung und Todesangst, wodurch vorübergehend kognitive und emotionale Verarbeitungsmöglichkeiten der Kranken außer Kraft gesetzt werden. Dieses Reaktionsschema wird als „Krebsschock" bezeichnet. Die Aufklärung der PatientInnen erhält einen besonderen Stellenwert – stellt sie doch bereits hier die zentralen Weichen für die weitere Krankheitsverarbeitung. Die umfassende und angemessene Information der Betroffenen sollte daher kein einmaliges Ereignis sein, sondern ein Prozess.

„Aufklärung ist immer ein Prozess, in dem der Kranke je nach neuem Befund und notwendiger, oft wechselnder Behandlungsstrategie, angemessen einbezogen wird"[58].

Im stationären Bereich, der meist die initiale Aufklärungssituation enthält, ist Aufklärung immer auch ein atmosphärisches Moment. Zu diesem aufgeklärten Klima sollen alle an der Behandlung und Betreuung der PatientInnen Beteiligten zur Bewusstseinseinstellung beitragen.[59] Die zweite kritische Phase stellen operative Eingriffe dar. Neben einer ausführlichen Information ist daher auch eine strenge Beobachtung der Compliance, also der kooperativen Motivation zum Einhalten notwendiger Maßnahmen, wichtig. Dazu gehört auch die Bedeutungserfassung, die Eingriffe und ihre Folgen auf den weiteren Lebensverlauf haben können. Im Laufe der postoperativen Behandlungsphase sollten vor allem bei gastrointestinalen, colo- rektalen und Mamma -Karzinomen aufgrund der oft massiv erlebten Einschränkungen der Körperintegrität, Funktionsstörungen und Begleiterkrankungen alle zusätzlich verfügbaren Ressourcen zur Erreichung des angestrebten Therapieerfolges einbezogen und aufeinander abgestimmt werden. Dazu zählen neben Ernährungs- oder Stomaberatung, Physiotherapie und Informationen über einen Wiederaufbau der Brust auch die Psychotherapie und psychosoziale Unterstützung. Die Mithilfe nahestehender Angehöriger und eine ärztliche Beratung im Hintergrund sollte gewährleistet sein. Eine detaillierte, auch den Hausarzt miteinschließende Kommunikation ist dafür wichtigste Voraussetzung. Der Zeitpunkt der Entlassung

---

58 aus dem Internet unter www.krebsinfo.de/Postoperative Lebensqualität und Psychoonkologie
59 vgl. ebd.

39

kann für die PatientInnen aufgrund der nachfolgenden Maßnahmen ein Ereignis zusätzlicher Belastungen sein. Spätestens zu diesem Zeitpunkt ist es wichtig, die Angehörigen mit einzubeziehen. Veränderungen des Sexuallebens sollten gemeinsam mit dem Partner besprochen werden, auch die Kinder krebskranker Eltern bedürfen eines zusätzlichen Augenmerks. Weiters ist für Frauen mittleren Alters (zwischen 40 und 60 Jahren) aufgrund der bestehenden Rollensituation die Reintegration in den Alltag belastend (Sellschopp 1992[60]). Veränderungen im Berufsleben wie Arbeitsplatzversetzung oder Kündigung sind ebenfalls problematisch, vor allem, wenn sich aus dem eventuellen Wegfallen eines zusätzlichen Verdienstes (durchschnittlich in der Höhe des Drittels des Hauptverdieners) finanzielle Engpässe ergeben. Die Notwendigkeit eines Behindertenausweises und andere sozialrechtliche Veränderungen können als stigmatisierend erlebt werden und der Entlassungssituation den Charakter einer fortgesetzten Krankheitsbelastung geben. Die meisten Betroffenen leiden zudem an der Angst vor Rezidiven.

Ganz allgemein kann es zu charakteristischen Veränderungen des Lebensgefühls kommen, die die Lebensqualität der ganzen Familie in unterschiedlichem Ausmaß beeinträchtigen.

---

60 vgl. Sellschopp, A., Immer einen Schritt voraus. Zeitschrift des DKFZ, 1992, S 6-8

2. DIE ERFASSUNG VON LEBENSQUALITÄT

Das Deutsche Krebsinformationszentrum Heidelberg gibt drei Unterscheidungskriterien bei der Erfassung von Lebensqualität von PatientInnen an: zum einen ist eine Differenzierung zwischen Selbst- und Fremdbeurteilung (etwa durch medizinisches Personal oder Familienangehörige) wichtig. Einem patientenzentrierten Lebensqualitätskonzept entsprechend sind Auskünfte der Familie oder ärztliche Angaben zwar ebenfalls einsetzbar, beurteilen die Lebensqualität der Betroffenen jedoch aus einer anderen Perspektive und sind daher mit selbstbeurteilenden Angaben über Erleben und Verhalten der PatientInnen nicht gleichzusetzen. Zum anderen ist der Differenzierungsgrad der Angaben (globale Bewertung oder detaillierte Erhebung in verschiedenen Lebensbereichen) eine Unterscheidungsmerkmal. Eine weitere Frage betrifft schließlich den Typ des Messansatzes, nämlich, ob ein krankheitsübergreifender Messansatz im Vergleich zu einem krankheitsspezifischen Messansatz verwendet wird. Vor allem, wenn Daten aus epidemiologischen Studien zugrundegelegt oder Screening - Untersuchungen durchgeführt wurden, werden krankheitsübergreifende Verfahren eingesetzt, wohingegen krankheitsspezifische Verfahren zur Evaluation von verschiedenen Behandlungsalternativen geeignet sind.[61] Zwar unterscheiden sich die bisherigen Ansätze zur Lebensqualitätsforschung in Form, Inhalt und Darstellungsweise, doch alle versuchen, ein quantifizierbares Bild einer gesundheitsbezogenen Lebensqualität von PatientInnen zu zeichnen. Indem sie versuchen, die Lebensqualitätsbeurteilung der einzelnen PatientInnen in Vergleich zu einer Gesamtgruppe oder gesunden Referenzpopulation zu erfassen, basieren diese Ansätze auf einem "gruppenstatischen" Ansatz. Individuell zentrierte Ansätze, die aus der klinischen Psychologie und Therapieforschung entlehnt sind, ermöglichen es, individuelle Problembereiche und deren Veränderungen im Verlauf der Therapie zu erheben. Die Methode der Wahl ist neben Interviews hier fast ausschließlich der Fragebogen, vor allem deshalb, weil im Rahmen der Evaluationsforschung ein ökonomisches und für die PatientInnen leicht verständliches Messinstrument erforderlich ist.

Die im folgenden dargestellten Methoden zur Lebensqualitätsforschung beziehen sich primär auf solche Verfahren, die in gruppenstatischen Untersuchungen anzuwenden sind. Die beispielhaft ausgewählten Verfahren wurden entsprechend ihrer psychometrischen Gütekriterien von Objektivität, Reliabilität, Validität zur methodischen Eignung von Messinstrumenten geprüft.

---

61 dazu hier und in Folge nach "Postoperative Lebensqualität und Psychoonkologie" unter www.krebsinfo.de

2.1. Spitzer Quality of Life Index (QLI)

Der Spitzer-Index (Spitzer et al. 1981) umfasst ein kurzes und speziell für die Onkologie entwickeltes Verfahren, das derzeit international häufig eingesetzt wird. Er umfasst mit fünf Fragen und jeweils drei Antwortkategorien die Lebensqualität der PatientInnen aus ärztlicher Sicht. In einem Summenscore werden fünf Komponenten der Lebensqualität (Aktivität, Alltagsleben, Gesundheit, soziale Unterstützung und Zukunftsperspektive) zusammengefasst. Eine Selbstbeurteilungsversion für PatientInnen ist ebenfalls vorhanden. Die Stärke dieses Instruments liegt in der ökumenischen Erfassung, da die Ausfüllzeit circa drei Minuten beträgt. Die Schwäche besteht im Interpretationsspielraum und den vergröberten Kategorien. Aus einer Magenkarzinomstudie liegt eine deutsche Version vor (Rhode et al. 1984[62]).

2.2. Gastrointestinaler Lebensqualitätsinex (GLQI)

Mit diesem Lebensqualitätsindex hat die Arbeitsgruppe um Eypasch in Köln einen Index zur Befindlichkeitsmessung speziell in der gastrointestinalen Chirurgie erarbeitet (Eypasch 1993[63]). Der Fragebogen beinhaltet 36 Items mit einer fünfstufigen Antwortskala, welche die fünf Dimensionen der Lebensqualität (Symptome, Emotionen, physische Funktionen, soziale Funktionen und medizinische Behandlung) abdecken. Die Ausfüllzeit für die PatientInnen beschränkt sich auf zehn Minuten. Durch die Addition der Antworten erfolgt die Berechnung, wobei der höchste Index-Wert von 144 Punkten einer theoretisch unbeeinträchtigten Lebensqualität entspricht. Der Fragebogen liegt in Deutsch und Englisch vor und eignet sich sowohl für klinische Studien wie auch für den klinischen Alltag.

62 vgl. Rhode, H., Rau, E., Gebbenslebcn, B., Ergebnisse der Bestimmung des Lebensqualitätsindex nach Spitzer in der multizentrischen Magenkarzinom –TNM -Studie. in: H. Rhode, H. Troidl (Hrsg.), Das Magenkarzinom. Thieme Verlag, Stuttgart 1998, S 74-79
63 Eupasch E., Der gastrointestinale Lebensqualitätsindex (GLQI). Chirug 1993, 64, S 264-274

42

2.3. Lebensqualitätsfragebogen der European Organization For Research And Treatment Of Cancer (Eortc)

Dieser in elf Sprachen übersetzte Fragebogen wurde von der "Arbeitsgruppe Lebensqualität" der EORTC entwickelt (Aaronson et al. 1991[64]). Er umfasst in einem Kerninstrument mit dreißig krankheitsübergreifenden Fragen die Komponenten ("Module") psychisches Befinden, körperliche Beschwerden, funktionale Kompetenz und soziale Unterstützung. Eine Zusatzskala erfasst krankheits- und therapiespezifische Aspekte verschiedener Krebserkrankungen (zum Beispiel Mamma -Ca, Bronchus -Ca etc.). Seit Ende 1996 liegt auch eine Zusatzskala für colorektale Karzinome (Sprangers 1995[65]) vor, die am Institut für Psychosomatische Medizin der Technischen Universität München für den deutsprachigen Raum übersetzt und validiert wurde (Ravens- Sieberer & Noack 1996[66]). Die Ausfüllzeit beträgt für die PatientInnen ungefähr zehn bis fünfzehn Minuten. Bezüglich eines operativen Eingriffes ist der Einsatz von Erhebungen zur Lebensqualität in onkologischen Studien vor allem dann indiziert, wenn sich aufgrund dessen bedeutsame Veränderungen in Befinden und Funktionsfähigkeit für die PatientInnen erwarten lassen. Dabei hängt die Qualität, Intensität und Richtung dieser Veränderungen sowohl von der Grundkrankheit wie auch der Art der Therapie ab (Operationen, Strahlen-, Chemo-, Hormontherapie).
"Befindlichkeitskriterien werden die Indikationsstellung und die Auswahl der Therapie zunehmend beeinflussen. Dabei kann und soll eine wissenschaftliche Auseinandersetzung mit der Lebensqualität von Patienten ein intensives Gespräch mit den Betroffenen [...] nicht ersetzen. Lebensqualitätsstudien erlauben Aussagen darüber, welche Patientengruppe von welchen Behandlungsstrategien hinsichtlich ihrer Lebensmöglichkeiten am meisten profitieren"[67].
Vor allem, wenn die Möglichkeit einer Behandlungsalternative besteht, können diese Informationen in ein ÄrztIn- PatientIn- Gespräch einfließen.
"Die Berücksichtigung der Patientenperspektive in der Lebensqualitätsforschung leistet in diesem Sinne einen Beitrag zur patientenorientierten Medizin".[68]
Daher setzt die „Realisierung von Lebensqualitätsstudien [...] eine große Bereitschaft von Klinikern voraus, sich mit der Lebensqualitätsforschung auseinander zu setzen. Dies erfordert eine interdisziplinäre Zusammenarbeit verschiedener medizinischer und sozialwissenschaftlicher Disziplinen".[69]

---

64 Aaronson, N. K. and the EORTC- QoL- study- group, The EORTC Core Quality of life questionnaire. In: Osoba, D. (Hrsg.), Effect of Cancer on QoL. CRC Press, Vancouver 1991,
65 Sprangers, M., The EORTC colorectal cancer module (EORTC QLO- CR 38) in Vorbereitung
66 Ravens- Sieberer, U., Noack, E., The translation of the English colorectal cancer module into German. Report of the EORTC Study Group on Quality of Life (in press)
67 Postoperative Lebensqualität und Psychoonkoogie, unter www.krebsinfo.de
68 ebd.
69 ebd.

3. AKTUELLER FORSCHUNGSSTAND IM DEUTSCHSPRACHIGEN RAUM

Die psychoonkologische Forschung beschäftigt sich derzeit vermehrt mit der Lebensqualität onkologischer PatientInnen, wobei diesbezüglich verschiedene Tumorarten untersucht werden. Der Schwerpunkt liegt bei PatientInnen mit Mammakarzinom und colo- rektalen beziehungsweise gastrointestinalen Tumoren, also den zur Zeit häufigsten Tumorerkrankungen. Ebenso gibt es mehrere Studien zu den Auswirkungen psychotherapeutischer Unterstützung für die Betroffenen hinsichtlich ihrer Lebensqualität und Überlebenszeit. Mitunter werden auch Projekte zur Erfassung der Situation der in diesem Bereich tätigen Pflegekräfte durchgeführt.
Im Folgenden möchte ich dazu einen kurzen Überblick geben.

3.1. Psychoonkologie- Forschung allgemein

An der Universität Bochum wurden im Forschungsbereich Psychoonkologie verschiedene Projektbereiche eingerichtet: der Projektbereich "Interventionsforschung" arbeitet in der Evaluation psychologischer Verfahren zur Optimierung der Effektivität der medizinischen Therapie bei onkologischen PatientInnen. Im Projektbereich "Psychologische Aspekte humangenetischer Diagnostik bei hereditären Colon- Ca" läuft seit 1999 eine aktuelle Studie, in der Prädikatoren einer/eines erhöhten psychischen Vulnerabilität und Inanspruchnahmeverhalten im Verlauf einer humangenetischen Diagnostik bei hereditären Colon- Karzinomen untersucht werden und die im August 2002 abgeschlossen sein soll.
Das "Referenzzentrum Lebensqualität in der Onkologie Kiel" beschäftigt sich derzeit mit Forschungsprojekten zu den Themen "Qualitätssicherung in der Palliativmedizin" und "Impact of psychotherapeutic support on gastrointestinal cancer patients".[70] Mehrere Forschungsvorhaben gibt es an der Universität Köln, wie etwa eine Arbeit über "Psychischen Langzeitfolgen bei Malignom- Kranken". Das Ziel dieses Projektes ist die Analyse des langfristigen Rehabilitationsverlaufs und die Prüfung der Frage nach den psychischen Langzeitfolgen, insbesondere die Prävalenzrate für posttraumatische Belastungsreaktionen bei Malignom- PatientInnen, die zwischen 1991 und 1993 stationär chemotherapeutisch behandelt wurden. Ebenfalls in Köln wurde eine Pilotstudie zur Erkundung von Ressourcen und Unterstützungsbedarf bei onkologischen Erkrankungen durchgeführt (Oktober 2000 bis September 2001). Durch intensive Befragung zum Teil durch Interviews von Betroffenen und Angehörigen versuchte man die detaillierte Erfassung individueller und sozialer Ressourcen im Zusammenhang mit

---

70 aus dem Internet unter www.uni-kiel.de

onkologischen Erkrankungen und den daraus resultierenden medizinisch notwendigen Behandlungen. Die Ergebnisse sollten dazu führen, erforderliche konkrete Maßnahmen einleiten zu können bezüglich Selbsthilfegruppen, Vermittlung psychotherapeutischer Hilfen etc.. Die weiteren Ziele lagen in einer breiten Erfassung von Bewältigungsstrategien (Coping- Ressourcen) onkologischer PatientInnen sowie der Evaluation der Lebensqualität durch den Beratungsdienst der Krebsinitiative Köln und ihren psychosozialen Stellenwert.[71]
Das Institut für Medizinische Psychologie an der Universität Münster publizierte 1998 einen von F. A. Muthny herausgegebenen Studienband "Psychoonkologie – Bedarf, Maßnahmen und Wirkungen am Beispiel des 'Herforder Modells'", in denen verschiedene Forschungsbeiträge zu dieser Thematik gesammelt sind ("Patienten- Einschätzungen zum Bedarf der Patienten an psychosozialer Beratung und Psychotherapie"[72], "Besonderheiten der psychosozialen Beratung und Psychotherapie bei körperlich Kranken"[73], "Wirkungen der Psychoonkologie aus Sicht der Patienten, Pflegekräfte und Ärzte"[74] et al.). Hier wurden vor allem auch Untersuchungen bezüglich der Arbeitssituation, Belastung und Arbeitszufriedenheit des onkologischen Pflegepersonals unternommen.[75]
Am Institut für Medizinische Psychologie der Universität Wien wird derzeit eine Studie mit dem Titel "Begleituntersuchung zu den Auswirkungen eines Praktikums in Psychoonkologie (Bedside Teaching) für Medizin- und Psychologiestudenten an der Einstellung gegenüber Krebskranken" durchgeführt. Dabei geht es vor allem darum, durch den persönlichen Kontakt provozierte Unterschiede im Verhalten der Studierenden gegenüber den Erkrankten zu erfassen sowie Veränderungen in ihrer Einstellung festzuhalten.
In Graz gibt es Forschungsprojekte über den Einfluss der Krankenhausumgebung auf die Befindlichkeit der Patienten.

---

71 aus dem Internet unter www. medpsych.ruhr-uni-bochum.de
72 Muthny, F. A., Küchenmeister, U., in: Muthny, F. A., (Hrsg.), Psychoonkologie- Bedarf, Maßnahmen und Wirkungen am Beispiel des 'Herforder Modells'. Lengerich/Papst 1998, S 41-58
73 Muthny, F. A., ebd., S 78-86
74 ders., ebd., S 170-189
75 zum Beispiel: Muthny, F. A., Küchenmeister, U., Ziemen, P., Psychosoziale Belastungen und Arbeitszufriedenheit onkologischer Pflegekräfte, Pflege, 1998, S 281-285; Muthny, F. A., Belastung der Pflegekräfte, Arbeitszufriedenheit und Erwartungen an die Psychoonkologie, in: Muthny, F. A., (Hrsg.), Psychoonkologie- Bedarf, Maßnahmen und Wirkungen am Beispiel des 'Herforder Modells'. Lengerich, Papst 1998, S 69-77; ders., Berufliche Identifikation von onkologischen Pflegekräften und Bedarf an psychosozialer Fortbildung und Supervision, ebd., S 145-157;

3.2. Bewältigungsverhalten

Am Klinikum der Ludwig-Maximilians-Universität München laufen momentan Forschungsprojekte zur Bedeutung subjektiver Krankheitstheorien für die Krankheitsbewältigung sowie Coping- Strategien und soziale Unterstützung.[76] An der medizinischen Fakultät der Universität Jena befindet sich ein Projekt zur Erforschung der Bewältigung des Mammakarzinoms in Vorbereitung, im Zuge dessen persönlichkeitsbezogene interindividuelle Unterschiede in der Bewältigung untersucht werden sollen. Dabei werden drei Forschungsansätze verfolgt:
– Das Dissertationsprojekt 'Binding and Coping' untersucht, inwiefern sich die Bewältigung von Patientinnen mit Primärem Mammakarzinom aus der Beziehungsbiographie- hierbei sind spezielle Bindungserfahrungen gemeint - erklären lässt. Im Rahmen einer medizinischen Dissertation wird dabei geprüft, ob Bindungsmuster sehr spezifische Aspekte des Krankheitsverhaltens vorhersagen können.
– Die Interaktion zwischen psychischen Merkmalen der Person, der Bewältigung unvorhersehbarer und komplexer Befunde und medizinischen Parametern wird gerade in Anbetracht dieser Befunde bedeutsam. Eine medizinische Dissertation soll in diesem Zusammenhang speziell die Bewältigung des Carzinoma in Situ untersuchen.
– Im Rahmen der Feldstudie zum Mammakarzinom wird in Kooperation mit dem Tumorzentrum der Versuch unternommen, Lebensqualität nicht als Outcomekriterium von singulären medizinischen Merkmalen zu betrachten, sondern Subgruppen in der Selbstbeurteilung der Lebensqualität zu identifizieren und diese anhand medizinischer Charakteristika zu validieren.[77]

3.3. Lebensqualität

Zur Lebensqualität onkologischer PatientInnen wurde in Köln in den letzten Jahren ein Forschungsprojekt mit dem Titel "Implementierung und Evaluation von psychosomatischen Versorgungsmodellen in der internistischen Akutversorgung von Krebskranken" durchgeführt. Dabei sollten prognostische Indikatoren für den voraussichtlichen Unterstützungsbedarf von PatientInnen (Geschlecht, Angst, Gesundheitsstatus bei Behandlungsbeginn, finanzielle und familiäre Belastungen) eruiert werden. Im Zuge dieser Studie wurden 14.000 ausführlich dokumentierte Gespräche mit KrebspatientInnen geführt, aus denen der zusätzliche Personalbedarf von Krankenhausstationen errechnet wurde. In den Bereichen Unterstützungsbedarf, Lebensqualität, Krankheitsbewältigung und objektive Lebensbedingungen wurde ein Strukturmodell entwickelt und empirisch sowohl aus der PatientInnen- wie auch der TherapeutInnenperspektive bestätigt.

---

76 aus dem Internet unter www.psychoonkologie.org/Forschung
77 aus dem Internet unter www.med.uni-jena.de

(Hinsichtlich der Überlebenszeit zeigte sich, dass PatientInnen, denen es langfristig gelang, sich aktiv abzulenken, unter den gleichen Bedingungen bedeutsam bessere Überlebenschancen haben als die übrigen PatientInnen). Aktuell gibt es momentan in Köln eine psychoonkologische Studie über "Basisdokumentation und Bewältigungsverhalten bei Lymphom- und Leukämie-Erkrankungen", welche die Implementierung und Evaluation einer Basisdokumentation zu psychoonkologischen Fragestellungen anstrebt. Im Bereich Brustkrebs läuft dort derzeit eine "Psychotherapeutische Interventionsstudie bei Primärem Mamma- Ca". Dabei handelt es sich um eine geplante und seit drei Jahren vorbereitete Multicenter-Studie zur Bewältigung der Erkrankung an Primärem Mamma- Ca, an der voraussichtlich fünf Universitäts-Gynäkologien beteiligt sind (Aachen, Hannover, Kiel, Köln und Münster). Diese prospektive, randomisierte (kontrollierte) Studie umfasst 400 Patientinnen, die in eine Interventionsgruppe und eine Kontrollgruppe zu je 200 Frauen eingeteilt werden. Die Interventionsgruppe erhält 20 Gruppensitzungen nach dem Konzept von Classen und Spiegel (2000), während die Kontrollgruppe psychologische Standardbetreuung erhalten soll. Die Auswirkungen auf ein rezidivfreies Überleben und auf die Lebensqualität der untersuchten Patientinnen sollen im geförderten Zeitraum und darüber hinaus geprüft werden.

Auch in Graz gibt es ein diesbezügliches Forschungsprojekt ("Einfluss psychotherapeutischer Interventionen auf die Lebensqualität und Überlebenszeit"). Dort wie auch in München beschäftigen sich derzeit wissenschaftliche Untersuchung mit Lebensqualitätsforschung im Rahmen klinischer Studien sowie mit dem Einfluss psychotherapeutischer Interventionen auf die Patientenlebensqualität.

An der Universität Innsbruck werden auf den klinischen Abteilungen der Psychiatrie und Medizinischen Psychologie derzeit eine Reihe von ausschließlich quantitativen Forschungsarbeiten zum Thema Lebensqualität verschiedener PatientInnengruppen (Mamma- Ca, Ovarial- Ca) mittels Fragebögen, der Erstellung von Skalen und kategorisierten Interviews durchgeführt.

Im Bereich Lebensqualität befasst sich das Referenzzentrum Kiel (siehe oben) mit Studien, die sowohl Mamma- Karzinom wie auch rektale Karzinome betreffen ("Quality of life and breast cancer – the learning curve never ends" und „Lebensqualität beim Rektumkarzinom".).

Im eigens dafür eingerichteten Projektbereich "Lebensqualität, Krankheitsverarbeitung, soziale Unterstützung und Krankheitsverlauf" an der Universität Bochum wird derzeit eine Forschungsarbeit durchgeführt, die sich mit biomedizinischen, psychologischen und sozialen Prädikatoren behandlungsbedingter Nebenwirkungen im prospektiven Längsschnittdesign befasst.

Wie sich herausgestellt hat, gibt es in diesem Bereich kaum qualitative Forschung (ich beziehe mich auf die Bezeichnung qualitativer versus quantitativer Sozialforschung und spreche hiermit quantitativer Forschung keineswegs Qualität ab). Ebenso ist mir bei meiner Literaturrecherche keine einzige Studie untergekommen, bei der Interviews strukturhermeneutisch ausgewertet wurden.

Zwar gibt es vereinzelt Forschungsprojekte, die mit qualitativen Interviews arbeiten, (etwa eine Studie über die Sinnfindung von Brustkrebserkrankten[78]), die Auswertung erfolgt allerdings quantitativ. Einen bezeichnenden Hinweis auf den Stand der Diskussion von qualitativen und quantitativen Forschungsansätzen liefert die Beschreibung des österreichischen Projektes „Bedside teaching" (siehe oben), die im Rahmen der Ergebnisse von zahlreichen anderen, „allerdings nur qualitativ erhobenen Einschätzungen" spricht.[79]

---

78 Schumacher, Andrea, Sinnfindung bei Brustkrebspatientinnen, Dissertation, Deutschland 1990
79 Näheres zu dieser Diskussion findet sich unter III. 2.2. Qualitativ versus quantitativ

III. METHODOLOGIE

1. ZIEL UND FORSCHUNGSINTERESSE DIESER STUDIE

Eine Fragestellung ergibt sich nicht geschichtslos in der Biographie einer Forscherin. Nicht nur die Subjektivität der Befragten und ihre Erfahrungen stehen im Mittelpunkt des Forschungsprozesses, sondern auch jene der Forscherin mitsamt ihrem individuellen und gesellschaftlichen Lebenshintergrund, von dem ihr Forschungsinteresse sowie Fragestellung und Vorgehensweise maßgeblich beeinflusst werden. Die Entwicklung von und die Auseinandersetzung mit einer Fragestellung wie der damit verbundene Erkenntnisprozess schließen folglich die Herangehensweise der Forscherin als „tabula rasa" aus. Diese biographische Verankerung eines Themas gilt es sich bewusst zu machen, um zu Beginn des Forschungsunternehmens den eigenen Referenzrahmen, d.h. die eigene biographische, soziokulturelle, geschlechtsrollenspezifische, religiöse, kirchliche etc. Situiertheit reflektieren und benennen zu können[80], insbesondere, wenn man zu intersubjektiv nachvollziehbaren Aussagen kommen will. Insofern erscheint mir eine kurze Anmerkung zur Genese der Fragestellung für angebracht:

Mein Interesse an einer theoretischen Auseinandersetzung mit der Problematik des Krankheits- und Sterbeprozesses Krebskranker wurde durch die praktische Konfrontation im Innsbrucker Hospiz geweckt. Im direkten Kontakt mit den dort lebenden todkranken und meist sterbenden Menschen wurde mir die hohe Bedürftigkeit dieser Menschen nach Verständnis, menschlicher Wärme und der Wahrung ihrer Identität und Würde bewusst. Gleichzeitig erkannte ich, dass diesen Bedürfnissen in unseren herkömmlichen (klinischen) Betreuungssystemen oft nicht annähernd entsprochen wird. Damit begann eine intensive Beschäftigung mit der Dynamik des Sterbeprozesses.

Cicely Saunders, die berühmte Gründerin der Hospizbewegung, spricht davon, dass PatientInnen, die sich in der Endphase ihres Lebens befinden, eine Behandlung brauchen, die ihrem besonderen Zustand Rechnung trägt.[81] Meine erste Fragestellung lautete daher: Was geschieht, wenn Menschen sich plötzlich mit einer tödlichen Krankheit konfrontiert sehen? Wie sieht ihre emotionale Situation aus, mit welchen Affekten und Gefühlen sehen sie sich konfrontiert? Welche Bedürfnisse haben schwer- und todkranke Menschen, worin besteht das Spezifische daran und wie kann man ihnen nachkommen? Welche Prozesse laufen autonom ab und welche davon sollte die Betreuung unterstützen? An diese Fragen versuchte ich im Rahmen meiner Diplomarbeit mit dem Titel „Qualitätssteigerung

---

80 vgl. Wahl, Klaus, Honig, Michael –Sebastian, Gravenhorst, Lerke., Wissenschaftlichkeit und Interesse. Zur Herstellung subjektivitätsorientierter Sozialforschung; Suhrkamp, Frankfurt 1982, S 47
81 vgl. Cicely Saunders, in: Saunders, Cicely, Baines, Mary, Leben mit dem Sterben. Betreuung und medizinische Behandlung krebskranker Menschen. Verlag Hans Huber 1999, S 2

50

in der letzten Lebensphase"[82] eine Annäherung. Dabei erschienen mir vor allem drei Bereiche wichtig: eine wirksame und gewissenhafte Schmerztherapie, da vor jeder emotionalen oder spirituellen Hilfe die Schmerzlosigkeit stehen muss. Weiters die Frage nach den psychischen Veränderungen, also einer zentralen Dynamik im Sterbeprozess, wo ich mich vor allem mit einer Gegenüberstellung des Sechs-Phasen-Modells von Elisabeth Kübler-Ross, der Pionierin auf dem Gebiet der Sterbeforschung, und dem Ansatz des „Paradigmenwechsels" von Michael Kearney, einem seit langem in Hospizen tätigen irischen Arzt und Psychotherapeut, beschäftigte.[83] Kearney beschreibt in seinem Ansatz ein psychodynamisches Tiefenmodell, dass die Auswirkungen der Aufgabe des „heroische Paradigmas" (des Ankämpfens gegen die Krankheit) zugunsten des „Paradigma des Abstiegs" (zur eigenen Tiefe und den darin verborgenen Selbstheilungsmechanismen) anschaulich zu illustrieren vermag. Wertvolle Ergänzungen dazu bezog ich aus der Literatur der Psychotherapeutin Verena Kast, die sich mit den Phasen und Chancen des psychischen Prozesses und der Wichtigkeit des Trauerns jenseits jeder Pathologie auseinander setzte.[84] Im Anschluss daran erörterte ich den Stellenwert menschlicher Zuwendung und einer tragenden Beziehung in dieser Phase des Lebens im Sinne des von C. Saunders geprägten Ausdrucks der „effective loving care".[85] Dies schloss eine Beschäftigung mit den Themen Kommunikationsbereitschaft, die Bedeutung von Ehrlichkeit und das vor allem auch von der britischen Ärztin und Hospizleiterin Sheila Cassidy stark betonte Recht der Betroffenen auf Information[86] sowie Gefühlen von Machtlosigkeit und Versagensängste auf Seiten der Betreuenden mit ein. Nach Beendigung dieser Arbeit, die sich hauptsächlich mit der einschlägigen Fachliteratur befasste, entstand der Wunsch, mittels einer anderen Methode an dieses Thema heranzugehen. Ein rein literarisches Vorgehen hatte mir theoretisches Wissen vermittelt, nun wollte ich mir einen direkten Zugang zum Thema verschaffen, um mein Anliegen, die Situation der institutionellen Betreuung onkologischer PatientInnen zu verbessern, argumentativ untermauern und fundieren zu können. Der eigentlichen Fokus dieser Studie manifestiert sich demnach in der Untersuchung der Lebensqualität onkologischer PatientInnen. Da wie bereits einleitend erwähnt Tumorerkrankungen mittlerweile zu den zweithäufigsten Todesursachen zählen, erschien mir eine Eingrenzung der

---

82 Heizer, J., Qualitätssteigerung in der letzten Lebensphase; unv. Diplomarbeit, eingereicht an der geisteswissenschaftlichen Fakultät, Institut für Erziehungswissenschaft der Universität Innsbruck, April 2000, 130 S
83 Näheres dazu in: Kübler-Ross, E., Interviews mit Sterbenden. Kreuz-Verlag Stuttgart 1971; dies., Über den Tod und das Leben danach. Verlag „die Silberschnur" GesmbH 1989; Erfülltes Leben - Würdiges Sterben. Gütersloher Verlagshaus, Gütersloh 1998 und Kearney, Michael, Schritte in ein ungewisses Land, Herder Verlag, Freiburg im Breisgau 1997
84 vgl. Kast, Verena., Trauern. Phasen und Chancen des psychischen Prozesses. Neu gestaltete 20. Auflage, Kreuz Verlag GmbH&Co. Kg, Stuttgart 1999
85 vgl. Saunders, C., Hospiz und Begleitung im Schmerz. Herder Verlag, Freiburg im Breisgau, 1993
86 vgl. Cassidy, Sheila., Die Dunkelheit teilen. Spiritualität und Praxis der Sterbebegleitung. Verlag Herder, Freiburg im Breisgau 1995

Thematik auf diesen Bereich sinnvoll und der aktuellen Dringlichkeit entsprechend. Die Erforschung der psychischen Situation onkologischer PatientInnen, ihren Bewältigungsstrategien, Bedürfnissen und Wünschen stellt den primären Entstehungszusammenhang dieser Arbeit dar. Ebenso war mir das Eruieren von Defiziten ein Anliegen. Denn trotz neuer Bewegungen wie der Hospizgemeinschaft und einem allmählich aufkeimenden öffentlichen Bewusstsein für die Wichtigkeit einer entsprechenden psychischen Betreuung und Begleitung erweist sich die tatsächliche Situation der Betroffenen (vor allem auch für jene, die ambulant behandelt werden) meist dennoch als unzufriedenstellend. Denn obgleich es mittlerweile möglich ist, Sterbenden ihre Leiden sehr zu erleichtern, bleiben doch noch viele Fragen unbeantwortet. Weitere Forschung ist daher dringend nötig. Nachdem es Jahre in Anspruch genommen hat, den Kampf gegen den Krebsschmerz erfolgreicher zu führen, muss sich die onkologische Forschung eingestehen, dass auch hier noch Verbesserungen erzielt werden müssen. Ebenso bedürfen andere Symptome kontrollierten Versuchen.

Die Frage nach einer psychischen oder psychotherapeutischen Bertreuung sterbender Menschen wird erst weiter erforscht. Richard Lamerton, ein aus vielen Veröffentlichungen bekannter Arzt im Dienste der ambulanten Hospizbetreuung (Pflege zu Hause Sterbender) und Vorreiter der Hospizbewegung in England, drückt dies so aus: „Wir wissen noch nicht genug über den Prozess des normalen, gesunden Sterbens, geschweige denn über seine Pathologie[87]".

Über die Pflege – und damit meine ich nicht die medizinische – von sterbenden Menschen muss allgemein mehr Wissen erworben und vermittelt werden, wenn wir das erreichen wollen, was Francis Bacon über die Natürlichkeit des Todes sagt nämlich, dass es ebenso natürlich sei zu sterben wie geboren zu werden.[88] Doch insbesondere bezüglich jener oft noch sehr jungen Betroffenen, die an einer Krankheit wie Krebs sterben, ist die Wichtigkeit der Erforschung ihrer Situation unumgänglich, um adäquat und ihnen entsprechend auf ihre Bedürfnisse eingehen zu können. Denn auch wenn wir alle es irgendwie fertig bringen werden zu sterben, so wäre es doch ein großer Trost, jemanden in der Nähe zu haben, der/die sich dabei auskennt und Erfahrung hat in der modernen Pflege Sterbender – vor allem, da dies für die Betroffenen einen großen Unterschied für die Wahrung ihres Wohlbefinden und vor allem auch ihrer Würde ausmachen kann.

Mein Forschungsanliegen manifestierte sich daher in der Frage, was die meist plötzliche Konfrontation mit einer tödlichen Krankheit, einer ungewissen Prognose etc. in den betroffenen Menschen auslöst, ob und wenn welche Bewältigungsstrategien sie daraufhin entwickeln und ob beziehungsweise wie sie von außen dabei unterstützt werden können, diesen Einschnitt in ihr bisheriges Lebenskonzept verarbeiten sowie den Zeitraum ihrer Erkrankung so weit wie möglich eigenverantwortlich gestalten zu können. Im Zuge dessen versuchte ich herauszufinden, ob sich die Bedürftigkeit der Betroffenen in einem gewissen Sinn

---

87 Lamerton, R., Sterbenden Freund Sein. Helfen in der letzten Lebensphase. Verlag Herder, Freiburg im Breisgau 1991, S 18
88 Francis Bacon: „Es ist genauso natürlich, zu sterben, wie geboren zuwerden". zit. in Lamerton, R., ebd.

verallgemeinern lässt und es daher zulässig ist, pauschale Kriterien für eine spezifische Form der Betreuung onkologischer PatientInnen einzurichten. Mein Wunsch ist es, dazu beitragen, mögliche Forschungsdesiderate aufzuzeigen, zu füllen oder zu lückenhafte Darstellungen zu ergänzen. Insofern soll es diese Arbeit ermöglichen, gängige Annahmen über Psychodynamik und Bewältigungsprozesse bei schwerer Krankheit mit konkreten Beispielen zu veranschaulichen sowie einer empirischen Prüfung zuzuführen. Somit stellt diese Studie nicht nur eine Erweiterung bestehender Fach- und Methodendiskussionen dar, sondern will vor allem auch zu einer Schärfung und kritischen Revision theoretischer Annahmen und Plausibilitäten beitragen.

2. ZUR WAHL DER METHODE

2.1. Methodologische Vorüberlegungen

Eine Forschungsarbeit, die darauf abzielt, individuelle affektive Reaktionen auf ein einschneidendes und lebensveränderndes beziehungsweise -bedrohendes Erlebnis heuristisch und möglichst unmittelbar zu erheben, intendiert einen verdichteten und intensiven Einblick in die veränderte Lebenswelt einzelner Personen. Insofern empfiehlt sich ein qualitativer Zugang in besonderer Weise, da nur so diese Unmittelbarkeit gewährleistet werden kann. Im Mittelpunkt des Interesses steht die Person selbst, daher wird auf Repräsentativität und die Möglichkeit, Aussagen über Häufigkeiten der erhobenen Daten zu tätigen, verzichtet. Dies mag eine Grenze qualitativen Arbeitens sein, muss jedoch nicht zwingend als Nachteil angesehen werden.[89] Im Folgenden möchte ich einen kurzen theoretischen Überblick über die verwendeten Methoden der qualitativen Sozialforschung geben. Im Anschluss daran erfolgt die Beschreibung ihrer Anwendung in dieser Studie.

2.2. Qualitativ versus quantitativ

Die Auseinandersetzung um Qualität und Validität empirischer Methodologien wurde in den Sozialwissenschaften sehr kontroversiell geführt. Obwohl die verstärkte Abhebung qualitativer (induktiver) Verfahren von quantitativen (deduktiven) Verfahren in der Sozialforschung bei verschiedenen Autoren mittlerweile der Auffassung von einer „friedlichen Koexistenz" beider Ansätze gewichen ist (Frieberthshäuser und Prengel verurteilen die „Alternative qualitative versus quantitative Forschung" als „unproduktive, erkenntnishemmende Polarisierung"[90]) und der Paradigmenstreit vielfach als ein historischer angesehen wird, kann die Auseinandersetzung dennoch nicht als abgeschlossen betrachten werden – im Gegenteil scheinen sich die beiden Verfahren als Antagonisten weiterhin in gegenseitiger Diskreditierung gegenüberzustehen: „While contentions about their relative merits could be politely termed as a dialogue, it is, in many ways, more appropriate to call the dialogue a war"[91]. Ohne nun ausführlich auf diese Diskussion weiter eingehen zu wollen, möchte ich an dieser Stelle darauf hinweisen, dass sich im Zuge einer empirischen Fragestellung eine

---

89 vgl. Anker, E., Motive von Kirchenzugehörigkeit. Dissertation, eingereicht an der theologischen Fakultät der Universität Salzburg, März 2002, S 7
90 Frieberthshäuser, Barbara, Prengel, Annedore, (Hrsg.), Handbuch Qualitativer Forschungsmethoden in der Erziehungswissenschaft, Weinheim/München 1997, S 13
91 Oakly, Ann, People's ways of knowing. Gender and methodology. In: Suzanne Hood, Berry Mayall, Sandy Oliver, Critical Issues in Social Research. Power and Prejudice. Philadelphia 1999, S 155

multidimensionale Herangehensweise empfiehlt beziehungsweise notwendig ist. Um die zu erforschende Realität und die soziale Wirklichkeit sowohl empirisch erfassen wie auch möglichst umfassend erblicken zu können, bedarf es unterschiedlicher Zugänge und der Kombination mehrere Methoden. Dabei geht es beim Einsatz sowohl qualitativer wie auch quantitativer Forschungsmethoden nicht einfach nur darum, aus unterschiedlichen Perspektiven an ein Phänomen heranzugehen, sondern um ein tieferes Eindringen in die Materie und das Entdecken neuer Dimensionen, wodurch ein besseres Erklären wie auch Verstehen des untersuchten Gegenstandes gewährleistet werden kann.[92] Geht es etwa darum, in einem noch relativ unerforschten Untersuchungsbereich neue Hypothesen zu entwickeln beziehungsweise begriffliche Voraussetzungen zu schaffen,[93] so empfiehlt sich ein qualitativer Forschungsansatz, im Zuge dessen derartige Annahmen formuliert werden können. Soll hingegen eine Hypothese, die sich aufgrund des Standes der Theorieentwicklung oder auf der Basis vorausgegangener Studien ergeben hat, einer Prüfung unterzogen werden, bietet sich ein quantitativer Zugang an. Insofern ließen sich durch unterschiedliche methodische Ansätze auch verschiedene Schwerpunkte erfassen, durch die die Fragestellung gleichermaßen bestimmt wird.[94] Den grundlegende Gegensatz zwischen qualitativen und quantitativen Forschungsdesigns sehen Garz und Kraimer darin, dass sich die quantitative Sozialforschung auf das Erfassen von Differenzen konzentriert, während der Fokus der qualitativen Sozialforschung auf dem Erfassen von Gemeinsamkeiten liege.[95] Insofern kennzeichnen sich beide Verfahren hinsichtlich ihrer unterschiedlichen Zielsetzung des Forschens: setzt ein qualitativer Zugang das Erstellen von Bezügen, Berührungspunkten und Verbindungen zum Ziel, so fokussiert ein quantitativer Ansatz das Messen von Unterschiedlichkeit, Ungleichheit und Verschiedenheit.[96] Das Potential qualitativen Vorgehens, nämlich eine „konkrete Typisierung von Phänomenen[97]" zu ermöglichen und die „Hintergrundstrukturen sowie Mechanismen sozialer Wirklichkeit[98]" zu verdeutlichen, ist jedoch in vielen Einzelwissenschaften bei weitem noch nicht ausgeschöpft, wobei gerade jene Methoden die Möglichkeit der „dichten Beschreibung" (Geertz 1983) bieten und die Voraussetzung sowie interpretationsrelevante Ergänzung eines quantitativ- statistischen Zugangs darstellen.[99] Demnach ist das Kombinieren beider Methoden hinsichtlich einer „perspektivischen Erfassung der Ganzheit sozialer Phänomene"[100] sinnvoll, wobei

---

92 Lamnek, Siegfried, Qualitative Sozialforschung. Bd. 1: Methodologie. Weinheim 1993, S 250
93 Borz, Jürgen/Döring, Nicola, Forschungsmethoden und Evaluation für Sozialwissenschaftler, Berlin u. a. 1995, S 50
94 vgl. Anker, E., S 6
95 vgl. Garz, Detlef/Kraimer, Klaus (Hrsg.), Qualitativ-empirische Sozialforschung. Konzepte, Methoden, Analysen. Opladen 1991, S 17
96 vgl. Anker, E., ebd.
97 Flick, Uwe, et al., Handbuch qualitativer Sozialforschung. Grundlagen, Konzepte, Methoden und Anwendungen. München 1991, S 4
98 Flick, ebd.
99 vgl Anker, E., S 10
100 Flick, ebd.

die Verbindung beider Zugänge in der Durchführung nicht immer problemlos ist und sich nicht ohne Schwierigkeiten umsetzen lässt. Die Problematik ergibt sich dabei vor allem aus der von Garz und Kraimer explizierten Unterordnung des einen Forschungsansatzes unter den anderen, die den meisten Kombinationsversuchen innewohnt.[101] Dabei machen sie darauf aufmerksam, dass der Kombination beider Zugänge von quantitativ orientierten AutorInnen durch das Einschieben einer qualitativen, von der „eigentlichen Wissenschaft klar abgetrennte Entdeckungs- und Explorationsphase" durchaus Rechnung getragen wird. Zugleich aber wird jenen qualitativen Vorfeldstudien in ihrem Forschungsdesign kein „wissenschaftlicher Status" zugestanden. Insofern entlarven Garz/Kraimer den Versuch einer Gleichstellung beider Ansätze im Sinne einer Triangulation als „Misstrauen in die eigenen Methoden", da die Anwendung beider Verfahren darauf abzielen, diese mögen sich in ihrer begrenzten Leistungsfähigkeit ergänzen – eine Hoffnung, die jedoch häufig nicht erfüllt wird.[102] So stellen sie in enger Anlehnung an Ulrich Oevermanns „Objektive Hermeneutik" schließlich einen Primat des qualitativen Zuganges vor dem quantitativen fest.[103] „Objektiv" heißt in diesem Zusammenhang, dass es nicht um das „subjektiv Gemeinte der Daten geht, sondern um ihren objektiven Sinn". Dieser Sinn wird durch Regeln erzeugt, die in der Auswertung zu berücksichtigen (zu rekonstruieren) sind. Dadurch erhebt nicht nur der Gegenstand, sondern auch das Verfahren selbst einen Objektivitätsanspruch, weil es auf Regeln rekurriert, die den Gegenstand „erzeugt" haben. Oevermann lehnt jedoch eine Kombination von Methoden nicht prinzipiell ab. Alternative, ergänzende Methoden seien dann einzusetzen, wenn die Forschungsökonomie dies erfordere.[104]

„Beiden Zugänge sind per se ihre je eigenen Beschränkungen und Grenzen auferlegt. Zugleich ermöglicht es die Wahl zwischen beiden, deutliche Akzentsetzungen im Sinne des Erkenntnisinteresses an der jeweiligen Fragestellung vorzunehmen[105]".

---

101 siehe dazu und in Folge: Garz/Kraimer 1991, S 14-20
102 vgl. ebd., S 19
103 vgl. Anker, E., ebd.
104 vgl. Garz/Kraimer, S 16
105 vgl. Anker, E., S. 6

2.3. Begründung des qualitativen Zugangs

Wenn untersucht werden soll, wie Menschen auf schwere und tödliche Krankheiten reagieren, wie sie mit ihnen leben lernen, welche Strategien und Mechanismen in Gang gesetzt werden, um das Leben mit beziehungsweise trotz dieser schweren Krankheit lebenswert zu gestalten und welche Erwartungen oder Wünsche an die Um- und Mitwelt der Betroffenen dadurch entstehen, empfiehlt sich eine Vorgehensweise, im Zuge derer Erfahrungen benannt und für die weitere Untersuchung operationalisiert werden können. Insofern legt sich bei dieser Studie ein empirischer Zugang zum Thema nahe, der zunächst Erfahrungen sammelt, aufgrund derer sich Erkenntnisse über Lebensqualität und Bedürftigkeit onkologischer PatientInnen eruieren lassen. Es erschien mir daher bei genauerer Überlegung nicht ratsam, mittels eines Fragebogens an Betroffene heranzugehen, da bei standardisierten Fragen und Antworten genau jenes tiefe Eindringen in die Materie verborgen bleibt, das ein qualitativer Ansatz zu bieten vermag und nach Oevermann auch eine „Würdigung dieses Lebens" bedeutet, die von Standard- und Testfragen nicht adäquat wahrgenommen werden kann.[106]

Einen einzelnen Menschen bezüglich eines bestimmten Themas wirklich verstanden zu haben erschien mir wichtiger, als oberflächlichere Daten über sehr viele Menschen zu erfassen, vor allem auch, weil ich davon ausgehe, damit Phänomene in der Gesellschaft besser einschätzen zu können.

Ich entschied mich deshalb trotz der ursprünglich intendierten Triangulation im Sinne der Kombination einer qualitativen Exploration mit anschließender quantitativer Hypothesenprüfung für eine rein qualitativ ausgerichtete Vorgehensweise, da mir die Thematik aufgrund ihrer persönlichen und manchmal intimen Fragestellungen für eine standardisierte quantitative Methode nicht geeignet erscheint und sich weiters die Erforschung der psychischen Situation onkologischer PatienInnen in dieser Form als Desiderat erwiesen hat.[107]

In weiterer Folge entstand die Idee, verschiedenartiges Datenmaterial zu erheben, das heißt, mich nicht auf eine Institution zu beschränken, sondern Menschen innerhalb der unterschiedlichen Betreuungskontexte von Hospiz und Klinik zu beleuchten. Dies vor allem, um eventuelle Auswirkungen der verschiedenen Betreuungskonzepte- und Möglichkeiten auf die Betroffenen deutlich zu machen und weiters, um zu erforschen, ob sich die psychische Situation von Menschen, die sich im Hospiz befinden, von jener unterscheidet, bei denen noch Hoffnung auf Genesung besteht.

So ermöglicht ein qualitativer Ansatz auch, einzelnen Personen eine Ausdrucksmöglichkeit zu geben, eine Stimme zu verleihen und ihre Zeugnisse für andere wahrnehmbar zu machen.

---

106 Diese Überlegungen stammen aus der Mitschrift des Seminars „Einführung in die Methoden der hermeneutischen Sozialforschung", das Ulrich Oevermann im SS 2001 an der Universität Innsbruck gehalten hat.
107 vgl. unter II. 3. Aktueller Forschungstand im deutschsprachigen Raum

3. GRUNDMERKMALE QUALITATIV-EMPIRISCHER FORSCHUNG

3.1. Qualitativ-empirisches Forschen als teleologisch-approximatives Geschehen

Die Verwendung eines qualitativen Forschungsdesigns impliziert ein reflexives Geschehen im Zuge des Arbeitsprozesses.

Zu Beginn dieses Prozesses ist die Weiterentwicklung der Materie sowie der Thesen und Annahmen des/der ForscherIn ungewiss, es bleibt offen, wohin sich dieser Suchprozess als Ganzes zu entwickeln vermag.

„Dies erfordert eine ständige Reflexion des eigenen Forschens, die sich in einer fortwährenden Pendelbewegung zwischen dem theoretischen Bezugsrahmen und dem erhobenen Textdaten bewegt. Permanent müssen während des Erhebungs- und Auswertungsprozesses die aus dem Material gewonnenen Thesen erprobt und modifiziert werden; gleichzeitig erfordert die Eigenwilligkeit des Textes (der Interviews) eine ständige Kontrolle, Konstruktion und Re-Konstruktion der eigenen Methode"[108]. Ebenso liegt im qualitativen Forschen eine Offenheit in dem Sinn, dass die/der ForscherIn nicht verhindern kann und soll, dass ihre/seine eigene Auffassung und ihr/sein Konzept bezüglich der Befindlichkeit beziehungsweise Bedürftigkeit onkologischer PatientInnen aufgrund der Aussagen der verschiedenen GesprächspartnerInnen in Frage gestellt, verändert oder revidiert werden kann oder muss. Qualitativ-empirische Forschung gestaltet sich als kreativer Prozess, der sich auf bestimmte und bestimmbare Prämissen stützt. Deren Kenntnis und sorgsame Setzung bilden eine notwendige Voraussetzung für fundiertes und sachgerechtes Forschen im qualitativen Kontext. Diese Grundsätze und Regeln verstehen sich jedoch nicht als starre Vorgabe, sondern als flexibles Rüstzeug für konkretes Forschungshandeln, das in der Tuchfühlung mit der zu erkundenden Wirklichkeit sich je neu als plausibel und praktikabel bewähren muss.[109] Qualitative Forschung verläuft durchgehend theorieentwickelnd, das heißt, in der Begegnung mit empirischer Wirklichkeit müssen theoretische Entwürfe ständig korrigiert, modifiziert, vervollständigt und verfeinert werden. Sie sind gleichsam teleologisch approximativ. B. Glaser und A. Strauss sprechen in diesem Zusammenhang von der „Grounded Theory", also einer in der Empirie verankerten formalen Theorie, die sich von jenen formalen Theorien absetzt, die auf logische Spekulation basieren.[110]

„Grounded Theory ist ein wissenschaftstheoretisch begründeter Forschungsstil und gleichzeitig ein abgestimmtes Arsenal von Einzeltechniken, mit deren Hilfe

---

108 Anker, E., ebd., S. 7
109 vgl. Bohnsack, Ralf, Rekonstruktive Sozialforschung. Einführung in Methodologie und Praxis qualitativer Forschung, Opladen 1993
110 vgl. Glaser, Barney G., Strauss, Anselm L., Die Entdeckung gegenstandsbezogener Theorie: Eine Grundstrategie qualitativer Sozialforschung, in: Christel Hopf, Elmar Weingarten (Hg.), Qualitative Sozialforschung, Stuttgart 1979, S 110

aus Interviews, Feldbeobachtungen, Dokumenten und Statistiken schrittweise eine in den Daten begründete Theorie (eine ‚Grounded Theory') entwickelt werden kann.[...] Überall dort, wo eine komplexe soziale Wirklichkeit nicht allein durch Zahlen erfassbar ist, sondern wo es um sprachvermittelte Handlungs- und Sinnzusammenhänge geht, lassen sich die Techniken der Grounded Theory zur Modell- bzw. Theoriebildung einsetzen".[111]

Das Vernachlässigen der Aufgabe, eine gegenstandsbezogenen Theorie zu entdecken, die für ein bestimmtes Gebiet wichtig ist, resultiert meist aus der Vorstellung, formale Theorien könnten unmittelbar auf einen Bereich angewandt werden, wobei sie die notwendigen Konzepte bereitstellen. Die Folge ist oft ein „Erzwingen von Daten und ein Vernachlässigen der relevanten Konzepte und Hypothesen, die unter Umständen entstehen könnten. Wenn man den gegenstandsbezogenen Konzepten und Hypothesen zunächst einmal die Chance lässt, von sich aus in Erscheinung zu treten, so ermöglicht das dem Forscher zu entscheiden, welche der sehr verschiedenen formalen Theorien seine gegenstandsbezogenen Theorien in ihren Geltungsbereich einbeziehen könnten".[112]

Dies erlaube der/dem ForscherIn, objektiver und weniger theoretisch voreingenommen zu sein, was ein verantwortungsvolleres Verhalten gegenüber den Daten impliziere, da diese nun nicht mehr „zurechtgebogen" werden könnten.[113] Zwar ist qualitatives Forschen auf ein theoretisch begründetes Vorverständnis seines Gegenstandes angewiesen, um sinnvoll und praktikabel empirisch erkunden zu können, doch dieses Vorverständnis ist weit gefasst, wandelbar und nur vorläufig. Qualitatives Forschen gestaltet sich somit methodisch wie inhaltlich als beständiger Lernprozess.[114]

„Das Prinzip der Offenheit besagt, dass die theoretische Strukturierung des Gegenstandes zurückgestellt wird, bis sich die Strukturierung des Forschungsgegenstandes durch die Forschungssubjekte herausgebildet hat."[115]

---

111 Anselm Strauss/Juliet Corbin, Grounded Theory: Grundlagen qualitativer Sozialforschung. Aus dem Amerikanischen von Solveigh Niewiarra und Heiner Legewie. hier: Heiner Legewie, Vorwort zur deutschen Ausgabe. Beltz PsychologieVerlagsUnion, Weinheim 1996
112 Glaser/Strauss, S 111
113 ebd.
114 nach Porzelt, Burkhard, Qualitativ-empirische Methoden in der Religionspädagogik; in: Burkhard Porzelt, Ralph Güth (Hrsg.), Empirische Religionspädagogik. Grundlagen – Zugänge – Aktuelle Probleme. Lit Verlag, Münster 2000, S 63
115 Hoffman- Riem, Christa, Die Sozialforschung einer interpretativen Soziologie. Der Datengewinn, in: KZSS 32 (1980), 339-372; S 343

3.2. Differenziertes Ergründen individueller Komplexität

Qualitative Verfahren sind „dokumentarisch, hermeneutisch, interpretativ und/oder heuristisch: Sie sind geeignet, Deutungen und Handlungen zu rekonstruieren (und zu dokumentieren), zu verstehen oder völlig neue Entdeckungen über die Sozialwelt zu machen, die bislang in der theoretischen Diskussion der Forschenden noch nicht im Blick waren, für die es vielleicht noch gar keine Kategorien gab. Die Fragestellung ist zunächst offen und kann sich im Laufe der Forschung verändern."[116]

Im Unterschied zur quantitativen Forschung richtet sich der qualitative Ansatz nicht auf Repräsentativität im Sinne einer standardisierten und numerisch erfassbaren Untersuchung hoher Fallzahlen, um „Aussagen allgemeiner Gültigkeit herzuleiten"[117], sondern darauf, die individuelle Komplexität weniger Einzelfälle möglichst differenziert und detailliert zu ergründen. Im Zuge dessen liefert qualitative Forschung „mikroskopische Nahaufnahmen subjektiv erlebter und gedeuteter Wirklichkeit[118]". Die Auswahl der begrenzten Einzelfälle ermisst sich am theoretischen Erkundungsinteresse, das dem konkreten Forschungsprojekt zugrunde liegt („theoretical sampling"). Insofern sind die untersuchten Einzelfälle als solche individuell und situativ geprägt. In Falle meiner Studie ergab sich die Möglichkeit, vier individuelle Fälle zu analysieren, die alle zumindest momentan aus unterschiedlichen Betreuungssituationen kamen. War meine erste Interviewpartnerin nach erfolgreicher Therapie derzeit nur alle paar Monate zur Kontrolluntersuchung an der Klinik, so lag die zweite als Übergangslösung im Hospiz, bevor sie in eine Pflegeheim gebracht wurde. Meine dritte Gesprächspartnerin wurde zur Zeit des Interviews wöchentlich auf der onkologischen Ambulanz behandelt, während die vierte im Hospiz im Sterben lag. Das Ziel qualitativer Forschung liegt daher auch in fallübergreifenden Strukturaussagen zum Erleben, Deuten und Handeln bestimmter Subkulturen beziehungsweise Personengruppen.

„Aus wenigen je für sich untersuchten und miteinander verglichenen Einzelfällen heraus sind solche Strukturaussagen zwar nicht als allgemein gültig beweisbar. Sofern sie jedoch mit methodischer Sorgfalt und inhaltlicher Stimmigkeit belegt und bedacht werden, können sie bei all ihrer Vorläufigkeit und Begrenztheit gegenstandsbezogene Anknüpfungspunkte für eine allgemeine(re) Theorie darstellen[119]".

---

116 Klein Stefanie, Theologie und empirische Biographieforschung. Methodische Zugänge zur sozialen Wirklichkeit; in: Haslinger, H., (Hrsg.), Handbuch der praktischen Theologie. Bd. 1. Grundlegungen. Matthias Grunewald- Verlag. Mainz 1999, S 248-266
117 Hofer, Manfred, Funkkolleg Pädagogische Psychologie. Studienbegleitbrief 1 (Methodischer Vorkurs), Weinheim-Basel 1972
118 Porzelt, B., Qualitativ- empirische Methoden in der Religionspädagogik, in: Burkhard Porzelt, Ralph Güth (Hrsg.), Empirische Religionspädagogik. Grundlagen- Zugänge- Aktuelle Probleme. LIT Verlag, Münster 2000, S 65
119 Porzelt, B., ebd.

Als bewährt kann eine solche Theorie dann gelten, wenn sie durch weitere empirische Befunde korrigiert, modifiziert und vervollständigt ist. Um die innere Komplexität der ausgewählten Einzelfälle in dieser gründlichen Form untersuchen zu können, bedarf es maßgeschneiderter, dem erforschten Gegenstand angemessener Vorgehensweisen, die die „Eigenstrukturiertheit"[120] der untersuchten Personen und Situationen herauszuarbeiten vermögen. Entscheidungen können daher immer nur in Abhängigkeit von dem Gegenstand und den Erkenntniszielen getroffen werden.[121] Subjektiv erlebte und gedeutete Wirklichkeit entzieht sich dem direkten Zugriff, sie ist nur zugänglich, wenn sie durch menschliche Kommunikation vermittelt ist.

„Das Prinzip der Kommunikation besagt, dass der Forscher den Zugang zu bedeutungsstrukturierenden Daten im allgemeinen nur gewinnt, wenn er eine Kommunikationsbeziehung mit dem Forschungssubjekt eingeht und dabei das kommunikative Regelsystem des Forschungssubjektes in Geltung lässt[122]".

Doch nur, wenn begründet angenommen werden kann, dass die gewonnenen Daten im „Erfahrungswissen und Erleben"[123] der beteiligten Subjekte begründet sind, können sie als authentisch angenommen werden und gelten damit als valide.

Ein begründeter Indikator für diese Authentizität ist die Alltagsähnlichkeit („Naturaliszität") einer Forschungskommunikation. Die Gültigkeit der Ergebnisse ist also „von der Möglichkeit der Erforschten abhängig, sich in der Forschungssituation ebenso zu verhalten wie in der Realität[124]".

Größtmögliche Alltagsähnlichkeit lässt sich am besten in der eigenen und gewohnten Umgebung herstellen. Daraus entstand mein Vorhaben, meine InterviewpartnerInnen zu Hause zu besuchen. Dies schlug jedoch konsequent aus mehreren Gründen fehl.[125] Daher versuchte ich bei jenen GesprächspartnerInnen, die ich nicht im Hospiz besuchte, durch ein uns allen vertrautes Ritual und die gewohnte Atmosphäre eines Cafehauses jene Alltagsähnlichkeit zu schaffen.

Der Forschungsprozess muss weitgehend dokumentiert und offengelegt werden, um die Ergebnisse und Vorgehensweisen intersubjektiv nachvollziehbar und kritisierbar zu machen. In diesem Sinn ist es möglich, für die Forschungsergebnisse Objektivität beanspruchen zu können. Die Vorgangsweise entscheidet daher über den Erfolg qualitativer Wirklichkeitserkundung. Von einer gelingenden Erhebung und der sachgerechten Auswertung subjektiv authentischer und thematisch relevanter Daten hängt es ab, ob das eigene

---

120 Bohnsack, Ralf, Rekonstruktive Sozialforschung. Einführung in die Methodologie und Praxis qualitativer Forschung. Opladen 1993, S 173
121 Lamnek, S., Qualitative Sozialforschung. Band 2. Methoden und Techniken, 3. Auflage, München 1995, S 147
122 Hoffmann- Riem, C., ebd., S 346f
123 Bohnsack, R., ebd., S 172
124 Volmerg Ute, Gruppendiskussion – Gruppenexperiment, in: Haft, Henning, Kordes, Hagen (Hrsg.), Methoden der Erziehungs- und Bildungsforschung (Enzyklopädie Erziehungswissenschaft, Bd. 2), Stuttgart, S 402
125 diese Gründe sind in den jeweiligen Kurzprotokollen angegeben

Untersuchungsinteresse wirksam „auf die Problemsicht der Subjekte[126]" zentriert werden kann.

„Bei der Sozialforschung begegnen sich Menschen mit verschiedenen Biographien, Überzeugungen, Deutungs- und Relevanzsystemen, die miteinander in Kommunikation treten, aufeinander reagieren und versuchen, sich gegenseitig zu verstehen. Diese Begegnung lässt die Beteiligten nicht unberührt. Sie kann bei Forschenden und Forschungssubjekten Verunsicherung, Ängste, Faszination auslösen; sie kann das eigene Deutungssystem, den eigenen Glauben in Frage stellen, zu Ausblendungen oder zu Gegenübertragungen führen. Das Kommunikationsgeschehen kann diese Äußerungen der Forschungssubjekte und den Erkenntnisprozess der Forschenden beeinflussen. Indem die forschende Person in den Kontakt mit den Forschungssubjekten tritt, verändert sie ihren Forschungsbereich und ihren eigenen Verständnishorizont bereits. Deshalb gehört die Reflexion des Interaktionsgeschehens, der Wahrnehmung, der Kommunikation und des Fremdverstehens zu den zentralen Fragen der Methodologie[127]".

---

126 Witzel, Andreas, Das problemzentrierte Interview, in: Jüttemann, Gerd (Hg.), Qualitative Forschung in der Psychologie. Grundfragen, Verfahren, Anwendungsfelder, Weinheim 1985, S 228
127 Klein, S., ebd.

4. QUALITATIVE INTERVIEWS

Das Interview gilt als Methode des verbalen Erfassens von Informationen und geht auf den anglo -amerikanischen Ausdruck „entrevue" (wörtl. „Zwischen-Blick"; Zusammenkunft, Begegnung) zurück.

Interviews bieten die Möglichkeit, Informationen im „statu nascendi" aufzuzeichnen, womit sie authentisch und intersubjektiv nachvollziehbar werden.[128] Exemplarisch können qualitative Interviews in problemzentrierte, fokussierte, narrative, diskursive, reziptive sowie Tiefen- und Intensivinterviews untergliedert werden.[129]

4.1. Rekonstruktion subjektiver Strukturen

Hermeneutik ist laut Gadamer „die Kunst [...] des Verkündens, Dolmetschens, Erklärens und Auslegens. [...] Die Leistung der Hermeneutik besteht grundsätzlich immer darin, einen Sinnzusammenhang aus einer anderen ‚Welt' in die eigene zu übertragen."[130]

Der Ausdruck selbst stammt aus der Tradition der Übersetzung und bedeutete in der Antike das Übersetzen einer Sprache in die andere. Ein zweiter Aspekt der hermeneutischen Tätigkeit lag in dem Ersetzen von sprachlichen Ausdrücken durch Äquivalente innerhalb der eigenen Sprache. Aus diesem Verständnis heraus stellte sich immer wieder die Frage nach der Angemessenheit der Übersetzung beziehungsweise der Äquivalenz der Ausdrücke.[131] Gerade in diesem Zusammenhang stellt sich innerhalb der empirischen Sozialforschung immer wieder die klassische Frage des methodisch kontrollierten Fremdverstehens: Wie können die hinter den Aussagen der Befragten stehenden Bedeutungsgehalte wirklich festgestellt werden? Innerhalb eines bestimmten Referenzsystems getätigte Aussagen sind geprägt durch Biographie, Sozialisation, Milieu, Kultur und soziale Realität der oder des Befragten. Selbst wenn BefragendeR und BefragteR dieselbe Sprache sprechen, ergibt sich für sie aufgrund ihres

---

128 Lamnek, S., Qualitative Sozialforschung. Bd. 2. Methoden und Techniken. 3. Aufl. Psychologie Verl.-Union, München 1995, S 35

129 ausführlichere Angaben diesbezüglich finden sich beispielsweise bei Friebertshäuser, B., Interviewtechniken – ein Überblick, in: Friebertshäuser, B., Prengel, A., (Hrsg.), Handbuch Qualitativer Forschungsmethoden in der Erziehungswissenschaft, S 372-395 beziehungsweise Porzelt, B., Qualitativ-empirische Methoden in der Religionspädagogik; in: Porzelt, Burkhard Ralph Güth (Hrsg.), Empirische Religionspädagogik. Grundlagen – Zugänge – Aktuelle Probleme. Lit Verlag, Münster 2000, S 68-71

130 Gadamer, Hans-Georg, Hermeneutik, in: Ritter, Joachim (Hrsg.), Historisches Wörterbuch der Philosophie. Bd. 3, Basel-Stuttgart 1974, S 1061

131 vgl. Kraml, Martina, Miteinander essen und trinken. Kulturtheoretisch-theologische Prolegomena für die Mahlkatechese, unveröffentlichte Dissertation, eingereicht an der theologischen Fakultät Innsbruck, Innsbruck 2001, S 30

unterschiedlichen Sozialmilieus ein anderer Verständnishorizont.[132] Nur durch Interpretation kann die/der ZuhörerIn erschließen, was ein denotativer Begriff auf der konnotativen Ebene für die/den SprecherIn bedeuten mag. Je weiter die Spanne zwischen den beiden unterschiedlichen Lebensvollzügen und Erfahrungshintergründen der beteiligten Personen ist, umso schwieriger wird eine konkrete Interpretation und umso weniger kann a priori von einem gelingenden Fremdverstehen ausgegangen werden.133 Wenn man versuchen will, das Gelingen des Fremdverstehens methodisch so zu kontrollieren, dass eine intersubjektive Überprüfbarkeit möglich wird, so kann dies entweder durch die Erhöhung der Kontrolle geschehen (Standardisierung oder Strukturierung des Kommunikationsprozesses) oder – im Gegensatz dazu durch – Verzicht auf kontrollierende Eingriffe und größtmögliche Zurückhaltung der/des Forschenden. Je offener eine Befragungssituation gestaltet ist, umso mehr ergibt sich für die Befragten die Möglichkeit, die Kommunikation selbst zu strukturieren. Insofern lässt dies auch eine Schwerpunktlegung bezüglich ihrer eigenen Interessen und eine Fokussierung ihrer persönlichen Inhalte und Themen zu. Daraus ergibt sich das Offenbarwerden unterschiedlicher subjektiver Aspekte und Gewichtungen, aus denen sich Schlüsse für die Interpretation ableiten lassen. Methodische Kontrolle des Fremdverstehens impliziert hier demnach die sensible Wahrnehmung, Beachtung und Differenzierung der unterschiedlichen sprachlichen Ausdrucksformen, Referenzrahmen und Interpretationen von Forschender/m und Forschungssubjekt. Dafür ist jedoch erforderlich, dass der befragten Person die Entfaltung ihrer eigenen Lebenswelt sowie ihres Verständnisses davon ermöglicht wird. Daran anschließend können im Zuge einer qualitativ-empirischen Vorgehensweise rekonstruktiv Unterschiede erschlossen werden. Dieses Vorgehen konzentriert sich zusätzlich auf die Tiefenstruktur der betreffenden Aussagen, also auf den subjektiv gemeinten Sinn hinter dem manifest Gesagtem und findet unter anderem eine Konkretisierung in der "Objektiven" beziehungsweise „Strukturalen Hermeneutik" Ulrich Oevermanns.

„Eine angemessene empirische Untersuchung, die solche individuellen Verarbeitungsprozesse und ihre Bedeutung für die jeweilige Biographierekonstruktion entziffert, braucht als Arbeitsgrundlage zum einen auf vergleichbare Weise erhobene biographische Texte (in meinem Fall die transkribierten Interviews) und zum anderen eine Textauslegungsmethode, die diese beiden Realitätsebenen von kontextspezifischen Normen und subjektiven, intentionalen Bedeutungsnahelegungen unterscheidet. Die ‚strukturale Hermeneutik' [...] geht genau von dieser Ebenenunterscheidung aus. Sie trägt damit ihrer Herkunft aus sozialisationstheoretischen Ansätzen Rechnung, die die Doppelbewegung von gesellschaftlicher Informations- und Regelvermittlung und deren individuelle Aneignung zugrundelegen.

---

132 vgl. Bohnsack, R., Rekonstruktive Sozialforschung. Einführung in Methodologie und Praxis qualitativer Forschung, Opladen 2000, S 17-20
☐133 vgl. Anker, E., ebd., S 12

Ziel der strukturalen Hermeneutik ist es, die latenten Sinnstrukturen, die menschliches Handeln beeinflussen, herauszuarbeiten und die Regeln ihrer Reproduktion und Transformation zu bestimmen"[134].

4.2. Kommunikatives Forschungsgeschehen im Interview

Trotz aller Bemühungen um größtmögliche Alltagsähnlichkeit weisen Interviews allein durch die Rahmenbedingungen der Datenerhebung (Kontaktaufnahme, Hintergrund der Interviewsituation aufgrund der Asymmetrie zwischen ForscherIn und Forschungssubjekten, Tonbandaufnahme des Gespräches, räumliche und zeitliche Gegebenheiten) einen viel höheren Formalisierungsgrad auf als Gespräche im normalen Alltag. Das auf diese Weise erhaltene Textmaterial ist durch die Art der Erhebung seinerseits bereits vermittelt und strukturiert. Insofern können Interviews nie eine "natürliche" Gesprächssituation darstellen. Gerade deshalb ist es notwendig, im Interview Voraussetzungen zu schaffen, durch die es möglich ist, dass die Interviews "trotz dieser spezifischen Rahmenbedingungen einen kommunikativen Eigenwert erhalten und bewahren und der Vorgang der Datenerhebung den Interviewten die größtmögliche Gestaltungs- und Einflussmöglichkeit in der Gesprächssituation erlauben".[135]
Eine offene Interaktion sowie die Schaffung eines kommunikativen Klimas ist also notwendig. Um dies zu ermöglichen und gleichzeitig zu verhindern, dass die Rahmenbedingungen der Erhebung sowie das Konzept der Forscherin/des Forschers den freien Erzählfluss der/des Interviewten behindern, empfiehlt Lamnek das Beachten folgender Prinzipien während des Erhebungsprozesses: Offenheit, Kommunikativität, Prozesshaftigkeit und Flexibilität.[136]
Diese Prinzipien sind nicht nur (wie im Folgenden beschrieben) während des Erhebungsprozesses wichtig, sondern auch bei der Theoriegewinnung.[137]

---

134 Söderblom, Kerstin, Lesbische Frauen zwischen Himmel und Hölle. Zur notwendigen Unterscheidung zwischen gesellschaftlichen Deutungsmustern und deren individuellen Aneignungs- und Verarbeitungsformen anhand der Methode der strukturalen Hermeneutik; in: Franke, Edith, Matthiae, Gisela, Sommer, Regina, Frauen, Leben, Religion: ein Handbuch empirischer Forschungsmethoden. Edith Franke (Hrsg.), Kohlhammer, Stuttgart 2002, S 47
135 Anker, E., ebd., S 10
136 vgl. Lamnek, S., 1995, S 61-64
137 siehe Hinweis zur „grounded theory" unter 3.1.

4.2.1. OFFENHEIT

Als zentrales Kriterium für qualitative Interviews gilt vor allem das Ausmaß der Standardisierung. Je nach Grad der Standardisierung beziehungsweise Strukturierung verfügt der/die ForscherIn über einen Interviewleitfaden, der einen Abriss der im Gespräch abzudeckenden Themen darstellt. Der konkrete Verlauf des Gesprächs hängt jedoch von der Persönlichkeit beider Beteiligten und deren Interaktionen ab und bleibt daher weitgehend offen. Trotz Interviewleitfaden sollte den Befragten eine offene und unreglementierte Beantwortung der angesprochenen Themen offen stehen. Damit eng verbunden ist das Kriterium der Nicht-Beeinflussung. Die Führung des Interviews durch den/die InterviewerIn sollte sich auf ein Minimum beschränken und rekurriert damit auf die Grundlagen der „nicht- direktiven Gesprächsführung" nach Carl Rogers, deren Grundlage die Herstellung einer vertrauensvollen und angenehmen Gesprächssituation darstellt.[138]

Von dem/der Interviewenden durch „aktives Zuhören" unterstützt, soll der/die Befragte seine/ihre Auslegungen möglichst unbeeinflusst darlegen können.

Die Fragestellung sollte nicht vorstrukturierend formuliert sein, sondern allgemein, jedoch mit dem Ziel, dass der/die Interviewte sich in der Antwort direkt darauf beziehen kann. Darin liegt das Kriterium der Spezifität, dem am ehesten durch die Formulierung unstrukturierter Fragen unter Bezugnahme auf das Ausgangsthema entsprochen werden kann. Die daraus resultierende Spezifizierung soll helfen, zum „signifikanten Ganzen" im Sinne des Untersuchungsgegenstandes zu gelangen.[139]

"Der Forschungsprozess muss so offen dem Gegenstand gegenüber gehalten werden, dass Neufassungen, Ergänzungen und Revisionen sowohl der theoretischen Strukturierung und Hypothesen als auch der Methode möglich sind, wenn der Gegenstand dies erfordert."[140]

Insofern erfordert eine möglichst offene Datenerhebung, eine Prädetermination der Gesprächssituation durch ein zu starres Konzept der/des Forschenden und sich daraus meist ergebende fixe Vorgaben zu vermeiden. Gleichzeitig bedarf eine Erhebung über das subjektive intrapsychische Empfinden und Erleben im Zuge einer Krebserkrankung auch der Formulierung konkreter Fragestellungen und die Möglichkeit einer Themenzentrierung auf den psychoonkologischen Bereich.

---

138 Rogers, Carl Ransom, Die nicht- direktive Beratung. Counselling and Psychotherapy. Fischer-Verlag, Frankfurt a. M. 1985, in: Hugl, Ulrike, Qualitative Inhaltsanalyse, in: Theo Hug (Hrsg.), Einführung in die Forschungsmethodik und Forschungspraxis Bd. 2, Schneider Verlag Hohengehren 2001, S 364
139 vgl. Hugl, U., Qualitative Inhaltsanalyse, in: Theo Hug (Hrsg.), Einführung in die Forschungsmethodik und Forschungspraxis Bd. 2, Schneider Verlag Hohengehren 2001, S 364f
140 Mayring, Philipp, Einführung in die qualitative Sozialforschung. 4. Auflage, Beltz PsychologieVerlagsUnion 1999

4.2.2. KOMMUNIKATIVITÄT

Die Ermöglichung eines entsprechenden Gesprächsrahmens, der das Eintreten in eine wechselseitig- personale Beziehung von beiden Seiten (InterviewerIn wie BefragteR) ermöglicht, intendiert nicht ausschließlich nur die Lieferung von Daten beziehungsweise das Sammeln von Informationen, sondern vor allem auch das Verstehen. Dass Bedeutungsgehalt und hintergründige Sinnstrukturen sich nicht völlig von außen erschließen lassen, sondern nur gesprächsweise durch das Eingehen einer Kommunikationsbeziehung mit dem Forschungssubjekt zugänglich sind, muss im Forschungsdesign berücksichtigt werden.[141] Wenn also das Einfühlen in die Situation der/des Befragten von Seiten der/des Forschenden eine Voraussetzung für Verlässlichkeit und Gültigkeit des erhobenen Materials darstellt, ist das Schaffen eines Vertrauensverhältnisses von großer Bedeutung[142], vor allem, da dessen Einfluss auf die Gesprächsführung in der Interviewsituation nicht unterschätzt werden darf. Für eine vertrauensvolle Mitteilung von Erfahrungen, Handlungsdeutungen und autobiographisch Erlebtem ist das aktive und vor allem ungeheuchelte Signalisieren von Interesse sowie die Fähigkeit und Bereitschaft, zuzuhören als auch "der situationsadäquate Wechsel von Bestätigung aber auch Ermutigung der Sprechenden und der gleichzeitigen Wahrung einer wertfreien Neutralität den Befragten gegenüber[143]" erforderlich. Gelingt es also, einen Kontakt herzustellen, der trotz der ihm innewohnenden Asymmetrie[144] sowohl den Bedürfnissen als auch den Interessen beider Parteien, InterviewerIn und Interviewter/m entspricht oder ihnen zumindest sehr nahe kommt, so kann in einer toleranten, möglichst permissiven Atmosphäre[145] von Zuverlässigkeit und Gültigkeit der Daten ausgegangen werden.

4.2.3. PROZESSHAFTIGKEIT

Durch den Wechsel von Agieren und Interpretieren im Prozessverlauf des Interviews kommt das "Erzählen als Form reflexiver Vergegenwärtigung persönlicher Erfahrungen[146]" zum Ausdruck. Auf Fragen und Erzählstimuli folgen in den meisten Fällen keine vorüberlegten, fertigen Antworten, sondern Auffassungen, die die Befragten zum Zeitpunkt des Interviews teilen und die aufgrund dessen nicht unabänderlich sind. Das von den Interviewten Geäußerte ist ein prozesshaft generierter Ausschnitt der Konstruktion und Reproduktion sozialer Wirklichkeit.[147] Der Terminus "Prozesshaftigkeit" spiegelt den

---

141 Lamnek, S., 1993, S 62
142 Lamnek, S., 1993, S 58
143 Anker, E., 10
144 Lamnek, S., 1993, S 67f
145 ders., S 99
146 Wiedemann, S., zit. in Bucher, Anton, Einführung in die empirische Sozialwissenschaft. Ein Arbeitsbuch für TheologInnen. Stuttgart 1994, S 54
147 Lamnek, S., 1993, ebd.

Entwicklungscharakter wieder, der dem geäußerten Standpunkt der Interviewten innewohnt und beschreibt, dass diese ihren Standpunkt hinsichtlich ihrer Situation während des Gespräches entfalten, ohne dass sie damit eine endgültige, irreversible und abgeschlossene Stellungnahme verbinden. Insofern spricht Mayring auch davon, dass Forschung nicht als Registrieren angeblich objektiver Gegenstandsmerkmale aufgefasst werden kann, sondern als Interaktionsprozess, in dem sich ForscherIn und Gegenstand verändern und in dem subjektive Bedeutungen entstehen und sich wandeln.[148]

4.2.4. FLEXIBILITÄT

Mit der Prozesshaftigkeit des Kommunikationsgeschehens im Interview steht das Prinzip der Flexibilität in engem Zusammenhang. Flexibilität versteht hier die Möglichkeit beziehungsweise das Erfordernis für die Forscherin/den Forscher, auf das Geschehen im Interview zu reagieren. Dies ermöglicht ihr/ihm, in der Gesprächssituation "situativ auf Bedürfnisse sowie die affektive Verfassung der Befragten einzugehen und die Entwicklung der Themen weitgehend den Interviewten zu überlassen"[149]. Es werden von Seiten der Interviewerin nur noch Schlüsselbegriffe aufgenommen, jedoch nicht selbst neue Themen eingebracht.

4.3. Transkription

Die Transkription bezeichnet die Verschriftlichung gesprochener Daten wie etwa der Audio-Aufzeichnung von Interviews. Diese Form der Datenaufbereitung ist relativ zeitaufwendig und keinesfalls zu unterschätzen. Durch die Verschriftlichung in lesbare Form gebracht, werden Interviewdaten nachvollzieh- und vergleichbar. Die spezifische Form der Transkription wird von der/dem ForscherIn bestimmt beziehungsweise entwickelt, wobei es sich neben der Gratwanderung eines Zuviel oder Zuwenig an Messgenauigkeit meist um die Definitionen anzuwendender Kriterien zur Wiedergabe nonverbaler Aspekte wie Lachen, Seufzen, Pausen, Gesten etc. handelt.[150] Insofern wird zwischen der wörtlichen, kommentierenden, zusammenfassenden und selektiven Transkriptionsform unterschieden.[151]

---

148 Mayring, P., ebd.
149 Anker, E., S 11
150 vgl. Hugl, U., S 365
151 Näheres dazu unter 6.3.

5. VERWENDETE METHODEN

5.1. Problemzentriertes Interview/Ero- episches Gespräch

Da das Erhebungsgeschehen des qualitativen Ansatzes darauf abzielt, eine alltagsähnliche, wahrhaftige und für die Forschungsfrage ergiebige mündliche Kommunikation in Gang zu setzen, habe ich mich für eine Verbindung aus problemzentriertem Interview und ero- epischem Gespräch entschieden. Der Ansatz des problemzentrierten Interviews galt als „Rahmen" für meine Gespräche, während die Prinzipien des ero- epischen Gespräches mir als „Methode" in dem Sinn dienten, als ich mein Verhalten im Interview an seinen Prinzipien orientierte. Kennzeichnend für das *problemzentrierte Interview* ist die Aufgabe der Interviewenden, narratives Prinzip (das von Seiten der Interviewerin möglichst unkontrollierte und unmanipulierte Erzählen der Befragten) und Problemzentrierung auszubalancieren.[152] Der Erzählstrang inklusive seiner immanenten Nachfragemöglichkeiten muss beachtet werden, ebenso gilt es aber auch zu entscheiden, wann das Forschungsinteresse mittels von außen herangebrachter (exmanenter) Fragen ins Spiel kommen soll, um den Erzählstoff im Sinne des Forschungsinteresses „problemzentriert zu präzisieren[153]" beziehungsweise die Befragten zum Darlegen thematisch relevanter Erfahrungen zu ermuntern. Im problemzentrierten Interview gibt es keine gesonderten Einzelphasen, allerdings verschiebt sich der Gesprächsverlauf von erzählungs- zu verständnisgenerierenden Eingriffen. Ein thematischer Leitfaden steht im Hintergrund zur Verfügung.

Das *ero- epische Gespräch* gilt als Interviewform, bei dem Frage (griech. εροτεμα) und Erzählung (griech. επoσ) miteinander verwoben werden. Insofern zielt es ebenso wie das narrative Interview auf die Erzählung selbsterlebter Ereignisse. Der entscheidende Unterschied liegt im Verhalten der Interviewenden. Um für den/die InformantIn weiterhin als Person erkennbar zu bleiben, zu der sie Zutrauen fassen kann, unterwirft sich der/die ForscherIn keinem starren Rollenkonzept. Im Gegensatz zum narrativen Interview verlangt das Konzept dieser Interviewtechnik keine strenge Zurückhaltung des/der InterviewerIn, sondern fordert geradezu Interventionen und eine aktive Teilnahme, um das Interview als Gespräch zu gestalten. Dadurch soll der Erzählfluss gewahrt bleiben und zudem genau jene alltagsnahe und gleichberechtigte Kommunikation ermöglicht werden, die dem Grundsatz der Authentizität entspricht.[154] Denn gelingt es nicht, eine vertrauensvolle Atmosphäre zu schaffen, ist kaum damit zu rechnen, dass der/die InterviewpartnerIn offen über sich sprechen kann und will. Bezüglich dieser inneren Barrieren geht es darum, ein Klima des Vertrauens zu

---

152 Porzelt, B., S 70
153 Witzel, A., S 243
154 vgl. Girtler, Roland, Randkulturen. Theorie der Unanständigkeit, Wien u. a. 1995, S 219

schaffen. Dies erfordert einerseits die Herstellung einer Informiertheit bei den InterviewpartnerInnen darüber, was mit dem Interview geschehen soll, sowie die Herstellung einer emotionalen Sicherheit, damit im Interview ohne Angst über die eigene Person, Erlebnisse und Erfahrungen gesprochen werden kann. Insofern darf nicht übersehen werden, dass sich Verstehen aus der Fähigkeit der Forschenden zur Empathie entwickelt, die sich nur in der unmittelbaren, alltäglichen Konfrontation mit den Befragten realisieren kann.[155]

„Dazu bedarf es einer Mischung aus zwei nahezu widersprüchlichen Haltungen: Neugier und Achtung. Neugier ist fordernd, Achtung dagegen distanzierend. Genauer betrachtet sind die beiden Haltungen aber miteinander vereinbar. Das neugierige Interesse zielt auf die fremde Lebenserfahrung, von der man lernen will, und der Respekt wird der Person entgegengebracht, mit der man in eine Beziehung eintreten will."[156]

5.2. Interventionsstrategien während des Interviews

In Hinblick auf die Rahmenbedingungen, von denen nicht nur narrative oder biographische Interviews geprägt sind, sondern all jene Befragungssituationen, in denen "die Relevanzsysteme der Betroffenen Vorrang vor dem Wirklichkeitsverständnis der WissenschaftlerInnen haben[157]", empfehlen sich verschiedene Interventionsstrategien im Verlauf des Interviews. Um möglichst zu garantieren, dass die Probanden die Erzählgestalt selbst und ungedrängt schließen können, ist während des Gespräches darauf zu achten, sie nicht zu unterbrechen. Im Falle thematischer Unklarheiten ist ermutigend nachzufragen, ebenso, wenn Aussagen (zu sehr) an der Oberfläche bleiben oder Unsicherheit bei den Interviewten zu spüren ist. Thematische oder erzählstimulierende Impulse sind möglichst erst dann einzubringen, wenn das Gespräch zu versickern droht oder ein Erzählstrang abgeschlossen wirkt. Zentrale Themenbereiche können an diesen Stellen gezielt eingebracht werden. Das Erzählprinzip stellt im Interview das zentrale methodische Kriterium dar. Doch die Befragten bestimmen in jeder Phase des Gesprächs, was und wie viel sie von sich erzählen wollen. Mit allzu hartnäckigem Nachfragen in sie zu dringen wäre mir respektlos erschienen, selbst wenn es bei bestimmten Fragestellungen sehr reizvoll und bestimmt informativ gewesen wäre, noch mehr zu erfahren. Offene Fragen dienen lediglich dazu, den interessierenden Problembereich einzugrenzen und einen erzählgenerierenden Stimulus anzubieten.[158]

---

155 vgl. Kannonier- Finster, Waltraud, Ziegler, Meinrad (Hrsg.), Frauen-Leben im Exil. Biographische Fallgeschichten. Böhlau Verlag 1996, S 44
156 ebd., S 42
157 Anker, E., S 11
158 Lamnek, S., 1993, S 75

Das Gespräch muss authentisch sein – durch Lebendigkeit. Die Themen entfalten sich gemäß dem Denken der/des Gesprächspartners/-partnerin. Damit haben die GesprächspartnerInnen die Möglichkeit zur Herstellung ihrer eigenen Bedeutungszusammenhänge und Erfahrungsdeutungen, ohne zu sehr der Beeinflussung der hintergründigen theoretischen Konzeption zu unterliegen. Wenn ich von mir aus nicht eigene Themen einführe, merkt er/sie, dass ich mich für ihn/sie interessiere. Wenn immer neue Fragen und Themen kommen, versetzt ihn/sie das in die passive Haltung eines/einer AuskunftgeberIn.[159]

5.3. Objektive/Strukturale Hermeneutik

Als Methode explikativer Auswertung wählte ich die maßgeblich auf Ulrich Oevermann zurückgehende Auswertungstheorie der Objektiven Hermeneutik. Dies nicht zuletzt deshalb, weil ich die Möglichkeit hatte, Ulrich Oevermann während einer Gastlehrveranstaltung persönlich kennen zu lernen. Seine Arbeitsweise hat mich sehr beeindruckt und davon überzeugt, dass dieses Verfahren für mein Datenmaterial am tragfähigsten ist, vor allem auch, da diese Methode die subjektive Mitteilungsabsicht im Sinne der sozialen Erwünschtheit als Forschungsgegenstand außer Acht zu lassen versucht und damit die Möglichkeit gibt, einer persönlichen Erwartungshaltung entgegenzuwirken. Die objektive Hermeneutik, deren methodische Basis in der Auseinandersetzung mit dem Kompetenz-Performance-Modell Chomskys, den Konzepten Freuds und Watzlawicks, Piagets Lerntheorie sowie den Zugängen von Mead, Searles und Peirce liegt160, gilt heute als eine der ausgearbeitetsten, aber auch aufwendigsten Vorgangsweisen unter den derzeitigen sozialwissenschaftlichen hermeneutischen Verfahren. Ein wichtiges Prinzip der Objektiven Hermeneutik ist die *Textinterpretation als Wirklichkeitswissenschaft*. Die Objektive Hermeneutik erhebt als Verfahren der Textinterpretation den Anspruch, die Geltung der Interpretation an die intersubjektive Überprüfbarkeit zu binden.[161] Dabei gilt der vorliegende Text als materiale Instanz für die Überprüfung sozialwissenschaftlicher Interpretationen jeglichen Typs. Damit nimmt Oevermann jenes spezifische Verständnis von Sozialwissenschaft in Anspruch, dem es darum geht, sinnhafte und empirisch überprüfbare Aussagen über den untersuchten Gegenstand zu treffen, was nichts anderes heißt, als diesen verstehend zu erfassen.

---

159 vgl Ullrich Oevermann in seinem Seminar „Einführung in die Methoden der hermeneutischen Sozialforschung" im SS 2001 an der Universität Innsbruck, persönliche Mitschrift
160 vgl. Hugl, U., S 361
161 vgl. dazu und in folge: Andreas Wernert, Einführung in die Interpretationstechnik der Objektiven Hermeneutik, Leske&Budrich, Opladen 2000, S 11f

Das Anliegen der Objektiven Hermeneutik besteht insofern in einer *„methodischen Kontrolle der wissenschaftlich-empirischen Operation des Verstehens".*[162]
Dabei geht dieses Verfahren davon aus, dass sich die sinnstrukturierende Welt durch Sprache konstituiert und im Text materialisiert, da der Gegenstand der sinnverstehenden Wirklichkeit sich erst durch die Sprache bildet und im Text in Erscheinung tritt. Von dieser Annahme der Textförmigkeit sozialer Wirklichkeit wird zugleich den methodischen Zugang markiert.
„Eine verstehende, methodisch kontrollierte Wirklichkeitserforschung *ist* Textforschung. *Wirklichkeitswissenschaft ist Textwissenschaft*[163]".
Unter diesem Aspekt stellen Texte Protokolle der Wirklichkeit dar, ein Protokoll gilt als vertextete soziale Wirklichkeit. Die methodologische Bedeutung des Text- und Protokollbegriffs in der Objektiven Hermeneutik ergibt sich daraus, dass einzig und allein das Protokoll den Zugang zur methodisch kontrollierten Wirklichkeitserforschung erlaubt und damit die Basis des Geltungsanspruches einer Interpretation liefert. Ebenso gilt der Text *als regelerzeugendes Gebilde*. Die Verbindlichkeit einer Textinterpretation gründet sich auf die Regelgeleitetheit sozialen Handelns. In der Inanspruchnahme geltender Regeln liegt der Geltungsanspruch der objektiv-hermeneutische Bedeutungsexplikation, denn „soziales Handeln konstituiert sich entlang dieser Regeln und die Interpretation der Protokolle dieses Handelns erfolgt unter Rückgriff auf unser Regelwissen[164]".
Das heißt, indem wir selbst sprachlich-handlungsfähige Subjekte sind, verfügen wir über eine Regelkompetenz, die es uns ermöglicht, eindeutige sprachliche Zuordnungen zu machen. Der objektive Sinn der Aussagen ist durch Regeln erzeugt, die, werden sie in der Auswertung beachtet, seine Rekonstruktion ermöglichen, selbst wenn dieser nur in sprachlichen Gebilden wahrnehmbar ist. Unterliegt die Wahrnehmung diesen den Gegenstand erzeugenden Regeln, so entspricht die Wahrnehmungsorganisation der Sprache dieser Regelhaftigkeit. Insofern erhebt auch das Verfahren selbst einen Objektivitätsanspruch, weil es auf jene Regeln rekurriert, durch die der Gegenstand erzeugt wurde.[165] Je weiter die in Anspruch genommen Regeln jedoch in ihrer Allgemeinheit und Reichweite abnehmen, umso mehr ergibt sich das Problem, über diese Regeln nicht mehr ausreichend und gesichert zu verfügen. Insofern muss es also im Einzelfall zu einer Überprüfung der unterstellten Geltung der verwendeten Regeln kommen. Daraus ergibt sich aber kein grundsätzliches Problem der Geltungssicherung, da diese von der Interpretation selbst ausgewiesen wird. Die Rekonstruktion des objektiven Sinns der Aussagen mündet in eine *Fall-Struktur-Rekonstruktion:* Die Theorie der objektiven Hermeneutik geht davon aus, dass hinter subjektiven Wahrnehmungen eine objektiv-latente Sinnstruktur liegt. Diese Sinnstruktur gewinnt Gestalt durch eine exakte Vorgehensweise bei der Interpretation. In der

---

162 ebd., Hervorhebung im Original
163 Wernert, A., S 12, Hervorhebung im Original
164 Wernert, A., S 13
165 vgl Oevermann- Seminar 2001

Rekonstruktion der Struktur liegt die Explikation des Sinnes, daher sind Sinn und Struktur in der Objektiven Hermeneutik aufeinander verweisende Konzepte.[166] „Nicht die Person steht im Vordergrund, sondern die sich abzeichnenden handlungsleitenden und bewußtseinsbestimmenden Strukturen der Lebenswelt. Es geht um latente Strukturen und deren Verhältnis zur Bewußtheit auf Seiten der Individuen. Die jeweiligen Strukturen und deren Beziehungen zur (bewußten) Wahrnehmung der Person steht im Mittelpunkt der Analyse[167]".

Diese Struktur lässt sich nur aus der geschichtlichen Entwicklung begreifen, muss aber in ihrer gegenwärtigen Wirkungs- und Reproduktionsweise angegeben werden können. Fragen nach dem manifesten Inhalt und den subjektiven Bedeutungen ermöglichen den Schritt von der subjektiven Aussage zur objektiven Bedeutung. Wird weiterführend untersucht, welche objektive Bedeutung bislang gewonnene Aussagen für die Person in ihrer Umwelt (System) haben, inwiefern sich in den Aussagen Reaktionen auf Systembedingungen erkennen lassen, welche Aussagen sich aufgrund der Interpretationen über die relevante Umwelt beziehungsweise welche sich über Entstehungsgeschichte und gegenwärtige Wirkweise von Strukturen machen lassen, so lässt sich damit ein Bezug zur Struktur herstellen. Die konsequenteste Verwirklichung dieser Auswertungstheorie in der Forschungspraxis ist die *Fallrekonstruktion als Sequenzanalyse*. Alltägliches Handeln und Sprechen wird in der objektiven Hermeneutik als fortwährende Kette aufeinanderfolgender (sequentieller) Entscheidungen bezüglich der Wahl oder Verwerfung möglicher Alternativen verstanden, die sich meist intuitiv und routiniert vollziehen, jedoch keineswegs chaotisch oder zufällig. Die Logik der objektiv- hermeneutischen Sequenzanalyse liegt darin, „die Selektivität dieser Lebenspraxis in der Rekonstruktion der Ablaufstruktur der fallspezifischen Entscheidungen zu formulieren[168]", also den tatsächlichen Ablauf als eine Sequenz von Selektionen zu sehen. Diese Selektionen werden jeweils an jeder Sequenzstelle (das heißt einer Stelle des Anschließens weiterer Einzelakte –und Äußerungen) unter nach gültigen Regeln möglichst sinnvollen Anschlüssen getroffen. Aus einer Kette derartiger „Selektionsknoten" ergibt sich die konkrete Struktur des Gebildes. Insofern lassen diese Selektionen „geordnete Strukturen erkennen, die individuell, kollektiv oder universell geprägt sein können".[169] Im sequenzanalytischen Verfahren sollen die vielfachen Einzelentscheidungen sichtbar gemacht und deren verbindende Struktur herausgearbeitet werden. Mit Hilfe dieser Feinanalyse wird in der objektiven Hermeneutik sehr viel Information in Form von Interpretationen gewonnen, die offen und gegebenenfalls durch andere InterpretateurInnen

---

166 Wernert, A., S 16
167 vgl. dazu Lueger Manfred, Schmitz Christoph, Das offene Interview. Theorie- Erhebung – Rekonstruktion latenter Strukturen. Studien zur Soziologie aus Forschung – Praxis – Lehre 33, herausgegeben vom Institut für allg. Soziologie und Wirtschaftssoziologie an der Wirtschaftsuniversität Wien, 1984
168 Wernert, A., S 16
169 Pozelt, B., S 75

73

abänderbar sind.[170] Das Datenmaterial besteht aus Ausdrucksgestalten, die in mindestens einer Hinsicht immer gültig sind. Diskrepanzen zwischen der objektiven Struktur und der persönlichen (subjektiven) Deutung müssen geklärt werden. Eine zentrale forschungslogische Ausrichtung der Objektiven Hermeneutik liegt in der Überzeugung, dass ein Text „Bedeutungsstrukturen generiert, die jenseits von Selbstverständnis und Selbstbild einer sozialen Praxis liegen und die sich nicht in Meinungen, Intentionen oder Wertorientierungen dieser Praxis erschöpfen".[171] Insofern versteht sie sich als Verfahren zur Rekonstruktion *latenter Sinnstrukturen*. Dies heißt zunächst, dass die Interpretation des Textes nicht aus der Deutungsperspektive der Motive und Intentionen der Handelnden geschieht. Durch Regel- und Strukturbegriffe wird die methodische Operation der Interpretation nicht auf die lebensweltliche Übernahme der Handlungsperspektive oder das Sich- Hineinversetzen gegründet, sondern auf die Möglichkeit einer Rekonstruktion der latenten Sinnstruktur des Textes entlang geltender Regeln. „Objektiv" meint in diesem Sinn den Versuch, eine klare Trennlinie zwischen dem subjektiv gemeinten Sinn und dem nachvollzugshermeneutischen Verstehen zu ziehen. Es geht daher nicht um das subjektiv Gemeinte, sondern um den objektiven Sinn der Daten. Nicht der intendierte Sinn des Akteurs/der Akteurin, sondern die latente Sinnstruktur ist Gegenstand der Analyse. Oevermann geht davon aus, dass sich diese latente Sinnstruktur für den/die ForscherIn als objektive Bedeutungkomponenten hinter manifesten Einzelhandlungen der Beteiligten erschließt. Insofern verfügen latente Sinnstrukturen über eine eigene Realität, „unabhängig davon, ob sie von den an der Interaktion beteiligten Subjekten realisiert werden oder nicht."[172]

Dabei müssen sich die latente und die manifeste Bedeutungsebene keinesfalls als indifferent gegenüberstehen, es besteht durchaus die Möglichkeit einer vollständigen „Koinzidenz der intentionalen Repräsentanz mit der latenten Sinnstruktur der Interaktion[173]". Oevermann hält diese prinzipiell für möglich, doch stelle diese Koinzidenz den „idealen Grenzfall der vollständig aufgeklärten Kommunikation in der Einstellung der Selbstreflexion dar".[174] Denn wäre die vollständig aufgeklärte Kommunikation der Normalfall, verlöre die objektive Hermeneutik als Verfahren der Rekonstruktion latenter Sinnstrukturen gleichsam ihr Arbeitsfeld, da die „aufgeklärte" Lebenspraxis die vom objektiv-hermeneutischen Verfahren zielgesetzte Rekonstruktion bereits vorgenommen hätte. Wenn Daten zum Gegenstand einer hermeneutischen Rekonstruktion gemacht werden, so gilt es sich zu fragen, worin sich die Fallstruktur (Lebenspraxis) zeigt, die anhand dieser Ausdrucksgestalt zu untersuchen ist.

170 vgl. Hugl, U., S 362
171 Wernert, A., S 18
172 Oevermann, U., in: Oevermann, Ullrich & Allert, Tillman & Konau, Elisabeth & Krambeck, Jürgen, Die Methodologie einer objektiven Hermeneutik und ihre allgemeine forschungslogische Bedeutung in den Sozialwissenschaften. in: Soeffner, Hans-Georg, Interpretative Verfahren in den Sozial- und Textwissenschaften. Stuttgart (Metzler) 1979, S 382
173 Oevermann, U., 1979, S 380; zit. in: Wernert, A., S 18
174 ebd.

Ebenso stellt sich die Frage nach der Fallstruktur, von der man annimmt, dass sie sich in dem vorliegenden Text zum Ausdruck bringt. Zusätzlich muss der pragmatische Rahmen geklärt werden, in dem die Ausdrucksgestalt entstanden ist.[175] Dies geschieht laut Oevermann durch die Konstruktion gedankenexperimenteller Kontraste und die Vergegenwärtigung verschiedener Möglichkeiten. Indem die Folie unterschiedlicher Lesarten über den Text gelegt wird, lassen sich mögliche alternative Handlungsmotive und Deutungen erwägen, annehmen beziehungsweise auch ausschließen. Indem bei jeder einzelnen Sequenz immer auch mitbedacht wird, wie diese Episode sonst noch gedeutet werden könnte, wie sie möglicherweise auch ablaufen hätte können und warum es gerade so war und so gedeutet wird, wie es erzählt wird, macht die „Breite" jedes einzelnen Falles aus. Wir haben es also immer mit Ausdrucksgestalten einer Lebenspraxis zu tun, die in sich – in einer Hinsicht – immer gültig und authentisch sind (und sei es im Scheitern und Misslingen: auch Krankheit wird in ihrer Ausdrucksgestalt eben als Krankheit/Lebenspraxis zur Sprache gebracht. Die objektive Bedeutungsstruktur eines Symptomtextes zu finden bedeutet, Veränderung zu ermöglichen). Im Zuge dieses Verfahrens kann durch die doppelte Berücksichtigung subjektiver Aussagen und objektiv latenter Strukturen die spezifische Fallstruktur rekonstruktiv erarbeitet werden. Dies nennt sich die *Fallstruktur-Generalisierung*.

Wie bereits ausgeführt, erweist sich die Besonderheit einer konkreten Lebenspraxis in der Selektivität der Entscheidungen. Dabei kommt nicht nur der sich unter Mitwirkung geltender Regeln gebildeten Fallstruktur Allgemeinheit zu, sondern auch der Selektivität der konkreten Lebenspraxis (die ihre Besonderheit kennzeichnet), weil diese eine typische Selektivität darstellt. Dies bedeutet, dass sie eine den Anspruch auf allgemeine Geltung und Begründbarkeit erhebende praktische Antwort auf Problemstellungen ist. „Typisch" wird in diesem Zusammenhang nicht nur auf den konkreten Fall selbst bezogen, sondern auch auf das Handlungsproblem beziehungsweise die Handlungskonstellation.

„Die Fallstrukturgeneralisierung nimmt eine begriffliche Würdigung der Ergebnisse der Fallrekonstruktion vor im Sinne der Formulierung einer materialen, empiriegesättigten Theorie[176]".

---

175 ebd.
176 Wernert, A., S 20

6. DATENERHEBUNG

6.1. Zugänge schaffen

Nach Abklärung meiner Fragestellung und meiner bevorzugten methodischen Vorgangsweise stellte sich nun die Frage, wie ich mir Zugang zu den Betroffenen verschaffen konnte. Im konkreten Fall ging es darum, onkologische PatientInnen ausfindig zu machen, die sich für ein Interview bereit erklären würden. Meine erste Überlegung galt daher der Kontaktaufnahme. Nach einigen Überlegungen entschied ich mich dafür, mit entsprechenden Institutionen, die mit der Betreuung dieser Menschen befasst sind, in Verbindung zu treten. Meine erste Anlaufstelle war die Klinkseelsorge an der Uni-Klinik Innsbruck, die ich schriftlich und telephonisch über mein Anliegen in Kenntnis setzte. Von dort bekam ich den Namen einer Sozialarbeiterin auf der Strahlentherapie, mit der ich einen Termin vereinbarte. Von ihr erhielt ich Namen und Telephonnummern von drei ihr bekannten onkologischen Patientinnen, gleichzeitig versprach sie mir, diese selbst auf meinen Anruf vorzubereiten. Im Anschluss daran meldete ich mich im Innsbrucker Hospiz bei einer mir von meinem Praktikum bekannten Ärztin, um ihr mein Anliegen vorzutragen. Auch sie war sehr entgegenkommend und versprach, mich sofort in Kenntnis zu setzen, sollte sie eineN PatientIn für geeignet erachten – was sie auch tat. Weiters führte ich verschiedene Telephonate mit der Rechtsabteilung der TILAK, der zuständigen PatientInnenanwältin der Klinik und der Studienabteilung der Universität bezüglich Fragen des Datenschutzes, der laut dort erhaltener Auskunft in der Art meiner Vorgangsweise (persönliches Einverständnis und Wahrung der Anonymität) ausreichend gegeben sei.

6.2. Datengewinnung

Nachdem ich für die Fragestellung relevante Fälle eruiert hatte, nahm ich mit der ersten Interviewpartnerin Kontakt auf und vereinbarte einen Gesprächstermin. Vor diesem ersten Interview überlegte ich mir eine erzählgenerierende Eingangsfrage,. deren Funktion es war, das Gespräch zu eröffnen und erzählstimulierend zu wirken, das heißt, zum Erzählen anzuregen. Insofern sollte es sich um eine prägnante, direkte und spezifizierte Initialfrage handeln. Als Eröffnungsfrage wählte ich daher die Frage nach dem Ausbruch der Krankheit („Wann ist das denn bei Ihnen losgegangen?" beziehungsweise „Wie hat das damals begonnen?").

6.2.1. ZENTRALE FRAGESTELLUNGEN ALS HINTERGRUNDFOLIE

Davon ausgehend thematisierte ich die wesentlichen Fragestellungen. Im Zuge dessen listete ich sämtliche damit verbundenen Themen detailliert und übersichtlich auf, um die wesentlichen Fragenstränge im Überblick zu haben.

6.2.1.1. Krankheitsbeginn

Das Zur- Sprache Bringen persönlicher Erfahrungen und Emotionen im Zuge einer schweren Krankheit wird zu Beginn des Interviews durch einen Erzählstimulus angeregt, der einen assoziativen Gesprächseinstieg ermöglichen soll. Da ich mich bewusst nicht im vorhinein mittels Pflegedokumentationen, SozialarbeiterInnen oder ÄrztInnen über die Betroffenen informierte (Art des Tumors, Prognosen, Therapien etc.), um nicht voreingenommen oder abgelenkt zu sein, wusste ich nie, womit ich es tatsächlich zu tun haben würde. Insofern ermöglicht mir die Frage nach dem Beginn der Krankheit als Einstieg ins Gespräch einen ersten Überblick über Erkrankung, Anamnese und Verlauf. Meist erhielt ich bereits hier eine Fülle von Informationen über die Art des Tumors und die verordnete Therapien. Für ein erstes Bild war dies sehr hilfreich, da es prognostisch und therapeutisch einen großen Unterschied macht, ob beispielsweise ein „Carzinoma in situ" (präinvasives Karzinom) ohne Lymphknotenbefall und Metastasierung vorliegt oder bereits Leber- und Knochenmetastasen vorhanden sind. Ich hatte auch den Eindruck, dass es den meisten Interviewpartnerinnen sehr entgegen kam, sich zu Beginn auf die sichere Ebene der Fakten beschränken zu können. Die Frage nach ihrer Krankheit hatten sie alle schon mehrmals beantwortet, insofern bewegten sie sich auf sicherem Terrain, was für den Abbau von Nervosität und Spannung hilfreich war. Damit ergab sich für sie die Möglichkeit, mich als Interviewerin erst einmal ein wenig „abzutasten" und kennen zu lernen, bevor persönliche und tiefgehendere Themen zur Sprache kamen. So wurden in diesem Zusammenhang wichtige Themen und Fragenbereiche erstmals überblicksmäßig thematisiert.

> Wann und wie hat es begonnen?
> Wie und von wem wurde die Krankheit diagnostiziert?
> Welche Untersuchungen wurden dabei gemacht und in welchem Zeitraum fanden sie statt?
> Ab wann wussten Sie mit Sicherheit, dass Sie Krebs hatten?
> Welche Therapien wurden verordnet (Operation, Bestrahlung und/oder Chemotherapie)

6.2.1.2.   Aufklärung

Insbesondere bei einer potentiell tödlichen Krankheit ist die Art der Information von großer Bedeutung. Dabei stellt das Erstgespräch eine Herausforderung für die verantwortlichen ÄrztInnen dar. Werden Dinge verschwiegen, ergeben sich Unsicherheiten, die für die Betroffenen quälend sind, zudem wird dies der Mündigkeit und dem Recht auf eigene Entscheidung der PatientInnen nicht gerecht. Andererseits muss individuell abgeschätzt werden, wie viel einE PatientIn zum momentanen Zeitpunkt wissen sollte und muss, inwieweit sie/er derzeit zu beunruhigen ist beziehungsweise ob sie/er gerade in der Lage ist, diese Informationen auch aufzunehmen. Insofern ist eine personen- und verständnisorientierte Aufklärungsweise unumgänglich, vor allem, da dort bereits der Grundstein einer für die PatientInnen wichtige therapeutische Vertrauensbeziehung gelegt werden kann.

> Sind Sie über ihren Zustand, Prognose, Therapien, etc. aufgeklärt worden? Von wem?
> Wie gestaltete sich Ihr Kontakt mit dieser Ärztin/diesem Arzt vorher und nachher ? Hatten Sie noch öfter mit ihr/ihm zu tun?
> Wurde offen mit Ihnen gesprochen? Konnten Sie Fragen stellen?
> Wurde dieses Gespräch in einer für Sie verständlichen Sprache geführt?
> Haben Sie begriffen, was zu Ihnen gesagt wurde?
> Hatten Sie den Eindruck, dass auf Ihre Ängste, Befürchtungen und Gefühle
> eingegangen wird?
> Hatten Sie in Folge Gelegenheit, wann immer sie Fragen hatten, diese auch zu stellen?

6.2.1.3.   Erste Reaktion

Direkt in Anschluss an die Eingangsphase und das Aufklärungsgespräch ergibt sich als nächster Schritt die differenzierte Ausfaltung der ersten Reaktion auf die Diagnose. Hier kamen bereits Themen und Bereiche zur Sprache, die im Laufe des Interviews immer wieder aufkamen beziehungsweise auf die ich später zurückgriff. Mit zunehmender „Vertrautheit" zwischen der Interviewpartnerin und mir wurden diese Fragen meist ausführlicher und weniger „allgemein" beantwortet.

> Wie haben Sie sich damals gefühlt?
> Können Sie beschreiben, was die Diagnose Krebs in Ihnen ausgelöst hat?
> Waren Sie geschockt/zornig/traurig?
> Hatten Sie Angst?
> Wie hat Ihre Familie reagiert?

Wer war für Sie da?
Welche Veränderungen ergaben sich daraus für Ihren Tagesablauf (soziale
Aktivitäten, Berufstätigkeit, Hobbies, Sport ...)?

6.2.1.4.   Therapien und Nebenwirkungen

Entscheidend für jede Erkrankung ist die Art und Weise, wie sie behandelt werden
kann. Vor allem Tumorerkrankungen verlangen ein gebündeltes Therapiekonzept
aus Operationen, Strahlen- und/oder Chemotherapien. Die Behandlungsmethoden
sind langwierig und mit unangenehmen, teils schmerzhaften Begleiterscheinungen
verbunden, die maßgeblichen Einfluss auf das Befinden und Empfinden der
Betroffenen haben. Selbst in besseren Phasen, in denen man zu Hause sein kann,
müssen Medikamente genommen werde, die die Krankheit nie vergessen lassen,
die Krankheit und ihre Bedrohung sind immer präsent.

Wie fühlten Sie sich vor beziehungsweise nach der Operation?
Welche Nebenwirkungen hatten ihre Therapien und wie lange haben Sie
darunter gelitten?
Was war für Sie am schlimmsten (Mastektomie, Gewichtszunahme,
Haarausfall, Hormonstörungen, Schleimhautveränderungen etc.)?
Hat sie die Langwierigkeit der Nebenwirkungen frustriert?
Wie sind sie im Alltag damit zurechtgekommen?
Inwiefern hat ihr Alltag sich dadurch verändert?

6.2.1.5.   Menschliche Betreuung

Die Frage nach der außermedizinischen Betreuung stellt beim Anliegen, Defizite
aufzuzeigen, eine zentrale Rolle. Die Möglichkeit für die Betroffenen, eine
persönliche Beziehung zur/zum behandelnden Ärztin/Arzt aufzubauen, erweist
sich oft als Parameter für deren soziale Kompetenz. Weiters ist die Art des
Umgangs, das Bemühen um Verständnis und Einfühlungsvermögen eine wichtige
Größe dafür, dass PatientInnen sich nicht zum Fall reduziert sehen, sondern als
Individuen ernstgenommen und akzeptiert fühlen können.

Welchen Eindruck hatten sie von ÄrztInnen, Pflegepersonal,
SozialarbeiterInnen etc.?
Wie haben Sie deren Betreuung erlebt?
Gab es jemanden, zu der/dem sie ein gutes Verhältnis hatten, mit der/dem
sie reden konnten?
Hatten Sie Vertrauen zu ihrer/ihrem Ärztin/Arzt?
Wie wurde auf verschiedene Gefühl(sausbrüch)e wie Trauer oder Zorn
reagiert?

Haben Sie das Gefühl, dass sich jemand um sie gekümmert hat?
Fühlten Sie sich wohl dort? Fühlen Sie sich hier wohl?
Waren/fühlen Sie sich einsam?

6.2.1.6.   Bewältigung

Starke Belastungssituationen und Herausforderungen provozieren Bewältigungs-
und Abwehrmechanismen, die uns dabei helfen, weiter zu machen und unsere
Situation erträglicher zu gestalten. Manche dieser Mechanismen sind universell
und beinahe allgemein (wie etwa die Verdrängung), andere individuell und
personenabhängig (Zynismus, Humor, Isolierung).[177] Die Möglichkeit, sich in
belastenden Zeiten unterstützen zu lassen, das heißt, auf etwa zurückgreifen zu
können, das stützt, trägt und vor dem freien Fall bewahrt, spielt eine wichtige
Rolle in der Bewältigung von Krisen und Belastungssituationen. Das
Aufgefangenwerden in einem sozialen Netz hat daher eine ausschlaggebende
Funktion auf die psychische Verfasstheit der Betroffenen.

Wer half Ihnen in der schwierigsten Zeit?
Hatte Ihr Partner Verständnis für Ihre Situation?
Wie ging Ihre Familie mit Ihnen um?
War ihre Umgebung rücksichtsvoll? Gab es Konflikte?
Hat man sich vor ihnen zurückgezogen? Wollten Sie sich zurückziehen?
Gab es Veränderungen in Ihrem Freundeskreis und Ihrer Umgebung?
Mussten Sie gegen Vorurteile kämpfen?
Was hat Ihnen Kraft gegeben?
Wollten Sie darüber sprechen oder lieber nicht? Wann und mit wem Sie
dazu die Möglichkeit? Hat ihnen das geholfen?

6.2.1.7.   Auseinandersetzung mit dem Sterben

Eine Krankheit wie Krebs impliziert die Möglichkeit und bei zunehmender
Progredienz die Wahrscheinlichkeit, daran zu sterben. Menschen, die an Krebs
erkranken, sind sich dessen in den allermeisten Fällen bewusst. Die Zeitspanne,
die ihnen noch bleibt, kann unterschiedlich lang sein, von mehreren Jahren bis
wenigen Wochen und Monaten.

Denkt man ans Sterben?
Haben Sie Angst davor?

---

177 Der Abwehrmechanismus der Isolierung beschreibt nach S. Freud einen Vorgang, bei dem die
dazugehörigen Gefühle zu einem Geschehen abgespalten und nicht mehr gespürt werden. Man
spricht zum Beispiel über den Tod eines geliebten Menschen so indifferent wie über das
Wettergeschehen.

Wie erträgt man die Ungewissheit und das Warten?
Was hilft Ihnen/würde Ihnen helfen?
Hilft ihnen die Vorstellung eines Lebens nach dem Tod?
Wenn nicht, was sonst?

6.2.1.8.   Rückblick und Vorausschau

Je nach Stadium und Prognose ergeben sich abschließend verschiedene Fragestellungen, die teilweise als Resümee zu betrachten sind. Hier geht es darum, über die eigene Situation, Veränderungen, neue Einstellungen, Überwundenes und Unverwundenes zu reflektieren.

Inwieweit hat die Diagnose Ihr Leben/Ihre Lebensplanung verändert?
Leben sie anders/bewusster? Gibt es neue Prioritäten?
Was war rückblickend das Schlimmste? Was war wichtig?
Was hätten Sie sich gewünscht? Was wünschen Sie sich jetzt?
Krebs als Chance – gibt es das?
Fürchten Sie sich vor dem, was kommt?
(Wann) Haben Sie aufgehört, dagegen zu kämpfen?
Können Sie mit ihrem Partner/Ihrer Familie offen sprechen?
Was hätten sie getan, wenn Sie nicht erkrankt wären?

Der Konzeption des ero- epischen Gespräches entsprechend wollte ich keinen Interviewleitfaden verwenden, um dem Erzählfluss der Befragten flexibel folgen und mich auf die von ihnen selbst entwickelten Schwerpunkten einlassen zu können. Auf meine Eröffnungsfrage erhielt ich eine meistens eine längere, detaillierte Antwort, in der zusätzliche Fragestellungen und Schlüsselworte enthalten waren, die ich später mit „mich interessiert, wie/was..." genauer verfolgte. Ich bemühte mich, keine neuen Themen einzubringen, sondern mich darauf zu beschränken, Schlüsselwörter aufzugreifen, um die Befragten nicht in eine passive AuskunftgeberInnen- Haltung zu drängen und ein lebendiges, authentisches Gespräch zu ermöglichen. Die oben aufgelisteten Fragestellungen bildeten gleichsam die „Hintergrundfolie" (Witzel) des Kommunikationsvorganges im Sinne eines impliziten oder „'leitenden Faden' für die Problemzentrierung des Interviews"[178], bei dem die Fragen nicht standardisiert und in der Reihenfolge schon vorgegeben sind. Motiviert durch das Anliegen, meine Datenerhebung so transparent wie möglich zu gestalten, entschied ich mich für eine wörtliche Transkription meiner Interviews.[179] Mit den anderen Gesprächsprotokollen wurden ebenfalls so verfahren, wobei der nächste Fall wieder nach dem Kriterium des größtmöglichen Kontrasts zum vorhergehenden ausgewählt wurde. Zum Beispiel sprach ich nach der Feinanalyse des Interviews

---

178 Witzel 1982, S 230
179 siehe dazu unter 6.4.

mit einer nach drei Jahren Therapie momentan als gesund geltenden Frau, die mir ihre Krankengeschichte quasi im Rückblick erzählte, mit einer Patientin, die sich gerade zum zweiten Mal einer Chemotherapie unterziehen musste und eine sehr schlechte Prognose hatte. Jeder meiner Gesprächspartnerinnen stellte ich mich zu Beginn kurz vor und erklärte den Rahmen des Interviews, also meine Forschungsarbeit und ihr zentrales Anliegen, mein Interesse an der psychischen Situation von KrebspatientInnen etc.. Ebenso beschrieb ich ihnen meine Vorgangsweise, das heißt, wie ich mit den gewonnen Daten verfahren würde, wobei ich ihnen anbot, ihnen ihr interpretiertes Interview zukommen zu lassen, wenn sie dies möchten – was jedoch von keiner in Anspruch wurde genommen. Äußerer Rahmen und detaillierter Ablauf der jeweiligen Interviews finden sich in den Zusatzprotokollen.

6.3 Erhebungszeitraum und Transkription

Die Interviews wurden im Zeitraum April bis Oktober 2001 in Innsbruck durchgeführt. Zwei meiner Interviewpartnerinnen traf ich in Cafes in der Innsbrucker Innenstadt, die anderen beiden in ihren Zimmern im Innsbrucker Hospiz. In der Transkription habe ich auf eine Wiedergabe der Gespräche im Dialekt verzichtet, da mir ein "normales" Schriftdeutsch mit Berücksichtigung dialektaler Wendungen und Eigenheiten beziehungsweise "unübersetzbarer" Ausdrücke[180] ausreichend erschien. Der Erzählduktus, unvollständige Satzfragmente, Aufzählungen etc. blieben unverändert. Betonungen wurden durch Unterstreichen gekennzeichnet, Anmerkungen in eckiger Klammer erklären nichtsprachliche Vollzüge wie Lachen oder Gestik.[181] Diese das Wortprotokoll ergänzenden Hinweise wurden zusätzlich durch die Angabe von Sprechpausen in das Protokoll erweitert.[182]
Weiters wurde auf die Anonymisierung der Befragten und der von ihnen genannten Personen geachtet und die Identität der Interviewten durch die Verwendung von Decknamen verschlüsselt.

---

180 Beispiel: „mords" bzw. „und Ding"
181 Beispiel: [lacht] oder [deutet auf die Brust]
182 je nach Länge der Pause gekennzeichnet durch ... für kurze Pause, (...) für längere Pause und [lange Pause] für Pausen bis zu zehn Sekunden

7. ANALYSE

7.1. Sequenzanalytische Auswertung nach der Objektiven - Strukturalen Hermeneutik Ulrich Oevermanns

Es gibt keine verbindliche Beschreibung des methodischen Vorgehens der strukturalen Hermeneutik. Die verschiedenen Darstellungen – auch die Oevermanns selbst – variieren stark. Grundlegend für die "Kunstlehre" der objektiven Hermeneutik ist Oevermanns Strukturbegriff und sein dreidimensionales Verständnis von Realität. Die intentionale Ebene der Realität, die in Sprache und Schrift deutlich hervortritt, gilt als jener Deutungsbereich, den eine Person bewusst und intentional vermittelt, das heißt das, was der/die Befragte subjektiv meint. Darunter verbirgt sich die zweite Realitätsebene: jene der latenten Sinnstrukturen, die auf eine andere, objektive und das Handeln mittels grundlegender Deutungs- und Relevanzmuster bestimmende Struktur verweist. Auf dieser Ebene finden sich die wahren Motive für das Handeln einer Person, auch beziehungsweise vor allem, wenn diese sie nicht mitteilt. Ein sehr intensives Einlassen auf den Text (auf jedes einzelne Wort!) ermöglicht bei der Interpretation dann Rekonstruktion und Nachvollzug von Sprachmustern der/des Befragten und die gesellschaftlichen Deutungs- und Handlungsmuster. Auch wenn der objektive Sinn nicht wahrnehmbar ist und Bedeutungsstrukturen nur lesbar, entzifferbar, interpretierbar sind, sind sie dennoch empirisch: In der erfahrbaren Welt sind sie geregelt -methodisch wahrnehmbare Gegenstände. Im „Verstehen" des Textes, auch der verinnerlichten und oft gar nicht mehr bewussten Anteile, und in deren Konfrontation mit den Deutungen des/der Befragten kann eine ganz spezifische Handlungsstruktur herausgearbeitet werden. Als Träger dieser latenten Strukturen gilt schließlich die grundlegende Fallstruktur, die als "Gegenstand von Fallrekonstruktionen"[183] gilt, womit die Gesamtheit der rekonstruierten latenten Strukturen von Personen, Familien, Institutionen, Organisationen und Lebenswelten gemeint ist.[184] Der von Oevermann geprägten Begriff der objektiven Hermeneutik als "Kunstlehre" macht deutlich, dass dieses Verfahren letztlich nur in der Praxis erlernt und in der direkten Anwendung begriffen werden kann.

---

183 Oevermann, Ulrich, Fallrekonstruktionen und Strukturgeneralisierung als Beitrag der objektiven Hermeneutik zu soziologisch-strukturtheoretischer Analyse, Frankfurt 1981, S 40
184 vgl. Anker, E., S 22

7.2. Sequenzanalyse

Die gewählte Sequenz wird unter dem Teilungskriterium einer syntaktischen Regel beziehungsweise Pause in Analyseeinheiten (Sinneinheiten) unterteilt. Die ausgewählten Einheiten müssen noch in sich schlüssig sein („Sinn ergeben") und werden in der Praxis nicht gleich am Anfang bestimmt, sondern beim Übergang zur nächsten Einheit. Die Bearbeitung des ersten Interviews mit Frau Sonja schloss nach der Transkription eine genaue, vollständige Interpretation (Feinanalyse) und die Ausarbeitung der Fallstruktur mit ein. Die Analyse erfolgt in zwei Schritten: in einem ersten Schritt werden von der Forscherin/dem Forscher *"objektiv mögliche Bedeutungen eines Interakts"* gesammelt und in einem zweiten Schritt die *"wahrscheinlichste Bedeutung"* ausgesondert.[185] Die eigentliche und zentrale inhaltsanalytische Arbeit des objektiv- hermeneutischen Verfahrens liegt in der Feinanalyse, die die Rekonstruktion der "für den einzelnen Fall zutreffenden objektiven Bedeutung eines kommunikativ vermittelten Interakts[186]" darstellt. Damit zielt dieses Verfahren auf die Erfassung von Sinngehalten, die sich in der selektiven Abfolge kleinster Gesprächseinheiten reproduzieren. Die Ausgangsannahme der Sequenzanalyse beruht darin, dass sich die objektive Struktur eines latenten Sinnzusammenhangs von den Motiven, Intentionen oder Dispositionen des/der Interviewten relativ unabhängig konstituiert. Insofern enthält die Wortwahl sowie ihre Anordnung in der Sinneinheit mehr Bedeutungsverweise, als eine rein lexikalisch orientierte Analyse offerieren würde.[187] Die in den erhobenen Verbaldaten verborgenen vielfachen Einzelentscheidungen im alltäglichen Handeln und Sprechen der befragten Person sollen im Zuge dieses Verfahrens sichtbar gemacht und ihre verbindende Grundstruktur herausgearbeitet werden. Auswahlparameter für die angesprochene Selektivität sind alle dispositiven Faktoren wie Wertorientierung, Normen, Motive, Gewohnheiten etc.. Die Gesamtheit der Auswahlparameter macht die Disposition einer Lebenspraxis aus – und daraus kann schließlich die Fall- und Sinnstruktur ermittelt werden. Die objektiv- hermeneutische Textinterpretation folgt fünf Prinzipien: Kontextfreiheit, Sparsamkeit, Sequentialität, Wörtlichkeit und Totalität.

Das Prinzip der *Kontextfreiheit* scheint auf den ersten Blick absurd. Wie soll gerade eine Methode des Verstehens auf den Kontext verzichten können? Doch die kontextfreie Interpretation bedeutet nicht, dass der Kontext keine Rolle spielt, sondern vielmehr, dass die Einbeziehung des Kontexts erst nach einer kontext-unabhängigen Bedeutungsexplikation vorgenommen und ihr damit systematisch nachgeordnet wird. Erst nachdem man sich dem Text in „künstlicher Naivität[188]"

---

185 Lamnek, S., 1995, S 226f, Hervorhebung im Original
186 ebd.
187 vgl. Froschauer/Lueger, Das quantitative Interview zur Analyse sozialer Systeme. WUV Studienbücher Sozialwissen 5, WUV Universitätsverlag, 2. Auflage, Wien 1998, S 62
188 Wernert, A., S 23

zugewandt hat, erfolgt die Kontexteinbeziehung, die nur so eine gehaltvolle, strukturerschließende und methodisch kontrollierte Operation darstellen kann[189], die den Text als eigenständiges Wirklichkeitsgebilde ernstnimmt und nicht ausschließlich durch den Kontext zu verstehen sucht. Die Sequenzanalyse folgt äußerst rigide der sukzessiven Logik des Textes, indem sie jede Äußerung als intuitive Wahl zu entziffern versucht, die eine Vielfalt neuer Anschlussmöglichkeiten freisetzt. Diese verschiedenen Lesarten beziehungsweise Reaktionsalternativen werden gedanklich durchgespielt. Das Oszillieren zwischen den Lesarten ist insofern für die Interpretation zentral, als Möglichkeiten, die nicht kompatibel, also nicht ausreichend plausibel sind und die bereits eruierten pragmatischen Bedingungen (Gemeinsamkeiten der bisherigen Lesarten) nicht erfüllen, im Sinne einer Kontextüberprüfung ausgeschlossen werden können.[190] Darin besteht das Prinzip der *Sparsamkeit*, das vorschreibt, dass nur solche Lesarten gebildet werden dürfen, die ohne weitere Zusatzannahmen über den Fall von dem zu interpretierenden Text erzwungen werden. Möglichkeiten, die eher nicht kompatibel sind, können ausgeschlossen werden. Unsicherheiten beim Ausschluss von Lesarten müssen nicht besorgniserregend sein, weil Texte meist überdeterminiert sind (das heißt, wenn es dennoch stimmt, kommt es wieder/öfter vor). Die Sparsamkeitsregel verlangt dabei nicht, dass jene Hypothesen, die unüberprüfbar sind, falsch sein müssen, sondern nur, dass sie „für einen Akt der überprüfbaren interpretatorischen Erschließung hinderlich sind"[191]. Das Ziel besteht darin, „in den rekonstruierten Auswahlentscheidungen ein einheitliches Muster aufzuspüren, das sich für den untersuchten Fall als Ganzes zu bewähren vermag[192]". Aus der Prämisse, menschliches Handeln als strenges Nacheinander kleinteiliger Entscheidungen zu erfassen und aufgrund der sequentiellen Kommunikationslogik ergibt sich ein Auswertungsverfahren, das strikt darauf achtet, über den aktuellen Gesprächsschritt, also die zu analysierende Einheit, unter keinen Umständen hinauszugehen (*Sequentialität*). Nachfolgende Textstellen sollen in die momentane Analyse nicht miteinbezogen werden, obwohl dies gerade bei schwierigen Textstellen sehr verführerisch ist, um Anhaltspunkte oder Lösungen zu finden. Doch ein dadurch gewonnenes Vorwissen würde potentielle Lesarten im vorhinein ausschließen. Damit verließe man die methodisch kontrollierte Interpretation, denn anstatt die Strukturlogik des Textes zu rekonstruieren, setzt man auf die Selbsteinschätzung als Interpretationsergebnis. Das *Prinzip der Wörtlichkeit* besagt, dass der tatsächlich artikulierte Text nicht ignoriert werden darf, wenn man seine Bedeutung rekonstruieren will. Insofern verpflichtet es dazu, den Text als Ausdruck von Wirklichkeit ernst zu nehmen. Eine Missachtung dessen würde die methodisch strikte Berufung auf Textverstehen als intersubjektive Nachvollziehbarkeit verunmöglichen. Innerhalb einer Sequenz gilt es, jedes Wort zu interpretieren,

---

189 Wernert, A., S 22
190 vgl. Oevermann - Seminar 2001
191 Wernert, A., S 37
192 Porzelt, B., S 75

gerade das Ausgelassene könnte wichtig sein.[193] Der Begriff der *Totalität* liegt in der Annahme begründet, dass sich in den protokollierten Ausschnitten sozialer Realität etwas Allgemeines rekonstruieren lässt. Es verweist darauf, dass jedes konkrete Phänomen in einen allgemeinen Zusammenhang eingebettet ist. Insofern lässt sich auch der Sinn der Analyse geringer Textmengen (Ausschnitte) verteidigen, wenn diese sehr detailliert ausgeführt wird.

„Die Rekonstruktion der Strukturlogik beansprucht, das Ganze des Gebildes im Sinne der dieses Gebilde hervorbringenden Strukturprinzipien zu rekonstruieren. Diese strukturrekonstruktive Operation lässt sich an geringen Datenmengen vollständig durchführen. Die Triftigkeit und Aussagekraft der *extensiven Feinanalyse* bemisst sich an der *Qualität* der Interpretation, nicht an der *Quantität* des einbezogenen Datenmaterials"[194].

193 Oevermann, U., Allert, T., Konau, E., Krambeck, J., Die Methodologie einer objektiven Hermeneutik und ihre allgemeine forschungslogische Bedeutung in den Sozialwissenschaften; in: Soeffner, Hans-Georg, Interpretative Verfahren in den Sozial- und Textwissenschaften. Stuttgart (Metzler) 1979, S 382
194 Wernert, A., S 32, Hervorhebungen im Original

8. ARBEITSPROZESS

8.1. Schematische Darstellung der Interview- Auswertung

Den Hinweisen Lueger/Schmitz folgend, wurde so bald als möglich nach den jeweiligen Interviews ein *Zusatzprotokoll*[195] angefertigt, in dem die Rahmenbedingungen des Interviews (Zustandekommen, Ort, Zeit, Verlauf und Länge des Gesprächs sowie ein erster Gesamteindruck über Atmosphäre und Dynamik) dokumentiert wurden. Im Anschluss an die *Transkription* der Gespräche verschaffte ich mir bei den drei nicht feinanalysierten Interviews einen ersten Überblick über die Themen und Motive de einzelnen Gespräche im Sinne des von Oevermann empfohlenen vor-orientierenden Überblicks zur Auswahl der zu interpretierenden Sequenzen.

8.1.1. AUSWAHL DER GESPRÄCHSSEQUENZEN

Mit der ausführlichen Analyse des ersten Interviews erschließt sich auch der Gegenstandsbereich, daher empfiehlt es sich, das erste Interview gänzlich durchzuinterpretieren. Den zweiten Fall wählte ich nach dem Kriterium des größtmöglichen Kontrastes gegenüber dem ersten Interview, daher fand das zweite Interview im Hospiz statt. Bei den nicht-feinanalysierten Interviews hielt ich mich, nachdem ich im Zuge einer Datenreduktion bestimmte Textstellen ausgenommen hatte, an die von Oevermann vorgeschriebene Vorgangsweise der *kriteriengestützten Auswahl relevanter Textpassagen.* Auch er räumt grundsätzlich ein, dass es für eine Rekonstruktion der Fallstruktur nicht notwendig ist, das betreffende Interview vollständig durch zu interpretieren. Er schlägt daher vor, vier Stellen über zwei bis maximal vier Transkriptseiten auszusuchen, wobei Anfang und Ende immer sinnvoll sind. Hinzu kommen noch zwei weitere Textpassagen: entweder eine für die Fragestellung zentrale oder rätselhafte beziehungsweise eine nach dem Zufallsprinzip gewählte oder von dem/der InterviewerIn als wichtig eingeschätzte Stelle. Dazu bemerken Froschauer&Lueger in ihrer Arbeit über die Analyse sozialer Systeme: „Generell ist es möglich, eine zufällige Textstichprobe zu ziehen, denn an jedem Textteil reproduzieren sich Kontextstrukturen und Handlungslogiken. Wenn mit der Untersuchung eines Falles erst begonnen wird, so sollte eine Textstelle am Beginn des Interviews gewählt werden. Für die weitere Interpretation ist die Wahl einer Textstelle angebracht, die bei oberflächlichem Hinsehen wichtig für den untersuchten Themenkomplex sein könnte. Als Gegenpol zur Wahl einer

---

195 Lueger, M., Schmitz, Ch., Das offene Interview. Theorie – Erhebung – Rekonstruktion latenter Strukturen. Wien 1984, S 176

augenscheinlich wichtigen Stelle sollte aber auch eine ‚unwichtige' Stelle als Ergänzung interpretiert werden (kritische Prüfung)"[196].

8.1.2. INTERPRETATION DER SINNEINHEITEN

Nach Oevermann lassen sich die folgenden Interpretationsschritte für jede festgelegte Sinneinheit in folgenden Fragestellung formulieren:
Welche vordergründige Information liegt der Sinneinheit zugrunde? In diesem Schritt wird sozusagen als Eintrittsphase in die Interpretation das vordergründige Verständnis betont. Er ist daher vergleichbar mit einer kurzen Inhaltsangabe, die auch die selektive Vorgangsweise der Informationswahl berücksichtigt. In einem zweiten Schritt stellt sich die Frage, welche Funktion könnte die Äußerung für die befragte Person haben beziehungsweise welche Informationen könnten dazu geführt haben? Hier sollen bewusst auch spekulative Vermutungen über Bedeutung und Funktion der Sinneinheit für die/den InterviewteN angestellt werden. Als Intention sollte aber nur eine von der/dem Befragten als eigene akzeptierte Intention gezählt werden. Dies erfordert ein Hineindenken in die sprechende Person und eine versuchsweise Übernahme deren Rolle. Im dritten Schritt wird die Frage untersucht, *welche latenten Momente* der Sinneinheit zugrunde liegen und *welche objektiven Konsequenzen für Handlungs- und Denkweisen* (bzw. spezifisches System) sich daraus ergeben könnten? Nach Oevermann bildet dieser Interpretationsschritt das Kernstück der Interpretation. Es geht nicht um das Ausfindigmachen der unmittelbaren Lesart der Sinneinheit, sondern darum, unter Einbezug vorhandenen Kontext -oder theoretischem Vorwissens möglichst viele verschiedene Lesarten aufzulisten. Die Bedeutung vager Begriffe, spezifischer Wortverwendungen, Differenzierungen, Strukturen, sich andeutenden Umweltbeziehungen u.ä. ist hierbei zu beachten. Daher ist eine Loslösung von der Perspektive der befragten Person notwendig. Im Anschluss daran stellt sich die Frage, *welche Rollenverteilung* sich aus der Sinneinheit ergibt. Hier geht es um die impliziten Rollenbeziehungen und Zuschreibungen zu bestimmten Personen, wobei auch die InterviewerInnenrolle zu berücksichtigen ist. Die letzte Fragestellung lautet: *welche Optionen* ergeben sich für die nächste Sinneinheit? Der Fokus liegt hier in den anschlussfähigen Handlungs- beziehungsweise Aussagemöglichkeiten der interviewten Person, die sich aus der aktuellen Sinneinheit für die nächste ergeben. Entsprechend der Annahme, dass Äußerungen nicht beliebig aneinandergereiht sind, sondern selektiv wirken, stellt sich vor allem die Frage, welche Argumente sinnvollerweise im Anschluss an eine Äußerung zu erwarten sind.[197]

---

196 Froschauer, M., Lueger, Ch., ebd., S 63
197 vgl. Oevermann u. a., Die Methodologie einer objektiven Hermeneutik und ihre allgemeine forschungslogische Bedeutung in den Sozialwissenschaften. In: Froschauer/Lueger, ebd., S 64ff

8.1.3. ZUSAMMENFASSENDE INTERPRETATION EINER GE-SPRÄCHSSEQUENZ

Im Zuge dieser zusammenfassenden Interpretation sollte eine durchgängige Sinnstruktur aller Aussagen herausgearbeitet werden, das heißt, die Struktur der Sequenz sollte „unter dem Aspekt der sozialen Konstruktion von Wirklichkeit der persönlichen und sozialstrukturellen Bedingungen"[198] dargestellt werden.
„Nicht das vordergründige Verständnis eines Textes und der angeführten Fakten sind zu erfassen, sondern der Hintergrund, wie es zur Produktion dieses Textes kommt und welche Bedeutungen zwischen den Zeilen versteckt sind."[199]

8.1.4. FALLSTRUKTURGENERIERUNG

Auf der Basis der analysierten Sequenzen ergeben sich Fallstrukturhypothesen, aus deren Konvergenz sich eine auf alle kompatible Fallstruktur ableiten lässt. Diese Fallstruktur ist kein statisches Phänomen, sondern erschließt die Regularität einer Sequenz. Die Fallstruktur wird durch den Nachweis einer vollständigen Phase ihrer Rekonstruktion expliziert. Die Fallrekonstruktion beruht auf Generalisierung, wobei man mit der Deduktion, der Induktion sowie der Abduktion drei logische Schlüsse unterscheidet.
Die Deduktion besagt, dass unserer Erfahrung nichts neues hinzugefügt wird. Es erfolgt eine Lizensierung dessen, was wie schon wissen, und daraus schließen wir eine Folgerung. Die aus der Deduktion erschlossene Folgerung wird im Zuge der Induktion mit Daten konfrontiert. Hier wird der Erfahrung geringfügig etwas hinzugefügt. Zu einer Strukturerkenntnis im Sinne der Konzeption von Erfahrung führt die Abduktion. Die Abduktion ist gleichbedeutend mit einer Strukturgeneralisierung. Jede rekonstruierte Fallstruktur ist, selbst wenn sie nur einmal vorkommt, ein allgemeiner Typus. Daher ist die Wahrscheinlichkeit gegeben, dass sich in einem anderen Fall dieselbe Struktur zeigt. (Oevermann spricht hier von der objektiven Singularität).[200] Das Neue taucht in der Regel nicht flächendeckend auf, sondern entsteht punktuell und permanent. Teilweise wurden in die Fallstruktur-Generalisierung auch Aussagen miteinbezogen, die nicht interpretatorisch erfasst worden waren, das heißt, die in den ausgewählten Textpassagen nicht vorkamen. Dies vor allem, um eine größtmögliche Veranschaulichung und zusätzliche argumentative Untermauerung zu erzielen.

198 Froschauer/Lueger, ebd., S 69
199 ebd.
200 vgl. Oevermann, U. in seinem Seminar 2001

9. ZUR FORSCHUNGSETHIK

9.1. Forschungskommunikation im Spannungsfeld von Nähe und Distanz

Die Erfahrungen, die ein qualitatives Forschungsdesign im Zuge einer empirischen Studie für eine Forscherin bietet, liegen weit jenseits dessen, was klassisch als „wissenschaftlicher Kontext" bezeichnet wird. Hier gilt es, auf Menschen zuzugehen, die im Vorhinein nicht wissen, was nun auf sie zukommt, die unsicher sind und die man selbst noch nie gesehen hat. Eben mit diesen Menschen gilt es nun, nach dem Vorstellen und gegenseitigen vorsichtigen Abtasten des Gegenübers ein Gespräch zu führen, das aufgrund seiner Thematik, die sie selbst so intensiv und persönlich betrifft, geradezu als intim bezeichnet werden muss. Doch gerade durch diese – natürlich personenspezifisch variierende – Intimität der Erzählung ergibt sich häufig die eigentümlich anmutende Situation, dass man sich beim Verabschieden unvermittelt einem zwar eigentlich fremden, jedoch nach diesem Gespräch nah und vertraut wirkenden Menschen gegenübersieht. Insofern hält dieser Prozess die Herausforderung für die Forscherin bereit, „die eigene Erfahrung der Fremdheit und das gleichzeitige Sich-Einlassen auf den Gesprächspartner/die Gesprächspartnerin in einer wissenschaftlich produktiven Schwebe zu halten[201]". Dies bleibt nicht nur im direkten Kontakt mit den Interviewten, sondern auch während des Interpretationsprozesses herausfordernd, da eine angemessene Abwägung zwischen der Verpflichtung den GesprächspartnerInnen gegenüber wie auch dem Respekt vor deren Erlebnissen, Gefühlen, Überzeugungen, Deutungs- und Relevanzsystemen ebenso wie der gleichzeitigen Anforderung, die gewonnen empirischen Daten als „Text" zu lesen und sie wissenschaftlich nutzbar zu machen, immer wieder erneut getroffen werden muss. Wahl/Honig/Gravenhorst verurteilen in diesem Zusammenhang die Vorstellung eines/einer "desinteressierten" Forschers/Forscherin, den/die es ihre Ansicht nach nicht geben kann, da die Forscherin/der Forscher in der Interaktion mit dem/der Befragten keine neutrale Person darstellt . Die Forscherin ist demnach im Interaktionsprozess des Forschungsgeschehens ihr eigenes Medium.[202] Der Frage nach Parteilichkeit, Rollenschwierigkeiten und Distanz im Zuge dieser Diskussion kann weitgehend ein positiver Aspekt abgerungen werden, insofern diese Interaktionserfahrung, die neben den Interviewdaten auch einen „vorwissenschaftlichen Mehrwert beziehungsweise Rohstoff hinterlässt, der durch die Erfahrung des Kommunikationsgeschehens im Interview (beziehungsweise über den gesamten Kontakt hinweg) mehr Informationen anreichert als der

---

201 Anker, E., S 15
202 Wahl/Honig/Gravenhorst 1982, 98-133

Protokolltext, auf den allein sich die spätere Auswertung stützen kann[203]". Daher ist der persönliche Kontakt, das Agieren als Gesprächpartnerin, das das Eingehen auf das Gegenüber und auch das empathische Kommentieren des Erzählten immer wieder mit einschließt, in dem von mir auswählten Forschungssetting unumgänglich. Gleichzeitig sind damit auch Gefahren verbunden. Bei einer zu engen Verstrickung in die Verhältnisse kann eine vorschnelles Verstehen die Aufdeckung von abweichenden, fremden Aspekten verhindern. Insofern bedarf die strukturelle Analyse des Interviewtextes durch die/den ForschendeN professionelle Distanz und muss die theoretische Reflexion und Einordnung der Daten und Ergebnisse auf einer Metaebene erfolgen.[204] In der strukturellen Analyse dieser Studie sollen demnach mit wachen Augen auch Widersprüche oder verborgene Zusammenhänge aufgedeckt und benannt, sowie individuelle Verarbeitungsprozesse möglichst breit und umfassend beschrieben werden – ohne dabei auf vielleicht ungeliebte Details zu verzichten. Die Trennlinie zwischen Nähe und Distanz, kritischer oder empathischer Stellungnahme und sachlich-beschreibender Analyse scheint bei dieser Methode nur eine fließende, der jeweiligen Forschungssituation angemessene sein zu können.

„Nähe kann helfen, den Zugang zum untersuchten Phänomen und zu den Befragten zu öffnen, Distanz kann dazu beitragen, Widersprüchlichkeiten und blinde Flecken aufzuspüren und davor schützen, voreilig von Übereinstimmungen und vereinnahmenden Pauschalisierungen auszugehen"[205].

Insbesondere im Zuge meiner Forschungsarbeit habe ich es als unumgänglich erachtet, die befragten Personen als solche wahrzunehmen und nicht zu DatenspenderInnen zu degradieren. Speziell innerhalb der von mir gewählten Thematik erschien es mir angebracht, ihnen selbst, ihrer Geschichte, ihrem Umfeld etc. wirkliches, echtes Interesse entgegenzubringen und mich nicht ausschließlich auf die Lieferung ausreichender Fakten für mein Forschungsanliegen zu konzentrieren.

„Es ist unverzichtbar, sich für die Konkretion eines Lebens wirklich zu interessieren, die Würde des Lebens adäquat wahrzunehmen. – und das steht in keinem Methodenbuch"[206]!

---

203 Anker, E., ebd.
204 vgl. Frauke, E. (Hrsg.), S 216
205 ebd., S 217
206 vgl. Oevermann, U., ebd.

9.2. Grenzen dieser Vorgangsweise

Für eine ertragreiche Nutzung spezifischer Methoden ist darauf zu achten, ob und inwiefern sie geeignet sind, aussagekräftige Ergebnisse zu gewinnen. Dabei geht es konkret um die Frage, wie Menschen dazu bewegt werden können, etwas Persönliches von sich selbst in Erzählungen und Gesprächen preiszugeben. Die Zielsetzung dieser Studie im Hinblick auf einen unmittelbaren Ertrag für die Betroffenen liegt darin, wie und auf welche Weise etwa die Forschungsergebnisse den Befragten im Anschluss zur Verfügung gestellt, publiziert oder als Informationsquelle für die Entwicklung konkreter Vorhaben genutzt werden können. Ebenso geht es um das Erarbeiten von Verbesserungsvorschlägen und das Setzen neuer Impulse in der psychoonkologischen Betreuung. Plausibilität und Akzeptanz der gewählten Fragestellung spielen dabei sicher eine große Rolle, ebenso wie Art und Weise, in der die Forschenden ihre Methode zur Anwendung bringen. Nicht zuletzt sollten sich die Forschenden auch darüber klar sein, welches theoretische Vorverständnis sie selbst haben und welche theoretischen Modelle ihrer Methode zu Grunde liegen. Es kann nicht darum gehen, eine spezielle Methode als die geeignetste für die Erforschung der Lebensqualität onkologischer PatientInnen, der psychodynamischen Prozesse und ihren Bewältigungsstrukturen zu postulieren und zu absolutieren. Ebenso wenig soll ein Rezeptbuch geliefert werden. Ich bin mir darüber durchaus im Klaren, dass in dieser Studie nur ein Aspekt der großen Bandbreite psychoonkologischer Forschung berücksichtigt werden kann. Vor allem die Spezialisierung (und damit auch Einschränkung) auf Krebspatientinnen lässt Fragen bezüglich der Situation männlicher Patienten unbeantwortet. Denn selbst wenn nach den Prinzipien der Objektiven Hermeneutik der Anspruch auf Totalität, also Allgemeingültigkeit besteht, lässt sich doch zumindest vermuten, dass Männer in dieser Situation anders reagieren als Frauen. (Dies bestätigt vor allem die gängige Erfahrung des Klinikpersonals, dass Männer das Angebot psychoonkologischer Betreuung fast nie für sich in Anspruch nehmen.)

Die Größenordnung dieser Thematik in ihren vielfältigen und individuellen Dimensionen lässt sich nur in der Kombination mehrerer Ansätze, Forschungsmethoden- und Projekten erfassen. Wichtig wäre – wie oben bereits erwähnt – die Erforschung der Situation männlicher Patienten. Die sich daraus eventuell ergebenden Unterschiede zu frauenspezifischer Forschung würden mit Sicherheit eine wertvolle Information und Bereicherung für die Betreuungskonzepte darstellen. Weitere Möglichkeiten sähe ich zudem in quantitativ ausgerichteten Studien, die sich zum Beispiel mit dem Tagesablauf onkologischer PatientInnen auseinandersetzen, deren Alltag zu Hause beobachten und Schlüsse darüber ziehen können, wie viel die Krankheit allein zeitlich täglich in Anspruch nimmt. Eine Studie mit teilnehmender Beobachtung könnte daran anschließend zum Beispiel Ergebnisse darüber liefern, inwieweit ein „normaler" Alltag überhaupt noch möglich ist. Ebenso könnte ich mir Gruppeninterviews mit homogenen wie auch heterogenen PatientInnengruppen vorstellen. Weiters wäre die Erfassung jener PatientInnengruppen interessant, die am häufigsten beziehungsweise am seltensten psychoonkologische Betreuung in Anspruch nehmen und deren Gründe dafür.

Einer weiterführenden Forschung in diesem Bereich muss es darum gehen, das Spektrum der Möglichkeiten empirischer Sozialforschung für diesen Bereich fruchtbar und ihre Spannungen und Konflikte sichtbar zu machen. Ein enges Zusammenarbeiten verschiedener Forschungsansätze- und Projekte sowie der ForscherInnen selbst scheint in Zukunft eine dringende und vielversprechende Aufgabe zu sein – ein Anliegen, das sich diese Studie zu eigen gemacht hat und dem sie wegbereitend vorausgehen möchte.

IV. INTERVIEWS

1. INTERVIEW MIT SONJA

1.1. Zusatzprotokoll

Das Interview mit Frau Sonja fand am Freitag Vormittag um halb zehn Uhr in einem Café in Innsbruck statt. Sonja ist achtundfünfzig Jahre alt, verheiratet, hat zwei erwachsenen Söhne und lebt mit ihrem Mann in Innsbruck. Ihren Namen und Telefonnummer hatte ich von Frau G., einer Sozialarbeiterin auf der Strahlentherapie an der Klinik Innsbruck. (Wie sich später herausstellte, waren die beiden auch privat befreundet). Sonja erkrankte vor drei Jahren an Brustkrebs. Da ihr Mann Schichtdienst hatte, war es ihr lieber gewesen, mich nicht in ihrer Wohnung zu treffen. Sie war mit dem Rad gekommen, obwohl es regnete, und war etwas früher da als ich. Wir suchten uns einen möglichst abgeschirmten Platz im Café, und ich erklärte ihr einleitend mein Interesse an der psychoonkologischen Thematik und mein Forschungsziel im Zuge meiner Dissertation. Sonja machte auf mich einen leicht aufgeregten, aber sehr netten Eindruck. Ich selbst war ein wenig angespannt, da es mein erstes Interview in dieser Art darstellte und ich nicht genau wusste, wie es sich gestalten würde. Unser Gespräch floss sehr leicht, wir fanden immer wieder Anknüpfungspunkte, die Pausen empfand ich nur anfangs – vielleicht aufgrund meiner eigenen Unsicherheit – als unangenehm. Mir fiel auf, dass Sonja im Laufe unseres Gespräches mir gegenüber immer offener wurde und auch private Dinge preisgab, die nicht direkt mit ihrer Krankheit zu tun hatten (Depression ihres Sohnes, Schwierigkeiten in der Ehe). Ich versuchte mit der Zeit, mich etwas mehr zurückzuhalten, was oft schwierig war, da sie eine Reaktion beziehungsweise eine aktive Teilnahme am Gespräch von mir zu erwarten schien. Nach eineinhalb Stunden beendete ich das Interview, auch um auf eine eventuelle Ermüdung ihrerseits Rücksicht zu nehmen, doch Sonja plauderte weiter mit mir und griff verschiedenen Probleme der Thematik noch einmal auf. Einmal holte ich erneut das Aufnahmegerät hervor, da sie Wichtiges über die Chemotherapie anfügte. Schließlich kamen wir auf andere Themen (Kirche, Religiosität, ihre Mutter).
Ich erklärte ihr abschließend, was ich nun mit dem Interview vorhätte (transkribieren und interpretieren) und sie meinte, ich könne sie jederzeit anrufen, sollte mir noch etwas unklar sein und Fragen auftauchen. Sie machte mir auch das Angebot, ihre ebenfalls betroffene Freundin zu fragen, ob sie nicht ein Interview mit mir machen möchte, denn die sei genau das Gegenteil von ihr, die „brauche das Reden darüber" sehr. Als ich sie auf ihren Kaffee einlud, war sie mir sehr dankbar (sie hatte vorhin von finanziellen Problemen gesprochen).

Wir verabschiedeten uns herzlich voneinander, wobei sie meinte, das nächste Mal solle ich sie in ihrer Wohnung besuchen. Ungefähr um halb ein Uhr machte ich mich auf den Heimweg.

Als ich wenige Wochen später bei Sonja anrufe, um mich noch einmal zu bedanken, erreiche ich sie nicht, daher hinterlasse ich eine Nachricht auf ihrem Anrufbeantworter. Tags darauf ruft sie mich zurück und sagt mir, wie sehr sie sich über meinen Anruf gefreut habe. Sie spricht von einer schweren Zeit, die sie hinter sich habe, dass sie sich oft überlegt habe, wie es wäre, mit mir darüber zu sprechen, sie hätte sich sehr gewünscht, mit mir darüber reden zu können und sich Gedanken gemacht, was ich wohl „dazu" sagen würde. Auf mein Angebot, das nun ja nachholen zu können, wenn sie es möchte und es ihr helfen könne, ging sie mit der schüchternen Bemerkung „Wenn Ihnen das ausgeht?" gern ein. Ich sei ihr oft eingefallen, („ich habe sehr intensiv an Sie denken müssen"), es habe ihr so gut getan, mit mir damals zu reden, ich hätte „so etwas ausgestrahlt".
Wir machten einen Zeitpunkt aus, an dem ich sie in ihrer Wohnung besuchen sollte, doch wenige Tage vorher meldet sie sich nochmals bei mir um mir zu sagen, sie hätte sich in ihren Terminen geirrt, sie könne leider nicht und sei nun ein Monat nicht da.
Ich wünschte ihr eine gute Zeit und wir verabschiedeten uns.

1.2. Transkription

I: „Sonja, wie ist das mit Ihrer Krankheit losgegangen, wie hat das damals begonnen?"

S: „Ja, also ich habe selber, das war vor drei Jahren, ich war damals fünfundfünfzig Jahre alt, da habe ich Knoten entdeckt, da [deutet auf die linke Brust]. Bin dann zum Arzt, der hat gemeint, ich solle mir da keine Sorgen machen, es ist sicher nichts, aber er möchte das doch noch abklären lassen, und ich soll auf die Klinik gehen, die sollen das abklären. Ich bin dann also eben auf die Klinik, und da hat es dann geheißen, ja, das ist ein bösartiger, sehr, also rapide wachsender Tumor, und es muss so schnell wie möglich operiert werden, weil der eben so schnell wächst. Ja, und ich bin dann, zuerst hat es überhaupt geheißen, gleich am Dienstag drauf und dann hat sich das aber verschoben, und ich bin dann wenige Tage später gleich operiert worden."

I: „Wie haben Sie die Diagnose denn aufgenommen?"

S: „Ich war ... geschockt. Ich war, ich dachte, nein, das kann gar nicht sein, das bin nicht ich, das betrifft mich nicht. Da ist man so, ja, also da fällt an schon in ein tiefes Loch. In ein ganz schwarzes, tiefes Loch. ... Aber ich bin dann eben sehr schnell operiert worden, weil das eben ein so schnellwachsender Tumor war, und habe dann anschließend noch sechs Chemos und ich glaube fünfundzwanzig oder sechsundzwanzig ... ich weiß es jetzt gar nicht mehr genau ... ja, da habe ich dann noch Strahlen- also Strahlentherapie bekommen.

"I: „Wie fühlt man sich denn, können Sie das beschreiben, wie man sich fühlt bei der Diagnose Krebs, wenn man merkt, dass man selbst an einer so schweren Krankheit leidet?"

S: „Ja, eben, ich war einfach geschockt. Und bin in dieses tiefe, schwarze Loch gefallen. Aber es ist so schnell gegangen, da habe ich am Anfang gar nichts, das gar nicht so kapiert. Ich bin ja sofort operiert worden, und da bin ich gar nicht so viel zum Nachdenken gekommen. Das kommt dann erst später."

I: „Würden Sie sagen, dass Sie im Nachhinein sogar froh darum sind, dass es so schnell ging, weil Sie dann nicht, eben, wie Sie sagen, zum Nachdenken gekommen sind?"

S: „Ja, das kann schon sein. Vielleicht war es besser so. Aber vielleicht auch nicht, also das ist jetzt, das kann man fast nicht sagen. Ich weiß es nicht."

I: „Wie ist es dann weitergegangen?"

S: „Ich bin dann bei der Chemo gewesen, und ja, diese ganzen Nebenwirkungen, das war natürlich schon unangenehm. Ich habe so viele, so Bläschen im Mund bekommen, das hat schon weh getan, und viele bekommen die ganzen Nägel unter Eiter, die Fingernägel und alles, bei mir waren es wenigstens nur die Zehennägel, da sind immer noch zwei, deshalb fahr ich auch mit dem Rad soviel, obwohl es heute regnet, aber bis zur Bushaltestelle, das ist eine Weltreise für mich! Ich bin dann auch immer weggefahren, an den C:See, weil ich wollte da allein sein."

I: „Sie wollten allein sein?"

S: „Ja, ich wollte nicht, dass, ... das Brechen dauernd, und schlecht ist einem und da war ich am liebsten allein. Deshalb bin ich da immer runtergefahren, wir, mein Mann und ich, wir haben da einen Wohnwagen stehen, schon viele Jahre lang, nicht, und eben nach der Chemo, und ich wollte eben nicht, dass, dass mich jemand begleitet. Das hätte ich nicht wollen. Und mein Bruder, der hat auch daneben einen Wohnwagen stehen, und der war dann auch manchmal unten, und wenn ich dann mal einen ganzen Tag lang nicht aus dem Wohnwagen herausgekommen bin, dann sind sie mal nachschauen gekommen, aber sonst haben sie mich in Ruhe gelassen, und das wollte ich auch so. Das war mir das Liebste."

I: „Wollten Sie niemanden auf die Nerven gehen damit oder wollten Sie einfach Ihre Ruhe haben?"

S: „Ich wollte einfach nicht, dass das alle so, so mitbekommen, ich, ja, ich wollte niemanden auf die Nerven gehen damit."

I: „Hatten Sie nicht manchmal das Bedürfnis, mit jemandem zu reden, darüber, wie es Ihnen geht?"

S: „Das muss ich sagen, also das hatte ich eher weniger. Nein, das war, eben, ich dachte, ich mache das allein."

I: „Sie wollten da also keine Hilfsangebote oder Unterstützung annehmen, von Ihrer Familie?"

S: „Nein, ich, also, schon, wenn man so am Boden ist und ich war ja schon, also fertig war ich, wen man das hört und es einen plötzlich selber betrifft, also da ist man schon fertig. Am Boden ja, am Boden zerstört. Und da hat mir dann die Frau G. auf der Strahlenambulanz, die kenne ich, auch schon seit sie ein ganz kleines Mäderl war, und die hat mir gesagt, ich soll doch eine, eine, psychisch – eine psychologische Betreuung in, in , in, ja, eben, dass mir das helfen würde. Ich soll doch zu der Frau hingehen, sie kennt sie, hat sie gemeint, und ich wollte aber nicht. Und sie hat dann, eben, sie hat mir dann so lange zugeredet, ‚Jetzt komm‘, hat sie gesagt, ‚du kannst es doch probieren, sonst musst du ja nicht mehr hingehen, wenn es dir nichts bringt!‘, und dann bin ich eben hin und das war wirklich also eine, die war wirklich gut, diese Frau."

I: „War das eine Psychoonkologin?"

S: „Ja, das war eine Psychoonkologin."

I: „Und mit der haben Sie dann sprechen können über Ihre Krankheit und das ganze Drumherum?"

S: „Na ja, also [seufzt], es war, ... damals war es so, mein Sohn, also ich habe ja zwei Söhne, und die, der jüngere, der hat zu der Zeit große Probleme gehabt. Der ist zum, er hat so kaputte Knie, und da ist er dann insgesamt viermal operiert worden und dann auch, da ist er aus seiner Anstellung, also er hat nicht mehr arbeiten können. Und das hat ihn ganz schwer getroffen, sein Chef hat ihn sehr geschätzt, also, ja, er hat dann nicht mehr arbeiten könne und hat dann hat er ganz schwere Depressionen bekommen. Er hat, also damals hat er dann gar keinen Lebenswillen mehr gehabt und war ganz verbittert, vor allem, also eben, vor allem mich ist er da, mir hat er Vorwürfe gemacht, denn wenn ich nicht wäre, dann wäre er auch nicht, und, nicht, so auf die Art. Und das hat mich so schwer getroffen, das hat mich, also fertig war ich da. Und über das habe ich dann eigentlich mit dieser Psychoonkologin geredet, das war in dem Moment, also das war einfach wichtiger. Weil das hat mich sehr hinuntergezogen, das war fast noch schlimmer als, als die Erkrankung."

I: „Sie haben also weniger über sich und ihre Krankheit, sondern über ihren Sohn geredet?"

S: „Ja, ja, das war in dem Moment, da ist, also da ist alles andere einfach, ja, in den Hintergrund gerückt (...)."

I: „Haben Sie Angst gehabt?"

S: „Äh, Angst, ... ich habe einfach ... immer versucht, das Beste aus allem zu machen, das habe ich immer schon, und ja sicher, da müsste ich jetzt lügen, wenn ich sage, ich habe keine Angst gehabt, das ist, wenn man sich mit so etwas konfrontieren muss, also das muss ich schon sagen. Aber ich habe das immer bekämpft."

I: „Wie haben Sie sich da gefühlt, in solchen Momenten?"

S: „Im Loch war ich da, ein tiefes, schwarzes Loch. Das ist, wie soll ich das sagen, ja, in einem tiefen, schwarzen Loch. Anders kann man da gar nicht, also ich wüsste nicht, wie ich das anders sagen soll (...). Ich hätte ja nie damit gerechnet, also...dass ich einen Krebs bekomme, nie im Leben. Dabei hört man es dauernd, man liest es dauernd, also ich weiß auch nicht, ... sogar in meiner nächsten Umgebung!"

I: „Hatten Sie betroffene Verwandte?"

S: „Nein, also von einer Freundin von mir, der ihr Sohn, hat mit dreiunddreißig Jahr, oder mit achtundzwanzig Jahr, ist er an Krebs erkrankt, und zwar hat er, ah [überlegt, deutet auf den Rücken], na, sagen Sie es mir-."

I: „Rückenmark?"

S: „Rückenmark! Also, tödlich ist es ausgegangen, und er ist mit dreiunddreißig Jahr gestorben, und mit dem Buben habe ich praktisch, wie sie studiert hat bin ich ständig dort, hab ich Babysitter gemacht, also wir haben ein ganz inniges Verhältnis gehabt, das war so – wie ein eigenes Kind. Er war ein hochintelligenter Mensch, hat zwei Doktortitel gehabt, hat in Amerika studiert, hat wirklich eine Bombenposition gehabt und hat gekämpft bis zum Schluss, hat wirklich gekämpft, und hat gemeint, er hat es überwunden, hat dann geheiratet, und hat dann nach zwei Jahr, wo er gemeint hat, er hat alles überwunden, einen Rückfall und ist gestorben. Und das hat mich natürlich auch wahnsinnig bedrückt, das alles mitmachen, und das Positive von dem jungen Buben, der mich persönlich, der zu mir gesagt hat: 'Sonja', hat er gesagt, 'du schaffst das! Du bist eine starke Frau, ich kenne dich, schau mich an!' Und ich habe aber gewusst, dass er sterben muss, dass es nicht, dass es wirklich keine Hoffnung gibt für ihn. Und der hat mich aber aufgemuntert. Und eben, das hat mich auch alles irgendwo belastet, und mehr hineingezogen."

I: „Ja, wenn bei jemand, der Ihnen nahe steht, mehr beobachtbar wird, wie es Richtung Tod geht, denkt man unwillkürlich auch an den eigenen, oder?"

S: „Ja. Aber – so geht es halt mir – ich bin eher gefasst auf den Tod. Ich habe keine Angst mehr."

I: „Nicht mehr?"

S: „Nicht mehr. Das kann ich, das muss ich jetzt ehrlich sagen. Ich habe das, ich bin sehr zufrieden, also wenn es, wenn ich jetzt sterben muss, dann habe ich keine Angst. Das ist interessant. Ich habe Angst vor der, einer neuerlichen Erkrankung, das gebe ich ehrlich zu, denn wenn ich da haben sie, zwei Knoten haben sie da [deutet auf ihre linke Achselhöhle] wieder entdeckt, aber die nicht bösartig sind, aber die muss man halt beobachten, nicht. Aber vor dem hätte ich eher Angst, vor der neuen Erkrankung, als vor dem Tod. Das ist ein bisschen komisch, aber ich kann das nicht erklären."

I: „Das war wahrscheinlich aber auch eine Entwicklung, oder?"

S: „Ja, sicher, sicher."

I: „Am Anfang, stelle ich mir vor -."

S: „Ja, nein, ich habe eigentlich nie an den Tod gedacht. Obwohl es bedrohlich war. Und obwohl, du musst ja alles unterschreiben in der Klinik, nicht. Was so kommen könnte. Aber das hat mich eigentlich nicht, wie soll ich sagen, ja, die Angst war vor Schmerz, vor neuen Operationen, das macht mich eher, äh, da denke ich eher nach."

I: „Wenn Sie an Ihre anfängliche Resignation in Bezug auf die Krankheit denken, würden Sie sagen, dass Sie da schon ein wenig depressiv waren, oder war das eher weniger?"

S: „Nein, depressiv täte ich das, nein, könnte ich nicht sagen."

I: „Sie haben eher Angst gehabt?"

S: „Ja, also, das wäre jetzt gelogen, wenn ich sage, ich habe keine, also ich hätte nie Angst gehabt, natürlich denkt man unwillkürlich, vor allem, wie, wie wird das und wie, wie ..."

I: „Wie geht es weiter?"

S: „Wie geht's weiter, und eben, es ist immer ständig irgendetwas, Haarausfall zum Beispiel, das nimmt einen auch her. Und, und eben, mit dem ganzen Eiter im Mund, das sind einfach Begleitsituationen, die nicht leicht wegzustecken sind, weil sie einfach ständig da sind, nicht."

I: „Hat man bei Ihnen brusterhaltend operieren können?"

S: „Brusterhaltend, aber sehr viel weggenommen. Nur, wie soll ich sagen, ich habe vielleicht insofern das Glück gehabt oder Unglück, mir ist der ganze Lymphstau im Thoraxbereich und alles in den Brustbereich geflossen. Ich habe da [deutet auf die Hand] immer schön brav Handschuhe getragen, und da kann man nichts, oder jetzt möchten sie es sogar mit, mit, eben das auch da [deutet auf die linke Brust] machen, aber jetzt ist alles in den Brustbereich geflossen, jetzt habe ich wieder einen ganz einen normalen, eine normale Brust, kann man, unter Anführungszeichen, nicht, weil das alles da drinnen ist. Ich muss halt immer weglymphen lassen, nicht, das ist auch nicht angenehm, nicht."

I: „Was passiert da?"

S: „Ah, das ist ganz eine leichte Massage."

I: „Eine Lymphdrainage?"

S: „Lymphdrainage, ja!"

I: „Was ich noch fragen wollte, Sie sagten, sie haben irgendwie geschaut, dass Sie damit fertig werden, und zwar vor allem, dass Sie allein damit fertig werden?"

S: „Ja!"

I: „Es gibt ja schon Möglichkeiten, sich Unterstützung zu holen. Wie haben Sie die Betreuung erlebt, so im Rundherum und im Klinikalltag?"

S: „Ja, in der Klinik waren sie sehr nett, das muss ich einmal sagen, also in der Strahlenambulanz sowieso, da ist man einfach aufgehoben. Die sind wirklich psychologisch auch geschult, muss ich sagen, die sind so nett, die nehmen einen wirklich persönlich und immer mit fröhlichem Gesicht und ‚Wie geht's?' und einfach, die paar Minuten, was man mit ihnen zusammen ist, sind sie wirklich nett, obwohl sie hundertfünfzig Leute zum Beispiel, den ganzen Tag zu betreuen haben. Und da, da fühlt man sich nicht verlassen. Und bei der Chemo, ja, da ist es schon ein bisschen arg gewesen. Da sitzt du halt die vier, fünf Stunden in einem Kammerl drinnen und dann kommt halt der Arzt und hängt dir die Leitung neu an, und das ist nicht so angenehm. Aber so, im Großen und Ganzen, waren sie sehr nett in der Klinik. Und ich habe, eben, ich war einmal, weil ich mir gedacht habe, das bringt mir vielleicht was, die Selbsthilfegruppe. Weil, man sucht schon ‚das stimmt, das muss ich schon zugeben, man sucht schon eine Hilfe oder, das möchte man dann schon in Anspruch nehmen, wenn man ganz fertig ist."

I: „Also es reicht nicht aus, dass man-."

S: „Alleine, ja, das reicht nicht aus, nein. Aber ich habe es dann nicht gepackt, weil jeder hat noch das ärgere Problem gehabt, und ich habe das so, ich habe eigentlich mein Problem nicht so arg gefunden. Was die anderen erzählt haben und so. Ich selber habe nichts erzählt, ich habe nur zugehört. Und das hat dann aber ..."

I: „Da kommen Sie dann auch nicht wirklich auf Ihre Kosten."

S: „Nein, das hat mir, ich habe mir gedacht, dass man vielleicht irgendwo turnen geht oder schwimmen geht, das bieten sie ja auch an, das habe ich dann aber doch nicht in Anspruch genommen. Oder Basteln oder Malen."

I: „Also Ihnen wäre es eher um eine Aktivität gegangen als um Gespräche?"

S: „Ja, genau, aber es ist nicht jeder gleich, viele brauchen das Gespräch."

I: „Können Sie sich an Ihr Aufklärungsgespräch erinnern?"

S: „Ja, das hat eben gefehlt. Das hat gefehlt. Das war bei mir einfach da. Ich war wirklich fix der Überzeugung, wenn ich jetzt aus der Klinik heimkomme, ist alles abgeschlossen. Es war kein Aufklärungsgespräch, und die haben gemeint, ich weiß alles. Weil ich eben, also als Assistentin war, also, jetzt haben sie gedacht, jaja, der brauchen wir eh nichts sagen, die weiß eh alles. Aber wenn es einen selber betrifft, dann weiß man gar nichts."

I: „Das heißt, Sie sind nicht aufgeklärt worden? – Als Nichtbetroffene stellt man sich das immer so vor, dass man nach einem Diagnoseverfahren, dann irgendwann ein Gespräch hat mit dem betreffende Arzt oder der Ärztin hat, wo einem gesagt wird, wie es aussieht was gemacht wird, wie lange es ungefähr dauern wird und worauf man sich einstellen muss. Das war nicht?"

S: „Das war eben nicht. Bei mir war das leider nicht. Bei mir hat es einfach, ja, das muss operiert werden, das habe ich gewusst, und das habe ich auch

zugelassen, es muss einfach schnell geschehen, weil es ein bösartiger, schnell wachsender Tumor ist."
I: „Das ist alles, was Sie über Ihre Diagnose erfahren haben?"
S: „Das habe ich erfahren, ja."
I: „Und weitere Therapieschritte und so weiter-?"
S: „Nichts, gar nichts, gar nichts! Darum bin ich ja auch so fix und fertig gewesen. Ich war wirklich, ja ... ja ... zwischen ... Ich bin im letzten Bett beim Fenster gelegen, und sie ist schon bei der Tür hinausgegangen, die Oberärztin, und schreit mir zurück herein: 'Morgen fangen wir dann mit der ersten Chemo an. Sie kriegen sechs Chemos und fünfundzwanzig Strahlen!' Das war ihr, dann war sie aber auch schon bei der Tür heraus, sie hat mir nicht, ich habe nicht einmal eine Antwort geben können oder eine Frage stellen können, nichts! Sie war weg! Und dann war ich so geschockt, dass ich mir gedacht habe. hat die jetzt mit mir geredet? Meint die jetzt schon mich? So (...). Und da kommen irre Gedanken, wo man nicht weiß [hustet], was jetzt da, trifft das jetzt mich? Ich kann gar nicht sagen, was da alles durch meinen Kopf gegangen ist. ich habe dann einen fürchterlichen Weinkrampf gekriegt, habe meine Ärztin nachher angerufen, die ist dann gekommen, die, weil sie gemeint hat, ich bin ..."
I: „Ihr Hausärztin?"
S: „Meine Hausärztin, mit der ich ein freundschaftliches Verhältnis habe."
I: „Bei der sie auch gearbeitet haben?"
S: „Ja, eben. Und die war auch ganz weg, die hat das auch nicht wahrhaben wollen, nicht."
I: „Also sie ist auch nicht informiert worden?"
S: „Ja, und dann war die Ärztin eben, weil das eben so spät am Abend war, das war die Nachtvisite, und dann war sie nicht mehr da, man hat sie nirgends mehr gefunden! Und dann war aber Gott sei Dank eine andere Ärztin da, und die hat gesagt, nein, ich solle das nicht so ernst nehmen, und sie, ob ich nicht aufgeklärt worden bin, und, und dann hab ich gesagt, nein, nichts, ich weiß nichts, nicht. Und die hat mir dann schon alles Mögliche gesagt, aber das habe ich in meine, in meine, in meiner Panik, in meiner Angst, in meiner Trauer, habe ich das einfach nicht wahrhaben wollen, das habe ich gar nicht so richtig gehört, was sie mir dann aufgeklärt hat. Das war echt schlimm!"
I: „Und Sie waren damit ja auch eine Nacht alleine dann, oder?"
S: „Ich war nachher die ganze Nacht allein, habe die ganze Nacht durchgeheult, immer wieder aufgewacht, immer wieder geweint, und am anderen Tag in der Früh habe ich mich gefangen, nicht, und dann habe ich mir gedacht, es ist eigentlich eine Frechheit, dass man so mit Patienten umgeht, und habe mir gedacht, so, und ich sage es ihr auch, der Ärztin, wie ich mich da jetzt fühle, wenn sie mich da so fertig macht vor den anderen Patienten, also für mich war das entsetzlich! Und ich habe es ihr dann auch gesagt. Habe ich gesagt: „So, und jetzt sage ich es Ihnen auch vor den anderen Mitpatienten, dass sie mich gestern ganz schwer getroffen haben", und ich habe es ihr halt gesagt, „Ich finde es unverschämt, und ich bin genauso bös wie Sie mit mir waren gestern, und ich sage

Ihnen das jetzt, dass mir das absolut nicht getaugt hat". Und ich werde Ihnen was sagen, ich habe die x-mal noch getroffen, die Ärztin, und dann hat sie immer den Kopf hinunter gesteckt, hat mich nie gegrüßt mehr, die war fertig! Ist aber Oberärztin! Und in der Station, die Schwester A., die Oberschwester, die hat das alles mitgekriegt, und die hat bis jetzt praktisch drei Jahre darum gekämpft, ich muss jetzt eh einmal hinausgehen und muss ihr gratulieren, weil die hat gesagt, sie findet das eine Schweinerei, so darf man mit Patienten nicht umgehen, nicht. Und jetzt hat sie es gebracht, dazu gebracht, dass die Leute in ein extra Zimmer, ein extra Raum gehen können, dass sie aufgeklärt werden. Und auch Sterbende können da hinein, das habe ich halt in der Zeitung gelesen. Und das finde ich in Ordnung."

I: „Also da liegt schon einiges im Argen."

S: „Ja! Unbedingt. Da muss noch so viel gemacht werden!"

I: „Auch an sozialer Kompetenz?"

S: „Ja."

I: „Denn so etwas, das sind wirklich Schauergeschichten."

S: „Das glaubt man nicht! Und das Körper und Seele eins ist, das sollen sie einmal einsehen! Dass man das nicht trennen kann. Und das ist halt wahrscheinlich die Routine der Ärzte, dass da einfach getrennt wird."

I: „Und dass sie sich selber nicht auseinandersetzen wollen. Denn sobald sie sich darauf einlassen, dass der Körper, den sie vor sich haben, den sie gerade behandeln, dass da auch ein Mensch drin steckt, das zieht sie dann selbst mit rein."

S: „Das kann möglich sein. Ja."

I: „Außerdem lernen sie es ja auch nicht."

S: „Nein, das lernen sie nicht. Und weil jeder auch anders reagiert!"

I: „Es gibt Menschen, die eine wahnsinnige Angst haben, und mit denen man viel über diese Angst reden muss-."

S: „Und die reden können! Es gibt aber auch jene, die nicht reden können, und zu denen gehöre ich. Ich kann erst jetzt reden darüber, und jetzt ist es drei Jahre her! Äh ... irgendwie denke ich mir, wie ich diese psychologische Betreuung in Anspruch genommen habe, habe ich es eigentlich wegen meinem Sohn getan, dass ich das wegkriege, oder ... Und dann, wie das nicht mehr so der Fall war, bin ich nicht mehr hingegangen. Für mich persönlich bin ich praktisch nicht hingegangen. Was heißt, für mich persönlich ist blöd, aber für meine Geschichte, das habe ich hinten an gestellt. Da war das Andere wichtiger."

I: „Glauben Sie, dass wenn das mit ihrem Sohn zu der Zeit nicht gewesen wäre, dass sie es trotzdem in Anspruch genommen hätten, dass Sie dann vielleicht auch mehr über Ihre Krankheit geredet hätten?"

S: „Nein, das glaube ich wieder nicht. Und, und, weil, das ist jetzt auch so, weil ich es jetzt einfach wieder neu auffrische, aber normalerweise, wie ich Ihnen schon gesagt habe, sage ich mir immer vor: Ich bin gesund. Also, ich bin jetzt gesund, ich habe, ich weiß nicht, vielleicht ist das ein Schutz oder irgendwas, aber ich denke das wirklich. Ich möchte einfach gesund sein. Und ich habe gerade vorgestern mit meiner Ärztin eben gesprochen, habe ich gesagt, weil ich muss ja jeden zweiten Tag spritzen, nicht, und das ist irgendwo nicht fein, weil ich muss es wirklich unterhalb der Brust machen, wo der Tumor war, und das ist nicht gerade eine angenehme Sache, weil das ist subcutan zu spritzen und das ist nicht so ganz einfach, nicht. Und die vielen Medikamente, was ich nehmen muss, ... das tragt nicht dazu bei, dass ich mich, dass ich sage, ich bin gesund. Ob ich nicht Irgendwo ... das weglassen könnte. Da sind wir jetzt dauernd im Verhandeln, weil, ... und sie sagt halt, nein, es bringt nichts, wen ich das jetzt weglasse, nicht. Eben, es hat so verschiedene Neben-Begleiterscheinungen, von der Erkrankung, nicht. Die Leber ist kaputt, dann die Knochendichte ist nicht in Ordnung, alles, das hat es alles, Blutdruck, das hat es alles, das hat es alles in, alles ..."

I: „In Mitleidenschaft gezogen?"

S: „Mitleidenschaft, Das Herz, alles tut halt nicht mehr so, wie es, wie es war, nicht?"

I: „Und Sie würden gern die Schublade zumachen und weitermachen wie vorher, und es geht aber nicht?"

S: „Geht leider nicht, ja, ja. Obwohl ich eh ... eh viel mache, ich gehe Radelfahren, ich gehe Schwimmen, ich gehe in Ausstellungen, und das mache ich allein."

I: „Haben Sie in der Zeit von Ihrer Familie Unterstützung bekommen, wenn Sie sie wollten?"

S: „Also mein Mann war sehr nett, das muss ich dazu sagen. Eben, wie Sie sagen ((bezieht sich auf die Unterhaltung vor dem Interview)), der hat gesagt: ‚Du bist für mich nicht eine andere Frau'. Also das habe ich schon sehr nett gefunden, und meine, also der ältere Sohn, der war besonders nett, also der hat ... auch jetzt noch, sind sie, auch der jüngere jetzt, weil dem geht es jetzt auch wieder gut, Gott sei Dank, ... haben mich, sind sehr nett zu mir. Sie wohnen zwar nicht mehr bei uns, aber wir haben immer wieder Kontakt und unterstützen mich eigentlich, indem sie sagen ... ich male momentan, zum Beispiel. Aber nicht besonders, also für mich persönlich, ich bin halt nicht zufrieden mit meiner künstlerischen Tätigkeit [lacht]! Aber sie sagen: ‚Mutti, mach das! Du machst das super!' Also sie unterstützen mich da, nicht. So schon. So sind sie schon sehr nett."

I: „Wie haben sie auf Ihre Krankheit reagiert?"

S: „Mit Schock auch. Das muss ich schon sagen. Die ganze Familie, also meine Geschwister, ich habe noch fünf Geschwister, und eben auch die Mutter. Und der Mutter habe ich es gar nicht so sagen wollen, eben, damit sie nicht abstürzt, weil die eben sonst psychisch nicht sehr gut beisammen sind, und da habe ich das immer so, auch heute noch, tue ich das einfach so drüber, ‚Ja, das wird schon wieder', oder ‚Das muss halt sein, dass ich jetzt zweimal die Woche Therapie geh' und ja, einfach, und sie sieht es auch so. Sie sieht das positiv."

I: „Aber Gespräche haben Sie damals zu dem Zeitpunkt einfach nicht wollen?"

S: „Nein."

I: „Auch nicht mit den Angehörigen?"

S: „Nein. Ich habe auch mit meinem Mann, eben, über, über, leider Gottes, vielleicht wäre es gescheit gewesen, aber ich wollte einfach die Starke sein. Vielleicht wäre das besser gewesen. Wenn ich mich da fallen lassen hätte ... oder auch nicht! Weil mir kommt vor, ich habe mich selber herausgezogen, indem ich eben versucht habe, das Positive zu sehen, oder einfach, der Gedanke: Ich bin gesund! Das habe ich mir halt immer wieder vorgesagt."

I: „Auch währenddessen, also während Ihrer Therapie, Ihrer Operation und so weiter, war das immer in Ihrem Hinterkopf, dass Sie wieder gesund werden?"

S: „Ja, das wollte ich einfach."

I: „Sie haben sich mit Ihrem Tod und der Möglichkeit auch nicht konfrontieren wollen?"

S: „Ja, es hat schon Zeiten gegeben. Also die, also das müsste ich, das wäre jetzt eine Lüge. Ich habe schon Zeiten gehabt, wo ich mir gedacht habe, wo ich fertig war. Wo ich mir gedacht habe, nein, so, nein, so ist das kein Leben. Also das wäre jetzt echt falsch gesagt. Aber ich habe immer wieder versucht, herauszugehen, aus dem...Angst und Trauer, und ja, und die Bestrahlung, ja klar, die Bestrahlung ist auch nicht ganz einfach, da ist die ganze Haut, ich weiß nicht, ob Sie das einmal gesehen haben ...?"

I: „Markiert?"

S: „Markiert und und verbrannt. Das ist dunkelbraun. Das ... ist schon ein ein Hautschaden ein ganz ein gewaltiger! Nicht. [seufzt]."

I: „Wie fühlt man sich dabei, wenn man an sich hinunterschaut und das sieht und denkt, mein Gott, das bin ja ich?"

S: „Ja, wie soll ich das sagen? Ich habe es halt dann einfach angenommen, weil es nicht anders gegangen ist. Und eben, weil Sie das jetzt, fällt mir gerade ein, ich habe die, die, die Striche nicht vertragen [deutet auf die Brust]. Ich habe den blauen Stift gekriegt, da wird man blau und rot eingezeichnet, damit sie wissen, wo genau punktbestrahlt werden muss. Und da wache ich eines Tages in der Früh auf und denke mir: 'Mein Gott, tut mir das weh! Und dann schau ich so runter, und alles gelb vom Eiter. Der ganze Strich war eitrig. Also, das war schon, eben solches, solche Sachen sind dann immer wieder, kommt da irgendetwas, ... und dann habe ich mit meiner Schwester, die hat gesagt: 'Ich habe was Gutes.' Da habe ich gesagt: ‚Du, ich darf nichts Anderes tun als die Creme nehmen von der Klinik.' Sie meinte: ‚Schau, probier's halt.' Da hat sie mir so ein Aloe Vera [lacht] gegeben, das hat sie gehabt, nicht. Und das hat mir wirklich, genützt. Da habe ich das alles, habe ich die Creme von der Klinik weggelassen und habe nur noch mit Aloe Vera geschmiert, nicht, und dann haben sie zum Schluss, nach der letzten Bestrahlung: ‚Mei, also Sie, Ihre Haut ist jetzt wirklich schön', und – nach einem Monat muss man da ja wieder hin – ‚die Creme ist wirklich gut!', und dann sage ich: ‚Jetzt kann ich es ja sagen, jetzt ich habe Ihre Creme nicht genommen, ich habe das genommen, und das hat mir eben so gewirkt. Und das haben sie sich dann aber aufgeschrieben. Ja. Und so Sachen kommen natürlich vor. Wo man wieder, immer wieder, oder die Eiterblasen im Mund, das war schon eine schlimme Zeit. Und da ist man schon am Boden zerstört. da kann man dann nicht so positive Gedanken haben, nicht, also das wäre eine Lüge. Aber doch immer wieder habe ich versucht, was ich auch versucht habe, eben weil ich am C:See war, eben die Natur. Zu schauen, und zu sehen, und einfach mich über kleine Dinge freuen, die was mir vorher nicht so wichtig waren, nicht. Zum Beispiel ist immer ein Buchfink zu mir an den Tisch gekommen, direkt, also zur Hand, und hat mir von der Hand das Brot weggenommen. Das Butterbrot und ja, ganz lieb. Und so, ja, oder der Schwan ist gekommen, ... und eben so viele verschiedene, so kleine Dinge, oder die Nachtigall hat gesungen, die vorher ich nie gehört hätte, weil ich...das wäre mir nicht aufgefallen, und da habe ich sie dann, da habe ich eben ... verschiedene Sachen eher intensiver gehört oder gesehen. Oder eine schöne Blume, ich habe dann angefangen, zu photographieren, so Landschaften und Blumen und ja, was ich früher nie getan hätte (...)!"

I: „Haben Sie das Gefühl, man formuliert das manchmal so plakativ, so in der Art, ‚Krebs als Krise, Krebs als Chance‘, aber haben Sie das Gefühl, dass man, wenn man es überstanden hat, anders lebt?"

S: „Ich glaube, das, das bringt die Erkrankung mit sich. Also das glaube ich sicher, das bringt sie mit sich, weil du lebst wirklich anders, du musst, du bist ja gezwungen, anders zu leben! eben, wie gesagt, mit den vielen Medikamente, und mit Schmerzen, und...eben, Dinge, die man sonst nicht hat, nicht. Wenn man ... wenn man eigentlich nie daran denken würde, oder denken, würden Sie daran denken, wie täte ich, wenn ich einen Krebs habe? Ich weiß es nicht?"

I: „Ich denke schon dran, weil ich mich mit diesem Thema sehr befasse, aber-."

S: „Ja, ja, aber ich habe auch Leute gekannt, ..."

I: „Aber es bleibt trotzdem nur Theorie, solange man nicht wirklich selber betroffen ist."

S: „Ja, ja! Genau, ja! Das kann man sich nicht vorstellen, das geht nicht! Weil gerade der C., von meiner Freundin der Sohn, der ist ja vor mir erkrankt, und der hat gekämpft wie ein Löwe, nicht! Und, und, und da habe ich mir, da habe ich ... nie daran gedacht, dass mir das passiert. Oder wie ich tun würde, wenn ... Ich habe ihn nur immer bewundert, wie er das positiv angegangen ist (...)."

I: „Es gibt ja so unterschiedliche Phasen, die man im Laufe einer so schweren Krankheit durchlebt. Am Anfang steht meist das Nichtwahrhabenwollen, das haben Sie ja selber auch gesagt ..."

S: „Ja!"

I: „Haben Sie auch Zorn verspürt, dieses ‚Warum ich?‘ und ‚Warum hat das sein müssen?‘ oder: ‚Schon wieder kommt etwas Unvorhergesehenes daher, schon wieder eine Komplikation?"

S: „Nein, das habe ich persönlich bei mir nicht, aber bei vielen anderen Mitpatienten ..."

Ich muss die Kassette wechseln, dadurch werden wir unterbrochen.

I: „Also Sie haben selber nie so das Gefühl gehabt, einfach eine unterschwellige Wut, wieso das jetzt sein muss?"

S: „Ja, das gibt es, ja ... hat mich sicher auch, aber das habe ich eigentlich nicht so aufkommen lassen. Ich weiß es nicht, das hat schon auch Stunden gegeben, wo ich vielleicht so gedacht habe, aber ich, also ich persönlich habe das dann ‚So, jetzt ist es so, und mit dem muss ich fertig werden!‘ Das ist meine, meine Art überhaupt. Dass ich einfach, ja, mit dem bin ich konfrontiert, und mit dem muss ich jetzt fertig werden. Sicher gibt es Zeiten, wo man, wo man, da wäre ich nicht ehrlich, wenn ich sagen tät, ‚Ich habe da nicht darüber nachgedacht', gerade in Bezug auf mit meinen Sohn, da sind dann schon so Gedanken gekommen. Aber sonst...eigentlich nicht. Es ist so, wie soll ich sagen, ich bin eher ein positiv denkender Mensch."

I: „Also die Gedanken wären zwar da gewesen, aber -.?"

S: „Ich habe sie immer wieder ... vertrieben, praktisch. Weil ich mir immer gedacht habe, das bringt mir nichts. Weil ich war ja im tiefen Loch, das habe ich ja leider Gottes mitmachen müssen. Und habe aber gemerkt, dass es mir nichts bringt, wenn ich unten bleibe, wenn man das jetzt so bildlich ... sieht, ja. Ich wollte heraus, nicht."

I: „Sie haben sich so schön langsam allein wieder da herausgezogen, oder?"

S: „Ja, ja ... sicher, schon begleitend, ... also mit, mit, mit, eben wie gesagt, mit Sachen, die ich mir selber, ... eben mit dem C:See zum Beispiel, dass ich da hinuntergefahren bin, oder ein schönes Konzert, wo ich gesagt habe, das gibt mir etwas, oder eben, ich habe die schönen Dinge mehr im Leben gesucht. Ganz bewusst gesucht, dass ich wirklich ganz bewusst in dieses Symphoniekonzert gegangen bin und mir das wirklich vom Anfang bis zu Ende das ... ja, diese schöne Musik gegeben habe."

I: „Das heißt, eine optimale Betreuung in Ihrem Fall wäre eigentlich gewesen, dass Sie Möglichkeiten haben, die sie sich zu den gegebenen Zeitpunkt selbst aussuchen können, wann und ob Sie sie wollen."

S: „Ja, das ... ja."

I: „Weniger auf, auf Gespräche, die man Ihnen vielleicht anbietet, aber wo Sie wissen, dass die Möglichkeit da ist?"

S: „Aber nicht über die Krankheit. Mir hat das Gespräch mehr gegeben, über schöne Dinge zu reden oder einen wunderschönen Vortrag oder eine schöne Predigt zum Beispiel, nur als Beispiel."

I: „Also eher ablenkend und nicht hinführend?"

S: „Ja, ja, also ich, ich, ich würde so...das sehen, also dass man ... ablenkend, ja, das ist das richtige Wort. Das hätte mir ... besser getan, als nur über die Erkrankung, über die Medikamente und über das ganze Glump da zu reden."

I: „Aber das Angebot hätten Sie gehabt an der Klinik, durch diese Psychoonkologin?"

I: „Ja, ja."

I: „Wie Sie stationär waren oder-.?"

S: „Nein, da war nichts. Da war nichts. Also das ... Ja, wie sie gesehen haben, wie ich da nachher so geweint habe, sind sie schon dahergekommen und haben wollen ... mir psychische Betreuung, also da ist ... eine Ärztin gekommen und hat, und hat gesagt, ja, ob ich mit ihr reden will? Und dann habe ich trotzig ‚nein' gesagt, ‚Ich brauche Sie nicht'. Also da hat es ..."

I: „Also jemand gekommen, den Sie davor noch nie gesehen hatten?"

S: „Nein, die habe ich nie gesehen. Es hat nur geheißen, da ist eine Psychoonkologin, ich weiß ihren Namen nicht mehr, das weiß ich leider nicht mehr, aber mir ist es einfach nicht, ich habe mir gedacht, was soll ich jetzt, nicht?"

I: „Was soll ich mit der?"

S: „Ja, was soll ich mit der? Und die psychische oder psychologische Betreuung, das ist zu wenig noch in unserem gesellschaftlichen ... Denken drinnen, man meint immer, wenn man psychologische Betreuung hat, dann stimmt etwas nicht. Verstehen Sie, was ich meine?"

I: „Ja."

S: „Das ist leider noch, also ich, das habe ich auch so empfunden. Das ist leider, ...leider ist das in der ganzen Gesellschaft noch drinnen, dass also ... Vielleicht wird es jetzt besser, oder, weil viele ... psychologische Betreuung in Anspruch nehmen <u>müssen</u>, weil sie allein nicht mehr rauskönnen, <u>wegen</u> der gesellschaftlichen Verhältnisse, die jetzt sind, nicht. Es ist ja wirklich schwierig. Und es wird nicht besser. Und, und, ... aber man hat immer noch den blöden Beigeschmack, dass das ..."

I: „Dass es irgendetwas mit Psychiatrie vielleicht zu tun hat?"

S: „Ja, und dass man sich nicht selber helfen kann. Und deshalb habe ich das auch, ... sie hätten es mir angeboten, aber ich habe es nicht angenommen. Falsch angeboten."

I: „Tja, da kommt die Feuerwehr ..."

S: „Genau!"

I: „... wenn man mit jemanden nicht mehr zurecht kommt, und die kommen dann und sagen ‚Grüß Gott' und ‚Ich bin die und die' und ‚Wollen Sie darüber reden?' Und das ist etwas, wo ich absolut dagegen bin, weil ich es nicht für sinnvoll halte."

S: „Ja, das ist <u>sicher</u> ein Blödsinn, denn was will ich denn? Ich hätte ja mit der am Bett reden müssen! Zwei andere Leute hören zu!"

I: „Können Sie sich vorstellen, dass es ein sinnvoller wäre, jemanden fix auf der Station zu haben, bei den Visiten mitgeht, die Sie einfach schon allein dadurch kennen, weil diese Person den Stationsalltag teilt, mit der sie vielleicht vorher schon irgendwann ... geredet haben und vielleicht erst im Nachhinein ... dahinter gekommen, dass das eigentlich gar keine Ärztin ist, sondern so zum Team dazu gehört, dass das einfach keine fremde Person mehr ist, wenn die dann kommt und sagt 'Mögen Sie nicht mit mir eine Runde gehen?' oder ‚Sollen wir uns nicht in die Teeküche setzen?' oder sonst irgendetwas, können Sie sich vorstellen, dass Sie das dann eher annehmen könnten?"

S: „Ja, das kann ich mir vorstellen. Ja, aber da muss vorher schon ein Gespräch sein, das, was bei mir komplett gefehlt hat. Also ich hätte ja gedacht, vor, vor ... meiner Operation, war ich, habe ich mir gedacht, also jetzt die Operation, und dann bin ich gesund. Verstehen Sie? Ich war, ich war mit dem Krebs nicht ... konfrontiert. Sicher, ein bösartiger Tumor, okay, der kommt heraus und eine Ruhe. So habe ich das, eben, ich bin da einfach ... falsch ..."

I: „Also wenn davor die organische Schiene, sagen wir jetzt mal, abgeklärt gewesen wäre?"

S: „Ja. Das glaube ich, wäre eher gewesen. Vielleicht ist das nur bei mir so gewesen, so, ... aber (...). Ich bin schon der Überzeugung oder der Meinung, dass man, eben, dass es einem psychologisch sehr viel tun könnte. Also tun sollte, also

auch eine Nachsorge. es ist ja jeder Mensch verschieden [räuspert sich], und ...
manche brauchen das intensiver, die anderen weniger, nicht."
I: „Oder anders."
S: „Anders, anders, ja."
I: „Unterstützung braucht wahrscheinlich jeder Mensch in dieser Situation, die
einen so, die anderen so. Und so wie Sie gern abgelenkt worden wären, brauchen
andere ganz dringend das Reden."
S: „Die wollen reden. Die wollen, ... manche wollen unbedingt nur über die
Erkrankung sprechen. Eben, das hat mir wirklich, ja, das ist schwierig (...)."
I: „Das ist etwas, das sich ‚individuelle Betreuung' nennt, und das ist ... meiner
Meinung nach sehr wichtig."
S: „Aber ich weiß es nicht, ob ... es überhaupt möglich wäre?"
I: „Ich denke schon, dass es möglich wäre."
S: „Wäre; ja, das meine ich. Das ist sicher nicht möglich jetzt, so, wie es jetzt ist.
Aber vielleicht könnten Sie mit der Schwester A. auf der Gyn III oben reden, also
mit der Oberschwester, die das jetzt gemacht hat. Ich weiß nicht, F: heißt sie,
Oberschwester F:, das ist im ... sechsten Stock, glaube ich. In der Brust-. A. F..
Und die hat wahrscheinlich viel mehr, also die hat die Erfahrung, die hat, die ist ja
stark mit diesem Krebspatientinnen konfrontiert. Und die sieht viel mehr, und
vielleicht könnten Sie mit der, ... das wäre sicher interessant, das wäre sicher ein
interessantes Gespräch, weil die hat ja Einblick und die sieht das alles. Und ich
glaube auch, dass sie ein ganz ein feines Gefühl hat für Patienten, weil sonst hätte
sie das nicht getan. Dass ein Zimmer frei wird für, für solche Leute, ... die hat das
gesehen, die Not und den Kummer."
I: „Menschenunwürdig ist jetzt ein hartes Wort, aber im Prinzip trifft es zu."
S: „Ja, ja, das ist nicht so. Da wird nur der Körper gesehen, aber die Seele nicht.
Und das ist, das ist, ..ein Manko, täte ich sagen, dass man das nicht zusamm- im
Zusammenhang sieht. Gerade bei so schweren Erkrankungen."
I: „Weil die sehr viel auslösen."
S: „Ja, eben, weil wenn ich heute Blinddarm operiere oder, oder die Ding ..."
I: „Mandeln?"
S: „Mandeln, ja, nachher ist es, ja, ... dann gehe ich gesunder wieder heraus aus
der Klinik. Aber mit einer Krebserkrankung gehe ich leider nicht gesund wieder
heraus, da muss so viel noch gemacht, gemacht werden, nicht."
I: „Und es besteht sogar die Möglichkeit, dass Sie gar nicht mehr hinausgehen."
S: „Genau. Viele, viele sterben. Das habe ich nämlich auch miterlebt. In der
Strahlentherapie bin ich mit einer Dame zusammengesessen, ganz eine liebe, die
hat nicht so viel Haare verloren wie ich, und na ja, da sitzt man halt zusammen,
und dann sagt sie so ‚Wie geht's', und halt, man redet halt, nicht, und sie sagt
‚Mei, mir geht's recht gut', und ‚Treffen wir uns nachher einmal?', nicht, nach der
Therapie, und gibt mir ihre ... Telefonnummer und ihre, ... ihren Namen, und sage
ich ‚Ja, wir könnten uns schon einmal treffen!', weil sie war einfach nett. Und sie
hat ihre Strahlentherapie vorbeigehabt, und ich habe noch ... zehn Strahlen oder ...
ich weiß es nicht, nachher gehabt, sie war vor mir fertig, nicht. Ja, dann habe ich
gesagt, ich lasse das jetzt vorbei gehen, und, und vielleicht, dass wir uns im

Herbst treffen. Ich habe ihr meine Nummer gegeben, und sie hat , ich habe ihre gehabt. Und dann lese ich sie in der Zeitung, nach vierzehn Tagen."
I: „Nach vierzehn Tagen?"
S: „Ja. Und da ist mir anders geworden. Also da war ich fix und fertig, weil ich gemeint habe, die ist viel besser beisammen als wie ich."
I: „So etwas wirft einen dann schon auf sich selber zurück."
S: „Ja, ja. Und die mit mir im, im, im Zimmer ... gelegen ist, auch eine Dame, die war, war allerdings nicht gut beisammen, also die, die hat einen Rückfall gekriegt, nicht, nach, ich glaube, zwei Jahren, die ist dann auch gestorben, die habe ich dann auch in der Zeitung gelesen, dass sie gestorben ist. Und das ist dann schon bedrückend. Aber ich habe dann eher angefangen, zu kämpfen. So psychisch."
I: „Also Sie haben sich nicht deprimieren lassen dadurch und entmutigen, wenn das auch im ersten Moment so ist?"
S: „Nein, ich habe eher nachher gekämpft. Ich bin dann, ich habe nachher, auf die Interne bin ich dann gegangen, weil ich gemerkt habe, dass das Herz, dass da etwas nicht in Ordnung, nicht, und habe das alles dann in Anspruch genommen, also war dann eher ... ‚Ich will leben!' – so... ähnlich."
I: „Wissen Sie, woher Sie die Kraft dazu genommen haben?"
S: „[seufzt] Es ist jetzt ein bisschen bl- blöd ist es nicht, aber meine Mutter ist eine tiefreligiöse Frau. Und meine Mutter hat immer gesagt, sie betet sie ist jeden Tag in die Kirche, geht auch heute noch jeden Tag in die Kirche, und sie betet jeden Tag für mich. Ja, und ich glaube auch dass das vom religiösen, ja, wie soll ich sagen, dass einem das schon was gibt. Dass man sagt, ich habe auch einen anderen Zugang zur Religion gefunden, deshalb. Mir passt zwar vieles nicht, ..."
I: „Das liegt in der Natur der Dinge, im Moment."
S: „[lacht] Ja, aber, aber, vom Religiö-, also von meinem geistigen, ... wie soll ich sagen, ich bin natürlich nicht ausgebildet, nicht, und theologisch nicht so bewandert, aber...mir gibt die Religion sehr viel, das muss ich schon dazu sagen. (...) Aber die Lebensschuld, die steht auch oft irgendwie jetzt vom religiösen Standpunkt her, meine ich, im Vordergrund. Man fragt sich da, also ich eben, ich habe mich da schon manchmal gefragt, eben, ‚Wieso straft mich der Herrgott', verstehen Sie, was ich meine, ‚Warum traft mich der Herrgott, ich tu ja nichts Schlechtes'. Vielleicht wäre, das wäre doch auch wichtig für die Kirche und und und eben die Theologen oder so, eben, dass da nicht immer der ... Gott als der Strafende da, sie wissen schon, was ich meine, das wird einem doch auch immer so eingeredet. ... Aber eben, ich habe da einen anderen Bezug jetzt.... Also, dass ich da mehr, mehr horche und mehr, eben auch religiöse Dinge lies."
I: „Würden Sie sagen, dass Sie da ein bisschen Halt gefunden haben?"
S: „Äh ja, täte ich schon sagen. Also im, im ersten Moment nicht,...da da kann man, da schwimmt man so, ich ich weiß jetzt nicht, wie man, wie ich sagen soll. So ..."
I: „Freier Fall?"
S: „Ja, ja. Aber jetzt, eben, jetzt bin ich einfach so, dass, ja, der Herrgott ... weiß, was er ... tut. So ähnlich, () das sagen. Und ich habe mich in, in seine Hände geben, und es wird alles richtig sein, wie es jetzt weitergeht mit mir. Und das

Gebet ist mir jetzt wichtiger geworden, wenn ich das so sagen darf. Das Gebet ...
also nicht jetzt was ... ein Rosenkranz oder so, das kann ich nach wie vor nicht
[lacht], aber eben ..."
I: „Das persönliche Gebet?"
S: „Das persönliche Gebet. ja. Und jeden Tag, in der Früh, ich habe da ein ganz
tolles Buch, „XY"; ich weiß jetzt den, die Autorin nicht, das habe ich jetzt nicht,
... eine englische Autorin ist das, und da gibt es jeden Tag so einen kleinen
Spruch, kleinen Spruch, Spruch ist ... äh ... kleine Gedanken sind das. Und das
sind für mich, wie zu, also für mich, ... die nehme ich für ich persönlich her. Also
das trifft für mich persönlich zu, dass ich es richtig sage. Und das gibt mir sehr
viel."
I: „Damit haben Sie jetzt angefangen?"
S: „Damit habe ich jetzt angefangen. Mhm, ja. Und habe auch versucht, das
meinem Sohn, eben dem ..., mitzuteilen, ..."
I: „Dem Jüngeren?"
S: „Dem Jüngeren. Und der nimmt das auch jetzt in Anspruch, ich kaufe im jetzt,
wenn ich finanziell geht es mir noch nicht so gut, aber ich will ihm das Buch jetzt
auch kaufen, weil das einfach gut tut. Immer schöne, wirklich gute Gedanken zu
haben.
I: „Das, was sie zuerst gesagt habe, dass Sie vielleicht jetzt, im Nachhinein, ...
etwas gelernt haben daraus klingt so ein bisschen populistisch, Aber -?"
S: „Ja, aber man lernt, es ist ein Lernprozess."
I: „Haben Sie gelernt, sich selbst wichtiger zu nehmen, gelernt, bewusster zu
leben, dadurch?"
S: „Ja, ja, das stimmt. Auch, dass man auch ‚dass ich auch, ... äh ... ja, dass ich
mich wichtiger nehme. Dass ich nicht nur immer geben sollte, sondern auch
einmal was nehmen darf. Und das habe ich lernen müssen das ist ein schwieriger
Prozess gewesen. Weil das ist, das hängt, eben, das hängt auch von der Jugend,
also von meinem, ich war die Älteste von sechs Kindern, zum Beispiel. Ich habe
immer müssen die Gescheitere sein. Von Kindheit an. Die Große ist die
Gescheite, nicht. Und ich habe immer geben müssen, immer. Von Anfang an
geben müssen. Und das prägt einen Menschen. Und da kann man nicht, ... äh, wie
soll ich sagen, das kann man nicht von einem, wenn das jahrelang oder
jahrzehntelang, jetzt bin ich achtundfünfzig und habe jetzt erst lernen dürfen oder
können, dass auch ich etwas brauchen darf. Das wird natürlich nicht bei jedem
gleich sein, aber, also mich, mich hat das eben geprägt, dass immer nur gefordert
worden ist. Auch in der Ehe."
I: „Das zieht sich dann meistens schön konsequent durch."
S: „Ja, das ist interessant."
I: „Da wir das Starksein zur zweiten Natur, und das haben Sie ja in Ihrer
Erkrankung auch gezeigt, dieses ‚Ich schaffe das allein und gehe niemand anderen
auf die Nerven damit."
S: „Ja, ja, genau. eben ich bin sogar weggefahren, damit ich niemandem auf die
Nerven gehe, weil, eben, Brechen, Schlechtsein, und und die ganzen
Begleiterscheinungen, nicht, Haarausfall, eben, den Mund voller Blasen, und und

und und, und dann habe ich ja noch den Arm gehabt, nicht [lacht], das war ausgiebig![lacht]. Und dann wollte ich unten niemanden auf die Nerven gehen, das stimmt. Und wenn ich da mal mich gehen habe lassen, beziehungsweise, da habe ich nichts tun müssen, am C:See, also für mich allein, wenn ich da nicht gekocht habe, dann habe ich halt nicht gekocht. Und daheim habe ich halt doch gekocht, nicht. Und aufgebettet und halt die Hausarbeit gemacht, so gut ich es halt können habe, denn du kannst nicht alles. Und das ist auch ein Lernprozess, dass man nicht jeden Tag Staub saugen muss [lacht]..."

I: „Und die Welt dreht sich trotzdem weiter!"

S: „Genau! [lacht] Denn ob jetzt so viel [zeigt ungefähr einen Zentimeter mit den Fingern] oder soviel [zeigt zehn] Staub ist [lacht] ob die Fenster jetzt einmal nicht geputzt sind...Furchtbar [schüttelt den Kopf]!"

I: „Setzt man andere Prioritäten?"

S: „Ja. Ja. jetzt, gerade, jetzt hat es gestern, oder heute, die Nacht geregnet, jetzt habe ich beim Fenster hinaus gesehen und habe die Fensterscheibe gesehen und habe gedacht: 'Ja, ist gleich!'[lacht]. Das hätte es vor einem Jahr, hätte das nicht sein dürfen. Nur man, man wird schon anders, also die Erkrankung lehrt einen auch einiges. (...) Also mich halt, ja."

I: „Ist das nicht irgendwie, im Nachhinein, zumindest ein kleiner Trost?"

S: „Ja. Ja. Äh, weil einem die Augen für andere Sachen geöffnet werden. Für, für wichtiger- also für mich wichtigere Dinge, nicht. Ich habe zum Beispiel, das muss ich auch dazu sagen, nie so, äh, so, dass so intensiv den Herbst empfunden. Oder, den Frühling empfunden. Jetzt sehe ich das alles mit ganz anderen Augen! Der Herbst war für mich, ja mein Gott, die Blätter fallen, jetzt sehe ich, wie schön die sind! Ich sehe Dinge, die was ich vorher, wo ich darüber hinweg gegangen bin. Oder jetzt im Frühling! Ich genieße das Grün der Wiesen so sehr, also [seufzt]...das sind Dinge, die mir gar nicht wichtig waren, die waren einfach da. Das ist gekommen, Frühling, Herbst..."

I: „Die Selbstverständlichkeiten sind nicht mehr so-."

S: „Ja, genau. Ja. Oder Glitzern am Schnee, nicht, das, das, so äh, wirklich schöne Dinge, wo man darüber hinwegsieht, was man nicht so wert sieht oder wertvoll sieht. Sicher, man sagt schon:, Mei, schön!', nicht, wenn ein schöner Baum blüht, oder so, das war früher schon auch, aber, oder ein schöner Herbstbaum, aber nicht so intensiv! Das, das habe ich jetzt neu gekriegt, neu geschenkt gekriegt, dass ich intensiv den besseren Blick für, für, für Schönheit. Das macht die Erkrankung sicher auch, also für mich ist das ein Lebensabschnitt , oder, oder eine Erfahrung, aus der ich reich beschenkt worden bin. Wenn man es so sieht. ...(...) Ich kann das vergleichen mit der Geburt von einem Kind. Das ist auch mit Schmerzen verbunden, aber dann ist das Schöne da. Also ich sehe es halt so. Und jetzt sehe ich wieder das Schöne ..."

I: „Jetzt sind Sie fast ein bisschen wiedergeboren?"

S: „Ja, ja. Ja, oder dass es eben, die Erkrankung hat mir ..."

I: „Das Leben ist einfach anders jetzt?"

S: „Anders, viel, ganz anders. Eben, es sind Dinge, was mir früher wahnsinnig wichtig waren, wie eben, eben Sauberkeit [lacht] ..."

I: „Fensterputzen..."

S: „Fensterputzen [lacht]! Sie werden lachen, aber es ist wirklich oder ich habe jeden Tag die Wohnung gesaugt. Sicher, früher war es notwendig, wie die Kinder noch kleiner waren, nicht, aber wenn niemand daheim ist, dann ist das ja nicht notwendig, nicht. Sicher, wenn der Föhn geht, dann ist alles staubig [lacht], aber das war mir früher, ja [seufzt], wenn ich keine perfekte Hausfrau war, also perfekt in, in Putzen und Bügeln, da da da war ich unglücklich, wenn das nicht alles okay ist. Da bin ich auch vorher nicht schlafen gegangen, bevor das nicht alles in Ordnung war. Ja, idiotisch, nicht. Und heute ist mir das wurscht! Da habe ich schon viel gelernt, nicht. ja, weil ich es nicht mehr können habe. Sie, ich bin heimkommen von der Klinik und habe kniend Staub gesaugt, weil ich es nicht anders können habe. Mit Tränen! Aber das ... ich bin Linkshänder noch dazu, jetzt habe ich müssen alles viel rechts lernen, nicht, weil ich kann den Arm nicht so gebrauchen wie, wie gehabt, nicht. Und habe versucht, doch wieder gute Hausfrau zu sein, nicht..."

I: „Gleich weitermachen wie vorher?"

S: „Gleich weitermachen wie vorher, weil das war mir wichtig, und solange ich kann ..."

I: „Haben Sie da auch ein wenig Normalität erzeugen wollen?"

S: „Normalität, ja, ja genau. Mir war das einfach wichtig. Das ist noch in mir drinnen gewesen. Das ist jetzt auch ein Lernprozess, ja. Dass das eben nicht mehr wichtig ist, nicht. (...) So Kleinigkeiten, dass das eben nicht mehr wichtig ist."

I: „Diese Kleinigkeiten machen aber oft viel aus."

S: „Ich habe jetzt keine Angst mehr vor dem Tod, weil ich, ich habe einen ganz an-, einen anderen Bezug dazu, zu Leben und Tod, weil man sich da mit...befassen muss. Das habe ich, ich habe das so sehen lernen dürfen, also, eben, dass die Erkrankung einen eine andere, eine andere Lebensqualität sehen lässt, dass ist schon toll. Die Erkrankung hat mich, mich hat mich neue ... Wege und oder wie soll ich sagen, Abschnitte erleben lassen ...). Ich lebe jetzt intensiver, verstehen Sie, ich stehe auf, in der Früh, da stehe ich auf und und und freue mich über so Dinge, so Sachen wie Vogelgezwitscher, ja, und ich würde schon sagen, dass ich jetzt mehr Lebensqualität habe, weil, weil ich, ich genieße alles viel intensiver (...). Es kommt, ich glaube aber, eben, das kommt darauf an, was für ein Typ Mensch man ist, denke ich, nicht. Ich hätte mir doch früher nie die Zeit genommen, jetzt zum Beispiel so wie jetzt in ein Kaffeehaus zu gehen! Nein, weil das, da muss zuerst die Hausarbeit geschehen, nicht! Das war mir nicht so wichtig. Jetzt, jetzt müssten Sie heimgehen! Sicher, mein Mann, der liegt jetzt, also der schläft, weil er die ganze Nacht arbeitet, kommt spät heim, heute ist er, glaub ich, um fünf in der Früh heimgekommen, und da kann ich dann nichts tun, wenn er muss ja schlafen, ich kann ja da nicht, deswegen habe ich ja gesagt, es da, sonst wäre mir das normalerweise lieber daheim gewesen, ja. So ein Gespräch ist feiner daheim, nicht, aber das ...ist nicht möglich, ja. Ja (...)."

I: „Dann danke ich Ihnen für das Gespräch."

S: „Ja, ich hoffe, dass ich Ihnen etwas helfen konnte."

Wir beenden das Interview, ich hole das Diktafon aber noch einmal hervor, weil es mir wichtig erscheint, die Dinge, die Sonja später über die Chemotherapie sagt, festzuhalten.

S: „Ja, das bei der ... bei der Chemo. Wenn sie da mit ganz dicken, schweren Gummihandschuhen kommen und schauen, dass ja kein Tropfen außen hinkommt auf die Haut, und das kriegst du aber in dich hinein, und und und die, sie haben alles, also Schürzen an, und und Kleider und und nachher kommen sie zu dir und geben das in dich hinein! Und und das geht langsam hinein, also du hast, vier, fünf Stunden sitzt du bei der Chemo! Du liegst, also, nicht, und da hast du wirklich zu denken! Was kommt da für ein Gift in dich hinein! Das alles kaputt macht, alles, auch die gesunden Zellen, das sagen sie dir schon. Das, das macht einem dann schon zu dann zu denken und fertig. Und man sieht dann die Auswirkungen, nicht."

I: „Und bekommt sie zu spüren."

S: „Ja, ja. Wild! Sie zu spüren. Macht alles, eben, die Leber in Mitleidenschaft gezogen, ich habe das einfach nicht vertragen das Gift, und, das habe ich eh schon gesagt, Haar-Haarausfall, sehr starken Haarausfall. Ich habe auch, dann habe ich sieben Kilo zugenommen wegen durch die Medikamente, also das das Cortison ... Ich schminke mich jetzt auch, was ich früher, also früher nicht so getan habe, ich richte mich mehr her, also täglich, eben wegen der, wegen den Hautproblemen. Ich habe auch einen, das sieht man immer noch, eben die sieben Kilo ich habe einen noch immer sehr dicken Hals [deutet auf ihren Hals] ... Ja und eben der Haarausfall ... mit den Perücken, ich die zahlt ja teilweise die Kasse. Ich bin sogar hingegangen und habe eine probiert, aber ich, mir, also ich habe mich nicht anschauen können damit. Es ist ja auch so, es gehen ja alle Haare, die gesamte Körperbehaarung geht, die fallen alle aus, also eben, die bei den Wimpern eben auch, und das ist eben ein sichtbares Zeichen, auch ...äh, äußerlich. Die Narben sieht man ja nach außen nicht. Und, und , wie soll ich sagen ,das ist schon eine eine psychische Belastung , das tut schon weh, wenn man da dann so, so so gezeichnet ist."

1.3.   Interpretation

Ich führe hier eine der interpretierten Sequenzen an, um meine Arbeitsweise zu veranschaulichen.

2. Sequenz   ein tiefes, schwarzes Loch

I: "Wie haben Sie die Diagnose denn aufgenommen?"
S: „Ich war ... geschockt. Ich war, ich dachte, nein, das kann gar nicht sein, das bin nicht ich, das betrifft mich nicht. Da ist man so, also da fällt man schon in ein tiefes Loch. In ein ganz schwarzes, tiefes Loch ... Aber ich bin dann eben sehr schnell operiert worden, weil das eben ein so schnell wachsender Tumor war, und habe dann anschließend noch sechs Chemos und ich glaube fünfundzwanzig oder sechsundzwanzig ... ich weiß es jetzt gar nicht mehr genau ... ja, da habe ich dann noch Strahlen – also Strahlentherapie bekommen."

Schockiert zu sein aufgrund der Konfrontation mit einer tödlichen Krankheit stellt das absolute Minimum einer adäquaten Gefühlsreaktion dar. Das Stocken des Atems scheint beinahe noch spürbar zu sein. Mit dem *„das war nicht ich"* verweist Sonja auf die typische Verleugnungsstruktur dieser Krisensituation: der Schock ist für das betroffenen Ich so unerträglich, dass es zu einer Abspaltung kommt. Die Schwierigkeit, die damit zusammenhängenden Gefühle auszudrücken, zeigt sich auch in ihrer Formulierung *„da fällt man schon in ein tiefes Loch"*, die mehr an einen Selbsthilfegruppe-Jargon erinnert, als es ihr eigenes Empfinden auszudrücken vermag. Das persönliche Empfinden scheint verstrukturiert durch einen derartig schablonisierten Diskurs. Das schnelle Operiert- Werden gibt sie als Alternative zum *„schwarzen Loch"* an. Da die Operation eigentlich nicht als Gegenstrategie gesehen werden kann, signalisiert Sonja damit ihre Hoffnung auf schnelle Heilung und den Wunsch, nicht im Verzweifeln stecken zu bleiben. Damit stimmt sie ein in den Selbstheilungsprozess. Mit der Beschreibung des weiteren Procedere kehrt sie mit dem dazugehörigen Fachjargon (*„sechs Chemos"*) schnell zurück auf die medizinisch-technische Ebene der Heilungsvorrichtungen. Diese Verlagerung ist ein Strohhalm, der sie von der Emotionalität entfernt. Die detaillierte Beschreibung, das genaue Zahlenverhältnis ist wichtig. Insgesamt bleibt sie trotz der auf ihr Empfinden gerichteten Fragestellung bei einer trockenen Schilderung der Ereignisse.

1.4. Fallstruktur

„Ich wollte einfach immer die Starke sein"

Sonja wirkt in unserem Gespräch sehr beherrscht und gefasst. Sie erzählt in der Rückblende und ist von vielen Dingen nicht mehr unmittelbar betroffen. Ihre Schilderung scheint anfangs fast routiniert, als mache sie das nicht zum ersten Mal. Sie dazu zu bringen, die Schiene des sachlichen Beschreibens zu verlassen, ohne zu hartnäckig nachzubohren, erschien mir nicht immer leicht. Doch im Laufe des Gesprächs, in dem manche Themen immer wieder kehrten, wurde Sonja offener und zugänglicher. Dieser Prozess spiegelt sich vor allem in den folgenden Erzählungen wieder, in denen ich sie über ihre Reaktion auf die erste Konfrontation mit ihrer Krankheit befrage:

I: „Wie haben Sie sich da gefühlt, in solchen Momenten?"
Sonja: „Im Loch war ich da, ein tiefes, schwarzes Loch. Das ist, wie soll ich das sagen, ja, in einem tiefen, schwarzen Loch. Anders kann man das gar nicht, also ich wüsste nicht, wie ich das anders sagen soll ... ich hätte ja nie damit gerechnet, also ... dass ich einen Krebs bekomme, nie im Leben. Dabei hört man es dauernd, also ich weiß auch nicht, ... sogar in meiner nächsten Umgebung!"

Sonja verwendet die Phrase des *„schwarzen Lochs"*. Sie versucht zwar, etwas ausführlicher zu werden, schafft es aber nicht, dieses Loch gefühlsmäßig zu deuten beziehungsweise zu erklären. Wie schwer es ihr fällt, bezeugen ihre Formulierungen *„wie soll ich sagen"* und *„ich wüsste nicht, wie ich das anders sagen soll"*.
Auffallend ist, dass der öfter angeführte Zustand des Sich - im- schwarzen- Loch-Befindens nicht weiter ausgeführt werden kann, obwohl er jene Verfassung illustriert, in der Sonja sich oft befunden zu haben scheint. Sie hat aber keine gefühlsmäßige Verbindung damit, zumindest keine solche, die sie ausformulieren könnte. Das deutet für mich auf eine Verdrängung dieser dazugehörigen Gefühle beziehungsweise auf eine emotionale Überwältigung hin, die unbeschreiblich und damit auch unaussprechlich ist. Mit dem nächsten Satz (*„ich hätte ja nie damit gerechnet, also, dass ich einen Krebs bekomme, nie im Leben"*) bringt sie die Überraschung, den Schock, die Willkür, das Entsetzen über die plötzliche, persönliche Betroffenheit zum Ausdruck. Dann kritisiert sie ihre Haltung (*„dabei"*), sie spricht sich selbst das Recht für dieses Geschockt -Sein ab, denn immerhin *„hört man es dauernd, man liest es dauernd"*. Sie spielt die Berechtigung ihrer Reaktion herunter, versteht sie selbst nicht (*„ich weiß auch nicht"*), denn von Krebs betroffen zu sein ist angesichts der Tatsache, dass die Krankheit fast ständig präsent ist, ihrer Meinung nach beinahe „normal". Sie bekräftigt dies mit der Angabe, dass es sogar in ihrer nächsten Umgebung

Betroffene gab, was sie unverständlicherweise dennoch nicht dazu gebracht hat, für ihr eigene Person ebenfalls damit zu rechnen.

Auf meine konkrete Frage nach ihren Gefühlen in dieser schwierigen Situation der Diagnoseeröffnung antwortet Sonja erneut mit dem „Schock" und dem „schwarzen Loch". Einmal zurechtgelegt, möchte sie diese Formulierungen beibehalten. Was in diesem Loch geschieht, bleibt unausgesprochen, ist möglicherweise unaussprechlich. Offensichtlich kann beziehungsweise will sie zu dieser unbewältigbaren Krise nicht mehr sagen. Das rasche Operieren hatte für sie offensichtlich tatsächlich einen Ablenkungswert. Sie scheint von der Schnelligkeit des Geschehens mitgerissen worden zu sein und kam daher nicht zum Nachdenken, wobei für sie fraglich bliebt, ob das nun gut oder schlecht war. Im nachhinein erst Zeit zu Nachdenken zu haben ist auch nicht so einfach. Sonja ist nicht zu ihrer eigenen Krisenbewältigung gekommen, sie war fremdbestimmt.

Erst später wird Sonja ein wenig genauer:

Sonja: „Nein, ich, also schon, wenn man so am Boden ist und ich war ja schon, also fertig war ich, wenn man das hört und es einen plötzlich selber betrifft, also da ist man schon fertig. Am Boden, ja, am Boden zerstört."

An dieser Stelle bringt sie ihre eigene Betroffenheit zum Ausdruck. Das „am Boden zerstört" - und „Fertig" - Sein entstammen nun ihrem eigenen Vokabular und sind keine vorgefassten, schablonisierten Ausdrücke mehr. Der Schock darüber, selbst betroffen zu sein, welchen Schlag die plötzliche Diagnose für sie bedeutet haben muss, wird erstmals wirklich greifbar. Nun sind es nicht mehr die anderen, von deren Erkrankung man erfährt, sie ist „selber" betroffen. Im „plötzlich" schwingt die ganze Willkür dieser unerwarteten Bedrohung, die Überforderung und das Entsetzen mit.

I: „Haben Sie Angst gehabt?"
Sonja: „Äh, Angst, ... ich habe einfach ... immer versucht, das Beste aus allem zu machen, das habe ich immer schon, und ja sicher, da müsste ich jetzt lügen, wenn ich sage, ich habe keine Angst gehabt, das ist, wenn man sich mit so etwas konfrontieren muss, also das muss ich schon sagen. Aber ich habe das immer bekämpft."

Sonja zögert bei der Antwort und gerät ins Stocken. Nach einer kleinen Pause geht sie aber sofort über auf eine Alltagsfloskeln („versucht, das Beste daraus zu machen"). Darin klingt das Bestreben an, nichts aufzubauschen beziehungsweise eine resignierte Haltung in der Art „es nützt ja doch nichts, was soll ich mich da aufregen". „Das habe ich immer schon" verweist auf ihre usuelle Strategie, das Beste aus allem zu machen. Das macht sie immer so, das ist sie so gewohnt. Mit dieser Haltung bewegt sie sich auf sicherem Terrain, da es ihrer sonstigen Handhabung von Krisensituationen im Leben entspricht. Sie gibt allerdings zu, Angst gehabt zu haben, weil sie nicht lügen will, und es, das weiß sie selbst, sehr unwahrscheinlich wäre, bei einer Krebskrankheit keine Angst zu haben. Sie weiß, dass sie nicht glaubhaft wäre. Es erscheint mir aber interessant, dass dieses Zugeständnis an ihre Gefühle erst dann erfolgt, nachdem sie ihre Gegenstrategien abgeklärt hat.

Mit dem nächsten Satz rechtfertigt sie diese Angst (*„wenn man sich mit so etwas konfrontiert sieht"*). In der Konfrontation einer Krebserkrankung, mit den Operationen, Chemo- und Strahlentherapien, Nebenwirkungen und der Möglichkeit, daran zu sterben, darf man Angst haben. Doch dieser Erklärung folgt sofort die Aussage *„aber ich habe das immer bekämpft"*. Sonja scheint sich auf das Tun konzentriert zu haben, nicht auf das Fühlen. Darin spiegelt sich im Zusammenhang mit einer lang andauernden Krisensituation ein Mechanismus, der das Stagnieren in der Verzweiflung verhindert. Andererseits macht es den Widerstand explizit, sich mit den dazugehörigen Gefühlen im Sinne eines Verarbeitens auseinander zu setzen.

Sonja spricht von Bekämpfen, nicht „ich habe dagegen ge- kämpft". Mit dieser Formulierung drückt sie Eigenverantwortung aus. Sie ist dem Übermächtigen nicht ausgeliefert, sondern sie bekämpft es, sie bleibt Herrin der Lage. Sie stellt damit ihr eigentliches Angstgefühl in den Hintergrund, um sich ganz auf ihre Bewältigungsstrategie, auf das Tun, zu konzentrieren. Das legt den Schluss nahe, dass ihre Angst so stark war, dass sie sie weder damals noch heute zulassen konnte oder wollte beziehungsweise zulassen kann und will.

Ich werfe das Thema Angst kurz darauf ein weiteres Mal auf.

I: „Sie haben Angst gehabt?"
Sonja: *„Ja, also, das wäre jetzt gelogen, wenn ich sage, ich habe keine, also ich hätte nie Angst gehabt, natürlich denkt man unwillkürlich, vor allem, wie wird das und wie, wie, ..."*
I: „Wie geht es weiter?"
Sonja: *„Wie geht's weiter, [...]."*

Sonja antwortet mit gedämpfter Zustimmung (*„ja, also"*). Mit der schon einmal in diesem Zusammenhang verwendeten Phrase *„das wäre jetzt gelogen, wenn ich sage, ich habe keine"* zeigt sie ihren Widerwillen, mit dem sie sich und mir diese Angst eingesteht. Sie sagt es, weil sie nicht lügen will, ohne persönliche Betroffenheit auszudrücken. Hier wird erstmals deutlich, was für Sonja in ihrer Situation als angstvoll erlebt wurde. Der Gedanke, was wohl auf sie zukommen mag, was aus ihr wird, wie sich die Zukunft für sie gestalten und ob sie überhaupt eine Zukunft haben wird, scheinen massiv präsent gewesen zu sein. Zudem wird deutlich, wie angstbesetzt diese Vorstellungen gewesen sein mussten, da sie im allgemein formulierten Zusammenhang mit der Angst im Zuge ihrer Krankheit als einzige genauer erklärt werden.

Erst viel später spricht Sonja ausführlicher darüber, wovor sie Angst hatte:

Sonja: „Ja. Aber – so geht es halt mir – ich bin eher gefasst auf den Tod. Ich habe keine Angst mehr. "
I: „Nicht mehr? "
Sonja: „Nicht mehr. Das kann ich, das muss ich jetzt ehrlich sagen. Ich habe das, ich bin sehr zufrieden, also wenn es, wenn ich jetzt sterben muss, dann habe ich keine Angst. Das ist interessant. Ich habe Angst vor der, einer neuerlichen Erkrankung, das gebe ich ehrlich zu, denn wenn ich, da haben sie, zwei Knoten haben sie da [deutet auf ihre linke Achselhöhle] wieder entdeckt, aber die nicht bösartig sind, aber die muss man halt beobachten, nicht. Aber vor dem hätte ich eher Angst, vor der neuen Erkrankung, als vor dem Tod. Das ist ein bisschen komisch, aber ich kann das nicht erklären. "
I „Das war aber wahrscheinlich auch eine Entwicklung, oder? "
Sonja: „Ja, ja sicher. "
I: „Weil am Anfang ist es, stelle ich mir vor, schon-. "
Sonja: „Ja, nein, ich habe eigentlich nie an den Tod gedacht. Obwohl es bedrohlich war. Und obwohl, du musst ja alles unterschreiben in der Klinik, nicht. Was so kommen könnte. Aber das hat mich eigentlich nicht, wie soll ich sagen, ja die Angst war vor Schmerz, vor neuen Operationen, das macht mich eher, äh, da denke ich eher nach. "

Sonja gibt an, sie sei *„eher gefasst auf den Tod"*. Damit erklär sie, dass der Tod für sie nicht mehr so beängstigend ist, dass er an Schrecken eingebüßt hat. Sie signalisiert hier Gelassenheit, die sie mit dem *„eher"* aber relativiert. Zwar ist sie noch nicht hundertprozentig gefasst, aber es geht in diese Richtung. Im nächsten Satz ist jedoch von einer Einschränkung oder Unsicherheit nichts mehr zu spüren. *„Ich habe keine Angst mehr"* vermittelt vollkommene Ruhe und Gefasstheit. Sie hat vom Tod nichts mehr zu befürchten, sie kann angstfrei mit ihm umgehen. Wovor sie sich allerdings sehr wohl fürchtet, ist eine neuerliche Erkrankung. Diese war mit der Entdeckung neuer, jedoch gutartiger Knoten kurzfristig in greifbare Nähe gerückt. Dass selbst diese gutartigen Knoten beobachtet werden müssen, macht klar, dass sie sich keinesfalls sicher sein darf, was ihre Genesung betrifft. Dieser Unsicherheitsfaktor hat wahrscheinlich mit der Angst vor der Notwendigkeit neuerlicher Therapien zu tun. Hier lässt sich eine Struktur erkennen: Im ersten Teil geht Sonja darauf ein, warum sie keine Angst vor dem Tod mehr hat, wobei sie als Grund dafür nur ihrer *„Zufriedenheit"* angibt. Daraufhin gibt sie zu, dass sie sich vor einem neuen Ausbruch der Krankheit fürchte, und untermauert dies mit der Entdeckung der neuen Knoten. Abschließend zieht sie mit dem Satz *„Aber vor dem hätte ich eher Angst, vor der neuen Erkrankung, als vor dem Tod"* ihr Resümee: sie stellt den Tod, der ihr keine Angst mehr macht, und das, was für sie wirklich beängstigend ist (die Möglichkeit eines Rückfalls), einander direkt gegenüber, wobei sie angibt, es *„komisch"* zu finden, so zu denken. Auffallend erscheint mir, dass nicht der Tod das Abschreckende an einem Rückfall darstellt, sondern das Schlimme, das

Beängstigende und Furchterregende die Vorstellung ist, sich erneut in Behandlung begeben zu müssen. Der Gedanke daran, sämtliche Therapien erneut über sich ergehen lassen zu müssen, scheint den Tod, auf dessen Verhinderung oder zumindest Verzögerung die Therapien ausgerichtet sind, in den Schatten zustellen. Möglicherweise deutet dies aber auch darauf hin, dass Sonja sich mit ihrem Tod nicht auseinandergesetzt hat, sondern sich auf den Ablauf ihrer Therapien konzentrierte. Damit beschäftigt, konnte sie den Gedanken an den Tod vermeiden. Ich vermute das auch aufgrund ihrer Aussage, sie habe *„eigentlich nie an den Tod gedacht"*. Keinen Gedanken an den Tod zu haben halte ich im Zusammenhang mit einer – wie sie selbst betont – lang andauernden, lebensgefährlichen Situation *(„obwohl es bedrohlich war")* für fast unmöglich. Wenn sie tatsächlich nie an den Tod gedacht hat, dann bedeutet das, dass der Tod komplett aus ihrem Blickfeld gedrängt wurde, dass sie nicht an ihn denken *wollte*. Sonja hat nicht an den Tod gedacht, obwohl man sie in der Klinik *(„du musst ja alles unterschreiben in der Klinik")* offensichtlich darauf hingewiesen hat, *„was alles kommen könnte"*. Damit bestätigt sie den Verdacht, dass sie den Gedanken an den Tod verdrängt und nicht zugelassen hat.

Die latente Deutungsstruktur des Interviews mit Sonja liegt im Imago der „starken Frau". Ihr Verhalten während ihrer Krankheit zeichnet sich aus durch den starken Willen, sich nicht abhängig zu machen von anderen, wobei sie selbst am Ende ihrer eigenen Kräfte noch konsequent zu bleiben versucht. Ihre primäre Aufgabe, so scheint es, liegt darin, für andere da zu sein und auf deren Verfassung Rücksicht zu nehmen. Ich möchte dies am Beispiel ihres jüngeren, schwer depressiven Sohn beziehungsweise ihrer Mutter veranschaulichen:

Sonja: „Na ja, also [seufzt], es war, ... damals war es so, mein Sohn, also ich habe ja zwei Söhne, und die, der jüngere, der hat zu der Zeit große Probleme gehabt. Der ist zum, der hat so kaputte Knie, und da ist er dann insgesamt viermal operiert worden und dann auch, da ist er aus seiner Anstellung, also er hat nicht mehr arbeiten können. Und das hat ihn ganz schwer getroffen, sein Chef hat in sehr geschätzt, also ... ja, er hat dann nicht mehr arbeiten können und hat, dann hat er ganz schwere Depressionen bekommen. Er hat, also damals hat er dann gar keinen Lebenswillen mehr gehabt und war ganz verbittert, vor allem, also eben, vor allem mich ist er da, mir hat er Vorwürfe gemacht, denn wenn ich nicht wäre, dann wäre er auch nicht, und, nicht, so auf die Art. Und das hat mich so schwer getroffen, das hat mich, also fertig war ich da. Und über das habe ich dann eigentlich mit dieser Psychoonkologin geredet, das war in dem Moment, also das war einfach wichtiger. Weil das hat mich sehr hinuntergezogen, das war fast noch schlimmer als die Erkrankung. "

Sonja berichtet hier sehr anteilnehmend und detailliert. Auffallend ist, dass bei ihrem Sohn Dinge zur Sprache kommen und bemitleidet werden, die bei ihr selbst keinen Stellenwert haben (Krankheit, große Probleme, Arbeitsverlust). Die Depression des Sohnes kann sie sehr wohl als großes Problem werten, das sogar sein egoistisches Verhalten seiner krebskranken Mutter gegenüber rechtfertigt. Sie nimmt trotz ihrer eigenen Gefährdung starke Rücksicht auf ihn – was sie selbst von ihren Angehörigen weder einfordert noch erwarten darf. Die Vorwürfe, die Verbitterung des Sohnes betreffen sie als Person und ihre Existenz, die ohnehin durch ihre Krebserkrankung sehr bedroht ist. Sie wird nun zusätzlich von ihrem Kind durch diese massiven Schuldzuweisungen bedroht. Das geht so weit, dass ihre eigene Krankheit, die eigene Konfrontation mit dem Tod, vollkommen in den *„Hintergrund"* verschoben werden, sie sagt selbst, das andere (der Sohn) war *„einfach wichtiger"*. Damit stellt sie den Sohn vor alles andere, sogar ihre eigenen Krankheit und Krisenbewältigung. Den Dienst der Psychoonkologin kann nicht für sich und für ihre eigene Krankheitsbewältigung und -unterstützung verwendet werden, sondern wird für das Problem mit dem Sohn verwendet. Dabei wirft sich die Frage auf, ob sich dahinter nicht auch ein Nutzen für sie selbst verbirgt, da Sonja es so möglich wird, ihre Krankheit nicht anzusprechen und etwas anderes vorzuschieben. Möglicherweise bedeutet die Sorge um den Sohn und dessen ausschließliche Wichtigkeit auch ein Ablenkungsmanöver, das zu ihrer Bewältigungsstruktur, die möglichst von ihrer eigenen Person ablenkt, passen würde.

I: „Es gibt Menschen, die eine wahnsinnige Angst haben, und mit denen man viel über diese Angst reden muss-."
Sonja: „Und die reden können! Es gibt aber auch jene, die nicht reden können, und zu denen gehöre ich. Ich kann erst jetzt reden darüber, und jetzt ist es drei Jahre her! Äh ... irgendwie denke ich mir, wie ich diese psychologische Betreuung in Anspruch genommen habe, habe ich es eigentlich wegen meinem Sohn getan, dass ich das wegkriege, oder ... Und dann, wie das nicht mehr so der Fall war, bin ich nicht mehr hingegangen. Für mich persönlich bin ich praktisch nicht hingegangen. Was heißt, für mich persönlich ist blöd, aber für meine Geschichte, das habe ich hinten an gestellt. Da war das Andere wichtiger."
I: „Glauben Sie, dass wenn das mit ihrem Sohn zu der Zeit nicht gewesen wäre, dass sie es trotzdem in Anspruch genommen hätten, dass Sie dann vielleicht auch mehr über Ihre Krankheit geredet hätten?"
Sonja: „Nein, das glaube ich wieder nicht.

Auch ihre Mutter versucht Sonja zu schonen.

Sonja: „Und der Mutter habe ich es gar nicht so sagen wollen, eben, damit sie nicht abstürzt, weil die eben sonst psychisch nicht sehr gut beisammen ist, und da habe ich das immer so, auch heute noch, tue ich da einfach so drüber, ‚Ja, das wird schon wieder', oder ‚Das muss halt sein, dass ich jetzt zweimal die Woche Therapie geh' und ja, einfach, und sie sieht es auch so. Sie sieht das positiv."

Ihrer Mutter hat Sonja es schonend beigebracht, um Rücksicht auf ihre labile psychische Situation (*„weil die eben sonst psychisch nicht sehr gut beisammen* *ist"*) zu nehmen, auf die sie aber nicht näher Bezug nimmt. Sie hat sich sogar überlegt, es ihr überhaupt nicht zu sagen (*„der Mutter habe ich es gar nicht so sagen wollen"*). Hätte sie sich weniger rücksichtsvoll verhalten, hätte Gefahr bestanden, dass die Mutter *„abstürzt"*. Was es mit diesem „Abstürzen" auf sich hat, erklärt sie allerdings nicht. Interessant ist der Ausdruck *„tue ich da einfach so drüber"*, wofür sie anschließend zwei Beispiele gibt, wie sie das genau macht (*„ja, das wird schon wieder"*; *„das muss halt sein, dass ich jetzt zweimal die Woche Therapie geh"*). Damit war sie offensichtlich erfolgreich, denn, wie sie sagt, die Mutter *„sieht es auch so"*. Sie sehe das *„positiv"*. Inwiefern die Mutter es tatsächlich glaubt oder einfach glauben möchte, um sich vor dieser Belastung zu schützen, geht aus dem Gesagten nicht hervor. Klar wird aber, dass Sonja ihre Krankheit und alles, was damit zusammenhängt, der Mutter zuliebe hinunterspielt und es zu etwas Beiläufigem werden lässt, das zwar lästig ist (wie zweimal in der Woche zur Therapie zu müssen), aber bald „schon wieder wird". So muss sich die Mutter keine Sorgen machen, Sonja hat – zumindest ihr gegenüber – alles im Griff. Für ihre Mutter spielt sie die Starke, die nichts umwirft, die nicht abstürzt, die sich nicht unterkriegen lässt. Sonja lässt hier ein weiteres Mal einem ihr nahestehenden Menschen eben jene zuvorkommende Rücksicht zukommen, die eigentlich ihr selbst in ihrer schwierigen Situation zustehen würde.

Im direkten Kontrast dazu steht ihre Erzählung vom Sohn ihrer Freundin, den sie von klein auf kannte und wie einen Sohn betrachtete. Dieser erkrankte sehr jung an Rückenmarkkrebs und starb wenige Jahre nach der Diagnose. Wie Sonja diese Betroffenheit in ihrer nächsten Umgebung erlebte, erzählt sie in der folgenden Gesprächssequenz:

Sonja: „Also von einer Freundin von mir, der ihr Sohn, hat mit dreiunddreißig Jahr, oder mit achtundzwanzig Jahr, ist er an Krebs erkrankt, und zwar hat er, ah [überlegt, deutet auf den Rücken], na, sagen Sie es mir, ..."
I: „Rückenmark?"
Sonja: „Rückenmark! Also, tödlich ist es ausgegangen, und er ist mit dreiunddreißig Jahr gestorben, und mit dem Buben habe ich praktisch, wie sie studiert hat, bin ich ständig dort, hab ich Babysitter gemacht, also wir haben ein ganz inniges Verhältnis gehabt, das war so – wie ein eigenes Kind. Er war ein hochintelligenter Mensch, hat in Amerika studiert, hat wirklich eine Bombenposition gehabt und hat gekämpft bis zum Schluss, hat wirklich gekämpft, und hat gemeint, er hat es überwunden, hat dann geheiratet, und hat dann nach zwei Jahr, wo er gemeint hat, er hat alles überwunden, einen Rückfall und ist gestorben. Und das hat mich natürlich auch wahnsinnig bedrückt, das alles mitmachen, und das Positive von dem jungen Buben, der mich persönlich, der zu mir gesagt hat: 'Sonja', hat er gesagt, 'du schaffst das! Du bist eine starke Frau, ich kenne dich, schau mich an!' Und ich habe aber gewusst, dass er sterben muss, dass es nicht, dass es wirklich keine Hoffnung gibt für ihn. Und der hat mich aber aufgemuntert! Und eben, das hat mich auch alles irgendwo belastet, und mehr hineingezogen."

Ich hatte Sonja nach Betroffenen in ihrer Verwandtschaft gefragt, worauf sie mir die Geschichte vom Sohn ihrer Freundin erzählt. Auffallend ist ihre Formulierung *„also, tödlich ist es ausgegangen"*, die im Zusammenhang mit dem Tod eines geliebten Menschen (als den man den Sohn der Freundin betrachten kann, wenn er für Sonja wie ein eigener Sohn war) eigenartig wirkt. Fast hat man den Eindruck, Sonja möchte sich gewaltsam distanzieren, möglicherweise, um damit aufkommende Gefühle zu verhindern. Dann beschreibt sie ihn und seinen Werdegang (*„hochintelligent"*; *„zwei Doktortitel"*), wobei sie auch auf seinen beruflichen Erfolg (*„Bombenposition"*) eingeht. Unvermittelt kommt sie wieder auf das eigentliche Thema, seine Krebserkrankung, zurück, wobei sie hervorhebt, dass auch er gekämpft hat, und zwar bis zum Schluss. Damit bringt sie eine Verbundenheit zum Ausdruck, denn auch er ist ein Kämpfer wie sie, auch er lässt sich nicht unterkriegen. Mit ihm kann sie sich identifizieren. Interessant ist, dass sie an dieser Stelle intensive Gefühle ausdrücken kann (*„wahnsinnig bedrückt"*), die sie hier als *„natürlich"* einstuft. Bezüglich ihrer eigenen Krankheit spricht sie nie von Bedrückung, den Ausdruck *„wahnsinnig"* im Sinne eines Superlativs und auch, dass sie etwas mitgemacht hat (*„das alles mitmachen müssen"*) wird hier zum ersten Mal ausgedrückt, doch sie verwendet es ebenfalls nicht für ihre eigene, persönliche Situation, sondern drückt damit ihre Betroffenheit, Trauer und ihr Mitleid mit dem Sohn ihrer Freundin aus. Vor allem aber spricht Sonja hier erstmals konkret davon, dass sie von jemand anderem aufgemuntert und unterstützt wurde. Der Sohn ihrer Freundin bringt ihr etwas Positives entgegen, wobei sie *„das Positive"* genau ausführt in einer wörtlichen Wiedergabe dessen, was er ihr *„persönlich"*, nur für sie, gesagt hat. Diesmal wird die starke Frau von ihm hervorgehoben, die den Kampf gegen den Krebs schaffen kann. Er glaubt fest daran, dass sie wieder gesund wird, sie soll nicht an sich zweifeln, er kenne sie und wisse, sie sei stark genug, er traue ihr das zu. Sein *„schau mich an"* soll hier beispielgebend wirken. „Wenn ich es kann, kannst du es auch!", beziehungsweise „Mach es so wie ich, dann schaffst du es bestimmt!" Der nächste Satz entwertet diese Aufforderung in tragischer Weise, denn Sonja wusste zu diesem Zeitpunkt bereits, *„dass er sterben muss"*. Mit dem *„dass es wirklich keine Hoffnung gibt für ihn"* macht sie es noch mal klar. *Ihr Ausruf „und der hat mich aber aufgemuntert"* zeigt, wie erstaunt sie darüber war, dass ihr Bekannter in seiner Situation sogar noch auf sie einging. Unterschwellig klingt mit ihrer Verblüffung mit, dass es ihrer Meinung nach fast unpassend war, von ihm in seiner Lage getröstet oder aufgemuntert zu werden, obwohl sie sich beide in einer ähnlichen Situation befanden. Damit verweist sie auf seinen großmütigen, altruistischen Charakter, aber auch darauf, dass sein Trost und Zuspruch ihr eigentlich nicht zugestanden hätten. Gerade in Hinblick auf das Verhalten ihres jüngeren Sohnes während seiner Depression ist diese Passage interessant. Während der leibliche Sohn durch seine eigenen Probleme die Krise seiner Mutter noch verstärkt, handelt der Sohn ihrer Freundin entgegengesetzt. Er nimmt in seiner Krisensituation Rücksicht auf Sonja, versucht ihr beizustehen, sie aufzumuntern. Sonja reagiert darauf fast beschämt, aber man merkt ihr an, dass es ein besonderes, erinnerungswürdiges Erlebnis für sie war, denn: das persönliche

Angesprochenwerden ist so wichtig, dass sie es hier erwähnt. Damit verhärtet sich mein Verdacht, dass es Trost und Zuspruch von ihrer Familie oder Freunden und Bekannten in dieser Art während ihrer Krankheit nicht beziehungsweise nicht in einem angemessenen Maß für sie gab.

Auf sich selbst zu achten, ihre Bedürfnisse zu kennen und wahrzunehmen, macht Sonja selbst nach dem langen Lernprozess ihrer Erkrankung noch immer Schwierigkeiten. Insofern ist ihr Verhalten auch geprägt von dem Ziel, sich auf keinen Fall wichtig zu machen oder sich selbst in den Mittelpunkt zu spielen. Dies zeigt sich vor allem anfangs drastisch in ihrer Betonung, dass von ihrer Meinung her nicht auf die anderen Betroffenen, das Allgemeine, die Gesamtsituation geschlossen werden dürfe und könne. Sie ist sich der Subjektivität ihres Urteils wohl bewusst und möchte sie daher auf keinen Fall als objektive Maxime verstanden wissen (*„für mich"*, *„ich sehe das so"*).
Die Gründe und Ursachen liegen wahrscheinlich in einer sehr geschlechtsspezifischen Erziehung. Als Älteste von sieben Kindern oblag ihr zu einem großen Teil die Verantwortung für ihre jüngeren Geschwister, die sich vor allem auch darin äußerte, ihr Verhalten entsprechend vorbildlich zu gestalten. Sie scheint also von Kindheit an dazu angehalten worden zu sein, verantwortungsbewusst und überlegt zu agieren, um ihre Geschwister entsprechend anzuleiten. Daraus sich die Rücksicht auf andere als zentrales Element ihres Verhaltens.

Sonja: *„Ich habe immer müssen die Gescheitere sein. Von Kindheit an. Die Große ist die Gescheite, nicht."* (Sequenz 60).

Aus diesem Familienkontext konstituierte sich ein weiteres Kriterium ihres Verhaltens gegenüber anderen: zu geben. Auf die anderen zu achten, vor allem auf jene, die ihr anvertraut wurden (Geschwister und später die eigenen Kinder), deren Bedürfnisse zu wahren und ihnen entgegen zu kommen scheint Sonja in ihrer Kindheit und Jugend so internalisiert zu haben, dass die Wahrung ihrer eigenen Bedürfnisse zu kurz kam und an Wichtigkeit weit hinter denen der anderen zurückstand.

Sonja: *„Und ich habe immer geben müssen, immer. Von Anfang an geben müssen. Und das prägt einen Menschen. Und da kann man nicht, ... äh, wie soll ich sagen, das kann man nicht von einem, wenn das jahrelang oder jahrzehntelang, jetzt bin ich achtundfünfzig und habe jetzt erst lernen müssen oder können, dass auch ich etwas brauchen darf."*

Dieses hohe Maß an Rücksicht gegenüber ihrer Umwelt beziehungsweise der Widerwille, sich an eine andere Person anzuschließen im Sinne einer Vertrauensbasis, die sie selbst in ihrer schwierigen Situation zu stützen vermag, ihr Unvermögen, sich „fallen zu lassen", weil sie niemandem zur Last fallen möchte und die permanente Forderung der Stärke an sich selbst zeigen sich an mehreren Stellen des Interviews sehr klar und lassen sich auf verschiedenen Ebenen in ihrer vielschichtigen Strukturiertheit verdeutlichen:

1. „Ich dachte, ich mache das alleine"

Sonja möchte in der schweren Phase nach der Chemotherapie alleine sein, sie möchte niemanden um sich haben. Diese Forderung an sich selbst, diese schwierige Zeit ohne Beistand durchzustehen, entspringt dem Bedürfnis, die Angehörigen durch ihren unschöne Zustand (Brechen- Müssen etc.) nicht überfordern und nicht erschrecken zu wollen.

Sonja: „[...] Ich bin dann auch immer weggefahren, an den C:See, weil ich wollte da allein sein. "
I: „ Sie wollten allein sein? "
Sonja: „Ja, ich wollte nicht, dass, ... das Brechen dauernd, und schlecht ist einem und da war ich am liebsten allein. Deshalb bin ich da immer runtergefahren, wir, mein Mann und ich, wir haben da einen Wohnwagen stehen, schon viele Jahre lang, nicht, und eben nach der Chemo, und ich wollte eben nicht, dass, dass mich jemand begleitet. Das hätte ich nicht wollen. Und mein Bruder, der hat auch daneben einen Wohnwagen stehen und der ist dann auch manchmal unten, und wenn ich dann mal einen ganzen Tag lang nicht aus dem Wohnwagen herausgekommen bin, dann sind sie mal nachschauen gekommen, aber sonst haben sie mich in Ruhe gelassen, und das wollte ich auch so. Das war mir das Liebste. "
I: „ Wollten Sie niemandem auf die Nerven gehen damit oder wollten Sie einfach Ihre Ruhe haben? "
Sonja: „Ich wollte einfach nicht, dass das alle so, so mitbekommen, ich, ja, ich wollte niemandem auf die Nerven gehen damit. "

Sonja will die Begleiterscheinungen ihrer Krankheit vor ihrer Familie verbergen, um sie damit nicht „zu nerven". Daher verhindert sie im Vorhinein eine Situation, die dazu führen könnte, dass andere sich wegen ihr unangenehm fühlen müssen. Die körperliche und emotionale Last ist so schwer, dass sie sie niemanden zumuten will und kann, sie muss sie allein tragen, sie kann sie nicht teilen. Niemand kann ihr helfen, da muss sie alleine durch. Sonja bringt hinter ihrer vorgeschobener Kraft und Unabhängigkeit in der Art „Ich brauche niemanden, ich schaffe es alleine" innere Verlassenheit zum Ausdruck. Das lässt auf eine große Einsamkeit schließen, da es offensichtlich keinen Menschen gibt, vor dem es ihr nicht unangenehm ist, krank, abhängig und pflegebedürftig zu sein. Niemand soll sie so sehen und ihren Zustand „mitbekommen". Sonja vertritt von vornherein – und anscheinend freiwillig – die Ansicht, dass ihr in ihrer Situation niemand helfen kann, möglicherweise aus Angst, dass niemand ihr helfen will oder aufgrund fehlender emotionaler Bindung dazu in der Lage ist. Um dieser vorweggenommenen Enttäuschung aus dem Weg zu gehen, fährt sie in den Wohnwagen am C:See, wohin ihr auch niemand von ihrer Familie folgt. Man hat sie folgsam „in Ruhe gelassen" und ihren Entschluss ohne großen Protest akzeptiert. Die Einsamkeit ist (scheinbar) selbstgewählt, aber sie wird auch allein-gelassen, außer von ihrem Bruder, der manchmal bei ihrem Wohnwagen vorbeischaut. Ihm ließ es zwar offenbar keine Ruhe, wenn Sonja einen ganzen Tag lang nicht aus dem Wohnwagen herauskam, aber mehr war auch von seiner Seite her nicht zu erwarten. Doch dieses Nachschauen ihres Bruders wird von Sonja erwähnt, insofern scheint es doch eine Bedeutung für sie gehabt zu haben. Durch die zweimalige doppelte Bekräftigung „...und ich wollte eben nicht, dass, dass mich jemand begleitet. Das hätte ich nicht wollen." beziehungsweise „...und das wollte ich auch so. Das war mir das Liebste" habe ich den Eindruck, dass es sich hier um eine Flucht handelt, die sie eigentlich keineswegs wirklich wollte und nur deshalb ergriff, um nicht zu allem Leiden noch zusätzlich das Gefühl haben zu müssen, jemandem lästig zu sein. Vielleicht will sie sich damit auch einen Rest an Unabhängigkeit bewahren.

Trost und Zuspruch (etwa vom Sohn ihrer Freundin) scheinen Sonja fast zu beschämen, doch bleibt diese Erfahrung ein prägendes Erlebnis für sie. Hier zeigt sich sehr deutlich das hohe Maß an Rücksicht, zu dem sich Sonja ihrer Familie gegenüber verpflichtet fühlt. Um ihre Angehörigen nicht zu überfordern, fordert sie trotz ihrer Situation, in der man eigentlich um jede Unterstützung und Hilfestellung froh ist, von sich selbst Rücksicht auf die anderen, indem sie sich das Alleinsein auferlegt.

Sonja: *„Da war ich am liebsten allein."*

2. „Dass ich auch einmal etwas nehmen darf"

Auf die anderen zu achten, vor allem auf jene, die ihr anvertraut wurden (Geschwister und später die eigenen Kinder), deren Bedürfnisse zu wahren und ihnen entgegen zu kommen scheint Sonja in ihrer Kindheit und Jugend so stark internalisiert zu haben, dass die Wahrung ihrer eigenen Bedürfnisse zu kurz kam und sie sie im Vergleich zu anderer Personen nicht so wichtig nahm. Dass sich das nun im Zuge ihrer Krebserkrankung langsam änderte, beschreibt sie selbst als einen bedeutenden Lernprozess, über den sie froh ist.

I: „Das, was Sie zuerst gesagt haben, dass Sie vielleicht jetzt, im Nachhinein... 'etwas gelernt haben daraus' -?"
Sonja: „Ja, aber man lernt, es ist ein Lernprozess."
I: „Haben Sie gelernt, sich selbst wichtiger zu nehmen, gelernt, bewusster zu leben dadurch?"
Sonja: „Ja, ja bestimmt. Auch, dass man auch, dass ich auch, äh ... ja, dass ich mich wichtiger nehme. Dass ich nicht nur immer geben sollte, sondern auch einmal was nehmen darf. Und das habe ich lernen müssen, das ist ein schwieriger

Prozess gewesen. Weil das ist, das hängt, eben, das hängt auch von der Jugend, also von meinem, ich war die Älteste von sechs Kindern, zum Beispiel. Ich habe immer *müssen die Gescheitere sein. Von* Kindheit *an. Die Große ist die Gescheite, nicht. Und ich habe immer geben müssen, immer. Von Anfang an geben müssen. Und das prägt einen Menschen. Und da kann man nicht, ... äh, wie soll ich sagen, das kann man nicht von einem, wenn das jahrelang oder jahrzehntelang, jetzt bin ich achtundfünfzig und habe jetzt erst lernen müssen oder können, dass auch ich etwas brauchen darf. Das wird natürlich nicht bei jedem gleich sein, aber, also mich, mich hat das eben geprägt, dass immer nur gefordert worden ist. Auch in der Ehe. "*
I: „ Das zieht sich dann meistens konsequent durch. "
Sonja: *„Ja. das ist interessant. "*

Sonja meint selbst, dass sie geprägt ist durch ihre Kindheit und Jugend, in der sie sich immer in der Rolle der Geberin befand, aus der sie nie mehr wirklich herauskam – auch nicht in ihrer Ehe. Erst durch ihre Krankheit lernte sie, dass auch sie etwas von ihrer Umgebung nehmen, ja sogar fordern darf, anstatt immer nur gefordert zu werden („*mich hat das geprägt, dass immer nur gefordert worden ist*"). Doch es fällt ihr schwer, dieses Schema zu verlassen, da sie es „*von* Kindheit *an*", „*jahrelang oder jahrzehntelang* so gewohnt war. Doch aus dem „*und habe es erst jetzt lernen müssen oder können*" wird deutlich , dass sie froh um diese Wende in ihrem Leben ist und dass sie weiß, dass es ihr gutes Recht ist, zumindest manchmal auch schwach zu sein und von den anderen etwas für sich selbst zu verlangen.
Sonja ist hier sehr offen. Im Vergleich zu früheren Sequenzen wird an dieser Stelle ein Widerspruch in ihrer Einstellung deutlich. Sie wirkt nicht mehr so wie am Anfang, wo sie sehr energisch klang, wenn es um ihr Bild der „starken Frau" ging. Nun gibt sie zu, dass ihr dieses Bild und die damit verbundene Rolle nicht immer gerecht wurde, sondern sie auch überfordert hat. Doch jetzt, im Zuge ihrer schweren Erkrankung, sei ihr klargeworden, dass sie endlich damit beginnen muss, sich selbst wichtiger zu nehmen und mehr auf ihre Bedürfnisse acht zu geben. Damit bestätigt sich mein Verdacht, dass ihr bereits erwähntes Verhalten gegenüber ihrer Familie während der Krebserkrankung nicht ihren eigenen Bedürfnissen, sondern ihrer bisherigen Rolle in ihrem Familiensystem entsprungen ist, die sie aufrechterhalten zu müssen glaubte.

I: „ Da wird das Starksein zur zweiten Natur, und das haben Sie ja in Ihrer Erkrankung auch gezeigt, dieses ,Ich schaffe das allein' und ,mache mir das allein' und ,gehe niemandem auf die Nerven damit'. "
Sonja: *„Ja, ja, genau. Eben, ich bin* sogar *weggefahren, damit ich niemandem auf die Nerven gehe, weil, eben, Brechen, Schlechtsein, und die ganzen Begleiterscheinungen, nicht, Haarausfall, eben, den Mund voller Blasen, und dann habe ich ja noch den Arm gehabt, nicht, [lacht], das war ausgiebig! [Sonja hatte einen Lymphstau im linken Arm, der sehr schmerzhaft war].Und dann wollte ich unten niemandem auf die Nerven gehen, das stimmt. Und wenn ich da mal*

mich gehen habe lassen, beziehungsweise, da habe ich nichts tun müssen, am C:See, also für mich allein, wenn ich da nicht gekocht habe, dann habe ich halt nicht gekocht. Und daheim habe ich halt doch gekocht, nicht. Und aufgebettet und halt die Hausarbeit gemacht, so gut ich es halt können habe, denn du kannst nicht alles. Und das ist auch ein Lernprozess, dass man nicht jeden Tag Staub saugen muss [lacht]."

I: *„Und die Welt dreht sich trotzdem weiter."*

Sonja: *„Genau [lacht]! Denn ob jetzt so viel [zeigt ungefähr einen Zentimeter mit den Fingern] oder soviel [zeigt zehn] Staub ist [lacht], ob die Fenster jetzt einmal nicht geputzt sind ... furchtbar [schüttelt den Kopf]!"*

I: *„Setzt man andere Prioritäten?"*

Sonja: *„Ja. Ja. Jetzt gerade, jetzt hat es gestern, oder heute, die Nacht geregnet, jetzt habe ich beim Fenster hinausgesehen und habe die Fensterscheibe gesehen und habe gedacht: ‚Ja, ist gleich' [lacht]. Vor einem Jahr hätte das nicht sein dürfen. Nur man, man wird schon anders, also die Erkrankung lehrt einen auch einiges ... Also mich halt, ja."*

Aussagen wie *„ich wollte niemandem auf die Nerven gehen damit"* oder *„am liebsten war ich da allein"* gewinnen mit dem Hintergrund der letzten beiden Textpassagen größere Bedeutung. Zu diesem Zeitpunkt war Sonja außerstande gewesen, von ihrer Umgebung Unterstützung zu fordern, ihr größtes Anliegen bestand offensichtlich darin, ihren Zustand zu verbergen und niemanden damit zu belästigen. Die Begleiterscheinungen ihrer Krankheit (Brechen, Schlechtsein, Haarausfall, Blasen im Mund) und das damit verbundene rein körperliche Geschwächt -Sein hätte ihrer Rolle im Familiensystem nicht entsprochen und ein Bild von ihr gezeichnet, mit dem sie sich selbst nicht anfreunden hätte können und/oder wollen.

Als einen weiteren Lernprozess beschreibt Sonja das *„sich einmal gehen lassen"*, das sie mit *„wenn ich da nicht gekocht habe, dann habe ich halt nicht gekocht"* näher erklärt. *„Da"* meint den Wohnwagen am C:See, wo sie ihr Domizil aufgeschlagen hatte. Im Unterschied dazu habe sie sich daheim nicht gehen lassen können, das heißt, dort habe sie schon gekocht und sich um den Haushalt gekümmert (*„daheim habe ich halt doch gekocht [...]. Und aufgebettet und halt die Hausarbeit gemacht"*). Allerdings ist sie in ihrer Arbeit stark beeinträchtigt gewesen, sie hat getan, was sie in ihrem Zustand tun konnte (*„so gut ich es halt können habe"*), doch Verschiedenes sei einfach nicht möglich gewesen (*„du kannst nicht alles"*). Schon fast selbstironisch klingt ihre anschließenden Bemerkung über das tägliche Staub saugen oder Fenster putzen. Sonja kann jetzt darüber lachen beziehungsweise über sich selbst den Kopf schütteln, sie kommentiert ihr früheres Verhalten mit *„furchtbar"*. Abschließend bringt sie ein weiteres Beispiel: trotz Regen in der Nacht habe sich nicht dazu verpflichtet gefühlt, sofort die Fensterscheibe ihres Schlafzimmers zu putzen, es sei ihr egal gewesen (*„ja, ist gleich"*). Mit dem betonten *„ vor einem Jahr, hätte das nicht sein dürfen"* hebt sie effektvoll den Kontrast zwischen ihrem früheren Verhalten und ihrer jetzigen Einstellung hervor und veranschaulicht so fast beweisführend die in ihr vorgegangene Veränderung. Den Grund dieser Veränderung (*"man wird schon anders"*) nennt sie im nächsten Satz (*"die Krankheit lehrt einen auch einiges"*).

Im Laufe des Gesprächs wird auch immer deutlicher, dass Sonja sehr wohl nach Hilfe gesucht hat. Offenbar gab es Momente während ihrer Krankheit, in denen sie gerne Unterstützung, Trost oder jemanden zum Anvertrauen gehabt hätte. Dies zeigen die folgenden Passagen sehr klar:

Sonja: *" Und ich habe, eben, ich war einmal, weil ich mir gedacht habe, das bringt mir vielleicht was, die Selbsthilfegruppe. Weil, man sucht schon, das stimmt, das muss ich schon zugeben, man sucht schon eine Hilfe oder, das möchte man dann schon in Anspruch nehmen, wenn man ganz fertig ist [...]. "Alleine, ja, das reicht nicht aus, nein."*

Hier bringt Sonja erstmals ihr Suchen nach Hilfe für sich selbst zum Ausdruck. Sie erzählt, sie sei auch einmal bei einer Selbsthilfegruppe gewesen, weil sie sich davon Unterstützung versprach (*"das bringt mir vielleicht was"*). Im Anschluss daran erklärt sie ihre Motive zu diesem Schritt, die aufgrund der Vorgeschichte typisch sind. Sonja wollte sich dieser Selbsthilfegruppe anschließen, weil sie auf der Suche nach Hilfe und Unterstützung war. Interessant ist, dass sie in diesem Zusammenhang wirklich von einer Suche spricht, mit der sie ihre Unsicherheit oder auch Unentschlossenheit, was ihr denn helfen könnte, ausdrückt. Auf *"das möchte man dann schon in Anspruch nehmen"* folgt mit dem *"wenn man ganz fertig ist"* schnell die Rechtfertigung dafür. Sie verwendet erneut das Wort *"fertig"*, das wie schon vorher erwähnt, ihren Ausdruck für tiefe emotionale Krisen darstellt. Wenn sie ganz fertig ist, sieht sie sich nach Hilfe um. Sonja formuliert zerfahren, setzt immer wieder neu an, bringt die begonnenen Sätze nicht zu Ende. Allein aus dem sprachlichen Aufbau lässt sich schließen, wie sehr sie diese Thematik in Anspruch nimmt und dass es ihr schwer fällt, darüber zu sprechen. Inhaltlich vollzieht sie hier eine Kehrtwendung. Sprach sie kurz zuvor noch von ihrem Wunsch, völlig allein zu sein und sich am besten selbst zu helfen, so gibt sie jetzt zu, sehr wohl Hilfe gebraucht, gewollt und sogar gesucht zu haben. Sie schließt sich einer Selbsthilfegruppe an, was sehr eigeninitiativ und aktiv wirkt. Diesmal muss sie nicht (wie im Falle der Psychoonkologin) überredet werden, sondern sie beginnt selbst, sich nach Hilfe um zu sehen. Damit steht sie im Konflikt zu ihren vorigen Aussagen und ihrer Verhaltensweise. Womit sich dieser Widerspruch erklären lässt, bleibt offen. Ich vermute, dass möglicherweise der Faktor Zeit eine große Rolle dabei spielen kann. War Sonja zu Beginn ihrer Krankheit davon überzeugt, ausreichend Ressourcen zur Selbsthilfe zu haben mit dem zusätzlichen Wunsch, niemandem in ihre veränderte Lebenssituation hineinziehen zu wollen, so mag sie sich im Laufe der Zeit der Begrenztheit eben dieser Reserven und ihrer Überforderung bewusst geworden sein.

3. Kein Bedürfnis zu reden

Die körperliche und emotionale Last ist so schwer, dass sie sie niemanden zumuten will und kann, sie muss sie allein tragen. Sie will und kann sich in dieser Zeit nicht mit- teilen, sie muss es durchstehen, ohne die Last zu teilen, und sie bestreitet das Bedürfnis, mit jemandem reden zu wollen, womit sie auch den Ausschluss aus der familiären Gemeinschaft legitimieren will (Fahrt an den C:See).

I: "Hatten Sie nicht manchmal das Bedürfnis, mit jemandem zu reden, auch darüber, wie es Ihnen geht?"
S: "Das, muss ich sagen, hatte ich eher weniger damit. Nein, das war, eben, ich dachte, ich mache das allein."

Mit „*ich dachte, ich mache das allein*" rückt sie erneut ihre Stärke, Unabhängigkeit und das Nichtangewiesensein auf andere, das sogar ihre engste Umgebung, ihren Mann, ihre Söhne und den Bruder mit ein schließt, noch einmal in den Vordergrund.
Teilweise drückt Sonja eine starke Abwertung gegen jene Art von Gesprächen aus, die sie mit ihrer Krankheit konfrontieren. Man spürt ihren Widerwillen und ihre Ablehnung sehr deutlich.

Sonja: *„ Aber nicht über die Krankheit. Mir hat das Gespräch mehr gegeben, über schöne Dinge zu reden oder einen wunderschönen Vortrag oder eine schöne Predigt zum Beispiel, nur als Beispiel."*
I: „Also eher ablenkend als hinführend?"
Sonja: *„Ja, ja, also ich, ich würde so ... das sehen, also dass man ... ablenkend, ja, das ist das richtige Wort. Das hätte mir ... besser getan, als nur über die Erkrankung, über die Medikamente und über das ganze Glump zu reden."*

Sonja macht klar, dass sie vorrangig nicht an einem auf die Krankheit konzentrierten Gespräch interessiert gewesen war, sondern aus einer Ablenkung im Sinne einer positiven Anregung viel mehr schöpfen konnte. Sehr deutlich wird sie schließlich im letzten Satz, wo sie alles, was mit ihrer Krankheit zu tun hat (Medikamente etc.) mit dem sehr umgangssprachlichen Ausdruck „Glump" [Schrott] betitelt. Ihre sonstige trockene Erzählweise wird hier durch das mit Heftigkeit vorgebrachte „Glump da" unterbrochen. Die Verachtung, die in diesem Wort mitschwingt, macht ein weiteres Mal den Widerwillen deutlich, den die Konfrontation mit jenen Dingen in ihr ausgelöst haben muss. Vorrangig ging es ihr also um eine Ablenkung von der Krankheit, nicht um eine Hinführung zu ihr im Sinne einer Auf- und Verarbeitung ihrer Gefühle und Ängste. Dies wird vor allem deutlich, als sie über die Selbsthilfegruppe spricht, der sie sich – wie oben schon erwähnt – für kurze Zeit angeschlossen hatte:

Sonja: „Aber ich habe es dann nicht gepackt, weil jeder hat noch das ärgere Problem gehabt, und ich habe das so, ich habe eigentlich mein Problem nicht so arg gefunden. Was die anderen erzählt haben und so. Ich selber habe nichts erzählt, ich habe nur zugehört."
I „ "Da kommen Sie dann auch nicht wirklich auf Ihre Kosten. "
Sonja: „ "Nein, das hat mir, ich habe mir gedacht, dass man vielleicht irgendwo turnen geht oder schwimmen geht, das bieten sie ja auch an, das habe ich dann aber doch nicht in Anspruch genommen. Oder Basteln oder Malen. "
I: „Also Ihnen wäre es eher um eine Aktivität gegangen als um Gespräche?"
Sonja: „ Ja, genau, aber es ist nicht jeder gleich, viele brauchen das Gespräch. "

Im umgangssprachlichen Ausdruck „*gepackt*" schwingen zwei Dinge mit: zum einen, dass sie diese Gruppe genervt hat, zum anderen, dass es ihr zuviel wurde, zu anstrengend für sie war und sie es dort einfach nicht ausgehalten hat. Sie erklärt dies im nächsten Satz „*weil jeder hat noch das ärgere Problem gehabt*". Mit dieser für sie ungewohnt kritischen Formulierung lässt sie einen gewissen Argwohn durchblicken gegenüber den anderen Gruppenteilnehmerinnen. Sie vermutet, dass es jenen in den Gruppengesprächen nur darum gegangen sei, die eigenen Schwierigkeiten und Probleme hervorzutun, und in der Art, wie sie es formuliert, kritisiert sie dieses Vorgehen, das ihrer Art offensichtlich wenig entspricht. Dies kommt in dem Satz „*ich hab eigentlich mein Problem nicht so arg gefunden*" deutlich zum Ausdruck. Damit grenzt sie sich von den anderen Teilnehmerinnen der Gruppe ab und macht klar, dass es ihr in dieser Selbsthilfegruppe nicht darum gegangen ist, über ihre Probleme zu reden. Dies lässt sich zweifach deuten: einerseits scheint es Sonja fern gelegen zu sein, sich mit ihren Problemen in den Vordergrund drängen zu wollen, wie sie es bei anderen Teilnehmerinnen offensichtlich erlebt hat. Andererseits kommt hier ihre Bewältigungsmechanismus des Verdrängens sowie ihr Muster, sich selbst nicht wirklich ernst zu nehmen, erneut zum Vorschein. Möglicherweise hat es sie deshalb unangenehm berührt, andere von ihren Problemen sprechen zu hören, weil für sie etwas in dieser Form unvorstellbar war. Klar wird aber, dass Sonja ihre Problematik herunterspielt, sei es nun als kleiner Seitenhieb auf die (zu sehr) auf sich konzentrierten Teilnehmerinnen oder, weil sie sich tatsächlich nicht ernst nimmt. – Aufgrund ihrer bisherigen Bemerkungen erscheint mir Letzteres plausibel. Sie beschreibt auch ihr Verhalten in dieser Selbsthilfegruppe, das sehr zurückhaltend war, wenn es um persönliche Informationen ging. Sie gibt sogar an, selbst überhaupt nichts erzählt zu haben („*ich selber habe nichts erzählt*"), sondern, dass sie den anderen nur zugehört hat. Somit beschränkt Sonja ihre Teilnahme an dieser Selbsthilfegruppe ausschließlich auf das Zuhören. Das verweist erneut darauf, dass sie selbst entweder kein Interesse an einem Austausch mit anderen Betroffenen gehabt beziehungsweise sich in dieser Situation überfordert gefühlt hat.
Letztlich geht aus dieser Sequenz hervor, dass Sonja über die Struktur einer Selbsthilfegruppe nicht informiert war, als sie sich ihr anschloss, sie wusste nicht, was dort geschieht und wie diese Gruppe arbeitet. Damit war die

Selbsthilfegruppe für sie kein Erfolg. Warum nicht, erklärt sie sich aus ihren Vorstellungen und Erwartungen, die doch recht von dem Konzept einer Selbsthilfegruppe abweichen. Sie habe sich mehr erwartet als nur Gespräche. Mit *„dass man vielleicht irgendwo turnen geht oder schwimmen geht"* beschreibt sie genau, was sie sich vorgestellt hätte. Sie formuliert im „man", das heißt, sie hat sich mit dieser Gruppe nicht identifiziert und keine persönlichen Beziehungen aufgebaut. Dass sie Turnen und Schwimmen an erster Stelle ihrer (Wunsch)Vorstellungen nennt, lässt darauf schließen, dass sie gern körperlich aktiv ist. Basteln und Malen (eher sitzende Beschäftigungen) führt sie erst später an. Möglicherweise lässt sich daraus etwas über ihre üblichen Freizeitaktivitäten schließen, die sie gern in einer Gemeinschaft verwirklicht hätte.

Erneut finden sich hier Widersprüche zur Vorgeschichte.

Sonja hat zuvor zugegeben, dass auch sie sich auf der Suche nach Hilfe befand. Deshalb hat sie sich auch der Selbsthilfegruppe angeschlossen. Mit deren Hilfestellung kann sie jedoch nichts anfangen, da das Gespräch in der Gruppe dort einen für sie zu hohen Stellenwert hat und Hilfe für sie offensichtlich etwas anderes darstellt, nämlich sportliche oder handwerkliche Aktivitäten, die ebenso angeboten werden. Trotz ihrer Unzufriedenheit nimmt sie diese Angebote aber nicht wahr, wofür sie keine Gründe nennt. Ablenkung von der Krankheit hatte für Sonja eine sehr große Bedeutung. War es zuerst ihr Sohn, auf den sie sich in der psychoonkologischen Beratung konzentriert hat, so will sie auch jetzt in der Selbsthilfegruppe nicht über sich reden. Sogar die Konfrontation mit ähnlichen Schicksalen wie das ihre ist ihr zu viel. Ihr Wunsch wäre gewesen, etwas zu unternehmen, wobei Aktivitäten wie Turnen und Schwimmen beziehungsweise Basteln und Malen mehr an eine Frauen-Freizeitgruppe erinnern als an eine problemzentrierte Selbsthilfegruppe für Brustkrebserkrankte. Darin liegt ja einerseits auch ihre Stärke: sie will sich von der Krankheit nicht „einsaugen" lassen, sie will sich nicht dauernd auf sie konzentrieren, sie will sich ablenken und (wenigstens manchmal) vergessen, dass sie krank ist. Daher will und kann sie nicht über ihrer Krankheit sprechen, so scheint es zumindest anfangs. Doch gegen Ende des Interviews wird immer deutlicher, dass sie damit nur auf ein nicht bestehendes beziehungsweise nicht an- und entsprechendes Gesprächsangebot reagiert und eigentlich schon auf der Suche nach etwas oder jemandem war, das oder der ihr vielleicht helfen könnte, diese schwere Zeit zu überstehen. Denn später signalisiert sie ihre Bereitschaft dazu, wäre ihr ein entsprechendes Angebot gemacht worden:

Sonja: *„Und deshalb habe ich das auch ... sie hätten es mir angeboten, aber ich habe es nicht angenommen. Falsch angeboten"*

Hier weist Sonja darauf hin, dass es ihr die Form des Angebots und die Art und Weise, in der es ihr entgegengebracht wurde, unmöglich gemacht habe, es anzunehmen und nicht das eigentliche Angebot an sich sie daran gehindert habe. Diese nach ihren Bemerkungen über das Alleinseinwollen und ihre Strategie der Einzelkämpferin überraschende Kehrtwendung lässt mich vermuten, dass ihre

Ablehnung gegenüber Gesprächen eigentlich nicht ihren persönlichen Vorbehalten entsprungen sein könnte, sondern von außen, sprich der Art und Weise der Handhabung in der Klinik, hervorgerufen wurde. Es stellt sich auch die Frage, ob Sonja durch ein sensibleres und einfühlsameres Heranführen an eine Unterstützung in Form von psychologischer Betreuung und Gesprächen nicht doch dafür zugänglich geworden wäre und Nutzen daraus hätte ziehen können. Diese Vermutung bestätigt sich schnell:

I: „Aber das Angebot hätten Sie gehabt an der Klinik, das hätten Sie gehabt über diese Psychoonkologin?"
Sonja: *„Ja, ja."*
I: „Wie Sie stationär waren oder-?"
Sonja: *„Nein, da war nichts. Da war nichts. Also das ... Ja, wie sie gesehen haben, wie ich da nachher so geweint habe, sind sie schon dahergekommen und haben wollen ... mir psychische Betreuung, also da ist ... eine Ärztin gekommen und hat, hat gesagt, ja, ob ich mit ihr reden will? Und dann habe ich* <u>trotzig</u> *,Nein' gesagt, ,Ich brauche Sie nicht'. Also da hat es ..."*
I: „Da ist eine Ärztin gekommen, die Sie davor noch nie gesehen hatten?"
Sonja: *„Nein, die habe ich nie gesehen. Es hat nur geheißen, da ist eine Psychoonkologin, ich weiß ihren Namen nicht mehr, das weiß ich leider nicht mehr, aber mir ist es einfach nicht, ich habe mir gedacht, was soll ich jetzt, nicht?"*
I: „Was soll ich mit der?"
Sonja: *„Ja, was soll ich mit der? [...]."*

Meiner Meinung nach ist diese Sequenz sehr aufschlussreich für die Einschätzung des Bedarfs an gut geschulten, psychoonkologischen Betreuenden im Klinikgeschehen, insbesondere auch im stationären Bereich. Sonja beschreibt hier, wie sich „psychologische Betreuung" auf der Klinik gestaltet hat. Auf mein Nachfragen hin erfahre ich, dass diese zum Zeitpunkt nach ihrer Operation nicht vorhanden gewesen ist (*„Nein, da war nichts. Da war nichts"*), sondern erst dann angeboten wurde, als Sonja durch die sehr unsensible und rücksichtslose Behandlung einer Oberärztin (die sie ohne Möglichkeit des Nachfragens zwischen Tür und Angel neben anderen PatientInnen über eine notwendige Strahlen- und Chemotherapie aufgeklärt hatte, was für Sonja völlig überraschend kam) sehr mitgenommen war (*„wie ich da nachher so geweint habe"*). Die Art ihrer Ausdrucksweise (*„sind sie schon dahergekommen und haben wollen"*) lässt eine gewisse Verbitterung über dieses plötzliche und viel zu späte Bemühen deutlich werden. Das durchgehend verwendete *„sie"* beziehungsweise *„eine Ärztin"* macht die beziehungslose Atmosphäre deutlich, in der Sonja sich befunden hat. Da gab es keineN, zu der/dem sie ein Vertrauensverhältnis gehabt hätte, der/dem sie sich hätte anvertrauen können oder wollen. Das Angebot dieser Ärztin zum Gespräch kann Sonja nicht annehmen (*„habe ich* <u>trotzig</u> *,nein' gesagt"*) , mit dem *„ich brauche Sie nicht"* will sie sich abgrenzen und distanzieren von einer Hilfe, die unter diesen Umständen beinahe lächerlich erscheint. Ihre Reaktion, das Gespräch zu verweigern, erscheint mir angesichts des Vorgefallenen nachvollziehbar. Als ich nachfrage, ob Sonja diese rasch hinzugerufene Ärztin gekannt habe, gibt sie an, diese noch nie zuvor gesehen zu haben. Dass sie sich auch deren Namen nicht gemerkt hat, macht deutlich, dass diese Frau ohne jegliche Bedeutung für sie geblieben ist.

Sonja wirkt in ihrer Ablehnung fast ein wenig hilflos, als könne sie ihren „Trotz" selbst nicht ganz verstehen. Sie habe einfach nichts anfangen können mit diesem Gesprächsangebot, worauf sich das auch „*ich habe mir gedacht, was soll ich jetzt*", bezieht. Im Gegensatz dazu zeigt ihr abschließendes „*was soll ich mit der?*", wie wenig sie in ihrer Situation mit dieser Ärztin anfangen konnte. Hier signalisiert sie ihre Bereitschaft dazu, wäre das Angebot anders gemacht worden. Der Vollzug dieser überraschenden Kehrtwendung legt die Vermutung nahe, dass ihre Ablehnung schlussendlich nicht ihren persönlichen Vorbehalten entsprungen sein könnte, sondern von außen provoziert wurde. „Von außen" meint dabei weniger das pauschalisierte gesellschaftliche Urteil, sondern die praktische Handhabung in der Klinik.

2. Unabhängigkeit im dialektischen Spannungsfeld von Stärke, Stolz und Verdrängung

Sonja rückt im Verlauf des Interviews ihre Stärke, Unabhängigkeit und das Nichtangewiesensein auf andere, das sogar ihre engste Bezugsgemeinschaft mit einschließt, immer wieder in den Vordergrund. Sie wählt von vornherein das Alleinsein, sie benötigt niemanden zum Reden, sie ist stark genug, um die Nerven der anderen zu schonen und auf deren Bedürfnisse einzugehen. Unter anderem wird daraus deutlich, dass es ihr unangenehm ist, so krank, abhängig und pflegebedürftig zu sein. In dem Bedürfnis, dass niemand sie so sehen und ihren Zustand „*mitbekommen*" soll, drückt sich meiner Meinung nach auch eine Art Stolz aus, die mit ihrer Rolle der starken Frau zusammenhängt. Sie, die offensichtlich niemals anders wahrgenommen worden ist als in dieser Rolle, benötigt plötzlich genau das, was sich normalerweise alle anderen von ihr erwarten. In dieser Angst, ihrer traditionellen Rolle nicht mehr entsprechen zu können, liegt auch ein wenig Stolz auf ihr Geben- Können, darauf, dass sie so viel Kraft hat, auch andere zu tragen, dass sie weder schwach noch klein noch hilfsbedürftig ist. Dieser Stolz schwingt in der folgenden Passage deutlich mit:

I: „Aber so, so Gespräche haben Sie zu dem Zeitpunkt einfach nicht gewollt?"
Sonja: „Nein. Ich habe auch mit meinem Mann, eben, über, über, leider Gottes, vielleicht wäre es gescheit gewesen, aber ich wollte einfach die Starke sein. Vielleicht wäre es das besser gewesen. Wenn ich mich da fallen lassen hätte ... Oder auch nicht! Weil mir kommt vor, ich habe mich da selber herausgezogen, indem ich eben versucht habe, das Positive zu sehen, der einfach, der Gedanke: 'Ich bin gesund!' Das habe ich mir halt immer wieder vorgesagt."

I: „Auch während dessen, also während Ihrer Therapie, Ihrer Operation und so weiter, war das immer in ihrem Hinterkopf, dass Sie wieder gesund werden?"
Sonja: „Ja, das wollte ich einfach."

In dieser Sequenz bestätigt sich, was in der vorigen oft angeklungen war: Sonjas großes Bedürfnis, ihr Gesicht zu wahren, zumindest nach außen so zu wirken wie immer. Das betrifft sogar ihren Mann, da sie auch mit ihm nicht über ihre Erkrankung sprechen wollte oder konnte. Allerdings scheint sie sich ihres Verhaltens von damals nun nicht mehr so sicher zu sein, sie zweifelt mittlerweile daran, ob eine andere Lösung nicht doch besser gewesen wäre (*„vielleicht wäre es gescheit gewesen"*), etwa, wenn sie sich, wie sie selbst es ausdrückt, *„da fallen lassen hätte ..."* Sie deutet hier erstmals an, dass sie sich dieser Möglichkeit zumindest im nachhinein bewusst ist, dass es aber an ihr gelegen sei, sie nicht zu ergreifen. Warum sie sie nicht ergriffen hat, erklärt sie im folgenden Satz. Sie selbst hat sich ganz allein geholfen, sie war diejenige, auf die sie sich im End-effekt fast ausschließlich verlassen hat (konnte?), so hat sie sich *„selber herausgezogen"*. Hier schwingt deutlich ein wenig Stolz mit. Mit dem Folgenden (*„indem ich eben versucht habe, das Positive zu sehen oder einfach der Gedanke: 'Ich bin gesund'"*) beschreibt sie genauer ihre Strategie. Kein Wort mehr vom obigen Bedauern. Der letzte Satz *„Ja, das wollte ich einfach"* bekräftigt dies. Sie wollte es so haben, sie wollte sich auf das Positive, auf die Hoffnung konzentrieren. Interessant ist die hier gezeigt Ambivalenz, der schnelle Wechsel, den Sonja vornimmt. Zum ersten Mal lässt sie hier deutlich anklingen, dass sie sich ihrer Strategie nicht mehr sicher ist, sie spricht bedauernd, fast als würde sie es bereuen, davon, niemanden in ihr Vertrauen gezogen zu haben. Gleich darauf aber, sobald vom „Fallenlassen" die Rede war, kehrt sie zurück auf ihre bekannte Schiene des „alles selber machen" und „niemanden brauchen". Festzuhalten ist ebenfalls, dass für Sonja Gespräche offensichtlich gleichzeitig die Dimension des Sich -fallen -Lassens beinhalten. Hätte sie sich jemandem (zum Beispiel ihrem Mann) anvertraut und über ihre Ängste, Sorgen und Empfindungen gesprochen, hätte sie sich ihrer Meinung nach fallengelassen, wobei sie hier sowohl die positiven als auch die negativen Möglichkeiten mitschwingen lässt.

Auch die Möglichkeit einer Depression weist Sonja klar von sich.

I: „Wenn Sie an Ihre anfängliche Resignation in Bezug auf die Krankheit, denken, würden Sie sagen, dass Sie da schon ein wenig depressiv waren, oder war das eher weniger?"
Sonja: „Nein, depressiv täte ich das, nein, könnte ich nicht sagen."

Sonja macht hier einen bestimmten, fast vehementen Eindruck. Eine Depression ist offensichtlich kein Thema für sie, sie hat nichts dazu zu sagen, außer dass es auf sie nicht zutraf. Aufgrund der bisherigen Informationen liegt die Vermutung nahe, dass Sonja sich eine Depression nie eingestehen oder zugestehen würde, da es nicht zu ihrer Rolle passt. Allerdings liegen im Verlauf einer Krebserkrankung zumindest kurzfristige und wieder vorübergehende reaktive Depression oder depressive Verstimmungen nahe. Dass Sonja sie so energisch von sich weist, gibt sowohl Aufschluss über ihr Bild von sich selbst wie auch darüber, dass doch die Möglichkeit einer eventuellen, kurzzeitigen Depression bei ihr besteht. Andererseits kann es auch bedeuten, dass Sonja sich durch ihrem Abwehrmechanismus des Verdrängens wirklich von der Verzweiflung und damit vor einer Depression bewahrt hat. Ihre Strategie des positiven Denkens steht damit in Zusammenhang. Sonja lässt sich nicht entmutigen oder deprimieren, sie will sich auf das Leben konzentrieren:

I: „Also Sie haben sich nicht deprimieren lassen jetzt dadurch und entmutigen, wenn das auch im ersten Moment so ist?"
Sonja: „Nein, ich habe eher nachher gekämpft. Ich bin dann, ich habe nachher, auf die Interne bin ich dann gegangen, weil ich gemerkt habe, dass das Herz, dass da etwas nicht in Ordnung ist, nicht, ich habe das alles dann in Anspruch genommen, also war dann eher... 'Ich will leben!' – so ähnlich."

Von großer Bedeutung für Sonja war es, sich ihre Unabhängigkeit zu bewahren. Sie möchte nicht abhängig sein, sie möchte auf keinen Fall die Zügel aus der Hand lassen. In dieser Haltung liegen allerdings auch positive Aspekte. So scheint es mir beispielsweise wichtig zu betonen, dass ihr Bewältigungsmechanismus der Verdrängung nicht ausschließlich negativ zu bewerten ist. Die Vermutung liegt nahe, dass sie sich durch diesen Abwehrmechanismus vor der Stagnation in der Verzweiflung und damit vor einer Depression bewahrt hat. Auch ihre Strategie des positiven Denkens steht damit in Zusammenhang. Sonja lässt sich nicht entmutigen oder deprimieren, sie will sich auf das Leben konzentrieren. *„Ich will leben"*. Gleichzeitig spricht sie vom Kämpfen (*„Ich habe eher nachher gekämpft"*). Damit bringt sie viel Kraft und einen starken Nichtunterkriegen-Lassen- Wollen liegt eine große Stärke. In diesem Kontext ist auch ihre Beschwörungsformel *„Ich bin gesund"* zu verstehen. In ihrem Wunsch, gesund zu sein, geht Sonja soweit, dies so gut es geht als Tatsache anzunehmen und Hoffnung daraus zu schöpfen. Insofern muss die „starke Frau" nicht nur als Unvermögen, sondern auch als Bewältigungsmechanismus interpretiert und in seiner Schutzfunktion anerkannt werden.
Die Fähigkeit, das Positive zu sehen, drückt sich sehr schön in der folgenden Passage aus, in der Sonja ein weiteres Mal darauf eingeht, wie sehr die Krankheit ihr Leben verändert hat. Sie beschreibt ihre nun viel intensiver Wahrnehmung, das bewusste Schauen auf das Schöne in der Natur, das Sich- freuen- Können an den kleinen Dingen. Diesen „besseren Blick" verdankt sie ihrer Erfahrung mit dem Krebs. Nach der schmerzhaften Auseinandersetzung mit dieser tödlichen Krankheit scheint nichts mehr selbstverständlich zu sein, ihr Leben hat sich verändert.

Sonja: „Ja, ja [...]. Ich habe jetzt keine Angst mehr vor dem Tod, weil ich, ich hab einen ganz einen anderen Bezug dazu, zu Leben und Tod, weil man sich damit ...

befassen muss. _Das habe ich, ich habe das so sehen lernen dürfen, also, eben, dass die Erkrankung einen eine andere, eine andere Lebensqualität sehen lässt, dass ist schon toll. Die Erkrankung hat mich, mich, hat mich neue ... Wege und oder wie soll ich sagen, Abschnitte erleben lassen ... Ich lebe jetzt intensiver. Verstehen Sie, ich stehe auf, in der Früh, da stehe ich auf und freue mich über so Dinge, so Sachen wie Vogelgezwitscher, ja, und ich würde schon sagen, dass ich jetzt mehr Lebensqualität habe, weil ‚weil ich, ich genieße alles viel intensiver ... Es kommt, ich glaube aber, eben, das kommt darauf an, was für ein Typ Mensch man ist, denke ich, nicht. Ich hätte mir doch früher nie die Zeit genommen, jetzt zum Beispiel so wie jetzt in ein Kaffeehaus zu gehen! Nein, weil das, da muss zuerst die Hausarbeit geschehen, nicht! Das war mir nicht so wichtig."_
I: _„Ist das nicht im nachhinein zumindest ein kleiner Trost?"_
Sonja: _„Ja. Ja. Äh, weil einem die Augen für andere Sachen geöffnet werden. Für, für wichtigere – also für mich wichtigere Dinge, nicht. Ich habe zum Beispiel, das muss ich auch dazu sagen, nie so, äh, so, so intensiv den Herbst empfunden. Oder den Frühling empfunden. Jetzt sehe ich das alles mit ganz anderen Augen! Der Herbst war für mich, ja mein Gott, die Blätter fallen, jetzt sehe ich, wie schön die sind! Ich sehe Dinge, die was ich vorher, wo ich darüber hinweggegangen bin. Oder jetzt der Frühling! Ich genieße das Grün der Wiesen so sehr, also [seufzt] ... Das sind Dinge, die mir gar nicht wichtig waren, die waren einfach da. Das ist gekommen, Frühling, Herbst, ..."_
I: _„Die Selbstverständlichkeiten sind nicht mehr so -."_
Sonja: _„Ja, genau. Ja. Oder Glitzern am Schnee, nicht, das, das, so äh, wirklich schöne Dinge, wo man darüber hinwegsieht, was man nicht so wert sieht oder wertvoll sieht. Sicher, man sagt schon: ‚Mei schön!', nicht, wenn ein schöner Baum blüht, oder so, das war früher schon auch, aber, oder ein schöner Herbstbaum, aber nicht so intensiv! Das, das habe ich jetzt neu gekriegt, neu geschenkt gekriegt, dass ich intensiv den besseren Blick für, für, für Schönheit. Das macht die Erkrankung sicher auch, also für mich ist das ein Lebensabschnitt, oder, oder eine Erfahrung, aus der ich reich beschenkt worden bin. Wenn man es so sieht ... ich kann das vergleichen mit der Geburt von einem Kind: das ist auch mit Schmerzen verbunden, aber dann ist das Schöne da. Also ich sehe es halt so. Und jetzt sehe ich wieder das Schöne."_
I: _„Jetzt sind Sie fast ein bisschen wiedergeboren?"_
Sonja: _„Ja."_

5. Latente Deutungsstruktur im thematischen Zusammenhang

Die Schlussfolgerungen aus diesem Fall über die psychische Situation onkologischer PatientInnen ergeben ein klares Bild. Es erscheint mir offensichtlich, dass das derzeitige System mit der Ausführung einer individuellen, auf einzelne PatientInnen abgestimmte Betreuung überfordert ist. Das derzeitige Angebot an Unterstützung für Menschen mit einer potentiell tödlichen Krankheit reicht nicht aus, um als adäquat anerkannt werden zu können. Der persönliche Umgang mit onkologischen PatientInnen wird durch Hilflosigkeit, mangelndes Wissen über deren Bedürfnisse und vor allem Zeitmangel der Betreuenden erschwert. Zwar gibt es Ansätze zur Unterstützung, doch wurde klar, dass Sonja mit dem in der besprochenen Weise an sie herangebrachten Angebot nichts anzufangen wusste (*„Was soll ich denn mit der?"*). Die Frage, ob Sonja durch ein sensibleres Heranführen an eine Form der Unterstützung nicht doch dafür zugänglich geworden wäre und Nutzen daraus hätte ziehen können, scheint mir insofern als beantwortet. Weiters geht aus diesem Interview die Wichtigkeit eines ausführlichen Diagnose- und Aufklärungsgespräches hervor, das die Möglichkeit gibt, Fragen zu stellen und Ängste nehmen kann, jedoch vor allem die Betroffenen genau über ihren Zustand und die weiteren notwendigen therapeutischen Schritte informiert. Zu wissen, woran man ist beziehungsweise, worauf man sich einstellen muss, scheint ein großes Bedürfnis zu sein, dem allerdings in der Praxis nicht ohne weiteres entsprochen wird. Damit stellt sich die Frage, inwieweit es Veränderungen in der Betreuung vor und während der Therapie geben sollte, um eine bessere und tiefgreifendere Unterstützung zu gewährleisten. Offensichtlich bekommen onkologische PatientInnen nicht das, was sie benötigen, um adäquat und ihrer Situation entsprechend betreut und begleitet zu sein; beziehungsweise um sicherzustellen; dass die Angst vor ihrer Behandlung der Todesangst keine Konkurrenz mehr macht.

2. INTERVIEW MIT ALEXANDRA

2.1. Zusatzprotokoll

Namen und Nummer von Alexandra bekam ich ebenfalls von der Sozialarbeiterin auf der Strahlentherapie. Alexandra ist zweiundvierzig Jahre alt, verheiratet und hat zwei Söhne im Alter von fünf und sechs Jahren. Nach telephonischer Kontaktaufnahme vereinbarte ich mit Alexandra, sie vormittags um zehn Uhr dreißig von der onkologischen Ambulanz abzuholen, da sie im für mich nur schwer erreichbaren Z. wohnt und sie meinte, sie sei ohnehin jede Woche in Innsbruck zur Chemotherapie.

Mein Angebot, in meine Wohnung zu gehen, konnte sie nicht annehmen, da sie nach der Chemotherapie immer sehr müde sei und nicht lange gehen könne. Ich solle ein Cafe in der Nähe aussuchen. Nachdem wir uns in der onkologischen Ambulanz getroffen hatten, musste Alexandra noch zum Röntgen, wohin ich sie begleitete. Bereits dort begann sie, von sich zu erzählen, ebenso wie auf dem Weg ins Cafe. Sie fragte mich, ob sie mich duzen dürfe, was ich natürlich erlaubte.

Im April vor einem Jahr hatte man bei ihr Brustkrebs diagnostiziert, seither hat sie sich verschiedenen Therapien (Mastektomie, Strahlen- und Chemotherapie) im Krankenhaus Schwaz und dem Klinikum Innsbruck unterzogen und musste vor vier Monaten mit einer neuerlichen Chemotherapie beginnen, zu der sie nun jede Woche nach Innsbruck an die Klinik kommt. Im Cafe begann sie sofort, an das bisherige Erzählte anzuschließen, daher beginnt das Interview nicht mit einer klassischen Einleitungsfrage, sondern praktisch „mittendrin" in der Erklärung meines Forschungsanliegens. Immer wieder verweist sie auch im Interview auf etwas, was bereits vorher gesagt wurde.

Alexandra erschien mir sehr gesprächsbereit, sie suggerierte ein großes Bedürfnis, sich mitzuteilen. Unser Gespräch verlief daher auf weiten Strecken ohne Zwischenfragen meinerseits, sie erzählte flüssig, vieles schien einfach aus ihr „herauszubrechen". Sie zeigte mir auch Photos von ihren Söhnen und von sich selbst, vor einigen Jahren, ein Hochzeitsphoto und Photos, die während ihrer ersten Chemotherapie aufgenommen worden waren. Als sie schließlich verstummte und mich fragte, ob ich noch etwas wissen wolle, schaltete ich das Gerät ab, ließ es jedoch noch am Tisch liegen, da mir die Erfahrung gezeigt hatte, dass nach Abschalten des Gerätes meistens noch ein Nachsatz kommt – was auch eintraf.

Nach dem endgültigen Beenden des Interviews plauderten wir noch ein wenig, anschließend begleitete ich sie zurück zur Klinik, wo wir uns um circa halb zwei Uhr verabschiedeten.

2.2. Transkription

I: „... eben, dass man einfach mit dem Wissen, das man dann hat, etwas an der Situation insgesamt verbessern kann. An das glaube ich schon. Langsam ist es schon ein bisschen im Aufbruch, man merkt, es wäre etwas anderes auch noch zu tun, nicht nur den Körper zu behandeln."

A: „Mhm, ja das auf alle Fälle. Weil, wie ich dir zuerst schon erzählt habe Wie es mir gegangen ist in Schwaz unten, also da ist es mir echt, keine Betreuung in der, in der Phase, nicht, was du eigentlich dringend gebraucht hättest, weil zuerst habe ich mir überhaupt gedacht, was ist das, und warum habe ich das jetzt, weißt eh, das macht der Chirurg mit dir, und der kennt sich halt aus, ja, weil das weggehört, aber, aber sonst, hast du da keine ..."

I: „Wie ist das überhaupt losgegangen, Ihre Erkrankung, wie haben Sie das erfahren?"

A: „ Ich war, ein halbes Jahr davor, war ich Gesundenuntersuchung, und darunter war ich das erste Mal Monographie, und da hat es geheißen, ich habe nichts, nicht, und ein halbes Jahr darauf, weil ich habe ja ziemlich eine große Brust, nicht [deutet auf die Brust], ein halbes Jahr darauf hat es bei mir die Brustwarzen eingezogen. Da habe ich mir noch noch nichts gedacht, weil ich habe mir gedacht, die kommt schon wieder, weil ich es nicht verstanden habe, nicht, und ... weh hat es auch nicht getan, zuerst, nicht, und dann habe ich mir doch gedacht, jetzt sage ich einmal meinem Hausarzt, dass es bei mir die Brustwarze eingezogen hat und die kommt nicht mehr, nicht. Das, der hat sie sich nicht einmal angeschaut [angesehen], der hat gleich gesagt, ich müsse noch einmal Monographie gehen, nicht. Sage ich: ‚Ja, ich war eh jetzt gerade erst vor einem halben Jahr', ich habe gar nie daran gedacht an das, nicht, Brustkrebs. Da sagt er, nein, da muss ich [unverständlich], und so hat es angefangen. Dann hat mich der von der Monographie in das Krankenhaus geschickt, zur Gewebsprobeentnehmen, dann hat der eine Gewebsprobe entnommen. Nach zehn Tagen hast du einmal gefragt, erfragt, dass es nicht gut ausgeschaut hat, nicht-."

I: „Nach zehn Tagen?"

A: „Nach zehn Tagen. Das wird ja wieder Innsbruck heraufgeschickt, nicht, und Ding, und dann hat der Arzt schon zu mir gesagt, also dass ich operiert werden muss, und ob ich eben bei ihm operiert werden will oder ob ich mich noch woanders erkundigen will, dann habe ich meinen Hausarzt gefragt, ob das eben ein Guter ist, dann hat er gesagt, nein, das ist ein guter ... Chirurg, nicht, also, er hat auch unter dem gelernt, da soll ich das Vertrauen schon haben zu dem. Deswegen bin ich dann auch nicht mehr weiter zu einem anderen Doktor oder ... ja, dann hat er eine Gewebsprobe entnommen und dann hat er gesagt: ‚Aber vorsichtshalber nehmen wir noch einmal eine Gewebsprobe', nicht, noch einmal eine Gewebsprobe entnommen, jetzt haben sie da nach zehn Tagen geschrieben, sie haben zuwenig Gewebe, jetzt können sie es nicht mehr sagen, so oder so. Da hast du wieder ein bisschen eine Hoffnung, es ist doch nichts, nicht. Das dritte

Mal war dann, da hat er mich, ah, wie hat das geheißen, Radiologie geschickt, da wird dann noch mehr Gewebe entzogen, nicht, das haben sie auch wieder hinaufgeschickt, das ist auch wieder zurückgekommen nach zehn Tage, zuwenig Gewebe, also sie haben nichts feststellen können. Jetzt hast du da wieder Hoffnungen, nachher hat er gesagt, ja, jetzt soll ich halt ins Spital kommen, dann habe ich vier Tage im Spital bleiben müssen, haben sie mir zuerst da [deutet auf die linke Brust] aufgeschnitten, weil es gibt ja brusterhaltend auch zum Operieren, dann da ein mords [riesen] Ding heraus, und das hat er wieder eingeschickt, und dann hat er mich eben noch, das war noch gar keine zehn Tage mehr, da hat er mich daheim angerufen, ‚Nein, Alexandra, es geht nicht anders, wir müssen die Brust wegtun‘. Und warum, weshalb ... der hat zuerst <u>nie</u> über das geredet, dass ich eigentlich <u>Krebs</u> habe, nicht! Der hat, er hat gesagt immer, er sagt das nicht gern, Krebs, weißt schon, so ... Und ... zuerst habe ich mich auch gar nicht so gefühlt, dass Ding, warum eigentlich die Brust wegtun, habe ich auch nicht so mitbekommen, das ist (...).“
I: „Sie sind dann in Schwaz operiert worden?“
A: „Mhm. Dann habe ich dir das ja erzählt von diesem Oberarzt, nicht, wie der das gesagt hat, nicht, hat zugeschaut und hat gesagt: ‚Die Brust gehört weg!‘ Nein, zuerst hat er mich noch gefragt, ob ich gestillt habe, habe ich gesagt: 'Ja, ich habe gestillt'. Dann hat er gesagt: 'Dann stimmt das auch nicht, die alte Weisheit, was sie immer sagen: ‚Die Frauen, was stillen, kriegen keinen Brustkrebs‘, nicht‘. Oder, das hat er noch gesagt, nicht, und dann hat er gesagt, die Brust gehört weg und ist hinaus bei der Tür mit die Doktoren, die was bei der Visite, nicht.“
I: „Bitte, das darf ja nicht wahr sein! Da stehst du einmal da, oder?“
A: „Ja, da bin ich dagestanden. Und dann ist ja nicht nur das Problem, das du damit fertig werden musst, weil wie ich das erste mal gehört habe, ich habe Krebs, nicht, da habe ich mir gedacht, jetzt muss ich sterben. Und das ist ja auch das Problem. Jetzt hast du aber auch noch eine Familie, weißt schon, an die du auch denken musst. Ich habe mir zuerst gedacht, das ist mein Todesurteil jetzt. Es ist einfach zu früh. Ich habe überhaupt nie davor, ich habe keine gekannt oder, habe nie damit zu tun bekommen. Und dann wenn man die Brust weghat, da bin ich immer hübsch deprimiert gewesen, da hat er mir zwar dann so Nerventabletten verschrieben, weil er das eben gemerkt hat, dann hat er, dann bin ich so zehn Tage im Spital gewesen, dann habe ich mir immer gedacht, habe ich mich doch immer zusammengerissen, wenn ich jetzt heimkomme, dann plärre [weine] ich mich so richtig aus. Und dann bin ich heimgekommen, dann ist es nicht mehr gegangen, also dann ist das schon ...“
I: „Gesackt.“
A: „Ja. Und ich habe ja dann nachher immer so ein Psychiater gehabt auch, nebenbei, in J. oben, und zu dem bin ich, weil ich es am Anfang nicht so verkraften habe können, der hat mir viel geholfen. Und zu dem bin ich dann hin, und dann habe ich ihm das halt erzählt von der Brust und ich habe nur geweint und geweint und er hat mir nur die Taschentücher gegeben [lacht]. Bei dem habe ich mich so richtig ausweinen können, warum, warum das bei ihm gegangen ist,

weiß ich nicht. Aber das ist wahrscheinlich, weil du dir denkst, bei dem kannst du alles sagen und alles."

I: „Ja, das ist sein Job."

A: „Ja. Sonst habe ich nur geplärrt, und ihm erzählt, aber so richtig von Herzen, weißt eh, schießt es dann heraus, aber danach war ich total ruhig [unverständlich]. Ja, und dann hat er mir eben das gesagt mit den Lymphdrüsen, dass die auch besiedelt sind, gewesen, dann habe ich eh zu ihm gesagt, ich habe nicht einmal gewusst, dass er mir Lymphdrüsen auch heraus hat, das habe ich nicht einmal davor gewusst. Das tun sie bei jeden, den was sie brustoperieren, die Lymphdrüsen, aber wie gesagt, ich weiß nicht, ich habe das gar nicht gewusst. Und gesagt worden ist auch nichts davor. Dann hat er eben gesagt, äh, die sind auch alle besiedelt. Dann sage ich ‚Ja, was alle?' Dann sagt er: ‚Ja, Alexandra, wenn gerade eine oder zwei besiedelt wären, wäre nicht so schlimm, bei dir waren alle besiedelt', nicht. Und deswegen möchte er mich jetzt halt Innsbruck überweisen, weil sie da das Bestmögliche tun können, nicht. Da hat er noch nicht geredet von Chemo oder was, nicht. Dann bin ich zum Professor G., oder wie der geheißen hat, ja, das erste Mal, und der hat mir eben nachher gesagt, das gäbe halt zwei Möglichkeiten für mich: Entweder alle drei Wochen vier Tage da stationär, da kriege ich eben eine Chemo und Ding, oder zwei Chemo, und drei Wochen ah, ah in einer so abgeschirmten ... wie sagt man denn da, da so wo keiner reindarf und ... isoliert, nicht."

I: „Ja, genau."

A: „Und ich habe zu ihm dann gesagt: ‚Ja, was ist besser?' Hat er gesagt, die Möglichkeiten alle zwei sind gleich, gerade die eine ist eine Studio, ah, eine Stud-, also ... weißt eh, sie arbeiten jetzt mit Amerika zusammen, und das andere wäre halt ein Studio gewesen, wo ich drei Wochen nachher in Intensiv gelegen wäre, halt in so einem Ding, nicht. Habe ich gesagt, mir ist es persönlich lieber, alle drei Wochen herauf, weil ich hätte mir das nicht vorstellen könne, drei Wochen nur da sein und ohne meine Kinder und weißt eh ... das wäre mir ... zu viel meine ich gewesen. Natürlich, wenn er jetzt gesagt hätte, das wäre besser, hätte ich das getan, nicht, also ... Ja, und das war dann die erste Chemo. Da habe ich dann alle drei Wochen herauf müssen ... Am Anfang war es ja nicht so schlimm mit dem Speiben [Erbrechen] und dem allen, und die Haare, das war halt schlimm für mich, das war dann der zweite Schock, da bist du dir dann schon vorgekommen als wie ein Krüppel. Keine Brust, keine Haare, also brutal."

I: „Sie haben so lange Haare gehabt, oder?"

A: „Mhm. So die verlieren ..."

I: „Wenn man die so büschelweise dann in der Hand hat ..."

A: „Ah, das war zach [zäh], ja. Und ich habe das nie geglaubt, dass sie ausgehen, nicht, weil er hat damals auch gesagt, es könnte sein, dass sie ausgehen, nicht, aber dann sind sie mir nach vierzehn Tagen, immer, ganze, dann hatte ich sie in der Hand, solche Büschel. Dass ich schnell schauen habe müssen, dass ich überhaupt noch eine Perücke kriege, nicht."

I: „Ist das so schnell gegangen?"

A: „Ah, mir hat es dann da der Doktor eben gesagt, dass sie da in Innsbruck heroben, tut einer die machen, und zwar einer der was die Schüler unterrichtet beim Friseur ... ausbilden, in der Schule, weißt schon, der was die Lehrlinge einlernt, der tut nebenbei Perücken verkaufen, und der ist dann so nett gewesen und ist hereingekommen da in die Klinik, und ich habe ihm halt beschrieben, dass ich lange Haare habe und dass ich wieder so ähnliche möchte, nicht, sie sind mir dann schon ziemlich ausgegangen gewesen, nicht, da werden halt dann natürlich auch Photos auch und er hat eigentlich nicht eine so passende mitgehabt, was mir eigentlich zugesagt hat. Dann ist er aber extra noch Z. gefahren und hat mir eine gebracht und hat mir dann die letzten, weil mein Mann hat das nicht zusammengebracht, ich habe immer zu ihm gesagt: ‚Mei, schneid mir die paar auch noch weg!' weißt eh, da sind noch ein paar abgestanden und da noch, und hinten, und das hat so fürchterlich ausgesehen, habe ich gesagt: ‚[unverständlich] wenn die auch weg sind', weil er hat so eine Maschine gehabt, ‚Nein', habe ich gesagt, ‚er traut sich da nicht hin!', mein Mann, nicht, und dann ist er eben da hingekommen zu mir, und dann hat er mir eben die restlichen noch abrasiert und eben die Perücken. War eh nicht so schiach [hässlich], nicht, aber den ganzen Tag das ist dir vorgekommen, erstens bekommst du Kopfweh, weißt schon, und sonst ist es nicht wie deines, irgendwie. Das Gleiche, das ist auch nicht wie deines, nicht [zeigt auf die Brust]. Ich wollte es mir immer gern aufbauen lassen, wieder, aber da hat dann mein Arzt, der was mich operiert hat, der S., gesagt, ich soll warten. Und jetzt dieses Mal hat er gesagt: ‚Jetzt, Alexandra, jetzt weißt du, warum ich gesagt habe, du sollst warten. Weil du die Kraftphase für etwas Anderes brauchst', und jetzt, da sind eigentlich die Manderleut [Männer] ähnlich, einmal mehr oder weniger ist das aufgefallen, aber für mich selber wäre es wichtig, also ich selber möchte es schon gern ... Mein Mann hat auch schon gesagt: ‚Nein, das brauchst du nicht mehr tun, dann bist du wieder zehn Tage im Spital.' Also dem geht es wieder mehr, dann hat er wieder mehr die Kinder [unverständlich] und den Haushalt, nicht [lacht]. Weil es hängt ja nicht nur mit mir, es hängt ja die ganze Familie zusammen."
I: „Ja, klar."
A: „Ich habe ja auch mit meinem Mann gewaltige Probleme gehabt ..."
I: „Ehrlich?"
A: „Mhm. Ich bin nicht mehr recht zu ihm gekommen, weil ich mich geschämt habe ... Weißt schon, da ist dann ein so ein Ding gekommen, eine Krise, eine gewaltige Krise haben wir gehabt, ja gehabt, teilweise noch, nicht. Jetzt speziell wieder. Und er hat es wieder nicht verkraftet, dass ich krank bin, nicht. Wie soll ich sagen, er hat wieder Angst, auch die Angst, dass er mich verliert und was tut er dann mit den zwei Kindern, das hat er mir jetzt einmal selber gesagt, nicht, was tut er dann mit den zwei Kindern und Ding, nicht, das geht immer weiter. ‚Entweder schaust du dir wieder um eine', habe ich gesagt [lacht], oder es gibt ja heute Internat und alles. Ich habe keine Mutter mehr, seine Mutter ist schon [unverständlich] so haben wir die zwei Kinder oft unten gehabt dann, nicht, und sie sind eben relativ jung. Dann habe ich gesagt: ‚Und übrigens lebe ich ja noch', nicht [lacht]. Ja, aber weil du eben immer wieder etwas hörst, nicht. Eben, dass

ich jetzt wieder in der Leber Metastasen habe und im Kreuz, ich weiß nicht einmal genau, was Metastasen sind, aber ich habe es halt. Also erklärt ist es mir nicht ganz genau worden, was ist, was das eigentlich ist. So halt eine ‚Absonderung von Tumoren' hat es geheißen, ja?"

I: „Mhm."

A: „Aber mir kommt vor, ich habe ja den Tumor weg, weil sonst weil sonst hätten sie mir ja nicht die Brust weggetan, nicht. Und warum das dann noch weitergeht, ... das sind alles so ..."

I: „Also Sie sind nie wirklich von vorn bis hinten aufgeklärt worden, was mit Ihnen los ist, was man mit Ihnen tun wird, wie es ausschauen wird, wie die Prognosen sind, wie lange die Therapien dauern werden ungefähr?"

A: „Nein, eben. Das war es ... nein. Schon, es ist mir schon immer wieder mal aufgeklärt worden, aber immer so mehr mit Ausweich- drum, nicht, wo ich dann nicht ganz mitgekommen bin. Oder wo ich mir dann daheim gedacht habe, das wollte ich fragen, das habe ich vergessen. Und da jetzt bei der zweiten Chemo, da hat er Doktor T. mit mir geredet, und seitdem – nichts mehr. Und schau, jetzt bin ich auch schon fast wieder drei, vier Monate da, und hat nie mehr ein Doktor mit mir geredet, nicht. Werde ich halt angeschlossen an meiner Chemo und dann wieder auf Wiedersehen. Die sind zwar freundlich, da, wo ich jetzt bin, nicht, und ich bin auch froh, dass ich <u>jeden</u> Tag heimfahren kann, nicht, dass ich da stationär bleiben muss, nicht, ... aber ganz klar ist es mir noch nicht. Und dann auch das wie sie gesagt haben, wegen dem, wegen dem Rücken, das eben Ding, weil zuerst haben sie ja gemeint, ich habe halt die Knochen gebrochen, am Rücken, also es ist ein Bruch. Und dann hat er gesagt, er möchte mich noch einmal in so einen Scanner hineintun, und dann hat es eben geheißen, es sind doch Metastasen, nicht. Und dann habe ich gesagt, ja, eben die Ärztin, die hat immer die Chemo angesteckt, ja, die hat dann zu mir gesagt: ‚Ja, Frau Alexandra, ich muss Ihnen leider eine schlechte Nachricht sagen, das am Rücken, das sind halt auch Metastasen. Und zuerst hat es noch geheißen zwei, die dritte und vierte, die dritte und siebte Rippe sind befallen, und jetzt anscheinend schon drei, es geht ja so schnell weiter ..."

I: „Ja, das geht dann rapide."

A: „Mhm."

I: „Und das haben Sie jetzt aber schon erfragt?"

A: „Mhm, das habe ich schon erfragt, dass die auch befallen sind. Aber was man dann dagegen tun soll – gar nichts. Sie hat mir zwar was gesagt, die Therapie hilft auch dazu, was ich jetzt habe, aber wahrscheinlich muss ich danach noch eine haben. <u>Bestrahlen</u> gehen, nicht, also speziell für den, schätze ich halt gerade, dass ich dass muss, ganz genau weiß ich es jetzt nicht, nicht."

I: „Haben Sie das Gefühl, dass Sie da irgendjemanden haben, der was so quasi für Sie zuständig wäre, eine Vertrauensperson einfach unter dem ganzen Personal, wo Sie das Gefühl haben, wenn ich eine Frage habe, kann ich da hingehen, gibt es da irgendjemanden?"

A: „Jetzt, bei der Chemo?"

I: „Ja?"

A: „... Ich habe zu keinem Vertrauen, nein."

I: „Nicht?"

A:" Nein, ich habe auch zu dem Doktor T. kein Vertrauen. Am liebsten wäre mir ah, wenn ich den wieder hätte, den ich voriges Jahr gehabt habe, da habe ich einen gehabt, weißt schon, zu dem habe ich mehr Vertrauen gehabt und da habe ich mich mehr fragen getraut, und dem habe ich jetzt, der ist aber auf der Station oben, nicht, aber ich habe ihn jetzt herunten auch einmal gesehen bei die Patienten, nicht, der G., und er hat mich auch wieder gekannt und Ding, ... aber zu dem Doktor, ich meine, du brauchst ja auch Zeit, bis du zu einem Menschen Vertrauen hast und Ding, nicht. Der eine, das ist jetzt halt für mich, ich tue halt das, was er sagt, weil ich kann doch nicht anders, nicht, aber Vertrauen ... Ja, und die Ärztin, was mir jetzt vielleicht drin haben, was da die Chemo anschließt, nicht. Aber die hat wiederum hat ihren Stress. Und die, sind wir oft zu siebt, acht drin, nicht, und da muss sie die anschließen und die anschließen und da geht's grad schnell: ‚Wie geht's dir?' – ‚Gut.' ... so ..."

I: „Also zum Reden ist einfach keine Zeit?"

A: „Nein. Deswegen hätte ich ja schon mal gefragt wegen ein so einer psychischer Betreuung, weil mir das der T. da angetragen hat. So quasi, wenn ich es nicht ... verkrafte oder so, und das habe ich auch nicht verkraftet, wie ich das dann wieder gehört habe, dass wieder etwas ist ..."

I: „Bei wem haben Sie da gefragt?"

A: „Ja, auch bei der Doktorin, die was mir das anschließt. Dann hat sie gesagt: ‚Werden wir Ihnen schauen.' Keine Reaktion bis jetzt."

I: „Und das sind jetzt auch schon wieder, was haben Sie gesagt, fast vier Monate, oder?"

A: „Dass ich jetzt da bin?"

I: „Ja?"

A: „... Hm, wie lange war das, ja ja, wenn ich mir jetzt denkt habe, ich habe die Halbzeit rum, nicht, habe ich aber noch nicht ganz, im April, drei Monat, und nach einem Monat, nach der Therapie, habe ich eben gefragt, wegen weißt schon, weil es ist mir dann auch einmal alles zu viel geworden und eben, mein Mann und ... da kriege ich auch nicht die Unterstützung, die was ich mir erhoffe, nicht, das ist halt so. Die Männer, die tun sich es runterschlucken, Frauen reden lieber über Probleme, nicht, ist es nicht so?"

I: „Ja."

A: "Und sie, gehen halt halt wieder mal einen abzwitschern [trinken], dann ist es für sie wieder okay, nicht."

I: „Runtergeschluckt."

A: „Ja, auf Deutsch gesagt."

I: „Oft ist es dann so, dass man versucht, aufeinander Rücksicht zu nehmen und sich gegenseitig zu schonen, dass man eben nicht darüber redet, -."

A: „Dass man nicht so summst [jammert] und nicht so Ding, nicht, und nebenbei braucht man doch jemanden zum Reden. Ich habe zwar eine Freundin auch, mit der ich gut reden kann auch, und ... aber da denke ich mir auch immer, immer magst du auch nicht über die Krankheit reden, nicht, also immer sumsen, was ich jetzt angefangen habe, Tagebuch schreiben. Also das hilft mir gewaltig."

I: „Das glaube ich."

A: „Das habe ich mir nicht gedacht, dass das, wie soll ich sagen, weil ich da doch alles so reinschreibe, wie ich es mir denke. Und so, da schreibe ich von mir aus drei, vier Tage oder fünf Tage wieder gar nichts, und dann kommt mir wieder vor, jetzt habe ich so einen Zorn oder ich mag mich selber nicht, oder weißt schon, ich weiß auch nicht, aber dann schreibe ich wieder, und dann geht's wieder. Das ... kommt mir vor, tut gut."

I: „Etwas aufzuschreiben tut oft gut."

A: „Nein, ich schreibe, ah, wie soll ich sagen, was ich so für Probleme habe oder so, ... wie soll ich sagen, meine Sorgen, meine Gedanken ... meine Ängste (unverständlich], und das schreibe ich, so wie es daher kommt, nicht, so ... und das hilft mir viel. Und es ist ja auch, ich weiß auch nicht, wie, wie du eben gesagt hast, die einen möchten nicht drüber reden und die anderen viel, nicht. Mir kommt vor, für das gibt es ja auch so, was ich auch versucht habe zur Krebshilfe irgendwie auch, das gibt es ja auch, nicht, und das ist bei uns in S. unten, da habe ich mir gedacht, da lerne ich auch eine kennen, die was das gleiche hat wie ich und gleich, also austauschen einmal, nicht. Und was ist gewesen? Ich war ganz allein dort."

I: „Nein?"

A: „Das war eben, wie ich dann das gehabt habe mit der Brust, nicht, wie sie weg war und Ding, und Anfang August war die Sache dann, Chemo habe ich auch schon gehabt, da habe ich ausgeschaut, da war halt, da war ich einmal ganz in einem Tief, nicht, wo ich mir denke, vielleicht wäre das gut, zu so einer Gruppe dazugehen, und dabei waren die aber vor den Ferien, jetzt haben die wieder zwei Monate nicht, nicht, habe ich wieder niemanden gehabt. Und dann mit der Zeit – musst du eben selber schauen, wie du fertig wirst, nicht. (...) Was wir voriges Jahr auch viel Probleme gehabt haben auch noch mit dem Geld, nicht, weil er Alleinverdiener ist und zwei Kinder und, und nachher weißt eh, Arzneien zusammenbringen, und wenn du nur die Rezeptgebühren brauchst, nicht, aber kriegst viel so Tabletten verschrieben, ich habe jedes Mal bei der Apotheke fünf-sechshundert Schilling ausgegeben, und das sammelt sich auch."

I: „Da kommt was zusammen, ja."

A: „Ja. Da hat mir die Frau G. [Sozialarbeiterin auf der Strahlentherapie] so viel geholfen! ... weil ich jetzt, weil ich kriege jetzt die Rente, weil ich habe davor schon gearbeitet gehabt, nicht, und dann sagt sie zu mir, weil ich bin dann bestrahlen gewesen, sagt sie zu mir, eigentlich ob ich in Krankenstand bin, sage ich: ‚Nein', weil ich bin eigentlich immer davor bei den Kindern daheim war, nicht. Und dann, sagt sie: ‚Ja, dann kriegst du gar nichts?' ‚Nein, wir leben jetzt nur von dem Lohn vom Mann.' Wir haben Haus gebaut auch davor, und ... dann ist es schon ein bisschen Ding geworden."

I: „Das sind dann noch zusätzliche Sorgen."

A: „Und dann habe ich die Spritzen, dann habe ich alle Tage noch zum Doktor fahren, das sind dann drei Wochen; nicht, sind dann, weil es packt ja dann die guten Zellen auch, nicht, sind die weißen Blutkörperchen immer abgesackt, dann habe ich für das immer Spritzen gekriegt, vier Spritzen waren das, in den Wochen habe ich aber dann ah fünfmal spritzen müssen, oder halt zehn, zehn so Spritzen gebraucht, habe ich immer dreimal, habe ich müssen immer die holen, nicht, und dann immer zum Doktor fahren, und das ist es ja immer, den ganzen Aufwand, wo tust du die Kinder hin, da hilft dir auch kein Mensch, weil die Nachbarn kannst du heute vergessen, die behalten sie dir nicht mehr, sind auch alle berufstätig. Ding, ich meine, wenn ich meine Schwiegermutter nicht gehabt hätte, hätte ich eh nicht gewusst, weißt eh, wo tust du die Kinder hin, das ist auch ein Problem, was dann auf dich zukommt, nicht ... weil in dem Alter sind sie einfach noch nicht, dass du sagen kannst, du kannst sie auch einmal allein lassen einen halben Tag oder was, das geht einfach noch nicht (...). Und da hat mir eben die Frau G. das gemacht, das sich die Rente kriege auch, nicht. So ist das ein bisschen ... ein Beitrag, was ich eigentlich eh, wie soll ich sagen, dass ich selber auch einmal wieder ein Geld habe und dass ich mir selber auch einmal was kaufen kann, ohne dass ich ein schlechtes Gewissen haben muss. Ist ja auch mit den Prothesen so, nicht. Sag, sagen sie, das kriegst du von der Krankenkasse gratis, nicht, und dann brauchst du aber die BH dazu, und heuer habe ich ah wieder neue Prothesen gekriegt und zwei BH, habe ich tausendzweihundert Schilling auf die BH draufzahlen müssen. Ja, sagen sie immer, du kriegst es von der Krankenkasse. Oder bei der Perücke, nicht. Habe ich auf draufzahlen müssen."

I: „Hat man auch einen Selbstbehalt, nicht?"

A: „Ja. Sind alles solche Sachen, was ... wo du denkst, du kannst eigentlich nichts dafür, und musst doch, und wo es dann ins Geld geht. Ich meine, so eine Familie, wenn gerade einer verdient, [unverständlich]. Gut, ich hätte drei Wochen in Kur gehen können, nach der Bestrahlung, was ich eigentlich dringend nötig gehabt hätte, aber das ist nicht gegangen, ich hätte niemand für die Kinder gehabt. Meiner Schwiegermutter kann ich sie auch nicht drei Wochen an-, weißt schon, anhängen, auf Deutsch gesagt. Wäre nicht gegangen. [unverständlich] Da bräuchtest du eben auch, weißt schon, was nicht nur dir hilft, sondern der ganzen Familie. Verstehst du, was ich meine? Das Psychische auch. Der Mann hat genauso Probleme, mit dem fertig zu werden, brauchst nicht meinen. Erstens hat er schon Angst, dass er, weißt schon, das Beste, was mein Mann gemeint hat, ich habe gedacht, ich schnalle ab, ... na das, ob das ansteckend ist, was ich habe? Weißt, mit was er es verwechselt hat?"

I: „Ja."

A: „So aufgeklärt sind sie, nicht."

I: „Ja."

A: „Weil er ist praktisch mit mir nie zu einem Arzt gegangen, und das ..."

I: „Ich wollte gerade fragen ob er- ."

A: „Nein, ich habe alles allein be- bewältigen müssen, nicht. Der ist nie mit mir zu einem Arzt gegangen, dass er von Anfang an sich hätte das erklären lassen, oder Ding, nicht, und wie ich dann jetzt wieder mit dem konfrontiert worden bin, dass ich Metastasen habe, nicht, hat er mich gefragt, ob das ansteckend ist."

I: „Ach mei."

A: „Ja, dann weißt schon, dass du manchmal ... ausflippen kannst, nicht! Und auch mit die Nachbarn. Wie ich heimgekommen bin nach der Operation, hat sich das ja, weißt eh, in so einem Dorf ... Dann ist es so gewesen, wenn ich hinaus bin auf die Terrasse, meine zwei Nachbarinnen sind draußen gewesen auf der Terrasse, und ich bin hinausgegangen, dann sind die hineingegangen."

I: „Nein!"

A: "Weißt schon, halt gerade ‚Servus!' und, gerade dass sie dich nicht fragen müssen: ‚Wie geht es dir?' oder: ‚Soll ich dir was helfen?', verstehst du, was ich meine? Und dann hat mein Mann gesagt: ‚Geh, das bildest du dir nur ein!' Habe ich gesagt: ‚Nein, das bilde ich mir nicht ein!' Habe ich gesagt: ‚Schau jetzt einmal!' Da sind sie wieder draußen gestanden, bin ich extra hinaus gegangen – aufgehört, und sie sind hinein gegangen. Und die Männer von denen, die haben mich schon gefragt, wie es mir geht, das ist das Interessante."

I: „Ja?"

A: „Ja. Aber – irgendwie verstehe ich die Frauen auch, die haben vielleicht eine Hemmschwelle, dass sie dich da ... weißt du ..."

I: „Hilflos."

A: "Hilflos einfach. Da musst du zuerst, jetzt geht es besser. Da bin ich dann auf sie zugegangen. So quasi: ‚Ihr könnt ruhig reden mit mir, ich rede schon über das!', so quasi: ‚Wenn ihr Fragen habt', oder so. ‚Im Gegenteil, ist mir lieber, als wie ihr versteckt euch!', nicht, so auf die Art. Nicht, das war auch ein Problem."

I: „Das ist ja oft so ein Phänomen, wenn man- ."

A: „Speziell wenn sie mich dann gesehen haben ohne Haar und Ding, nicht."

I: „Ja, ja klar."

A: „Das war eine harte Zeit, ja."

I: "Dass die Leute einfach nicht wissen, wie damit umgehen, nicht."

A: „... oder eben, weil sie auch nicht aufgeklärt sind über die ganze Sache, und ja auch einfach Angst haben, nebenbei. Aber ich habe dann umgedreht und ich bin auf sie zugegangen. Ich habe mir gedacht, ihr braucht mich jetzt gar nicht so meiden, ich habe keine ansteckende Krankheit [lacht] in dem Sinn, nicht. Und wenn ich ja, sagen wir mal, Aids gehabt hätte, sind die auch nichts zu neiden, nicht. Ich kann mir vorstellen, die sind noch weniger was zu neiden als wie ich, nicht. Jetzt inzwischen hat es sich ein bisschen gelegt, aber (...)."

I: „Ja, dadurch, dass man keine Haare mehr hat, dass man es eben sieht, dass man krank ist, dann wird es auch nach außen hin sichtbar. Operationsnarben oder so, das kann man ja verdecken."

A: „Mhm."

I: „Aber wenn einem plötzlich die Haare ausgehen, dann wissen einfach alle Bescheid, was los ist."

A: „Mhm ... Nein, vor allem sagen sie alle zu mir: ‚Du schaust so gut aus!', nicht – so quasi: ‚Schaust ja nicht krank aus'."

I: „Ja, das stimmt auch, also-."

A: „Ja. ... Aber es hängt die Psyche viel mit, muss ich sagen (...)."

I: „Ja."

A: „... Auch die Kinder. Wenn ich, der Kindergarten von uns ist nicht weit weg, und daheim habe ich eigentlich immer das Kopftuche auf, nicht (...). Und die haben auch schon Sorgen, selber [unverständlich], Kinder können auch gemein sein, nicht."

I: „Ja. Kinder können ganz gemein sein bei so etwas, auch untereinander."

A: „Mhm (...). Und vor allem haben sie auch die Probleme, als wie voriges Jahr, nicht, da bin ich frisch operiert worden, jetzt war es in die Ferien, dann hätte ich mit ihnen wieder schwimmen gehen können, Ding war ich auch nicht so oft, dass ich mit ihnen überhaupt wohin gehen hätte können, also da haben die Kinder schon auch gelitten, ich habe es speziell bei meinem Älteren gemerkt, der hat wahnsinnig zugenommen ...

[unverständlich], weißt schon (...)."

I: „Ja, in diesem Alter kriegen sie es mit, da merken sie, dass was nicht stimmt."

A: „Ja (...). Dafür haben wir es heuer nachgeholt, sind wir heuer viel schwimmen gegangen und Ding. Aber da hat auch nie eine Nachbarin gesagt: ‚Ich nehm' dir mal deine Kinder mit!' oder was, nicht (...). Und mein Mann noch dazu, der hat sich mehr in die Arbeit hineingestürzt, nicht. Statt dass er mal mit den Kindern was unternommen hätte oder was, nicht. Dann sind zusätzlich noch die Kinder, als wie wenn er nicht die, wie soll ich sagen, die Verantwortung übernehmen wollte, nicht. Also ... ja, da haben wir schon auch eine Krise gehabt deswegen."

I: „Das glaube ich gern."

A: „Weil ich habe immer eine Woche, eine Woche nach der Chemo habe ich immer gebraucht, bis ich mich wieder erholt habe, und dann ist es wieder gegangen, dann hast du schauen müssen, dass du mit der Wäsche und das alles nachgekommen bist und Ding, und inzwischen ist es schon wieder so weit gewesen, dass du Chemo gehen hast müssen (...). War schon eine harte Zeit, ja (...). Und ich muss sagen, wenn ich meine Kinder nicht hätte, weiß ich auch nicht, ob ich es nicht schon hingeschmissen hätte. Weißt schon? Ist ein Grund, warum ich eigentlich auch noch kämpfe und Ding, nicht. Wenn ich jetzt sagen wir allein wäre, weiß ich nicht, ob ich die ganze Prozedur da noch mal [unverständlich]. Weil sein tut es ja eh gerade nur so eine Hinauszögerei, nicht. In dem Sinn ..."

I: „Nicht immer. Schon oft, aber nicht immer (...). Man sagt ja, wenn man so die Diagnose bekommt, dass man am Anfang das erst einmal wegschiebt und sagt: ‚Nein, das bin nicht ich. Mich betrifft das nicht, ich habe das nicht. Dieses Nichtwahrhabenwollen."

A:" Ja, das habe ich auch noch nicht gehabt, wie ich, wie sie mir eigentlich die Brust schon weggenommen gehabt haben, das habe ich noch nicht wahrgehabt, muss ich sagen. Erst dann daheim, wie ich dann vor dem Spiegel gestanden bin, und beim Duschen war das oft dann arg, wenn ich mich dann selber gesehen habe. Dann war das arg, nicht. Dann bin ich mir vorgekommen wie ein Krüppel, also als wie wenn ein anderer einen Fuß verlieren würde oder eine Hand, sicher ist das auch schlimm. Aber für mich war das, so schlimm war das für mich. So dass ich mir gedacht habe, eigentlich wäre es recht, die zweite Brust auch weg, weißt eh, dann schaut es nicht so ..."

I: „Ja."

A: „Jetzt schaut es nicht mehr schiach aus, ich meine, die Narben ... mit der kann man leben und Ding, aber das ist halt ein Grund, warum ich es mir aufbauen möchte, erstens für mich selber, zweitens fällt die Ausstopferei weg, was mir auch Probleme macht. Gerade jetzt einmal, habe ich mich so gebückt, daheim aufgeräumt, ist mir das ganze Zeug herausgeflogen. Habe ich mir gedacht: Was tätest du jetzt, wenn du arbeiten gingest? Dir würde das da passieren? Na bitte gar schön! Peinlich wäre das, nicht ...“

I: „Gibt es so Momente, wo Sie einfach das Gefühl gehabt haben, es geht nicht mehr? Ich kann nicht mehr?“

A: „Genug. Habe ich auch heute noch. Weißt schon. Dann muss ich mich selber wieder aufbauen (...), wie soll ich sagen ...“

I: „Und das gelingt Ihnen?“

A: „Dann tue ich mir einfach was Gutes, wie soll ich sagen. Und wenn ich mir von mir aus gerade etwas kaufe, für mich. Weil das ist ja auch nicht so der Fall gewesen in der letzten Zeit, weil da hast du alles in das Haus hineingesteckt oder den Kindern etwas gekauft und, und und, aber für mich selber, ... Ding, und das tue ich jetzt eigentlich öfter, dass ich einfach mir etwas kaufe oder (...), dass ich nicht mehr so an die Kinder auch denke, als wie ich es jetzt auch angefangen habe, mit einer Freundin auch wieder einmal wegzugehen, einfach einmal abschalten. Verstehst du, als wie jetzt, sind wir einmal gerade so Feuerwehrball gegangen und so, das war für mich schon, danach bin ich wieder viel zufriedener, weil ich bin mit mir so, wie soll ich sagen, da bin ich auf mich selber böse, und mit die Kinder bin ich dann böse und mit ihm wahrscheinlich auch, weißt du schon, weil ich mich einfach selber nicht mehr mag. Weiß nicht, ob du das Gefühl kennst? Ich mag mich selber nicht mehr, und dann sind auch die anderen nichts zu neiden. Unter anderem auch die Kinder nicht, ... obwohl ich dann bei den Kindern auch viel Fehler mache, weil ich sie ... ah ... wieder viel zu viel verwöhne. Lass ich sie wieder das, wenn ich da sage, nein, heute dürft ihr nicht Fernsehschauen oder Nintendo- Spielen, eine halbe Stunde später lass ich sie dann wieder, weißt schon, zuwenig, wie sagt man denn?“

I: „Konsequent?“

A: „Ja. Wieder viel zu gut, nicht. Oder wenn sie dann schon sagen. ,Mama, wohin fahren wir denn?' ,Nein, heute fahren wir einmal nirgends hin, heute muss ich einmal bügeln' und Ding, nicht, und dann fahre ich eben doch mit ihnen irgendwohin, weil ich mir einfach immer denke: solange ich kann noch [lacht]. Nicht?“

I: „Ja.

A: „Aber die Bügelwäsche bügelt dir inzwischen auch niemand [lacht]. Ja, das sind so Sachen, und was du auch mehrer genießt, so Kleinigkeiten. Da gefällt dir von mir aus eine Blume schon gut oder oder oder was du zuerst gar nicht mehr so gedacht hast. Viel mehr zufrieden bist du, wenn du das Problem hast, nicht ... Oder du bist ganz aggressiv, so Zeiten habe ich auch, nicht. So, da da stehe ich schon auf und mag mich selber nicht, da ist es am besten, sie stellen mir alle aus [lacht] (...).“

I: „Wenn man die Diagnose Krebs hört, denkt man: ‚Um Gottes Willen, ich sterbe!', oder?"

A:[nickt]

I: „Man kann es sich wahrscheinlich gar nicht vorstellen, wenn man das selber nie erlebt hat, wie das dann ist, wenn man selbst in der Situation ist?"

A: „Ja, ich habe mir damals gedacht, jetzt ist es aus. Also das war ... Ich bin allein im Krankenhaus unten gewesen, mit dem Auto gefahren, nicht, und dann hat er mir es oben gesagt, also, ich hätte momentan mit dem Auto nicht mehr heimfahren können. Ich habe geplässt [geweint], ich habe mich in ein so ein Eckerl gedrückt, weißt schon, im Krankenhaus ein so ein, ich weiß noch, am Klo bin ich damals gegangen. Dann habe ich geplässt und plässt und plässt und ... ich war momentan so, ja, als ob mir jemand vor, vor den Kopf gestoßen hätte, nicht ... Das war, ... war schlimm, ja."

I: „Verzweifelt, oder?"

A: „Hm?"

I: „Verzweifelt."

A: „Mhm. Was ist jetzt, wie geht es weiter und ... aber es geht dann alles mit der Zeit [lacht]. Nein, man braucht einfach eine positive Einstellung, das sowieso. Aber man unterdrückt es auch. Gewaltig."

I: „Ja, und die Angst ist da, oder?"

A: „Die Angst ist da (...)."

I: „Weil Sie zuerst gesagt haben, vor jeder Chemotherapie wieder-."

A: „Ja, habe ich die Angst auch wieder. Da kann ich nicht schlafen und ich bin ... auch den ganzen Tag auch schon so aufgedreht, nein, ich muss davor jetzt noch alles putzen, weil ich nicht, wie es mir danach geht ... nein, einfach, ich sage ja, heute die Nacht, bin ich gewandert, nebenbei wäre ich müde gewesen, nicht, ist nicht gegangen (...)".

I: „Und vor was fürchten Sie sich genau?"

A: „Nein ,das (...), das kann ich nicht sagen. Das ist einfach eine Angst, die ist da, und die kann ich nicht loswerden. Das ist jedes Mal vor der Chemo. Ich weiß es nicht, ... warum. Weil zum Beispiel jetzt weiß ich auch nicht, ob die Therapie jetzt mir überhaupt anspricht, das erfrage ich jetzt erst in, jetzt mein ich, habe ich noch ein oder zwei Chemo, dann habe ich die Halbzeit, dann habe ich noch mal so eine Untersuchung, und da sieht man dann, ob es anspricht überhaupt oder nicht, nicht. Es ist immer noch dieses, dieses Unsichersein, weißt schon, hilft es dir jetzt oder hilft es dir nicht. Oder zum Beispiel wie er gesagt hat, ich habe da Lebermetastasen, nicht. Ah, das hat mir auch nichts gesagt. Und dann hat mir der Doktor so gezeigt, also da ist die Leber, nicht, da waren alles die Pünktchen drinnen. Weißt du, was mein erster Gedanke war? Also Gott sei Dank habe ich es dem Doktor nicht gesagt, nicht, habe ich mir gedacht, mit der Schrotflinten reinschießen, dann wären diese Löcher alle weg [lacht], weißt schon, blöd, normal, aber das war mein erster Gedanke. Ich kann nicht helfen, warum. Ich weiß noch genau, ganz genau, wie ich mir das gedacht habe. Da war momentan ein so ein ...""

I: „Impuls einfach?"

A: „Ja."

I: „Aber so Wünsche hat man wahrscheinlich einfach, oder? Dass es irgendetwas gibt, und es geht schnell und dann ist es vorbei."

A: „Und weg, ja ..."

I: „Ich stelle mir das recht zermürbend vor, wenn das so lange geht und man immer wieder auf Ergebnisse und auf Untersuchungen wartet ..."

A: „Das ist eben das, das ist eben das, was dich so aufreibt (...). Und weil du nie ein Ergebnis hast: jetzt passt es, nicht. Oder ... fast jedes Mal bei jeder Untersuchung hörst du: ‚Nein jetzt ist es fortgeschritten'. Das ist das, was dich so aufreibt, nicht ..."

I: „Ja, man hat wahrscheinlich einfach Angst vor dem, was man da erfährt jetzt?"

A: Mhm (...). Ja, und, und wie es auch ist, die Chemo, die packt ja gesunde Zellen auch, nicht. Und wie es jetzt, was, am ganzen Körper, nicht. Ich kann zum Beispiel mit den Kindern nicht mehr weit spazieren gehen, das geht nicht. Ich habe da solche Fußweh und und und Ding, Krämpfe, nicht, das ginge nicht mehr. Oder mit dem Schwimmen, da kriege ich jetzt auch so Krämpfe, und an den Händen habe ich es auch und ... sie sagt halt eben, dass es die Nerven auch angegriffen hat und das ist halt eine Nebenwirkung von der Chemo, nicht."

I: „Wie ist es Ihnen bei der Strahlentherapie gegangen?"

A: „Da habe ich eigentlich so nicht viel gespürt, nein."

I: „Nein?"

A: „Nein. Ich war zwar immer dann müde ein bisschen danach, nicht, aber sonst ... aber es war halt anstrengend, weißt eh, alle Tage vom Z. herauf fahren wieder runterfahren, herauf fahren, wieder runterfahren. Und das drei Wochen lang, nicht, alle Tage, das ..., das ist das Aufreibende, weil es gibt ja nirgends eine Strahlentherapie außer in Innsbruck, nicht (...)."

I: „Wie haben Sie insgesamt die Betreuung auf der Klinik erlebt?"

A: „(...) Teils, teils."

I: „Teils, teils?"

A: „(sehr lange Pause) Ich sage ja, bis du wieder zu einem Arzt Vertrauen hast, inzwischen hast du wieder einen anderen [lacht]. Das ist das, nicht."

I: „Ja."

A: „Und da bist du einfach – eine Nummer, nicht ... Ein Akt halt, nicht. Sicher, sie werden sich auch nicht viel denken, nicht (...)."

I: „Haben Sie das Gefühl, dass sie sich nicht viel dabei denken?"

A: „Ja, dürfen sie auch nicht. Sie können nicht auf einen jeden so richtig eingehen, die Ärzte selber, nicht. Denn wenn du so viele Patienten am Tag hast, du kannst nicht auf jeden so eingehen (...)."

I: „Was hätten Sie sich gewünscht, in der Betreuung?"

A: „Nein, nein, das, eben, dass du zusätzlich jemanden hast, mit dem was du reden kannst, und der was sich aber über das Ding auch auf-, weißt schon, was sich ein bisschen auskennt, nicht. Zum Beispiel, wenn ich jetzt dich frage, was sind Metastasen oder so, weißt schon was über die Krankheit auch ein bisschen informiert sind, nicht. Weil zuerst fragst du nicht den Doktor, und dann traust du dich nicht mehr, nicht. Was sind Metastasen?"

I: „Metastasen sind, wenn man sich das vorstellt, wenn Sie einen Tumor haben, die Tumorzellen sind im Prinzip einfach entartete Zellen oder Zellen, die bestimmte Funktionen einer normalen Zelle nicht mehr erfüllen. Und eine Zelle ist ja ganz etwas Kleines. Und Sie, ihr ganzer Körper besteht aus Zellen. Und Zellen, von denen der Tumor eigentlich ausgeht, die schwemmt es durch das Blut irgendwo anders hin, die können überall hinkommen über das Blut. Und die setzen sich dann wie zum Beispiel bei Ihnen im Rückenmark fest oder in der Leber und bleiben dann dort, und fangen da an weiter zu wachsen. Das heißt von einer ganz kleinen Tumorzelle kann dann da praktisch der nächste Tumor wachsen und wieder so groß werden wie der, den sie davor gehabt haben. Metastasen sind also im Prinzip Ausläufer vom Ausgangstumor.“

A: „Mhm. Und die können wieder einen Tumor erzeugen?“

I: „Na ja, also die Metastasen sind eigentlich schon so etwas wie ein zweiter Tumor.“

A: „Mhm.“

A: „Aber zum Beispiel nach der ersten Chemo, gell, da bin ich ja danach, da habe ich danach eine Enduntersuchung gehabt und da hat es geheißen, es ist nichts mehr da. Warum ist dann nach drei Monaten praktisch da?“

I: „Dass es wiederkommt?“

A: „Nein, nicht nach drei Monaten. Da habe ich die Bestrahlung noch gehabt ... Warum kommt das dann wieder? Oder sind die-“

I: „Weil sie so klein sind, die Zellen, dass man sie zuerst nicht sieht. Man meint vielleicht, dass alles weg ist, aber sie wachsen weiter. Erst, wenn sie ein bestimmtes Stadium erreicht haben, sind sie sichtbar, und dann haben sie sich aber oft schon stark ausgebreitet.“

A: „Mhm (...) Und das Bestrahlen, was hat das eigentlich auf sich?“

I: „Ah-.“

A: „Da bin ich nämlich da [deutet auf die linke Brust] bei der Brust bestrahlt worden, nicht. Da sieht man eh noch, so braun, da unten bin ich noch so dunkelbraun, da bin ich eigentlich mehr so verbrennt gewesen.“

I: „Da ist man dann ganz verbrannt, ja.“

A: „Da habe ich zwar Cremen gekriegt und Ding, aber ...“

I: „Aloe Vera soll da sehr gut sein, hat mir eine andere betroffenen Dame gesagt. Die hat nicht die Creme von der Klinik verwendet, sondern Aloe Vera, und das hat ihr geholfen.“

A: „Nein, jetzt so sieht man ja nichts mehr, es ist nur noch so braun, weißt schon, aber ...“

I: "Bei der Bestrahlung kann man, kann man die Zellen, also die Tumorzellen ganz gezielt bekämpfen. Die Bestrahlung wirkt ganz gezielt auf einen bestimmten Bereich, der auf der Haut eingezeichnet wird.“

A: „Mhm.“

I: „Und bei der Chemo ist es so, wenn eben die Metastasen schon im ganzen Körper sind und man das nicht mehr eingrenzen kann, dann versucht man es vielleicht erst mit einer Chemo, weil die eben im ganzen Körper wirkt.“

A: „Die spür ich im ganzen Körper jetzt.“

I: "Ja ... Aber es gibt kein Schema dafür, bei welchem Tumor nun Chemo oder Bestrahlung verwendet wird, das ist ganz verschieden, also von der Art, von Tumor zu Tumor verschieden."

A: „Ich weiß ja noch, wie ich da eingezeichnet worden bin [deutet auf die Brust], nicht."

I: „Mhm, das wird ganz genau abgemessen und eingezeichnet, und das Gerät wird genau so eingestellt, dass es wirklich nur den Bereich trifft, wobei das, das umliegende Gewebe natürlich schon auch ein bisschen mitbestrahlt wird. Die Chemo ist flächendeckend.

A: „Ja, da geht das wahrscheinlich überall hin, nicht, in die ganzen-."

I: „Sobald Sie es im Blut haben, haben Sie es im ganzen Körper."

A: „Bis in die Fingerspitzen ..."

I: „Hätten Sie -."

A: "Ich muss sagen, ich habe so eine Phase, als wie jetzt zum Beispiel, geht es mir wieder gut, ich habe mich auf das eingestellt, ich muss das einfach tun, das, aber ich habe dann wieder eine Phase, da bin ich ganz am Boden. Das ist verschieden, nicht."

I: "Mhm. Und wie ist das, wenn Sie ganz am Boden sind, sind Sie dann einfach müde oder traurig oder verzweifelt oder-."

A: "Traurig und verzweifelt mehr so. Und, ah, wie soll ich sagen, ich täte mich am liebsten abkapseln, weißt schon, so, ich meine, ich bin depressiv, das muss ich eigentlich sagen, das, weißt schon, da kommt mir halt wieder vor, nein, jetzt lass dich nicht so gehen, tue nur, was dir gefällt, oder weißt schon, und dann kommt mir wieder vor, ach, ich könnte alles hinschmeißen [hinwerfen], am liebsten davonlaufen, nicht. Aber das nützt ja auch nichts, wohin möchtest du laufen, weißt schon, so ein Gefühl, habe ich. Aber dass, ... du kannst vor deiner Krankheit auch nicht davonlaufen, nicht ... Aber das habe ich manchmal, das Gefühl, am liebsten davonfliegen ... In den Flieger setzen und ..."

I: "Ausreißen."

A: [lacht] "Aber es nützt dir nichts, es nützt dir nicht, nicht (...)? Aber es ist ja ganz verschieden, nicht ..."

I: "Ja, das wird wechseln, denke ich mir. So auf und ab. Und man kann nicht immer verzweifeln, aber man kann auch nicht immer so tun, als wäre nichts."

A: "Wäre gar nichts. Also, das wäre praktisch gute Miene zum bösen Spiel machen, nicht. Da musst du halt (...)."

I: "Aber für Sie wäre es wichtig gewesen, jemanden zu haben, mit dem Sie reden können, über all das, über die Gefühle, die da daherkommen?"

A: "So einfach, wie ich jetzt mit dir rede, nicht ... Wenn ich nicht weiß, wie Ding und manchmal hast du das Gefühl, du möchtest über das reden, dann kommt dir vor, du möchtest wieder gar nichts davon hören."

I: "Ja."

A: "Nichts hören, nichts sehen (...)."

I: "Kommt Ihnen sinnvoll vor, dass es eine jemanden gibt, eine Person, die den ganzen Klinikalltag mitmacht, die die Leute kennt, die die Geschichten kennt, auch im ambulanten Bereich, dass es da jemanden gibt, mit dem man ausmachen kann, zum Beispiel, wenn man wieder eine Chemo bekommt oder so?"

A: "Ja, ja, so etwas. Mhm. Wo man einfach dann sagt, weil jetzt sind wir ja praktisch nicht mehr stationär, nicht. Wir müssen zwar für den Tag zahlen, aber, wie soll ich sagen, eben, weil du hast dann selber, eigentlich möchte ich mit der einmal eine halbe Stunden reden, oder, ist ja wurscht [egal] wer, oder heute, nehme ich einmal das Ding, dass die da, ... wie soll ich sagen, dass das nicht so ... als wie praktisch schau, da ist der Doktor, da ist jemand zum Reden, wo du jederzeit hineingehen kannst, verstehst du? Und da ist der Bereich, wo du, wo du halt die Chemo bekommst. Weil mit dem Doktor kannst du nicht jedes Mal reden, wenn du Lu- wenn dir vorkommt oder-."

I: "Wenn du eine Frage hast."

A: "Wenn ich eine Frage habe oder ... Die haben einen mords Stress, die ganzen Dings oben, nicht, der Doktor wird auch einen Stress haben, der muss wieder die anderen Termine alle machen, die Erstgespräche, und dann triffst du ihn eh nicht mehr. Triffst ihn zwar schon, aber ... weißt schon, du hast nichts mehr zu tun mit den Doktoren. Oder, ... du hast ja, du hast zwar das Erstgespräch, wo er dich aufklärt, nicht, das hast du. Und da kannst ihn du fragen auch, das sagt er auch, nicht. Aber momentan, ah, hast du jetzt das Erstgespräch, du bist aufgeregt, und du hast aber so viel Ding, die was du fragen möchtest, und du vergisst das aber beim ersten Mal. Dann hast du das jetzt nicht erfragt, und danach siehst du den Doktor aber nicht nicht mehr, dass du da wieder mal, verstehst du, so zwischenhinein wieder einmal ... Und so auch, es ist ja nicht immer nur, dass du über die Krankheit, Probleme in der Familie oder mit deinem Partner und dass da ein so eine allgemeine da ist, weißt schon, wo man sich ..."

I: "Die auch die Angehörigen mitbetreut."

A: "Ja, genau (...). Eben, weil die Familie ist ja auch in Mitleidenschaft gezogen, es ist ja nicht so, dass das spurlos daran vorbeigeht, und auch die Partnerschaft ... Oder, dann passierte dir das nie, nicht [lacht], also da (...). Erstens war ich enttäuscht, zweitens (...), also, das fragt dich ein Mensch, da wo du meinst, der kennt dich gut, nicht."

I: "Ja, irgendwie denkt man sich, er beschäftigt sich nicht mit dem, was mit dir los ist, oder?"

A: "Ja."

I: „Dass er sich mal informiert oder so."

A: "(...) Ja, sicher war es auch, weil er zuwenig mit dem zu tun gehabt hat zuerst, nicht, das ist ... und jetzt ist eben auch bei ihm die Angst da ist, nicht. Brauchst du nicht glauben, dass er nicht auch die Phase durchmacht, weil manchmal geht es bei uns jetzt gut, weißt schon, dass es harmoniert, und manchmal ... Und da hat er mal eine Zeit gehabt, da hat er nichts geredet und nichts geredet, und mich hat das so ... reingerattert, warum und weshalb und ... das ist drei Wochen so dahingegangen. Vom Arbeiten ist er nicht heimgekommen, weißt schon, meistens mit die Arbeitskollegen, und du hockst [sitzt] dann immer daheim mit den Kindern beziehungsweise am Abend bist du dann eh allein und dann denkst du und (...) wie soll ich sagen, du fühlst die dann auch, da hast du dann so Zeiten, da fühlst du dich dann einfach auch alleingelassen, du bist einfach mit dem Problem allein, oder? Weil es ihm eben auch zuviel wird (...). Ja, die Manderleut [Männer] sind da wieder wie kleine Kinder, denen ist am liebsten, wenn sie heimkommen, das Essen ist auf dem Tisch, das Gewand ist hergerichtet, nicht, und alles ist gewaschen und alles und alles in Ordnung, nicht, du hast keine Probleme, nicht (...)."

I. "Ja, das spielt sich nur eben nicht oft."

A: "Nein (lange Pause)."

I: "Und wie geht es Ihnen, wenn Sie jetzt so an die nächste Zeit denken?"

A: "... Ungewiss."

I: "Ungewiss?"

A: "Dass ich nicht weiß, ja, wie geht es weiter. Dann denke ich mir wieder, ja, es könnte einem jeden passieren, schau. Das ist eben das, der Unterschied. Du kannst heute mit einem Auto einen Unfall haben und bist tot, nicht. Aber bei uns ist das so lang hingezogen, weißt nicht, <u>wie</u> lang dass es geht. Und du bist doch immer mit dem konfrontiert, verstehst du. Weil wenn-"

Ich muss eine neue Kassette einlegen, Alexandra spricht aber inzwischen weiter

A: "[unverständlich], wie wenn ein anderer den Fuß dahin hätte oder (...)."

I: "Ich denke, dass das ganz vielen so geht. Es hat einfach viel mit Identität und weiblichem Selbstbewusstsein zu tun."

A: "Dein Selbstbewusstsein verlierst du total. Weißt schon, also du brauchst lang, bis du das wieder aufgebaut hast (...). Speziell dann auch wie das gewesen ist mit der Glatze, also das (...)."

I: "Es bleibt nicht bei dem einen, es kommen noch andere Sachen dazu."

A: "Ja (...). Und auch – dein ganzer Bekannten- oder Freundschaftskreis ah kapselt sich irgendwie ab, nicht mehr so groß als wie, weil sich alles einfach immer um die Krankheit dreht und und und, wie soll ich sagen, (...) du kommst dir manchmal ganz allein vor (...). Was sich wahrscheinlich ein Gesunder gar nicht rein- Ding, also gut nicht, rein versetzen sagen wir mal."

I: "Man kann es, glaube ich, probieren, aber es bleibt, es bleibt theoretisch, weil man es sich nicht vorstellen kann, wie das ist."

A: "Aber, ich muss sagen, ich war auch nervlich am Ende, nicht. Also, total. Ich muss ja auch jetzt Tabletten nehmen für das."

I: "Und die helfen Ihnen?"

A: "Die helfen mir ... Ah, wie soll ich sagen, du kannst nicht alles mit den Tabletten hinunterschlucken, das ist einmal logisch. Als wie zum Beispiel, wie ich wieder erfragt habe, dass ich jetzt wieder Metastasen, habe ich wieder daheim mehr so schreien angefangen und ... wo mir eben alles wieder zuviel worden ist, nicht. Und dann hat mein Mann gesagt, nein, jetzt so quasi magst du wieder zu deinem Psychiater fahren, weil jetzt tut es dann nicht mehr mit dir, nicht, so auf die Art, nicht. Dann bin ich hinaufgefahren zum, ... zu dem meinigen, nicht, dann habe ich ihm einmal das erzählt, dann hat er gesagt, ja, er kann mir schon was verschreiben, dass es das hemme, aber für meine Gesundheit ist es gut, wenn ich es raus lass. Weißt schon, und solange keiner darunter leidet, nur weil ich jetzt schreie dann [lacht] oder halt aggressiv bin oder verstehst, meine, meine Gefühle einfach schwanken, nicht (...)."

I: "Ja, das steht Ihnen auch zu, würde ich sagen."

A: "Ja, aber sag das einmal meinem Mann oder meinen Kinder [lacht], dann heißt es: 'Die spinnt halt wieder!', nicht [lacht]. Das ist das eben, nicht (...)."

I: "Also Sie haben insgesamt das Gefühl, dass Ihnen nicht gerade wahnsinnig viel Verständnis entgegengebracht wird?"

A: "Ja (...)."

I: "Und an was liegt das Ihrer Meinung nach?"

A: "Na, dass da zuwenig Aufklärung auch ist, nicht."

I: " Jetzt sieht man es Ihnen ja nicht an."

A: "Na ja, ansehen, äußerlich siehst du es nicht an."

I: "Vielleicht steckt auch bei Ihrer Familie das Bedürfnis dahinter, zur Tagesordnung überzugehen, es wieder normal zu machen oder möglichst zu vergessen oder zu verdrängen, dass etwas nicht stimmt."

A: "Mhm."

I: "Meistens ist es so, wenn nicht darüber geredet wird, dann will man es vergessen-."

A: "Dann explodierst du. Also, das habe ich auch schon gehabt (...)."

I: "Aber ich glaube auch, dass es gescheiter ist, es raus zu lassen."

A: "(...) Ja, und das ist auch eine verschiedene Phase auch, nicht. Einmal (...) du wirst einfach auch alle Tage damit konfrontiert, nicht, damit (...). Weil, ich kann mir vorstellen, ich habe eine, die was ... sicher, du tust dich dann mehr mit solche zusammen, die was das auch haben. Und ich habe inzwischen auch viel kennen gelernt. Und die eine, was mit mir damals operiert worden ist, ist zwar schon eine ältere Frau, die ist aber brusterhaltend worden, nicht. Die ja – die jammert und jammert, und dann denke ich mir immer: und dabei hat die es eh so schön. Also zu mir. Ich lass sie halt dann jammern [lacht], aber ... sie hat ihr Brust noch und und und sieht man nichts und Ding, nicht. Weißt eh, es gibt ja einen Unterschied ... also für die brusterhaltende, das hängt ja mit der Chemo auch so viel zusammen. Zum Beispiel ich kriege meine Regel dann auch nicht mehr. Sobald ich die Chemo dann wieder gekriegt habe, dann kriege ich keine Regel mehr, dann komme ich gleich schon in so eine Phase hinein als wie Wechsel [Wechseljahre], nicht, von heut auf morgen. Und da hast du ja dann auch die Wallungen und die die ... ich hätte mir das nie vorstellen können, und auch eben die die Gefühlsschwankungen."

I: "Das kommt dann noch dazu."

A: "Ja, das kommt auch dazu. Weißt schon, das (lange Pause). Ja, du musst halt das Beste daraus machen."

I: "Glauben Sie, dass es eine Möglichkeit gibt, auch diese Phase im Leben irgendwie lebenswert zu gestalten?"

A: "Mhm."

I: "Ich glaube nur auch, dass es ganz schwierig ist, wenn man allein auf sich gestellt ist."

A: "... Ich bin auch am Anfang, als ich operiert worden bin, ich bin nirgends mehr hingegangen und, weißt schon, ich habe mich irgendwie geschämt und ... habe mich eigentlich mehr oder weniger verkrochen daheim, nicht, das erste Jahr, muss ich sagen. Aber jetzt-."

I: "Ein ganzes Jahr?"

A: "Ja. Aber jetzt denke ich mir so, erstens sieht man es mir ja nicht an, nicht, und zweitens, es hilft dir ja doch keiner, ob es dir jetzt gut geht oder schlecht, nicht. Und im Gegenteil, dir tut es dann oft wieder mal gut, wenn du woanders hinkommst, andere Leute siehst und ..."

I: "Mal ein bisschen rauskommen, aus dem-."

A: "Aus dem Ganzen (...). Oder wie zum Beispiel, für mich war das ja eine gewaltige Umstellung, ich habe hübsch spät die Kinder bekommen, gell, und ... dann war das schon eine Umstellung, ich war zuerst Verkäuferin, viel mit Leuten zusammen, und ich bin auch gern mit Leuten zusammen gewesen, und auf einmal hast du nur die Kinder, nicht. Und hast da keinen so einen Kontakt. Und ich habe mich immer schon gefreut wenn die jetzt einmal Kindergarten und Schule gehen, dann könnte ich wieder halbtägig gehen, nicht, das wäre gerade diese Phase gewesen, wo ich wieder gehen hätte können, dann ist das gekommen ... Dann denkst du dir schon immer: warum immer du?"

I: "Das überlegt man sich schon, oder: ‚Warum trifft es mich'?"

A: "Mhm. Aber dann denke ich mir wieder: sicher, es ist ein anderer, der was im Rollstuhl ist oder [unverständlich], nicht, obwohl die das manchmal besser, weißt schon, besser bewältigen (lange Pause). Ich muss mich eben mit dem abfinden, nicht. Ja, das ist ja das bei uns, weil du nicht weißt, wie es weitergeht, nicht. Ich meine jetzt allgemein bei die Krebskranken, nicht (...). Das ist das, wo du fertig werden musst (lange Pause). Ja, hast du sonst noch Fragen?"

I: "Ich überlege gerade ... wir können ja mal abschalten."

Ich schalte das Gerät aus, lasse es aber am Tisch liegen. Als Alexandra wieder ins Erzählen kommt, schalte ich wieder ein.

I: "Ja, davon haben wir zuerst geredet, das immer wieder warten auf Ergebnisse und nicht wissen, was rauskommt. Vor allem, was ist, wenn die Behandlung nicht anspricht?"

A: "Warum hat die erste Chemo nichts gebracht? Das frage ich mich auch immer wieder. Also ich meine, das ist immer so, warum?"

I: "Ja, erstens warum und zweitens, wie geht es dann weiter?"

A: "Das weiß ich selber nicht (...). Vor was sich auch gewaltig Angst habe, dass es einmal so wird, weißt schon, dass ich nicht mehr meinen eigenen Haushalt machen kann, weißt schon, dass es einmal so weit, das habe ich auch gewaltig Angst (...). Weil du darfst da nicht nur an dich denken, nicht, sondern auch (...)."

I: "Ja, ich meine, für die Arbeit gibt es was weiß ich, irgendeinen Sozialdienst, das gibt es ja für die alten Leute auch. Aber für einen selber und die Familie ist es schwer."

A: "Weil du sagst, das gibt es für die alten Leute, ich habe voriges Jahr, wie ich die Chemo gehabt habe, und da bin ich echt ... nicht mehr so viel mit der Wäsche, dann hab ich einen Sozialsprengel angerufen, nicht, in F. drüben gibt es da einen, dann habe ich halt gefragt, ah ob ich da jemanden kriegen würde, der was mir im Haushalt ein paar Stunden oder wenigstens mit den Kindern ein paar Stunden schwimmen ginge oder so was, weißt schon ..."

I: "So eine Familienhelferin oder?"

A: "Ja, so was hätte ich eigentlich gemeint, ja. Dann hat er gesagt, ich kann das schon haben, aber das kostet mich in der Stunde hundertzwanzig Schilling. Dann habe ich gesagt: 'Das kann ich mir nicht leisten', nicht. Weil du brauchst es mindestens in der Woche ... ah, wenn du es jetzt sagen wir, jetzt nur für die Bügelwäsche hernimmst, nicht, dann brauchst du sie mindestens vier Sunden, jetzt, das ist wenig angerechnet, in der Woche, nicht. Und dann ist das schon wieder ein Geld, wenn einer allein verdient, das kannst du dir nicht leisten."

I: "Haben Sie es einmal bei der Caritas probiert? Weil von der Caritas gibt es, glaube ich, auch eine Familienhilfe."

A: "Aber nicht bei uns. Das gibt es da heroben in Innsbruck, aber nicht bei uns (...). Deswegen hat ja die Frau G. auch gesagt, wenn die, sagen wir, die Rente nicht durchginge dann ein Pflegegeld, dann kannst du jemanden anstellen, den du mit dem Geld dann zahlst ... Das ist aber dann abgelehnt worden, nicht."

I: "Also Pflegegeld haben Sie keines bekommen?"

A: Nein ... Und die Rente ist nicht viel, das sind siebentausendzweihundert Schilling, und (...)."

I: "Ja, da geht das meiste doch schon für das ganze Drumherum drauf, oder? Medikamente-."

A: "Dann weißt eh, dann fährst du mit dem Rettungstaxi herauf, dann gibst du ihnen auch wieder einmal ein Trinkgeld und (...), das ist alles (...)."

I: "Ich kann mir das gar nicht vorstellen, dass es da gar nichts gibt."

A: "Bei uns gibt es schon ein Caritas-Zentrum, aber da sind nur so die Behinderten drinnen, nicht. Also da [räuspert sich], sicher wird es, wenn jetzt ganz ein Notfall, würde es von der Gemeinde auch jemanden geben, da habe ich mich noch nicht erkundigt, nicht. Weil davor habe ich die Wäsche bergeweit kommen lassen und das wie es dann wieder halbwegs gegangen ist, getan, nicht. Und ich muss auch sagen, ich, mein Mann der war zuerst pingelig. Weißt schon, kurz bevor er von der Arbeit heimkommen ist, da habe ich halt die Spielsachen immer aufgeräumt von den Kindern, weil das hat er auch schon nicht mögen, das [unverständlich] und das, nicht, und das habe ich ihm inzwischen ein bisschen abgewöhnt, dass er da nicht mehr, da hat er mit dem Fingen so [fährt am Tisch entlang]."

I: "Nein!"

A: "Ja. Also da ist er ganz pingelig gewesen (...)."

I: "Und das hat er sich abgewöhnt jetzt."

A: "Mhm. Weil wenn es einmal nicht geht, dann geht es nicht, nicht."

I: "Nein, das kann man auch nicht erwarten. Aber eben, das ist für alle ein Umdenken."

A: „Ja. Oder zum Beispiel da bin ich dann auch tolerant gewesen, weil ich froh war, dass die Kinder fernsehen, und ich nicht schauen habe müssen, wo sie umgehen, und ich habe mich ein bisschen niederlegen können, nicht. Und die Kinder gesagt: 'Die Mama legt sich ein bisschen nieder, bleibt herinnen', da war es mir oft dann gleich, wenn sie Nintendo gespielt haben oder fernsehen, also ich habe dann oft ein schlechtes Gewissen gehabt, weil sie zu lange vor dem Fernseher gehockt sind, aber ich habe die Sicherheit gehabt, wo sind sie, verstehst, was ich meine. Und habe mich niederlegen können, nicht (...). Nein, es hängt das ganze Umfeld ... zusammen, nicht."

I: "Ja, und dass man da oft überfordert ist, kann ich mir gut vorstellen."

A: "Oder zum Beispiel voriges Jahr war mit mir eine Chemo, und die hat einen Tumor auf der Lunge gehabt, so wie ich halt auf der Brust, hat ihn sie halt auf der Lunge gehabt, nicht. Und die haben sie aber nicht operieren können, nicht. Jetzt haben sie mit Chemo, dann ist er zwar kleiner worden, aber sobald sie mit der Chemo aufgehört haben, ist er wieder gewachsen, nicht. Und dann haben sie auch so lange herum getan, und sie auch durch die Chemo ist sie immer schwächer geworden, also schon auch nicht mehr gehen können, und so, nicht, ... und die ist sie auch wieder, die ist auch gerade immer nur einen Tag heroben gewesen, und dann wieder heim, und da haben wir uns halt kennen gelernt. Sie war hübsch in meinem Alter, nicht, ... und wir haben uns eigentlich immer so zusammentelefoniert und so, und jetzt, im Mai ist sie dann gestorben, nicht, zweiundvierzig Jahre. Dann machst du dir dann auch Gedanken, nicht. Da hat sich bei ihr das dann einfach ... Ding hätten sie dann bewältigt, den Krebs praktisch, nicht, aber bei ihr hat sich das dann alles auf die Nieren geschlagen, die Nebenwirkungen, nicht, ah, keine Luft hat sie mehr gekriegt, die Lunge und ... drei Mal haben sie sie in der, in der, eine Woche lang im Koma gelegen, weißt schon, vor lauter ist sie Ding gewesen, weil ich zuletzt dann mit ihrem Mann noch einmal telefoniert habe, dann hat er gesagt, zuletzt war sie dann so, er hat sie von Jänner heroben gehabt da in der Klinik, vierzehn Tage daheim gehabt bis Mai, und das im Rollstuhl, nicht, weil sie nicht mehr gegangen ist. Aber sie hat auch immer bis zuletzt einen so einen Lebenswillen, weil ich ihn eben auch gehabt habe, weißt schon, bis zuletzt einen so einen Lebenswillen gehabt, wollte halt immer noch, meint, sie schafft es, nicht, dann ist es aus gewesen ... Und vor so was hätte ich auch Angst, wenn ich dann nur noch da in der Klinik heroben wäre, da wäre mir dann auch lieber, es wäre aus, weißt schon, muss ich ehrlich sagen. Als wie wenn ich dann nur noch, alle Tage Chemo und das und da und das und da, ..."

I: "Wenn man so etwas hört, dann überlegt man auch?"

A: "Mhm. So etwas in deinem Alter (...). Nein, nein, sehen tust du genug. Oder wie voriges Jahr, wie ich die eine Chemo gehabt habe, dann war ich ja stationär, dann bin ich zu einer, zuerst haben sie mich eh am Gang heraußen die Chemo gegeben, und weißt, gerade mit so einem Ding abgeschirmt, und dann haben sie mich am Abend um acht noch zu einer ins Zimmer, vor lauter haben sie einen Haufen Leute oben gehabt, hineingetan, und die ist am Vormittag gestorben, nicht. Und die hat aber auch Brustkrebs gehabt, und dann ... ist es Kopftumor gewesen, nicht. [unverständlich] einen dann auch(...). Ja."

I: "Nachdenken tut man sowieso, aber bei so etwas ..."

A: "Das auf alle Fälle, du hast dann auch, na oder du ... setzt dich mit den Gedanken auseinander, nicht."

I: "Aber auch nicht alle, also es gibt schon-."

A: "Ja."

I: "Es gib auch solche, die sagen, damit will ich mich nicht auseinandersetzen, das-."

A: "Ja, so zum Beispiel ist mein Mann wieder, nicht."

I: "Ja, aber bei den Betroffenen selber."

A: "Ja, ich kann mir vorstellen, dass es solche auch gibt, das sind speziell die, die was dann auch nicht reden wollen darüber ... Oder dass es ja keiner weiß oder so. Aber ich kann mir nicht vorstellen, dass ihnen das hilft."

I: "Es ist oft so, dass unterschwellig der Wunsch eigentlich schon da ist, aber es ist einfach keine Ansprechperson da. Manche, die gesagt haben, sie wollen nicht, da ging es eher um das Wie. Nicht so, wie ihnen das angeboten wird. – Wenn es überhaupt angeboten wird. Das hängt aber prinzipiell einfach auch davon ab, welcher Typ Mensch du bist."

A: "Ja, ich sage auch. Wenn du jetzt ein geselliger Typ bist oder weniger Ding, nicht, das hängt mit dem auch viel zusammen."

I: "Ob man insgesamt eine eher positive Lebenseinstellung hat oder -."

A: "Und man weiß ja auch nicht, wie die Manderleut sind, nicht, ich meine, die haben ja auch oft dieses Leiden, von mir aus mit Prostata oder ... Leukämie, sind ja auch genug betroffen ... Mir kommt vor, am leichtesten wird noch ein Kind damit fertig, weil die einfach damit aufwachsen und das ist so (...) oder wie, obwohl mir die am meisten erbarmen. Wie jetzt, ein vierjähriger Bub, Leukämie, nicht. Und die weinen zum Schluss gar nicht ..."

I: "Ich glaube, bei Kindern tun wir uns einfach so schwer, weil man es bei Kindern noch am allerwenigsten verstehen kann, was das für einen Sinn macht, wenn ein Kind mit vier Jahren oder mit fünf stirbt ... Nur die Frage stellt sich, glaube ich, in jedem Alter, sobald es einen selber betrifft oder jemanden, den man kennt."

A: "Auf alle Fälle. Mir kommt vor, das ist ... du kriegst auch eine ganz andere Lebenseinstellung ... weißt schon? Ja, ich sage ja, für alles, du bist viel zufriedener, nicht, nicht so wie zuerst, da ist die Hektik und der Stress und das möchtest und das möchtest, und dann ist das alles nicht mehr so wichtig [lacht]. Ja, das ... das ist nicht mehr das Wichtigste."

I: "Das glaube ich gern, ja."

2.3. Fallstruktur

"Da musst du zuerst"

Wie bereits einleitend erwähnt, spricht Alexandra schnell und viel, man spürt förmlich ihr Bedürfnis, sich mitzuteilen. Der von ihr benutzte Ausdruck *"schießt es dann heraus"* trifft daher auch auf unser Gespräch zu. In der Einfachheit und manchmal beinahe kindlichen Schlichtheit ihrer Aussagen liegt oft eine spezielle Tragik, die betroffen macht. Alexandra bringt damit vieles ohne Schnörkelei auf den Punkt, etwa, wenn sie von ihrer ersten Reaktion auf die Eröffnung der Diagnose berichtet:

Alexandra: „Ja, ich hab mir damals gedacht: ‚Jetzt ist es aus.' Also das war ... *Ich bin allein im Krankenhaus unten gewesen, mit dem Auto gefahren, nicht, und dann hat er mir es oben gesagt, also, ich hätte momentan mit dem Auto nicht mehr heimfahren können. Ich habe geplässt [geweint], ich hab mich in so ein Eckerl gedrückt, weißt schon, im Krankenhaus, ich weiß noch, aufs Klo bin ich damals gegangen. Dann hab ich geplässt und geplässt und geplässt und ... ich war momentan so, ja, als ob mir jemand vor den Kopf gestoßen hätte, nicht ... Das war ... war schlimm, ja. "*

Alexandras reagiert auf die Diagnose mit völliger Verzweiflung. Sie sucht sich ein geschütztes Eck, einen Ort, an dem sie allein ist, und versucht, mit der Wucht ihres Schmerzes fertig zu werden. Sie glaubt in dem Moment, dass ihr Leben zu Ende ist, sie hat Krebs, nun ist alles vorbei. Dies kommt gleich darauf noch mal zur Sprache:

Alexandra: Ja, da bin ich dagestanden. Und dann ist ja nicht nur das Problem, das du damit fertig werden musst, weil wie ich das erste Mal gehört habe, ich habe Krebs, nicht, da habe ich mir gedacht, jetzt muss ich sterben. "

Dieses „*ja, da bin ich dagestanden*" spiegelt ihren Schock, ihre Verwirrung und ihre Fassungslosigkeit wieder, wahrscheinlich auch ein Gefühl des Sich-Alleingelassen- Fühlens. Im nächsten Satz beschreibt sie die Gedanken, die ihr damals („*wie ich das erste Mal gehört habe, ich habe Krebs*") durch den Kopf gingen: „*weil da habe ich gedacht, jetzt muss ich sterben*" macht deutlich, dass sie nach der Diagnose Krebs von ihrem sicheren Tod überzeugt gewesen ist.
Anschließend kommentiert Alexandra dieses Todesurteil. Sie drückt mit einer ganz schlichten Formulierung aus, dass sie noch nicht sterben möchte, dass sie noch zu jung ist, um sterben zu müssen, dass sie noch ein wenig Zeit haben möchte:

Alexandra: *„Ich habe mir zuerst gedacht, das ist mein Todesurteil jetzt. Es ist einfach zu früh. Ich habe überhaupt nie davor, ich habe keine gekannt oder, habe nie damit zu tun bekommen."*

Diese Passage erklärt auch, dass Alexandra bis zu diesem Zeitpunkt nicht mit dem Thema Krebs konfrontiert gewesen war. Sie hat sich vor ihrer Erkrankung nie damit beschäftigt und ist auch nicht mit Betroffenen in Berührung gekommen (*„ich habe überhaupt nie davor, ich habe keine gekannt oder, habe nie damit zu tun bekommen"*). Sie hat sich so sicher gefühlt, dass sie bisher gar nie an die Möglichkeit gedacht hat, selbst an Krebs zu erkranken. Eine Krebserkrankung scheint für sie bis dahin völlig ausgeblendet gewesen zu sein, nichts, was mit ihrer Welt zu tun hatte. Hier wird ihre völlige Überrumpelung durch die Diagnose offensichtlich, die sie, wie es scheint, wie ein Blitz aus heiterem Himmel getroffen hat.

Alexandras Erzählung wirkt manchmal sprunghaft und oft scheint sie sehr in Gedanken verstrickt, nicht immer formuliert sie ihre Gedanken auch sprachlich aus. Dadurch wirkt ihre Erzählung echt und ungekünstelt, ihre Gefühle werden zwischen den Zeilen deutlich spürbar, man kann sich gut in sie hineindenken und hat manchmal das Gefühl, mit dabei gewesen zu sein. Nicht nur einmal ist sie den Tränen nahe.

Dieses Interview entwirft das Portrait einer noch jungen Frau, die sich unerwartet mit einer niederschmetternden Diagnose (und Prognose) konfrontiert sieht. Dadurch wird sie aus ihrem Leben, so wie es bisher war, vollends herausgerissen und muss versuchen, sich damit abzufinden, dass nun alles anders bleibt. Für sie ist noch nichts überstanden oder abgeschlossen wie bei Sonja, sie steckt quasi noch mittendrin. Das Stocken des Atems wird zwischendurch immer wieder spürbar. Ihre ganzes Leben, ihre bisherige Lebensplanung gerät völlig aus dem Konzept – beispielsweise wollte sie nach der Kinderpause endlich wieder arbeiten:

Alexandra: „[...] Für mich war das ja eine gewaltige Umstellung, ich habe hübsch spät die Kinder bekommen, gell, und ... dann war das schon eine Umstellung. Ich war zuerst Verkäuferin, viel mit Leuten zusammen, und ich bin auch gern mit Leuten zusammen gewesen, und auf einmal hast du nur die Kinder, nicht. Und hast da keinen Kontakt. Und ich habe mich immer schon gefreut wenn die jetzt einmal Kindergarten und Schule gehen, dann könnte ich wieder halbtägig gehen, nicht, das wäre gerade diese Phase gewesen, wo ich wieder gehen hätte können, dann ist das gekommen."

Zu den Sorgen um den weiteren Verlauf der Tumorerkrankung kommt noch jene um die Kinder, die ihre Mutter aufgrund ihres Alters noch sehr brauchen und merken, dass mit ihr etwas nicht stimmt.

Auch Geldsorgen aufgrund der teuren Medikamente und des gerade fertig gebauten Hauses spricht Alexandra an.

Alexandra:„Was wir voriges Jahr auch viel Probleme gehabt haben auch noch mit dem Geld, nicht, weil er Alleinverdiener ist und zwei Kinder und, und nachher weißt eh, Arzneien zusammenbringen, und wenn du nur die Rezeptgebühren brauchst, nicht, aber kriegst viel so Tabletten verschrieben, ich habe jedes Mal bei der Apotheke fünf-sechshundert Schilling ausgegeben, und das sammelt sich auch [...]; „wir haben Haus gebaut auch [...] Und da hat mir eben die Frau G. [Sozialarbeiterin] das gemacht, das sich die Rente kriege auch, nicht. So ist das ein bisschen ... ein Beitrag, was ich eigentlich eh, wie soll ich sagen, dass ich selber auch einmal wieder ein Geld habe und dass ich mir selber auch einmal was kaufen kann, ohne dass ich ein schlechtes Gewissen haben muss. Ist ja auch mit den Prothesen so, nicht. Sag, sagen sie, das kriegst du von der Krankenkasse gratis, nicht, und dann brauchst du aber die BH dazu, und heuer habe ich ah wieder neue Prothesen gekriegt und zwei BH, habe ich tausendzweihundert Schilling auf die BH draufzahlen müssen. Ja, sagen sie immer, du kriegst es von der Krankenkasse. Oder bei der Perücke, nicht. Habe ich auf draufzahlen müssen."

I: „Hat man auch einen Selbstbehalt, nicht?"

A: „Ja. Sind alles solche Sachen, was ... wo du denkst, du kannst eigentlich nichts dafür, und musst doch, und wo es dann ins Geld geht. Ich meine, so eine Familie, wenn gerade einer verdient ..."

Vor allem aber der Verlust ihrer linken Brust hat Alexandra schwer getroffen. Nach der Brustabnahme hat sie massiv darunter gelitten, auch wenn die Reaktion offenbar etwas verzögert eingesetzt hat.

Alexandra: „Erst dann daheim, wie ich dann vor dem Spiegel gestanden bin, und beim Duschen war das oft dann arg, wenn ich mich dann selber gesehen habe. Dann war das arg, nicht. Dann bin ich mir vorgekommen wie ein Krüppel, also als wie wenn ein anderer einen Fuß verlieren würde oder eine Hand, sicher ist das auch schlimm. Aber für mich war das, so schlimm war das für mich."

Auch jetzt noch wird ihre Verzweiflung deutlich spürbar Ihre Identität als Frau wurde schwer in Mitleidenschaft gezogen, sie schämt sich für ihr Aussehen.

Alexandra:„Dein Selbstbewusstsein verlierst du total"; Weißt schon, also du brauchst lang, bis du das wieder aufgebaut hast."

Noch immer verursacht ihr das „Ausstopfen- Müssen" Probleme, sie hofft auf einen Wiederaufbau der Brust:

Alexandra: „Jetzt schaut es nicht mehr so schiach [hässlich] aus, ich meine, die Narbe, ... mit der kann man leben, aber das ist halt ein Grund, warum ich es mir aufbauen möchte, erstens für mich selber, zweitens fällt die Ausstopferei weg, was mir auch ein Problem macht. Gerade jetzt einmal, hab ich mich so gebückt, daheim aufgeräumt, ist mir das ganze Zeig herausgeflogen. Hab ich mir gedacht: was tätest du jetzt, wenn du arbeiten gingst? Dir würde das da passieren? Na bitte gar schön, peinlich wäre das, nicht?

Für mich ergab sich bei Alexandra kein einheitliches Bild eines Bewältigungsmusters im Sinne eines einheitlichen, sich durchziehenden roten Fadens. Sie wirkt immer wieder anders, ebenso handelt sie auf unterschiedliche Art und Weise, daher lässt sie sich schwer festlegen beziehungsweise „schubladisieren."
Die Eindrücke aus diesem Gespräch, meine Beobachtungen sowie die sich aus der Interpretation ergebenden Widersprüche möchte ich im Folgenden erläutern:

2. *"das geht immer weiter"* beziehungsweise *"da musst du zuerst"*

Eine gefasste Haltung nach außen zu bewahren ist Alexandra offenbar wichtig. Nach der Operation, bei der ihr die Brust abgenommen wurde, weint sie nicht, sondern verschiebt es auf daheim, wo sie niemand sieht.

Alexandra:„ Und dann wenn man die Brust weghat, da bin ich immer hübsch deprimiert gewesen, da hat er mir zwar dann so Nerventabletten verschrieben, weil er das eben gemerkt hat, dann hat er, dann bin ich so zehn Tage im Spital gewesen, dann habe ich mir immer gedacht, habe ich mich doch immer zusammengerissen, wenn ich jetzt heimkomme, dann plärre [weine] ich mich so richtig aus. Und dann bin ich heimgekommen, dann ist es nicht mehr gegangen, also dann ist das schon ..."
I: „ Gesackt? "
Alexandra: „Ja. "

Alexandra hat die Amputation ihrer Brust schwer zu schaffen gemacht hat. Die eher saloppe Formulierung des *"immer hübsch deprimiert"* wirkt hier betonend und enthält auch eine wenn auch vage Information über den Grad ihres Deprimiert- Seins. Im nächsten Satz wird sie konkreter, denn Alexandras psychischer Zustand rechtfertigte nach Ansicht ihres Arztes die Verschreibung von *„Nerventabletten"*. Daraus geht hervor, dass sie sich sehr schlecht gefühlt und das Ganze sie sehr mitgenommen haben muss.
Während der zehn Tage in der Klinik hat sie sich *„doch immer zusammengerissen"*, das heißt, sie hat nicht geweint, sie hat versucht, nicht die Fassung zu verlieren. Sie wollte erst dann ihren Gefühlen so richtig freien Lauf lassen und sich in Ruhe ausweinen, wenn sie bei sich zu Hause ungestört sein konnte (*„ wenn*

ich jetzt heimkomme, dann plärre [weine] ich mich so richtig aus"). Doch aus dem befreienden Weinen wurde auch zu Hause nichts (*„und dann bin ich heimgekommen, dann ist es nicht mehr gegangen, also dann ist das schon ..."*), wahrscheinlich war es dafür dann schon zu spät.

Auch ihre sozialen Beziehungen bis zum engsten Familienkreis (ihrem Mann und den beiden kleinen Söhnen) werden durch die Krankheit erschüttert und schwer belastet.

Alexandra: „Und auch – dein ganzer Bekannten- oder Freundschaftskreis ah kapselt sich irgendwie ab, ist nicht mehr so groß als wie [früher], weil sich alles einfach immer um die Krankheit dreht und, wie soll ich sagen, ... du kommst dir manchmal ganz allein vor".

Ihr Umgang mit Kränkung beweist Alexandra viel Verständnis und Größe. Ich finde es bewundernswert, wie sie trotz der massiven Ablehnung auf ihre Nachbarinnen zugeht. Sie bringt ihnen und ihrer ängstlichen Unsicherheit jenes Verständnis entgegen, das sie eigentlich für sich selbst beanspruchen können sollte.

Alexandra: „Und auch mit die Nachbarn. Wie ich heimgekommen bin nach der Operation, hat sich das ja, weißt eh, in so einem Dorf ... Dann ist es so gewesen, wenn ich hinaus bin auf die Terrasse, meine zwei Nachbarinnen sind draußen gewesen auf der Terrasse, und ich bin hinausgegangen, dann sind die hineingegangen."
I: „Nein!"
Alexandra: „Weißt schon, halt gerade ‚Servus!‘ und gerade dass sie dich nicht fragen müssen: ‚Wie geht es dir?‘ oder ‚Soll ich dir was helfen?‘, verstehst, was ich meine? Und dann hat mein Mann gesagt: ‚Geh, das bildest du dir nur ein!‘ Habe ich gesagt: ‚Nein, da bilde ich mir nicht *ein!‘ habe ich gesagt: ‚Schau jetzt einmal!‘ da sind sie wieder draußen gestanden, bin ich extra hinaus gegangen – aufgehört, und sie sind hinein gegangen. Und die Männer von denen, die haben mich schon gefragt, wie es mir geht, das ist das Interessante."*

Als Alexandra von der Operation nach Hause kam, wurde sie von ihren Nachbarinnen gemieden. Da sie annehmen musste, dass sie über ihre Erkrankung Bescheid wussten (*„weißt eh, in so einem Dorf"*) konnte sie deren Verhalten nur darauf beziehen, zumal aus ihren Schilderungen hervorgeht, dass dies früher nicht so war. Diese Meidung und das Aus- dem- Weg- Gehen war demnach so offensichtlich, dass sie es ihrem Mann sogar vorführen konnte (*„jetzt schau einmal!"*), indem sie sich auf der Terrasse zeigte, die ihre beiden Nachbarinnen daraufhin sofort verließen. Alexandra erklärt sich dieses Verhalten damit, dass ihre Nachbarinnen einem nahe liegenden Nachfragen über ihren Gesundheitszustand (*„gerade dass sie dich nicht fragen müssen: ‚Wie geht es dir?"*) oder ob sie Hilfe benötige (*„Soll ich dir was helfen?"*) ausweichen wollten, indem sie

ihre Nachbarinnen einem nahe liegenden Nachfragen über ihren Gesundheitszustand („*gerade dass sie dich nicht fragen müssen: ‚Wie geht es dir?*") oder ob sie
Hilfe benötige („*Soll ich dir was helfen?*") ausweichen wollten, indem sie
überhaupt nicht mehr mit ihr sprachen. Eigentümlicherweise war das Verhalten
der Nachbarn ganz anders, diese hätten durchaus Interesse an ihrem Zustand
bekundet. Alexandra findet das selbst „interessant".
Sie erzählt hier etwas an und für sich sehr Kränkendes, als ob sie von einem
Experiment berichtet. Dieses Experiment hat sie ja für ihren Mann auch
unternommen, indem sie extra auf die Terrasse ging, um ihm das Verhalten ihrer
Nachbarinnen „live" vorzuführen. Dass die Männer sich ihr gegenüber anders
verhalten, ist ebenfalls „interessant". Dass sie diese gefühlsmäßige Distanz aber
erst im Nachhinein empfindet (wahrscheinlich, weil sich die Situation inzwischen
entspannt hat), und es damals für sie nicht einfach war, erzählt sie im Anschluss:

Alexandra: "*Aber – irgendwie verstehe ich die Frauen auch, die haben vielleicht
eine Hemmschwelle, dass sie dich da ... weißt du ...*"
I: „*Hilflos.*"
Alexandra: "*Hilflos einfach. Da musst du zuerst, jetzt geht es besser. Da bin ich
dann auf sie zugegangen. So quasi: ‚Ihr könnt ruhig reden mit mir, ich rede schon
über das!', so quasi: ‚Wenn ihr Fragen habt', oder so, ‚Im Gegenteil, ist mir
lieber, als wie ihr versteckt euch!', nicht, so auf die Art. Nicht, das war auch ein
Problem. Speziell wenn sie mich dann gesehen haben ohne Haar und Ding,
nicht.*"
I: „*Ja, ja klar.*"
Alexandra: „*Das war eine harte Zeit, ja.*"
I: "*Dass die Leute einfach nicht wissen, wie damit umgehen, nicht.*"
Alexandra: „*.... oder eben, weil sie auch nicht aufgeklärt sind über die ganze
Sache, und ja auch einfach Angst haben, nebenbei. Aber ich habe dann umgedreht
und ich bin auf sie zugegangen. Ich habe mir gedacht, ihr braucht mich jetzt gar
nicht so meiden, ich habe keine ansteckende Krankheit [lacht] in dem Sinn, nicht
[...].*"

Alexandra gibt an dieser Stelle zu, dass diese Zeit hart für sie war und sie das
Verhalten ihrer Nachbarinnen getroffen hat. Sie hat jedoch Verständnis für diese
Frauen („*aber – irgendwie verstehe ich die Frauen auch*"), und glaubt, dass sie
im Umgang mit ihr als Krebskranken einfach gehemmt waren („*die haben
vielleicht eine Hemmschwelle*"). Das von mir eingebrachte Wort „hilflos" nimmt
sie bereitwillig auf, und auf diese Hilflosigkeit stützt sie ihr Verhalten, indem sie
den Nachbarinnen entgegenkommt. Auf solche Menschen zuzugehen und selbst
den ersten Schritt zu wagen sieht sie als einzige Möglichkeit („*da musst du
zuerst*"), den Kontakt wieder herzustellen („*da bin ich dann auf sie zugegangen*").
Inmitten dieser beiden „Erfolgsrezepte" erklärt sie, dass sie recht hatte mit ihrer
Strategie , denn „*jetzt geht es besser*".
Ihre erste Aufforderung, doch mit ihr zu reden, klingt fast wie ein Hilferuf, den sie
damit erweitert, dass sie schon über „*das*", also über ihre Krankheit, sprechen

würde. Damit signalisiert sie, dass sie ihre Krankheit kein Tabu-Thema zwischen ihr und diesen Frauen darstellen soll. Auch erklärt sie, dass sie für etwaige Fragen zur Verfügung steht, sollten sich ihre Nachbarinnen genauer dafür interessieren. Durch das, was sie hinter sich und in der Klinik erlebt hat, kann sie Auskunft geben, sie weiß jetzt Bescheid über so manches, und sie stellt sich den Nachbarinnen gern zur Verfügung, sollten die etwas darüber wissen wollen. *„Im Gegenteil, mir ist es lieber als ihr versteckt euch"* macht klar, dass Alexandra eine offene Konfrontation und das Gespräch über ihre Krankheit bevorzugt, anstatt von den Nachbarinnen deswegen gemieden zu werden. Außerdem wird damit deutlich, dass sie deren Verhalten sehr wohl bemerkt hat, obschon sie von Verstecken spricht und nicht von der Meidung ihrer Person. Damit macht sie sich als ursprünglich Gemiedene zur Beobachterin dieses (kindischen) Versteckspiels.

Mit einer ähnlichen „Flucht nach vorn" reagiert sie auf ihren Mann und dessen Sorge um die Kinder.

Alexandra: „Ich habe ja auch mit meinem Mann gewaltige Probleme gehabt ... "
I: „Ehrlich? "
Alexandra: „Mhm. Ich bin nicht mehr recht zu ihm gekommen, weil ich mich geschämt habe ... Weißt schon, da ist dann ein so ein Ding gekommen, eine Krise, eine gewaltige Krise haben wir gehabt, ja gehabt, teilweise noch, nicht. Jetzt speziell wieder. Und er hat es wieder nicht verkraftet, dass ich krank bin, nicht. Wie soll ich sagen, er hat wieder Angst, auch die Angst, dass er mich verliert und was tut er dann mit den zwei Kindern, das hat er mir jetzt einmal selber gesagt, nicht, was tut er dann mit den zwei Kindern und Ding, nicht, das geht immer weiter. ‚Entweder schaust du dir wieder um eine‘, habe ich gesagt‘ [lacht], oder es gibt ja heute Internat und alles. Ich habe keine Mutter mehr, seine Mutter ist schon [unverständlich] so haben wir die zwei Kinder oft unten gehabt dann, nicht, und sie sind eben relativ jung. Dann habe ich gesagt: ‚Und übrigens lebe ich ja noch‘, nicht [lacht] [...]".

Zur Angst um sie kommt bei ihrem Mann noch die Sorge um die beiden kleinen Kinder hinzu. Ohne sie scheint ihr Mann sich diesbezüglich hilflos zu fühlen und nicht zu wissen, was er tun soll (*„was soll er dann"*). *„Das hat er mir jetzt einmal selber gesagt"* macht klar, dass diese Deutung nicht von ihr stammt, sondern vor kurzem (*„jetzt einmal"*) direkt von ihrem Mann ihr gegenüber zugegeben worden ist. Ihr angehängtes *„das geht immer weiter"* verbreitet Optimismus, wobei das betonte *„immer"* hier alle Möglichkeiten der Zukunft mit einschließt. Alexandra spricht hier nicht von sich, sondern versucht ihrem Mann aufzuzeigen, dass es auch im Falle ihres Todes für ihn und die Kinder Lösungen geben werde. Dabei schlägt sie selbst ihrem Mann eine neue Frau als Ersatzmutter für ihre Kinder vor. Ihr anschließendes Lachen klingt ein wenig nach Galgenhumor. Ob sie diesbezüglich tatsächlich so abgeklärt und sachlich ist, bleibt zweifelhaft. Die zweite Alternative stellt für sie ein Internat oder eine andere Betreuungsinstitution dar (*„es gibt ja heute Internat und alles"*). Interessant erscheint mir Alexandras

ihrem Mann gegenüber geäußerter Satz „und übrigens lebe ich ja noch". Diese
fast unbeschwert wirkende Formulierung – sie lacht selbst drüber – und vor allem
das „übrigens", das hier wie ein „falls es dir noch nicht aufgefallen ist" wirkt,
macht klar, dass Alexandra es für verfrüht hält, sich solche Gedanken zu machen,
denn noch lebe sie und könne sich selbst um ihre Kinder kümmern.
Alexandra ist hier sehr tapfer. Die ausgesprochene Sorge ihres Mannes um die
Kinder muss einen wunden Punkt bei ihr getroffen haben. Mit Sicherheit hat auch
sie als Mutter sich bereits Gedanken gemacht, wie ihre Familie im Falle ihres
Todes zurecht kommt und ihr Mann und die beiden Kinder mit der neuen
Situation fertig werden können. Doch obwohl sie die Betroffene ist, über deren
Tod und dessen Auswirkungen hier spekuliert wird, versucht sie ihren Mann zu
trösten und ihm Vorschläge anzubieten, indem sie ihm Alternativen aufzeigt, die
von einer neuen Frau bis zu institutioneller Kinderbetreuung reichen.
Die erwähnten Schwierigkeiten mit ihrem Mann und die direkt wie auch indirekt
durch ihre Krankheit ausgelösten Krisen zwischen den beiden treten dadurch fast
in den Hintergrund. Dies wie auch die Tatsache, dass ihr Mann erst jetzt – nach
zwei Jahren – über seine Verlustängste zu sprechen beginnt, lassen vermuten, dass
die Gesprächsbasis der beiden brüchig ist und zumindest bisher wenig über diese
Dinge gesprochen wurde. Dass dies nicht zuletzt auch durch Alexandra selbst
vorgegeben beziehungsweise unterstützt wird, erscheint wahrscheinlich, insofern
könnte ihre letzte Bemerkung („und übrigens lebe ich ja noch") auch als
Ausweichen interpretiert werden.
Da ihr Mann offensichtlich mit ihrer Krankheit nicht zurecht kommt („nicht
verkraftet") scheint Alexandra nicht die Unterstützung von ihm zu bekommen, die
sie benötigt, dies geht auch aus dem offensichtlich fehlenden Verständnis dafür
hervor, dass sie sich für ihren ihrer Meinung nach nun verkrüppelten und
entstellten Körper schämt. Dass sie sich körperlich vor ihm zurückzieht, wird von
seiner Seite mit einer wie sie sagt „gewaltigen Krise" beantwortet. Alexandras
Vorschlag für ihren Mann, sich wieder "um eine zu schauen" wirkt in dieser
Situation fast unsensibel und hart, dennoch ist sie diejenige, die ihren Mann
aufzubauen und zu trösten versucht und ihm damit eine starke Schulter bietet – ein
Verhalten, das sie von ihm nicht berichtet. – Darauf werde ich später in einem
eigenen Kapitel genauer eingehen.

Alexandras veränderte Lebenseinstellung beziehungsweise der Versuch, trotz
allem noch das Positive zu sehen, erscheinen mir ebenfalls erwähnenswert.

Alexandra: „*Mir kommt vor, das ist ... du kriegst auch eine ganz andere
Lebenseinstellung ... weißt schon? Ja, ich sage ja, für alles, du bist viel
zufriedener, nicht, nicht so wie zuerst, da ist die Hektik und der Stress und das
möchtest und das möchtest, und dann ist da alles nicht mehr so wichtig [lacht].
Ja, das ... das ist nicht mehr das Wichtigste.*"

Alexandra spricht hier von einer veränderten Lebenseinstellung, die sie durch die
Erkrankung erhalten hat und die sich für sie in einer bis dahin ungekannten

Zufriedenheit („*du bist viel zufriedener*") äußert. Diese neue Lebenshaltung habe zu einer Besinnung auf das Wesentliche beigetragen („*das ist alles nicht mehr so wichtig*"). Im Gegensatz zu früher – also vor ihrer Erkrankung – bekommen viele Dinge nun einen anderen, geringeren Stellenwert. Dies betont sie mit der abschließenden Wiederholung „*das ist nicht mehr das Wichtigste*".

Dass sie versucht, das Positive zu sehen, beweist viel Kraft und offenbart, dass Alexandra trotz aller Schwierigkeiten und Probleme immer wieder versucht, nicht zu verzweifeln.

Weil sie sich recht vage ausdrückt, habe ich dennoch das Gefühl, dass sie sich zurückhält und zu diesem Thema nicht viel von sich preisgeben möchte. Eine mögliche Erklärung für diese Zurückhaltung wäre, dass sich Alexandra trotz des Versuchs, ihrer Situation auch etwas Positives abzuringen, dennoch bewusst ist, wie hoch der Preis für diese neue Zufriedenheit und die Veränderung der Wichtigkeiten in ihrem Leben ist. Zudem wird dadurch wieder deutlich, welche völlige Veränderung und Umkrempelung ihres Lebens mitsamt der eigenen Werte- und wohl auch Weltordnung durch ihre Tumorerkrankung stattgefunden hat. Dass dieses positive Denken nicht immer funktioniert und sie häufig Stimmungsschwankungen unterworfen ist, wird im Folgenden deutlich:

Alexandra: „Ja, das sind so Sachen, und was du auch mehr genießt, so Kleinigkeiten. Da gefällt dir von mir aus eine Blume schon gut oder was du zuerst gar nicht mehr so gedacht hast. Viel mehr zufrieden bist du, wenn du das Problem hast, nicht ... Oder du bist ganz aggressiv, so Zeiten habe ich auch, nicht. So, da stehe ich schon auf und mag mich selber nicht, da ist es am besten, sie stellen mir alle aus [lacht] ..."

3. Lachen

Auffallend war für mich Alexandras Lachen, das stets als Abschluss oder Einleitung einer eigentlich nicht komischen, sondern betroffen machenden oder tragischen Aussage dient, etwa, wenn es darum geht, mit ihren Kindern etwas zu unternehmen.

Alexandra: „Und dann fahre ich eben doch mit ihnen irgendwohin, weil ich mir einfach immer denke: solange ich kann noch [lacht]."

Manchmal versucht sie damit auch, über ihre Verzweiflung hinwegzutäuschen („*aber es geht dann alles mit der Zeit* [lacht]" oder um ihre erste Reaktion auf das Bild ihrer von Metastasen durchsetzten Leber zu überspielen.

Alexandra: „Das ist einfach eine Angst, die ist <u>da</u>, und die kann ich nicht loswerden. Das ist jedes Mal vor der Chemo. Ich weiß es nicht, ... <u>warum</u>. Weil zum Beispiel jetzt weiß ich auch nicht, ob die Therapie jetzt mir überhaupt *anspricht, das erfrage ich jetzt erst in, jetzt mein ich, habe ich noch ein oder zwei Chemo, dann habe ich die Halbzeit, dann habe ich noch mal so eine Untersuchung, und da sieht man dann, ob es anspricht überhaupt oder nicht, nicht. Es ist immer noch dieses, dieses Unsichersein, weißt schon, hilft es dir jetzt oder hilft es dir nicht. Oder zum Beispiel wie er gesagt hat, ich habe da Lebermetastasen, nicht. Ah, das hat mir auch nichts gesagt. Und dann hat mir der Doktor so gezeigt, also da ist die Leber, nicht, da waren alles die Pünktchen drinnen. Weißt du, was mein erster Gedanke war? Also Gott sei Dank habe ich es dem Doktor nicht gesagt, nicht, habe ich mir gedacht, mit der Schrotflinte reinschießen, dann wären diese Löcher alle weg [lacht], [...]. "*

Ebenso lacht sie bei der Erklärung über den häufigen Arztwechsel und dem sich daraus ergebenden Mangel an Vertrauen („*bis du wieder zu einem Arzt Vertrauen hast, inzwischen hast du wieder einen anderen* [lacht]";) – worauf ich später noch genauer eingehen möchte – sowie bei der Schilderung ihres Bedürfnisses, auf und davon zu fliegen:

Alexandra: [lacht] "Aber es nützt dir nichts, es nützt dir nicht, nicht ...? "

An einer anderen Stelle erzählt sie von der Reaktion ihrer Familie auf ihre Unausgeglichenheit und ihre Gefühlsschwankungen:

Alexandra: "Aber, ich muss sagen, ich war auch nervlich am Ende, nicht. Also, total. Ich muss ja auch jetzt Tabletten nehmen für das.
"I: "Und die helfen Ihnen?"
Alexandra: "Die helfen mir ... Ah, wie soll ich sagen, du kannst nicht alles mit den Tabletten hinunterschlucken, das ist einmal logisch. Als wie zum Beispiel, wie ich wieder erfragt habe, dass ich jetzt wieder Metastasen, habe ich wieder daheim mehr so schreien angefangen und ... wo mir eben alles wieder zuviel worden ist, nicht. Und dann hat mein Mann gesagt, nein, jetzt so quasi magst du wieder zu deinem Psychiater fahren, weil jetzt tut es dann nicht mehr mit dir, nicht, so auf die Art, nicht. Dann bin ich hinaufgefahren zum, ... zu dem meinigen, nicht, dann habe ich ihm einmal das erzählt, dann hat er gesagt, ja, er kann mir schon was verschreiben, dass es das hemme, aber für meine Gesundheit ist es gut, wenn ich es rauslasse. Weißt schon, und solange keiner darunter leidet, nur weil ich jetzt schreie dann [lacht] oder halt aggressiv bin oder verstehst, meine, meine Gefühle einfach schwanken, nicht ...""
I: "Ja, das steht Ihnen auch zu, würde ich sagen. "
Alexandra: "Ja, aber sag das einmal meinem Mann oder meinen Kinder [lacht], dann heißt es: 'Die spinnt halt wieder!', nicht [lacht]. "

Ich denke, dieses Lachen ist für Alexandra eine Möglichkeit, rasch wieder die Ebene zu wechseln und nicht bei den Gedanken oder Gefühlen zu bleiben, die sie soeben ausgesprochen oder auch nur anklingen lassen hat. Insofern ließe sich dieses regelmäßige Lachen als Verschleierungs- oder Verteidigungsmechanismus interpretieren, als abschwächendes Mittel, mit dem sie sich distanzieren und „alles nicht so tragisch" erscheinen lassen kann.

4. Gefühl für Gerechtigkeit und Verantwortung

Alexandra zeigt ein ausgeprägtes Gefühl für un(ge)rechtes beziehungsweise unsensibles Verhalten. Insofern verurteilt sie den Oberarzt, dessen Umgang mit ihr sie auch jetzt noch in Entrüstung versetzt:

Alexandra: „Dann habe ich dir das ja erzählt von dem Oberarzt, nicht, wie der das gesagt hat, nicht, hat zugeschaut und hat gesagt: ‚Die Brust gehört weg!' Nein, zuerst hat er mich noch gefragt, ob ich gestillt habe, habe ich gesagt: ‚Ja, ich habe gestillt.' Dann hat er gesagt: ‚Dann stimmt das auch nicht, die alte Weisheit, was sie immer sagen: Frauen, was stillen, kriegen keinen Brustkrebs', nicht. Oder, das hat er noch gesagt, nicht, und dann hat er gesagt: ‚Die Brust gehört weg!' und ist hinaus bei der Tür mit die Doktoren, die was bei der Visite, nicht. "

Der Tonfall, in dem sie die Worte des Arztes wiedergibt, klingt gleichgültig und interesselos, außer bei seinem Ausruf: *„ Die Brust gehört weg!, "* den sie in einen energischen und fast scharfen Tonfall kleidet. Es wird klar, dass Alexandra eine solche Art des Umgangs mit ihr in dieser Situation für unangebracht hält und sich nicht richtig behandelt fühlt. Sie scheint auch etwas verblüfft zu sein, dass ein Arzt sich so verhält.

Das bereits besprochene "Verstecken" ihrer Nachbarinnen empfindet sie als ungerechtfertigt, auch wenn sie es (mittlerweile) als Hilflosigkeit und Überforderung durchschaut. Da sie keine ansteckende Krankheit hat, müsste sie doch eigentlich nicht gemieden werden.
Alexandra kennzeichnet ein starkes Verantwortungsgefühl für ihre Familie *("jetzt hast du aber auch noch eine Familie, an die du denken musst").*
Sie konzentriert sich nicht nur auf sich selbst und wie sie diese schwere Situation bewältigen kann, sondern sie weiß, dass sie auch für ihre Kinder und ihren Mann da sein muss. Somit hat sie oft gar keine andere Wahl, als für sich zurück zu stecken

Alexandra: „Gut, ich hätte drei Wochen in Kur gehen können, nach der Bestrahlung, was ich eigentlich dringend nötig gehabt hätte, aber das ist nicht gegangen, ich hätte niemand für die Kinder gehabt. Meiner Schwiegermutter kann ich sie auch nicht drei Wochen an-, weißt schon, anhängen, auf Deutsch gesagt. Wäre nicht gegangen. [unverständlich] Da bräuchtest du eben auch, weißt schon, was nicht nur dir hilft, sondern der ganzen Familie. Verstehst du, was ich meine?"

Sie weiß, dass ihre ganze Familie betroffen ist, vor allem auch die Kinder:

Alexandra: „... Auch die Kinder. Wenn ich, der Kindergarten von uns ist nicht weit weg, und daheim habe ich eigentlich immer das Kopftuche auf, nicht (...). Und die haben auch schon Sorgen, selber [unverständlich], Kinder können auch gemein sein, nicht [...]. „

Alexandra:„Ich kann zum Beispiel mit den Kindern nicht mehr weit spazieren gehen, das geht nicht. Ich habe da solche Fußweh und und und Ding, Krämpfe, nicht, das ginge nicht mehr. Oder mit dem Schwimmen, da kriege ich jetzt auch so Krämpfe, und an den Händen habe ich es auch und ... sie sagt halt eben, dass es die Nerven auch angegriffen hat und das ist halt eine Nebenwirkung von der Chemo, nicht."

Alexandra nimmt ihre Verpflichtung wahr, auch wenn es ihr oft schwer fällt und sie mit dem Haushalt und den Kindern überfordert ist.

Alexandra: Aber die Bügelwäsche bügelt dir inzwischen auch niemand [lacht].

Alexandra: „Oder zum Beispiel da bin ich dann auch tolerant gewesen, weil ich froh war, dass die Kinder ferngeschaut haben, und ich nicht schauen habe müssen, wo sie umgehen, und ich habe mich ein bisschen niederlegen können, nicht. Und die Kinder gesagt: 'Die Mama legt sich ein bisschen nieder, bleibt herinnen', da war es mir oft dann gleich, wenn sie Nintendo gespielt haben oder fernsehen, also ich habe dann oft ein schlechtes Gewissen gehabt, weil sie zu lange vor dem Fernseher gehockt sind, aber ich habe die Sicherheit gehabt, wo sind sie, verstehst, was ich meine. Und habe mich niederlegen können, nicht ... Nein, es hängt das ganze Umfeld zusammen, nicht."

Sie erhält auch keine Unterstützung im Haus oder mit den Kindern, etwa von ihren Nachbarn und Bekannten.

Alexandra: „Und dann habe ich die Spritzen, dann habe ich alle Tage noch zum Doktor fahren, das sind dann drei Wochen; nicht, sind dann, weil es packt ja dann die guten Zellen auch, nicht, sind die weißen Blutkörperchen immer abgesackt, dann habe ich für das immer Spritzen gekriegt, vier Spritzen waren das, in den Wochen habe ich aber dann fünfmal spritzen müssen, oder halt zehn, zehn so Spritzen gebraucht, habe ich immer dreimal, habe ich müssen immer die holen, nicht, und dann immer zum Doktor fahren, und das ist es ja immer, den ganzen Aufwand, wo tust du die Kinder hin, da hilft dir auch kein Mensch, weil die Nachbarn kannst du heute vergessen, die behalten sie dir nicht mehr, sind auch alle berufstätig. [...] Da hat auch nie eine Nachbarin gesagt: ‚Ich nehm' dir mal

deine Kinder mit!' oder was, nicht ... Ich meine, wenn ich meine Schwiegermutter nicht gehabt hätte, hätte ich eh nicht gewusst, weißt eh, wo tust du die Kinder hin, das ist auch ein Problem, was dann auf dich zukommt, nicht ... weil in dem Alter sind sie einfach noch nicht, dass du sagen kannst, du kannst sie auch einmal allein lassen einen halben Tag oder was, das geht einfach noch nicht. "
Sogar ihr Mann scheint nach wie vor der Ansicht zu sein, dass sie allein für die Kinder zuständig wäre, wodurch es offenbar zu Streitereien kommt:

Alexandra: „Und mein Mann noch dazu, der hat sich mehr in die Arbeit hineingestürzt, nicht. Statt dass er mal mit den Kindern was unternommen hätte oder was, nicht. Dann sind zusätzlich noch die Kinder, als wie wenn er nicht die, wie soll ich sagen, die Verantwortung übernommen wollte, nicht. Also ... ja, da haben wir schon auch eine Krise gehabt deswegen. Weil ich habe immer eine Woche, eine Woche nach der Chemo habe ich immer gebraucht, bis ich mich wieder erholt habe, und dann ist es wieder gegangen, dann hast du schauen müssen, dass du mit der Wäsche und das alles nachgekommen bist und Ding, und inzwischen ist es schon wieder so weit gewesen, dass du Chemo gehen hast müssen ... War schon eine harte Zeit, ja .... "

Manchmal würde sie nur zu gern flüchten und alles hinter sich lassen:

Alexandra: „Ich muss sagen, ich habe so eine Phase, als wie jetzt zum Beispiel, geht es mir wieder gut, ich habe mich auf das eingestellt, ich muss das einfach tun, das, aber ich habe dann wieder eine Phase, da bin ich ganz am Boden. Das ist verschieden, nicht."
I: „Und wie ist das, wenn Sie ganz am Boden sind, sind Sie dann einfach müde oder traurig oder verzweifelt oder-. "
Alexandra: "Traurig und verzweifelt mehr so. Und, ah, wie soll ich sagen, ich täte mich am liebsten abkapseln, weißt schon, so, ich meine, ich <u>bin</u> depressiv, das muss ich eigentlich sagen, das, weißt schon, da kommt mir halt wieder vor, nein, jetzt lass dich nicht so gehen, tue nur, was dir gefällt, oder weißt schon, und dann kommt mir wieder vor, ach, ich könnte alles hinschmeißen [hinwerfen], am liebsten davonlaufen, nicht. Aber das nützt ja auch nichts, wohin möchtest du laufen, weißt schon, so ein Gefühl, habe ich. Aber dass, ... du kannst vor deiner Krankheit auch nicht davonlaufen, nicht ... Aber das habe ich manchmal, das Gefühl, am liebsten ... in den Flieger setzen und ...'"
I: "Ausreißen."
Alexandra: [lacht] "Aber es nützt dir nichts, es nützt dir nicht, nicht ...? Aber es ist ja ganz verschieden, nicht ..."
I: "Ja, das wird wechseln, denke ich mir. Auf und ab. Und man kann nicht immer verzweifeln, aber man kann auch nicht immer so tun, als wäre nichts."
Alexandra: "Wäre gar nichts. Also, das wäre praktisch gute Miene zum bösen Spiel machen, nicht."

Doch dann versucht sie, sich selbst wieder aufzubauen, sich etwas Gutes zu tun, sich zu verwöhnen, damit es ihr wieder besser geht.

I: „ Gibt es so Momente, in denen Sie so das Gefühl gehabt haben, es geht nicht mehr? Ich kann nicht mehr? "
Alexandra: „ Genug. Habe ich auch heute noch. Weißt schon. Dann muss ich mich selber wieder aufbauen (...), wie soll ich sagen ... "
I: „ Und das gelingt Ihnen? "
Alexandra: „ Dann tue ich mir einfach was Gutes, wie soll ich sagen. Und wenn ich mir von mir aus gerade etwas kaufe, für <u>mich.</u> Weil das ist ja auch nicht so der Fall gewesen in der letzten Zeit, weil da hast du alles in das Haus hineingesteckt oder den Kindern etwas gekauft und, und und, aber für dich selber, ... Ding, und das tue ich jetzt eigentlich öfter, dass ich einfach mir etwas kaufe oder (...), dass ich nicht mehr so an die Kinder auch denke, als wie ich es jetzt auch angefangen habe, mit einer Freundin auch wieder einmal weg zu gehen, einfach einmal abschalten. Verstehst du, als wie jetzt, sind wir einmal gerade so Feuerwehrball gegangen und so, das war für mich schon, danach bin ich wieder viel zufriedener [...]. "

Trotz der vielen Arbeit und den Schwierigkeiten, die die Erziehung zweier kleiner Kinder vor allem dann macht, wenn man selbst schwerkrank, müde, ausgelaugt und oft verzweifelt ist, sind für Alexandra gerade die Kinder das, was sie daran hindert, aufzugeben und die ihr noch Halt und vor allem auch den Sinn geben, weiter zu kämpfen.

Alexandra: „ Und ich muss sagen, wenn ich meine Kinder nicht hätte, weiß ich auch nicht, ob ich es nicht schon hingeschmissen hätte. Weißt schon? Ist ein Grund, warum ich eigentlich auch noch kämpfe und Ding, nicht. Wenn ich jetzt sagen wir allein wäre, weiß ich nicht, ob ich die ganze Prozedur da noch mal [unverständlich]. Weil sein tut es ja eh gerade nur so eine Hinauszögerei, nicht. In dem Sinn ... "

5. Unsicherheit

Trotz ihres manchmal energischen und bestimmten Auftretens lässt Alexandra Unmut und Kritik nur ganz unterschwellig anklingen. Sie drückt nicht genau aus, was sie nicht in Ordnung findet, sondern beschränkt sich darauf, eine meist nicht genauer erklärte, negative Einschätzung mitschwingen zu lassen. Oft ist nur der abfällige Tonfall entscheidend.

Alexandra: „ Oder wie voriges Jahr, wie ich die eine Chemo gehabt habe, dann war ich ja stationär, dann bin ich zu einer, zuerst haben sie mich eh am Gang

herauβen die Chemo gegeben, und weiβt, gerade mit so einem Ding abgeschirmt,
und dann haben sie mich am Abend um acht noch zu einer ins Zimmer, vor lauter
haben sie einen Haufen Leute obengehabt, hineingetan, und die ist am Vormittag
gestorben, nicht. Und die hat auch Brustkrebs gehabt. "

Auch die hilflose Wut, die sie ihrem Mann gegenüber empfindet, weil er sie nicht
unterstützt, dringt eher dezent durch. Nur einmal spricht sie von „ausflippen
können".

Trotz wichtiger Dinge, die sie selbst massiv betreffen, – wie etwa die
Brustabnahme, deren Grund sie noch immer nicht zu wissen scheint
beziehungsweise ganz grundsätzliche Dinge über Tumorerkrankungen *(„ was sind*
Metastasen?"); unternimmt sie wenig gegen ihr Unwissen und ihr Unverständnis.)
Oft wirkt sie ratlos:

Alexandra: *„ [...] Nachher hat er gesagt, ja, jetzt soll ich halt ins Spital kommen,*
dann habe ich vier Tage im Spital bleiben müssen, haben sie mir zuerst da [deutet
auf die Brust] aufgeschnitten, weil es gibt ja brusterhaltend auch zum Operieren,
dann da ein mords Ding heraus, und das hat er wieder eingeschickt, und dann hat
er mich eben noch, das war noch gar keine zehn Tage mehr, da hat er mich
daheim angerufen, ‚Nein, Alexandra‚, es geht nicht anders, wir müssen die Brust
wegtun.‘ Und warum, weshalb ... der hat zuerst nie über das geredet, dass ich
eigentlich Krebs habe, nicht! Der hat, er hat gesagt immer, er sagt das nicht gern,
Krebs, weiβt schon, so ... Und ... zuerst habe ich mich auch gar nicht so gefühlt,
dass Ding, warum eigentlich die Brust wegtun, habe ich auch nicht so
mitbekommen ... "

Mit dem „warum, weshalb ..." wird ihre Unsicherheit, ihr Unverständnis und ihre
Ratlosigkeit deutlich und schafft damit die Verbindung zu ihrem nächsten Satz.
Mit *„der hat zuerst nie darüber geredet, dass ich eigentlich Krebs habe"* wird
klar, worin ihre Unsicherheit bestanden hat. Sie hatte bis zu dem Zeitpunkt, zu
dem sie der Arzt über die Notwendigkeit einer Brustabnahme informierte, noch
keine Ahnung, dass sie tatsächlich an Brustkrebs erkrankt sei *(„dass ich eigentlich*
Krebs habe"), dies sei auch kein einziges Mal *(„nie")* ausdrücklich thematisiert
worden von Seiten des Arztes. Die Betonung der Worte „nie" und „Krebs" in
ihrem Ausruf wirken sehr emotional und unterstreichen die Bedeutung noch. Vor
allem das „eigentlich" macht klar, dass Alexandra sich bisher etwas anderes
vorgestellt hat und sich nun plötzlich mit dem konfrontiert sieht, was in
Wirklichkeit mit ihr los ist. Der Grund liegt bei ihrem Arzt, der das Wort „Krebs"
offenbar ungern ausspreche *(„er sagt das nicht gern")*. Warum, bleibt offen,
möglicherweise wollte der Arzt seine Patientin mit der Wahrheit verschonen, so
lange dies möglich ist. Aus Alexandras Reaktion wir allerdings deutlich, dass sie
in ihrem Fall auf diese Schonung zugunsten genauerer Informationen lieber
verzichtet hätte. Der Tonfall ihres angehängten *„weiβt schon, so ..."*, lässt das
deutlich mitschwingen.

Über die Notwendigkeit, die Brust anzunehmen, war sie sich damals eindeutig nicht im Klaren (*„warum eigentlich die Brust wegtun?"*). Im nächsten Satz macht sie sich selbst zumindest teilweise für ihre Unwissenheit verantwortlich (*„ich habe das nicht so mitbekommen"*). Das lässt mich vermuten, dass sie auch jetzt über die Gründe nicht Bescheid weiß.

In dieser Sequenz wird eine leise Kritik an ihrem Arzt laut, der sie nach ihren Angaben nicht ausreichend informiert hatte. Sie spricht ihre Kritik zwar nicht offen aus, doch ihr abfälliges *„weißt schon, so..."* macht deutlich, was sie von seinem Vorgehen hält.

Da sie offenbar nichts gegen ihre Unsicherheit unternimmt, also nicht nachfragt oder versucht, sich zu informieren, habe ich bei Alexandra den Eindruck, dass sie gegenüber den verantwortlichen ÄrztInnen etwas eingeschüchtert ist. Dies bestätigt sich in ihrer Aussage, dass sie bei einem Arztgespräch zu aufgeregt ist, um ihre Fragen anzubringen und sich danach nicht mehr zu fragen traute (*„weil zuerst fragst du nicht den Doktor, und dann traust du dich nicht mehr"*). Nur bei einem Arzt hat sie sich sicherer gefühlt (*„da habe ich einen gehabt, weißt schon, zu dem habe ich mehr Vertrauen gehabt und da habe ich mich mehr fragen getraut"*). Sie scheint ÄrztInnen ein beinahe kindliches Autoritätsgefühl entgegen zu bringen. Ihr bereits gezeigtes energisches Aktivwerden zieht sich demnach nicht konsequent durch, sie wirkt den ÄrztInnen gegenüber gehemmt und unsicher

Auch im privaten Bereich gibt es Widersprüche zu ihrem festen und selbstbewussten Auftreten gegenüber den Nachbarinnen. Ganz offensichtlich hat sie einige Zeit benötigt, um sich so geben zu können.

Alexandra: „Ich bin auch am Anfang, als ich operiert worden bin, ich bin nirgends mehr hingegangen und, weißt schon, ich habe mich irgendwie geschämt und ... habe mich eigentlich mehr oder weniger verkrochen daheim, nicht, das erste Jahr. "

6. „Bei dem kannst du alles sagen"

Alexandra hat ein großes Bedürfnis, sich mitzuteilen.
Dies zeigt einerseits der "nebenbei" konsultierte Psychiater sowie ihre in der Klinik geäußerte Bitte nach psychischer Betreuung, der bisher allerdings nicht entsprochen wurde

Alexandra: "Deswegen hätte ich ja schon mal gefragt wegen ein so einer psychischer Betreuung, weil mir das der [Dr.] T. da angetragen hat. So quasi, wenn ich es nicht ... verkrafte oder so, und das habe ich auch nicht verkraftet, wie ich das dann wieder gehört habe, dass wieder etwas ist ... "
I: „Bei wem haben Sie da gefragt? "

Alexandra: „*Ja, auch bei der Doktorin, die was mir das anschließt. Dann hat sie gesagt: ‚Werden wir Ihnen schauen'. Keine Reaktion bis jetzt.*"
Die Gespräche mit dem Psychiater haben ihr offenbar gut getan, hier hat sie ein dringend benötigtes Ventil gefunden:

Alexandra: „ *[...] Und ich habe ja dann nachher immer so ein Psychiater gehabt auch, nebenbei, in J. oben, und zu dem bin ich, weil ich es am Anfang nicht so verkraften habe können, der hat mir viel geholfen. Und zu dem bin ich dann hin, und dann habe ich ihm das halt erzählt von der Brust und ich habe nur geweint und geweint und er hat mir nur die Taschentücher gegeben [lacht]. Bei dem habe ich mich so richtig ausweinen können, warum, warum das bei ihm gegangen ist, weiß ich nicht. Aber das ist wahrscheinlich, weil du dir denkst, bei dem kannst du alles sagen und alles. Sonst habe ich nur geplärrt, und ihm erzählt, aber so richtig von Herzen, weißt eh, schießt es dann heraus, aber danach war ich total ruhig [...].*"

Aus ihrer Schilderung wird ersichtlich, dass es für Alexandra eine große Hilfe war, über das Erlebte sprechen zu können. Dass auch hier die Abnahme der Brust an erster Stelle steht, lässt keinen Zweifel mehr daran, wie einschneidend, bedeutsam und gravierend der Verlust der Brust für Alexandra gewesen ist. Bei diesem Psychiater gelingt es ihr nun endlich, sich, offenbar ist ihr Schmerz und ihr Elend ihm gegenüber förmlich aus ihr heraus gebrochen (*„und ich habe nur geweint und geweint"*).
Über die Gründe dafür scheint sie sich selbst nicht im Klaren zu sein (*„warum, warum das bei ihm gegangen ist, weiß ich nicht"*), mit dem darauf folgenden „aber das ist wahrscheinlich, weil du dir denkst, bei dem kannst du alles sagen und alles" erklärt sie es dann aber doch. Durch den Rahmen des Psychiater-Klientin - Verhältnisses konnte sie ihren aufgestauten Gefühlen freien Lauf zu lassen und ihm erzählen, was ihr am Herzen lag. Dies muss sie sehr beeindruckt haben, denn sie wiederholt es im nächsten Satz noch einmal (*„sonst habe ich nur geplärrt, und ihm erzählt"*).
„Von Herzen" zeigt, dass sie ganz ehrlich mit ihm sein und ihm ihr Innerstes anvertrauen konnte, ja, es *„schießt"* förmlich aus ihr heraus. Im abschließenden Satz beschreibt sie die positive Wirkung, die diese Gespräche auf sie hatten (*„aber danach war ich total ruhig"*). Nach ihren Sitzungen bei ihrem Psychiater konnte Alexandra sich offenbar beruhigen – auch im Sinne von Ruhe finden, und zwar in einem sehr hohen Ausmaß (*„total"*).
Alexandra hebt hier die Bedeutung des persönlichen Gespräches für sich stark hervor. Nachdem sie ihre Gefühle in der Klinik so lange (zehn Tage!) zurückgehalten hatte, war es ihr nicht mehr möglich, ein Ventil für sie zu finden und sie abzureagieren. Erst in der Auseinandersetzung mit ihrem Psychiater, *„bei dem man reden kann"*, brechen Kummer, Trauer und Verzweiflung aus ihr heraus. Aus ihrer Erzählung wird deutlich, wie befreiend es für sie war, endlich bei jemandem weinen und sich alles von der Seele reden zu können. Er habe ihr –

zumindest streckenweise – nur die Taschentücher gereicht, und trotzdem ging es ihr danach viel besser.

Allem Anschein nach geht es ihr vor allem darum, jemanden zu haben, der streckenweise einfach nur zuhört. Sie ist sehr überzeugt von der Hilfe des Gesprächs, sie kann sich nicht vorstellen, dass es helfen kann, darüber zu schweigen ("*kann mir nicht vorstellen, dass das hilft*"). Ein direktes Ventil ist dennoch schwierig, die gefühlsmäßige Abgeschiedenheit reicht offenbar bis in die Paarbeziehung, in der nicht viel darüber gesprochen wird.

7.   Latente Deutungsstruktur im thematischen Zusammenhang

7.a)   *„Ich habe zu keinem Vertrauen, nein"*

Dieses Interview thematisiert den problematischen Faktor Zeit in der klinischen Betreuung onkologischer PatientInnen.

Alexandra: „Ja, und die Ärztin, was mir jetzt vielleicht drin haben, was da die Chemo anschließt, nicht. Aber die hat wiederum hat ihren Stress. Und die, sind wir oft zu siebt, acht drin, nicht, und da muss sie die anschließen und die anschließen und da geht's grad schnell: ‚Wie geht's dir?' – ‚Gut'. ... so ... "
I: „Also für Gespräche ist einfach keine Zeit? "
Alexandra: „Nein.

Der persönliche Kontakt kommt demnach zu kurz.

Alexandra: „ [...] ... Eben, weil du hast dann selber, eigentlich möchte ich mit der einmal eine halbe Stunden reden, oder, ist ja wurscht [egal] wer, oder heute, nehme ich einmal das Ding, dass die da, ... wie soll ich sagen, dass das nicht so ... als wie praktisch schau, da ist der Doktor, da ist jemand zum Reden, wo du jederzeit hineingehen kannst, verstehst du? Und da ist der Bereich, wo du, wo du halt die Chemo bekommst. Weil mit dem Doktor kannst du nicht jedes Mal reden, wenn du Lu- wenn dir vorkommt oder-."
I: "Wenn du eine Frage hast."
Alexandra: "Wenn ich eine Frage habe oder ... Die haben einen mords Stress, die ganzen Dings oben, nicht, der Doktor wird auch einen Stress haben, der muss wieder die anderen Termine alle machen, die Erstgespräche, und dann triffst du ihn eh nicht mehr. Triffst ihn zwar schon, aber ... weißt schon, du hast nichts mehr zu tun mit den Doktoren. Oder, ... du hast ja, du hast zwar das Erstgespräch, wo er dich aufklärt, nicht, das hast du. Und da kannst ihn du fragen auch, das sagt er auch, nicht. Aber momentan, ah, hast du jetzt das Erstgespräch, du bist aufgeregt, und du hast aber so viel Ding, die was du fragen möchtest, und du vergisst das aber beim ersten Mal. Dann hast du das jetzt nicht erfragt, und danach siehst du

den Doktor aber nicht mehr, dass du da wieder mal, verstehst du, so zwischenhinein wieder einmal ... Und so auch, es ist ja nicht immer nur, dass du über die Krankheit, Probleme in der Familie oder mit deinem Partner und dass da ein so eine allgemeine da ist, weißt schon, wo man sich ..."
I: "Die auch die Angehörigen mit einschließt."
Alexandra: *"Ja, genau (...).*

Ebenso zur Sprache kommt das (großteils aus diesem Zeitmangel resultierende) Fehlen eines Vertrauensverhältnisses. Durch den häufigen Arztwechsel bleibt die Möglichkeit, Vertrauen zur/zum behandelnden Ärztin/Arzt zu entwickeln, meist sehr eingeschränkt.

I:„ Haben Sie das Gefühl, dass Sie da irgendjemanden haben, eine Vertrauensperson, bei der Sie das Gefühl haben, wenn ich eine Frage habe, kann ich da hingehen, gibt es da irgendjemanden?"
Alexandra: *„Jetzt, bei der Chemo?"*
I: „Ja?"
Alexandra: *„... Ich habe zu keinem Vertrauen, nein."*
I: „Nicht?"
Alexandra:*" Nein, ich habe auch zu dem Doktor T. kein Vertrauen. Am liebsten wäre mir ah, wenn ich den wieder hätte, den ich voriges Jahr gehabt habe, da habe ich einen gehabt, weißt schon, zu dem habe ich mehr Vertrauen gehabt und da habe ich mich mehr fragen getraut, und dem habe ich jetzt, der ist aber auf der Station oben, nicht, aber ich habe ihn jetzt herunten auch einmal gesehen bei die Patienten, nicht, der G., und er hat mich auch wieder gekannt und Ding, ... aber zu dem Doktor, ich meine, du brauchst ja auch Zeit, bis du zu einem Menschen Vertrauen hast und Ding, nicht. Der eine, das ist jetzt halt für mich, ich tue halt das, was er sagt, weil ich kann doch nicht anders, nicht, aber Vertrauen ..."*

Das System des einmaligen Aufklärungsgespräches, nachdem die PatientInnen mit diesem Arzt oder dieser Ärztin so gut wie nicht mehr in Kontakt kommen, bewirkt zudem, dass wichtige Fragen unbeantwortet bleiben:

Alexandra: *„Du hast ja, du hast zwar das Erstgespräch, wo er dich aufklärt, nicht, das hast du. Und da kannst ihn du fragen auch, das sagt er auch, nicht. Aber momentan, ah, hast du jetzt das Erstgespräch, du bist aufgeregt, und du hast aber so viel Ding, die was du fragen möchtest, und du vergisst das aber beim ersten Mal. Dann hast du das jetzt nicht erfragt, und danach siehst du den Doktor aber nicht mehr, dass du da wieder mal, verstehst du, so zwischenhinein wieder einmal."*

Ob im Falle Alexandras jene existentiellen Fragen (wie der Unterschied zwischen Chemo- und Strahlentherapie, die Notwendigkeit der Brustamputation sowie Verlauf und Prognose nach dem Befund von Knochenmetastasen) tatsächlich ungeklärt geblieben sind, bleibt offen. Möglicherweise gehört Alexandra zu jenen PatientInnen, die eine wiederholte Aufklärung nach kurzer Zeit bereits wieder verdrängt haben und nichts davon wissen im Sinne eines unbewussten Nicht-wissen- Wollens. So sagt sie zum Beispiel schon, dass immer wieder mit ihr drüber gesprochen worden sei („*es ist mir schon immer wieder mal aufgeklärt worden, aber immer so mehr mit Ausweich- drum, nicht, wo ich dann nicht ganz mitgekommen bin*"), allerdings allem Anschein nach für sie nicht klar und verständlich. Doch selbst wenn diese Aussagen mit Vorsicht behandelt werden müssen, bleibt das Defizit des Unpersönlichen im Klinikalltag und die sich daraus ergebende Unsicherheit, Fragen nachzugehen, ebenso wie das Ignorieren ihres Wunsches nach psychischer Betreuung, das während ihrer Chemotherapie gegenüber einer Ärztin geäußert hat, unbestritten eine schwere Nachlässigkeit.

7.b) „*... da kriege ich auch nicht die Unterstützung, die was ich mir erhoffe, nicht, das ist halt so*"

Im Gespräch mit Alexandra tritt offen zu Tage, wie sehr im Zuge einer Krebserkrankung die Partnerschaft in Mitleidenschaft gezogen wird. Die Hilflosigkeit mancher Menschen im Umgang mit einer Krebskranken, die sich im Verstecken ihrer Nachbarinnen wieder-spiegelt, findet sich auch in der Sprachlosigkeit und Überforderung ihres Mannes, der ihr ausweicht. Dies zeigt sich zum Beispiel darin, dass er sie nie zu Untersuchungen begleitet oder sich um Information über ihre Krankheit bemüht hat, denn offensichtlich war er sich bis vor kurzem über den Unterschied zwischen Krebs und Aids noch nicht im Klaren.

Alexandra: „Der Mann hat genauso Probleme, mit dem fertig zu werden, brauchst nicht meinen. Erstens hat er schon Angst, dass er, weißt schon, das Beste, was mein Mann gemeint hat, ich habe gedacht, ich schnalle ab, ... na das, ob das ansteckend ist, was ich habe? Weißt eh, mit was er es verwechselt hat? So aufgeklärt sind sie, nicht."
I: „Ja."
Alexandra: „Weil er ist praktisch nie mit mir zu einem Arzt gegangen, und das ..."
I: „Ich wollte gerade fragen, ob er-."
Alexandra: „Nein, ich habe alles allein bewältigen müssen, nicht. Der ist nie mit mir zu einem Arzt gegangen, dass er von Anfang an sich hätte das erklären lassen, oder Ding, nicht, und wie ich dann jetzt wieder mit dem konfrontiert worden bin, dass ich Metastasen habe, nicht, da hat er gefragt, ob das ansteckend sei! Ja, dann weißt schon, dass du manchmal ... ausflippen kannst, nicht [...]."

Alexandra räumt an dieser Stelle ein, dass ihr Mann auch Schwierigkeiten hat, mit dieser Situation umzugehen. In ihre Feststellung *„ich habe alles allein bewältigen müssen"* schwingt Bitterkeit mit. Offensichtlich findet sie dieses Verhalten ihres Mannes nicht in Ordnung, sie fühlt sich von ihm alleingelassen und hätte sich etwas anderes von ihm erwartet, zumindest, dass er sie zum Arzt begleitet und *„von Anfang an sich hätte alles das erklären lassen"* um Bescheid zu wissen über das, was mit ihr los ist und was sie so sehr betrifft. Dann hätte es ihrer Meinung nach nicht passieren können, dass er sie über ihre vermeintliche Ansteckungs-gefahr befragt, gerade jetzt, wo sie von neuen Metastasen erfahren hat. Ob dies seine einzige Reaktion auf diesen Befund gewesen ist, wird nicht deutlich, zumindest scheint es die einzige zu sein, die ihr nennenswert in Erinnerung blieb. Mit dem Ausruf *„ja, dann weißt schon, dass du manchmal ... ausflippen kannst"* macht sie ihrem Zorn Luft. Sie ist wütend auf ihn, doch man spürt auch die Hilflosigkeit und ihre Ohnmacht, ihn und sein Verhalten zu verändern. Doch neben dem Zorn macht sich auch Enttäuschung breit:

Alexandra:„ Erstens war ich enttäuscht, zweitens ..., also, das fragt dich ein Mensch, da wo du meinst, der kennt dich gut, nicht."
I: "Ja, man denkt sich, er beschäftigt sich nicht mit dem, was mit dir los ist, oder?"
Alexandra: "Ja."
I: "Auch, dass er sich informiert oder so."
Alexandra: "... Ja, sicher war es auch, weil er zuwenig mit dem zu tun gehabt hat zuerst, nicht, das ist ... und jetzt ist eben auch bei ihm die Angst da ist, nicht. Brauchst du nicht glauben, dass er nicht auch die Phase durchmacht, weil manchmal geht es bei uns jetzt gut, weißt schon, dass es harmoniert, und manchmal ... Und da hat er mal eine Zeit gehabt, da hat er nichts geredet und nichts geredet, und mich hat das so ... reingerattert, warum und weshalb und ... das ist drei Wochen so dahingegangen. Vom Arbeiten ist er nicht heimgekommen, weißt schon, meistens mit die Arbeitskollegen, und du hockst [sitzt] dann immer daheim mit den Kindern beziehungsweise am Abend bist du dann eh allein und dann denkst du und ... wie soll ich sagen, du fühlst die dann auch, da hast du dann so Zeiten, da fühlst du dich dann einfach auch alleingelassen, du bist einfach mit dem Problem allein, oder? Weil es ihm eben auch zuviel wird .... Ja, die Manderleute [Männer] sind da wieder wie kleine Kinder, denen ist am liebsten, wenn sie heimkommen, das Essen ist auf dem Tisch, das Gewand ist hergerichtet, nicht, und alles ist gewaschen und alles und alles in Ordnung, nicht, du hast keine Probleme, nicht ..."

Das Vermeidungsverhalten ihres Mannes ist für Alexandra enttäuschend und bereitet ihr zusätzliche Sorgen. Offensichtlich hatte er seine eigene Methode, um mit ihrer Krankheit fertig zu werden. Dann spricht er nicht mit ihr und kommt abends spät nach Hause. Hier wird ganz deutlich, dass Alexandra sich mehr Unterstützung von ihrem Partner gewünscht hätte, in ihren Aussagen über das Verhalten ihres Mannes schwingen sowohl Bitterkeit als auch Enttäuschung mit.

Anscheinend kann sie auf seine Unterstützung nicht zählen. Sie fühlt sich von ihm alleingelassen. Mit ihren Stimmungsschwankungen und ihrer Verzweiflung scheint er nicht zu Recht zu kommen, er reagiert darauf, indem er ihr nahe legt, wieder zum Psychiater zu gehen:

Alexandra: „Als wie zum Beispiel, wie ich wieder erfragt habe, dass ich jetzt wieder Metastasen, habe ich wieder daheim mehr so schreien angefangen und ... wo mir eben alles wieder zuviel worden ist, nicht. Und dann hat mein Mann gesagt, nein, jetzt so quasi magst du wieder zu deinem Psychiater fahren, weil jetzt tut es dann nicht mehr mit dir, nicht, so auf die Art, nicht."

Die Art und Weise, wie ihr Mann auf ihre Verzweiflung nach einem schlechten Befund reagiert, erscheint lieblos und unsensibel. Alexandras Mann hatte demnach wenig Verständnis dafür, dass Alexandra nervlich sehr belastet war und dies, wie sie zugibt, zu Hause auch spürbar wurde. Selbst mit ihr darüber zu sprechen scheint für ihn keine Alternative gewesen zu sein, er schickt sie lieber zum Psychiater, fast scheint es so, als würde er sie dahin abschieben. Da sie auch von dieser Sprachlosigkeit betroffen ist (sie „würgt" sein Gespräch um die Sorge um die Kinder förmlich ab und spricht nicht offen mit ihm darüber, dass sie sich nach der Brustabnahme für ihren Körper schämt) entstehen Krisen, die die Beziehung belasten. Die Kommunikation zwischen den beiden ist in einer Weise blockiert, die vermutlich Hilfe von außen nötig machen würde, um die Kanäle (wieder) zu öffnen. Alexandra spricht das auch selbst an:

Alexandra: „[...] mit der man reden kann [...] und so auch, es ist ja nicht immer nur, dass du über die Krankheit, Probleme in der Familie oder mit deinem Partner und dass da ein so eine allgemeine da ist, weißt schon, wo man sich ... [...] Eben, weil die Familie ist ja auch in Mitleidenschaft gezogen, es ist ja nicht so, dass das spurlos daran vorbeigeht, und auch die Partnerschaft ... Oder, dann passierte dir das nie, nicht [lacht."

Alexandra hätte sich zudem gewünscht, dass sich ihr Mann mehr darum bemüht, sie mit den Kindern wenigstens teilweise zu entlasten. Dies scheint jedoch nicht der Fall gewesen zu sein:

Alexandra: „[...] Und mein Mann noch dazu, der hat sich mehr in die Arbeit hineingestürzt, nicht. Statt dass er mal mit den Kindern was unternommen hätte oder was, nicht. Dann sind zusätzlich noch die Kinder, als wie wenn er nicht die, wie soll ich sagen, die Verantwortung übernommen wollte, nicht. Also ... ja, da haben wir schon auch eine Krise gehabt deswegen."

Für mich entsteht der Eindruck, ihr Mann möchte um jeden Preis Normalität erzeugen, indem möglichst alles so weiterlaufen sollte wie immer, ohne viel Worte darüber zu verlieren. In einem scheint er ihr jedoch entgegengekommen zu sein:

Alexandra: „*Und ich muss auch sagen, ich, mein Mann der war zuerst pingelig. Weißt schon, kurz bevor er von der Arbeit heimkommen ist, da habe ich halt die Spielsachen immer aufgeräumt von den Kindern, weil das hat er auch schon nicht mögen, das [unverständlich] und das, nicht, und das habe ich ihm inzwischen ein bisschen abgewöhnt, dass er da nicht mehr, da hat er mit dem Finger so [fährt am Tisch entlang]."*

I: "Nein!"

Alexandra: "Ja. Also da ist er ganz pingelig gewesen ..."

I: "Und das hat er sich jetzt abgewöhnt?"

Alexandra: "Mhm. Weil wenn es einmal nicht geht, dann geht es nicht, nicht."

3. INTERVIEW MIT ROSALIA

3.1. Zusatzprotokoll

Nachdem mich die Ärztin aus dem Hospiz über eine Patientin informiert hatte, die zu einem Interview bereit sei, nahm ich telephonisch mit Rosalia Kontakt auf. Von der sowohl durch den Pflegedienst als auch durch die Ärztin angekündigten unwirschen Art, die manchmal durch die Medikamente bei ihr verursacht werde, war nichts zu bemerken, sie war entgegenkommend und gleich bereit, mich am vorgeschlagenen Datum zu empfangen. Wie vereinbart, besuchte ich sie vormittags um zehn Uhr in ihrem Zimmer im Hospiz, wo sie im Bett lag und las. Wie im Hospiz üblich, bewohnte Frau Rosalia ein Einzelzimmer. Meine kurze Eingangserklärung über meine Arbeit, mein Forschungsanliegen und die Verwendung der gewonnenen Daten inklusive Datenschutz kommentierte sie mit „Ja ja, ich bin da nicht so gschamig! Machen Sie ruhig!"

So begannen wir mit dem Interview. Obwohl sie anfangs auf mich keinen sehr gesprächigen Eindruck gemacht hatte, erzählte sie bereitwillig, jedoch mit langen Pausen. Mit ihrem trockenen Humor und ihrer Ausdrucksweise brachte sie mich oft zum Lachen. Sie wirkte zwar etwas müde, doch mein Angebot, mich „hinauszuwerfen", wenn es ihr zu anstrengend sei, winkte sie ab. Ich hatte auch das Gefühl, dass sie es trotz ihrer Müdigkeit und ihrer Kopfschmerzen genoss, mit mir zu sprechen.

Frau Rosalia ist zweiundsechzig Jahre alt, geschieden und hat zwei erwachsene Töchter, von denen eine in Spanien und eine in Innsbruck lebt. Sie erkrankte mit neunundvierzig Jahren an einem gutartigen Hirntumor, der trotz verschiedenster Therapien immer wieder nachwächst. Sie wurde bereits zweimal operiert. Momentan unterzieht sie sich wieder einer Chemotherapie, ein drittes Mal möchte sie sich nicht mehr operieren lassen. Seit zwei Wochen befindet sie sich im Innsbrucker Hospiz, da ihre Gebrechlichkeit ein großes Risiko für sie darstellt. Innerhalb der nächsten Woche möchte sie aber wieder in ihre Wohnung zurückkehren, daher überlegt man zumindest eine ambulante Betreuung (wird vom Hospiz angeboten) für sie.

Unser Gespräch wurde vom Besuch ihrer Tochter beendet, doch ich war ohnehin gerade dabei, das Interview zu beenden.

Ich wünschte Frau Rosalia weiterhin alles Gute und versprach, ihr nächste Woche einen Krimi vorbeizubringen, weil sie die so gerne liest. Als ich mich verabschiedete, war es circa elf Uhr zwanzig.

3.2. Transkription

I: „Was mich als erstes interessieren würde, Frau Rosalia, wie ist denn das losgegangen mit ihrer Krankheit, wann hat denn das angefangen?"

R: „Ja, angefangen hat es, ich war ja erst, ich bin ja kopfoperiert, ich habe ja zweimal eine Kopfoperation hinter mir."

I: „Oje."

R: „Und angefangen hat das damit, dass ich umgefallen bin im Geschäft. Es war ein schöner Tag, ich bin sehr einem netten Italiener begegnet, habe mich mit dem unterhalten, und der hat mich umgehaut [umgeworfen], wahrscheinlich, jedenfalls bin ich dagelegen. Mit einem Loch im Kopf. Dann haben sie mich in die Klinik, ... und haben mich erst untersucht, und dann hat sich herausgestellt, dass ich einen Kopftumor habe. Ja, dann habe ich dürfen noch einmal vier Wochen heimgehen, und dann hat es geheißen, ‚So, und jetzt wird operiert!' Ja, und dann haben wir eben operiert. Bin aber nach sechs Tagen schon wieder von der Klinik heim, nach der Operation, ja. Hat mich aber nie jemand angeschrieben oder irgendetwas gefragt oder irgendetwas, es hat nur geheißen, nach der Operation ich soll mich in sechs Wochen wieder melden, nicht. Da habe ich Untersuchung, ich bin dann auch hinausgegangen, aber es hat, es war niemand da und nichts, na, dann habe ich es eben bleiben lassen. Und nach zehn Jahren, ich habe hin und wieder einmal Kopfschmerzen gehabt, nach zehn Jahren habe ich mir gedacht: ‚So, und jetzt suche ich mir einen Arzt, und jetzt gehen wir halt wieder einmal untersuchen'. Bin zu einem Neurologen gegangen, und er ist wieder nachgewachsen, der Tumor, und viel größer wie vorher."

I: „Innerhalb von diesen zehn Jahren."

R: „(unverständlich)."

I: „Und wann war das?"

R: „Das war '98. 31. August '98, also heute vor drei Jahren ... Und dann war ich eigentlich nicht viel krank, krank war ich eigentlich nicht, ich habe mich auch nicht so krank gefühlt, ... ja, und dann, bin ich immer umgefallen, mein Arzt hat gesagt, ‚So', hat er gesagt, [unverständlich] dafür haut es uns jetzt immer hin'. Das stimmt auch. Ich bin wirklich oft hingefallen, und grundlos, wie ein Stück Holz. Dann habe ich mir die Hand gebrochen, die linke, zuerst einmal die rechte, voriges Jahr, kurz vor Weihnachten, und heuer im Frühjahr dann die linke. Und dann habe ich einen Gips gehabt und dann bin ich noch einmal daheim gefallen und dann habe ich mir den Oberschenkelhals gebrochen. Ich sage Ihnen, das hat gekracht, das glaubt man nicht. Ich dachte, ich kann die Knochen zusammen-, zusammenklauben. Bin dann in die Klinik, habe mich operieren lassen, und dann bin ich nach Hochzirl. Jetzt war ich zwei Monate zur Erholung in Hochzirl, zugenommen habe ich gar nichts, eher abgenommen, ... ja, ich nehme immer ab, wenn ich in der Klinik bin. Dann bin ich heimgekommen und bin gleich wieder dagelegen. Da hat der Doktor nicht gewusst, was tun ...und ich habe in Hochzirl droben eine Schwester kennen gelernt, die ist da im Hospiz beschäftigt, (unverständlich), hat sie gesagt, der ambulante Dienst wäre nicht schlecht, nicht. Aber das ist sich nicht so ausgegangen, da habe ich gesagt, dann gehe ich eben eine Woche oder vierzehn Tage, weil meine Tochter auf Urlaub gefahren ist, dann gehe ich in der Zeit daher. Dass ich jemanden habe. Jetzt werden wir ja sehen, was wir tun, ich weiß es noch nicht. Gehen tut es einem da ja gut. Gut, halt allein bin ich. Wenn ich den ganzen Tag allein daliege, das ist nichts, das sage ich Ihnen ... was will man machen. Aber ich, ich muss ja unter Bewachung sein, wenn mir irgendetwas passiert, ich weiß ja nicht, wo ich hinfalle oder was, ich könnte ja auf der Straße auch einmal fallen und es kommt ein Auto daher."

I: „Das ist ein Risiko, ja."

R: „Ja, und weg bin ich. Kannst zwar auch nichts machen, aber was soll ich tun? Bin jetzt ein paar Tage da, und nachher müssen wir das eben ausmachen wie wir das machen mit dem ambulanten Dienst ... Gerade ein paar Stunden wenigstens am Tag brauche ich jemanden ..."

I: „Wohnen Sie allein?"

R: „Mm. Drum geht's ja. Ich habe eh schon den Notruf vom Roten Kreuz, das ist schon sehr wichtig, das sage ich Ihnen. Wenn man allein ist, kann man das jedem empfehlen ... Es ist nicht so schlimm, wenn man so wie man da aufgehoben ist, geht es schon (...)."

I: „Fühlen Sie sich wohl hier?"

R: „Ja. Ich fühle mich schon wohl. Es passiert zwar nichts Aufregendes, aber ich kann ja lesen den ganzen Tag. Sie sagen eh schon alle, sie wissen gar nicht, was sie mir noch geben sollen, weil ich immer alles so schnell auslese ... Nein, ich fühle mich schon wohl, jetzt werden wir schon sehen. Ich werde eh noch dableiben nächste Woche, aber dann will ich wieder heimgehen, und es geht auch nicht anders. Ich kann es meiner Tochter auch nicht zumuten, sie hat auch zwei Kinder und einen Beruf, sie ist sehr eingespannt im Beruf ... Irgendeine Lösung muss es ja geben."

I: „Die wird sich auch finden lassen, glaube ich."

R: „Das stimmt (...)."

I: „Das heißt, Sie haben also vor drei Jahren noch eine zweite Operation gehabt ...?"

R: „Mm."

I: „Und vor, vor zehn Jahre davor haben Sie die Diagnose bekommen?"

R: „Ja, die erste."

I:" Das war die erste."

R: „Operation. Und jetzt ist der Tumor wieder gewachsen, jetzt haben sie mich wieder untersucht, jetzt ist er anscheinend wieder gewachsen, jetzt bekomme ich halt Chemo. Weil es gibt Tumore, die wirken nur auf Chemotherapie, und es gibt solche, die wirken auf Bestrahlungen. Bestrahlungen habe ich schon gehabt, aber das hat nichts genützt."

I: „Haben Sie die jetzt im Moment?"

R: „Jetzt bekomme ich eine Chemo."

I: „Jetzt haben Sie Chemo."

R: „Einmal habe ich hinter mir, ...ich kriege ja alles in Etappen. Aber die macht mir nichts, weil das ist nur ein Medikament. Und die sind heute schon so gut, dass sie kaum Nebenwirkungen haben. Gott sei dank. Ich weiß nicht, nächste Woche werde ich die nächste kriegen, wahrscheinlich ... Aber ich habe schon so viel ausgehalten, glauben Sie mir, wird das auch vorbeigehen. Man muss halt zu sich selber auch ein bisschen hart sein (...)."

I: „Wie meinen Sie das?"

R:" Hm?"

I: „Wie meinen Sie das?"

R: „Man darf nicht immer alles so, so wichtig nehmen oder so tragisch. Drum sollte man zu sich selber auch ein bisschen ... Man muss einfach, sich ein bisschen informieren über die Krankheit, und dann kann man schon ganz anders leben. Kommt mir vor. Immer jammern hilft auch nichts, das bringt nichts, das macht es nicht besser, nur viel schlechter."

I: „Wie alt waren Sie damals, als Sie die Diagnose bekommen haben?"

R: „Das erste Mal?"

I: „Ja."

R: „Da war ich achtundvierzig. Acht- oder neunundvierzig ... ja ... Da habe ich gerade dann meine Scheidung hinter mir gehabt...Alles zur gleichen Zeit."

I: „Da kommt dann meistens alles zusammen."

R: „Ja sowieso. Es muss ja, irgendeine Ursache muss es ja sein. Und ich glaube schon, dass da sehr viel Seelisches dabei, zusammenhängt, glauben Sie es mir ... Sehen Sie, und jetzt bin ich beim „Harry Potter" [ein Kinderbuch, das auf ihrem Nachtisch liegt]. Nein schrecklich, wie kann man nur so etwas für Kinder schreiben? Und meine Enkelin hat mir das vorbeigebracht. Sie mag nicht lesen, also soll ich es lesen."

I: „[lache] Und, gefällt es Ihnen nicht?"

R: „Nein, das ist ja so ein Schmarrn [Unsinn], so etwas! Dann habe ich so ein großes Buch, das hat mir meine Tochter gebracht, ‚Die siebente Saite', das habe ich jetzt innerhalb von zwei Tagen ausgelesen. Sie sagt, ‚Dir kann man ja nichts bringen, weil du verschlingst ja alles!' Aber wenn ich schon anfange zu lesen, dann mache ich es fertig auch. Und die Vogelen, meine Vogelen, die wecken mich jeden Tag auf, das ist auch nett. Die mag ich gern. Deshalb bin ich froh, dass wir keinen italienischen Koch haben, sonst hätten wir sie eh schon lange in der Pfanne!"

I: [lache]... Rosalia, wie kann man sich das denn, wie kann man sich das als Nichtbetroffene vorstellen, wenn man plötzlich mit der Diagnose eines bösartigen Tumors konfrontiert wird?"

R: „Er war nicht bösartig."

I: „Er war nicht bösartig?"

R: „Nein. er ist gutartig gewesen. (...) Aber nach der zweiten Operation hat der Professor gesagt, ein drittes Mal operiert er mich nicht mehr. ‚Noch einmal lasse ich mich von Ihnen auch gar nicht mehr operieren, Herr Professor, weil dann sind Sie auch nicht mehr der Jüngste, da fangen Sie dann auch schon an zittern, nein nein."

I:[lache]

R: [lacht] "Ja, ist ja wahr."

I: „Haben Sie ihm eine Absage erteilt."

R: „Ja, sozusagen einen Korb geben ... Ich habe es zweimal mitgemacht, und das genügt ja."

I: „Sind Sie ambulant, dann bei der Chemotherapie, oder stationär?"

R: „Nein ,das mache ich schon noch stationär, die Chemo, mache ich schon noch stationär."

I: „Wie war das das letzte Mal, in der Klinik?"

R: „Hm?"

I: „Wie war das in der Klinik?"

R: „Nein, das habe ich jetzt da gemacht."

I: „Da haben Sie das gemacht?"

R: "Da habe ich sie gemacht."

I: „Ach so!"

R: „Mhm. Sind ja nur mehr Medikamente."

I: „Aha, okay. Und die kriegen Sie hier."

R: „Ja. Bei mir haben sie keine Nebenwirkungen. Einmal noch merke ich nichts."

I: „Weil normal gehen einem ja die Haare aus und so weiter ..."

R: „Ja ja, das muss aber nicht sein. Das muss wirklich nicht sein. Kann anders auch gehen."

I: „Haben Sie die Chemo immer schon in der Form bekommen?"

R:" Nein. Ich habe noch nie eine bekommen."

I: „Also Sie haben Bestrahlungen bekommen?"

R: „Ich habe Bestrahlungen gehabt. Aber die haben nichts geholfen. Die haben nichts bewirkt. Weil eben der Arzt gesagt hat, mein Tumor, der braucht eine Chemo, um sich zurückzubilden. Der ist kein Strahlentumor, sondern ein Chemotumor. Und das wissen sie jetzt nach gut über zehn Jahren, nicht [lacht]."

I: „Ja, dann wird es Zeit, dass sie das wissen."

R: „Ja, wirklich. Jeder hat einen Schrecken vor der Chemo, ist ja ganz logisch (...)."

I: „Ja, man fürchtet sich wahrscheinlich einfach vor den Nebenwirkungen, oder?"

R: „Nein, die gibt es überall, da können sie mir sagen, was sie wollen. Aber so ein Medikament gibt es nicht, wo es keine gibt ... Aber die erste Woche habe ich überlebt (...)."

I: „Wie lange dauert das jetzt noch?"

R: „Ich glaube, noch zwei- oder dreimal bekomme ich es noch. Ich weiß nicht genau, es sagt einem ja keiner was. Beim Ausfragen, da sind sie schnell, die Ärzte, aber sagen tun sie einem nichts. Hören Sie [unverständlich]."

I: „Ist das da auch so, oder nur in der Klinik?"

R: „Das ist überall so (...)."

I: „Und was würden Sie gerne wissen?"

R: „Na, ich täte schon gern einmal eine Diagnose gern wissen und einfach einmal einen Befund hören. Sie haben, nach der Magnetresonanzuntersuchung, habe ich schon ein halbes Jahr auf die, auf das das Ergebnis gewartet."

I: „Ein halbes Jahr?"

R: „Ja."

I: „Nein!"

R: „Bis zum nächsten Ding wieder, bis zur nächsten Untersuchung ... Da habe ich gesagt, die schlafen alle!"

I: „Haben Sie mal angerufen und gefragt, was ist da los?"

R: „Nein, das nützt nichts."

I: „Das nützt nichts?"

R: „Da muss man einen Termin haben mit einem Arzt, Befund besprechen, damit man mal einen Befund bekommt ..."

I: „Und da war nichts zu machen ein halbes Jahr lang?"

R: „Oh ja, bin ich zu meinem Neurologen, den ich privat habe, und [unverständlich], ‚So‘, habe ich gesagt, ‚Herr Doktor, und jetzt gehen wir in die Klinik und holen uns den Befund! Sie waren doch selber einmal in der Klinik, da werden Sie den Sauhaufen da außen doch kennen, oder?‘ Dann hat es doch geklappt ... na ja, ist eben alles ein bisschen langsam, es nützt nichts ... Und dann hat mich eben meine Tochter inzwischen daher getan, ich muss ehrlich sagen, ich bin eigentlich froh (...). Sind alle sehr nett, in der Früh kommt eine Schwester und sagt sie, ‘Ich bin die und die, ich bin heute für Sie da.‘ Das ist ganz fein, wenn man jemanden hat, mit dem sich dann ausreden kann und dem man was sagen kann. Nicht?"

I: „Ja."

R: „Kopfweh habe ich heute."

I: „Ja?"

R: „Ja."

I: „Sie müssen mir das sagen, wenn Sie zu müde sind, dann schicken Sie mich einfach."

R: „Nein, nein (...). Ich habe gut geschlafen, dann geht es schon (...). Da schwirren ja viel Leute herum [deutet mit dem Kopf nach außen auf den Gang]."

I: „Mhm, heute ist was los."

R: „Hören Sie? Die Nacht- die Ding war heute auch schon da, die Stationsschwester, habe ich gesagt, ‚Na, kommt die Hex`?‘ Sie hat einen roten Rock an und mit ihrem schwarzen T-Shirt, schaut aus wie eine Hex`. ‚Ich hoffe, Sie sind keine schwarze [Hexe]‘, habe ich gesagt (...)."

I: „Aber abgesehen davon [lache] haben Sie es fein hier?"

R: „Ja. Ja, muss ich sagen."

I: „ Ist es anders hier als in der Klinik?"

R: „Ja, freilich ist das anders hier wie in der Klinik. Zuerst schon einmal weil ich allein da herinnen bin, und ich bin gern allein, mir macht das nichts aus ... Dann gehe ich lieber mal ein paar Runden spazieren, weil Gott sei Dank kann ich inzwischen wieder gehen, mit meine zwei Haxln [Beinen], ich habe schon gesagt, in Hochzirl droben habe ich nicht mehr gehen können. In der Früh, wenn ich aufgewacht bin, habe ich geglaubt, meine Füße sind gelähmt. Dann habe ich zum Arzt gesagt, ‚So, Herr Doktor, jetzt bin ich sechzig Jahre durch die Weltgeschichte gerannt, und nicht immer für mich selber, und jetzt‘, habe ich gesagt, ‚gehe ich wieder‘, habe ich gesagt, ‚weil ich sehe nicht ein, dass ich nicht mehr <u>gehen</u> sollte ... Und dann bin ich losmarschiert (...).“

I: „Woher ist das gekommen, dass Sie nicht mehr gehen konnten?“

R: „Ja, das (unverständlich), ich bin ja dann da operiert worden, eben, das ist doch eine lange Wunde, ich habe nachher ... einfach nicht mehr gehen können, ich weiß auch nicht warum (...). Und der zweite Fuß ist dann auch noch in Mitleidenschaft gezogen worden ... Dann ist es schon gegangen, ich dachte, jetzt glaub ich's, hab ja zwei Füße, dann werde ich sie wohl noch einen vor den anderen setzen können! (...) und jetzt war ich schon weit spazieren, da ganz da drunten am Inn entlang sind wir hinausspaziert, mit der einen Schwester, ja ...“

I: „Da kommt vorne dann mal ein Bauernhaus, nicht?“

R: „ Ach so?“

I: „Sind Sie bis dahin oder bis zur Kapelle?“

R: „Sind über die Kapelle hinaus.“

I: „Darüber hinaus noch?“

R: „Ja (...). Sie sind ja so sehr nett. Dann waren jetzt zwei Ding da, so zwei Praktikanten, Pflegeschüler, die waren sehr nett, muss ich sagen. Sind mit mir immer gegangen, und dann die Ding die freiwilligen Helfer sind auch sehr nett. Die Ehrenamtlichen. Das bräuchte es eben ein bisschen mehr. Das habe ich auch in Hochzirl gesagt, in einer so großen Klinik bräuchte es ein paar so ehrenamtliche Helfer, die die Leute spazieren führen, die keinen Besuch kriegen, gerade am Samstag oder Sonntag, ein bisschen hinausgehen, das ist die größte (unverständlich) wenn man nicht hinaus kann. Und allein traue ich mich nicht gehen, wenn ich irgendwo wieder stolpere und weg bin (...).“

I: „Ja, und auch jemand, mit dem man mal ein bisschen plaudern kann, oder?“

R: „Ja, freilich. Das hat der Arzt in der Neurologie auch zu mir gesagt. Hat er gesagt: 'Was tun Sie denn‘, hat er gesagt, ‚wenn Sie allein daheim sind und niemanden zum Reden haben?‘ Da habe ich gesagt: ‚Da rufe ich unseren Pfarrer an und der hat zu kommen. ‚Ja kommt der wirklich?‘ Habe ich gesagt: ‚Ja, freilich kommt er‘. Ja, das ist ja seine Aufgabe ... Man muss sich halt neue Freunde suchen (...).“

I: „Also Sie haben schon das Bedürfnis, manchmal mit jemandem reden zu können?“

R: „Ja. Ja ... Das hat man einfach, das nützt nichts ... Gibt ja andere Leute auch, die wollen reden (...).“

I: „Jetzt mehr so Sachen, die Ihnen so durch den Kopf gehen oder ...?“

R: „Ja.“

I: „Weil es gibt ja auch Menschen die ein Bedürfnis haben, darüber zu reden, wie es ihnen geht, weil sie so krank sind.“

R: „Nein, über Krankheiten rede ich nicht! [unverständlich] da außen sich hinsetzt, der soll sich da außen hinsetzen. ‚Nein, ich mag mich da nicht hinsetzen‘, habe ich gesagt, ‚jeder schaut drein, keiner redet was, und wenn sie was reden, dann reden sie über Krankheiten‘. Das muss ich nicht haben (...) [gähnt].“

I: „Aber ist es nicht schon etwas, mit dem man fertig werden muss, wenn man so krank ist?“

R: „Hm?"

I: „Aber es ist doch schon auch etwas, womit man fertig werden muss."

R: „Freilich muss man damit fertig werden."

I: „Und so einfach stelle ich mir das nicht vor."

R: „Das kommt darauf an, ich sage, wie jemand eingestellt ist dazu ... meine Meinung war immer, das, was kommt, muss auch wieder von selber weg gehen. Muss man schauen, dass man es wegbringt (...)."

I: „Also Sie sind weniger ängstlich oder -?"

R: „Ich bin kein so leidender Mensch, nein, ich sehe das alles ganz anders."

I: „War das immer so?"

R: "Mhm."

I: „Von Anfang an?"

R: „Mhm (...)."

I: „Sie wollten sich einfach nicht unterkriegen lassen, oder?"

R: „Nein. Nein. Meine Tochter sagt immer: 'Du bist ein Stehaufweibchen'. Das bin ich sowieso. Weil, es nutzt ja nichts. Nicht? Wenn man niemanden hat, der einem hilft, dann muss es fast so sein ..."

I: „Was hätte Ihnen denn, oder was stellen Sie sich vor, wie es sein sollte oder wie es aussehen würde, wenn Ihnen jemand hilft in Ihrer Situation?"

R: „ ... einfach jemanden haben, der hin und wieder kommt und ... aber deswegen suche ich mir auch keinen Hausfreund, das sage ich Ihnen! Wie unseren schönen Pfleger, unseren schönen A."

I: „Ja, haben Sie da einen?"

R: „Ja, der schöne A. Ich sage es Ihnen! So ein Typ, der die ganze Zeit nur im Solarium liegt, der würde mir noch fehlen! So einen Mann habe ich gehabt, der nichts gearbeitet hat ..."

I: „Ist das der, von dem Sie sich dann scheiden lassen haben?"

R: „Mhm (...). Gott sei Dank ..."

I: „Ja, hat es Ihnen gereicht?"

R: „Das hat mir gereicht, ja (...) [unverständlich], weil wenn ich nicht gearbeitet hätte, dann wären wir alle verhungert, einschließlich Hund, sage ich immer (...) ja ja ..."

I: „Haben Sie nach Ihrer ersten Operation noch einmal weiterarbeiten können?"

R: „Ich hätte schon gern weitergearbeitet, aber die Krankenkasse hat mich nicht mehr lassen. Da ist so ein entfernter Verwandter von mir, ein Medizinalrat anscheinend, 'Und so', hat der gesagt, 'du gehst jetzt zur Pensionsversicherung und tust dich anmelden', hat er gesagt, 'und bringst mir sofort eine Bestätigung, dass du dort warst'. Ja, und so ist es gegangen. So haben sie mich in Pension geschickt. [unverständlich], aber da kannst du nichts machen. Jetzt ist es mir gleich ... Ich hätte auch, glaube ich, gar nicht mehr arbeiten können ..."

I: „Waren Sie doch zu schlecht beisammen, um zu arbeiten?"

R: „Ja. Ja."

I: „Haben Sie viel Schmerzen gehabt, soviel Kopfweh?"

R: „Nein, eben nichts. Das ist es ja. Kaum Kopfschmerzen, sehr selten ... Gott sei Dank. Ich muss ja nicht alles haben (...)."

I: „Also Sie haben so von der Krankheit gar nicht viel gemerkt, nach der ersten Operation?"

R: „Nein. Nein. Da habe ich nicht viel gemerkt, nein (...)."

I: „Und Sie sind, wenn ich das richtig verstanden habe, sechs Wochen, nachdem Sie damals das erste Mal umgefallen sind, operiert worden."

R: „Ja, ja."

I: „Und das hat aber dann noch sechs Wochen gedauert, oder wie lange?"

R: „Vier Wochen. Es war Anfang September war es, da bin ich umgefallen, und am neunten Oktober bin ich dann operiert worden."

I: „Haben Sie sich da gefürchtet vor der Operation?"

R: „Nein."

I: „Nicht?"

R: „Nein. Die haben mich angerufen daheim, ich muss wieder kommen Blut abnehmen und wieder ein Röntgenbild machen, am Montag geht es los. Na ja gut, dann geht es eben los. Bin am Sonntag in die Klinik hinaus, dann haben sie mir da, so ein Plastikrohr rein, bei Kopfoperationen, dass keine Luft dazukommt, nicht. Das wird jetzt eingesetzt, zuerst eh verkehrt, die Frau Doktor, eine sehr nette Ärztin gewesen, aber, ein bisschen eine Pfuscherin. Habe ich gesagt, 'Frau Doktor, das müssen sie anders machen, habe ich gesagt, weil ich habe das in der Speiseröhre, ich merke es ja, wie es hinunterrumpelt. Dann hat sie es noch einmal gemacht. Dann ist der Pfarrer gekommen. Ob ich, ob ich beichten möchte. Am Montag bin ich operiert worden, das war am Tag davor, [unverständlich], 'Wissen Sie was, Herr Pfarrer', habe ich gesagt, 'wahrscheinlich haben Sie viel mehr Sünden wie ich. Und außerdem, wenn ich das morgen nicht überlebe, gehe ich nicht zu euch hinauf', habe ich gesagt. 'Weil ich mit meinem Glück muss da oben auch wieder arbeiten. Da gehe ich <u>hinunter</u>', habe ich gesagt, 'weil da unten ist es viel lustiger'. Und die hat zu mir gesagt: 'Den haben Sie aber gehabt!', habe ich gesagt: 'Na Gott sei Dank, ich finde das ja eine Frechheit, vor einer solchen Operation. Nicht?"

I: „Ja."

R: „... und es ist alles gut herumgegangen. Der Professor hat gesagt, nachdem ich aufgewacht bin aus der Narkose, ich habe ja keine Haare gehabt, nicht, weil die kommen ja alle weg. 'Gott sei Dank', hat der gesagt, 'hat sie keine so schiachen [hässlichen] Ohrwascheln wie der Prinz Charles'. Na, das wäre schiach gewesen. Und dann war es vorbei, ja. Dann ist es eh Gott sei Dank kalt geworden und der Winter gekommen, dann habe ich eben etwas aufgesetzt, nicht, und gut gegangen."

I: „Also für Sie war das nicht so tragisch, dass Sie – ?"

R: „Mir war das nicht tragisch, Ich bin ganz stolz mit meiner Glatze gegangen. Mich hat das überhaupt nicht gestört ... Du kannst eh nichts machen (...). Und jetzt bin ich da gelandet, sehen Sie? Jetzt bin ich bei den alten Damen."

I: „Sind nur alte Damen da im Moment?"

R: „Na, viele sind schon da, glaube ich."

I: „Oder meinen Sie die Schwestern, das Kloster?"

R: „Nein, nein, ich meine schon ...""

I: „Schon da heroben."

R: „Ja, ja. So viel alte Schwestern werden gar nicht mehr sein, hm?"

I: „Heroben nicht, wenn dann unten im Sanatorium, da gibt es noch ein paar."

R. „Und da oben wohnen sie ja, im achten Stock. Da wohnen die Schwestern (...). Die werden auch ihres mitmachen, glauben Sie es mir. Die sind auch nicht selig. Ich kann es mir nicht vorstellen."

I: „Ich auch nicht."

R. „... und meine Vogelen, sind sie nicht lieb? In der Früh wecken sie mich schon auf, so um halb acht, dreiviertel, es ist eh schon, halb elf ist es schon."

I: „Ist es schon?"

R: „Mhm (...)."

I: „Gehen Sie nächste Woche wieder heim oder bleiben Sie-".

R: „Hm?"

I: „Nächste Woche gehen Sie heim oder wie lange bleiben Sie jetzt noch hier im Hospiz?"

R: „Ja, Ende nächster Woche gehe ich heim."

I: „Ende nächster Woche."

R: „Wahrscheinlich."

I: „Kommt da Ihre Tochter wieder?"

R: „Nein, nein, sie ist eh schon da."

I: „Ach, sie ist schon da?"

R: „Aber jetzt geht ja dann die Schule wieder los ..."

I: „Aber Sie nehmen das ohnehin recht gelassen, habe ich das Gefühl, oder?"

R: „Ja ... was soll ich sonst? Losheulen? Das wäre ja auch nichts, das bringt mir ja auch nichts, und außerdem kann ich das nicht. Ich muss immer Zwiebel schneiden, wenn ich einmal heulen will. Sagt mein Arzt immer: 'Das sind keine richtige Tränen, das sind Zwiebeltränen, das sind nicht die richtigen!', sag ich: 'Ich weiß es eh, Herr Doktor, aber es geht nicht anders'. Ich glaube das haben sie mir ausgetrieben."

I: „Ausgetrieben?"

R: „Hm?"

I: „Ausgetrieben?"

R: „Ausgetrieben haben sie mir das. Ich kann keine Tränen mehr vergießen."

I: „Wer hat Ihnen das ausgetrieben?"

R. „Ja, mein Mann, meine Kinder, alles, die ganze Situation, ich weiß es nicht."

I: „Haben Sie kein einziges Mal geweint wegen ihrer Krankheit in der ganzen Zeit?"

R: „Nein."

I: „Kein einziges Mal?"

R: „Nein. Das ist das letzte, das ich täte, meine ich ... Bringt mir sowieso nichts (...). Heute habe ich wieder eine neue schöne Bettwäsche bekommen, sehen Sie?"

I: „Ich habe es mir gerade gedacht, ja."

R: „Kommt sie herein fragen: 'Wollen Sie die heute haben oder nicht?' Vorher habe ich <u>Blumen</u> gehabt, alles verschiedene Blumen oben, so schön, habe ich gesagt, 'Mit der gehe ich heim', habe ich gesagt, 'da mache ich mir ein

Sommerkleid, das sage ich euch, die nehme ich mir mit heim!' ... dann habe ich alles gelbe Rosen gehabt ..."

I: „Auch als Bettwäsche?"

R: „Ja. Alles gelbe Rosen darauf. Eine schöne Bettwäsche haben sie hier... Jetzt streiten sie wieder, haben sie wieder einen Ehekrach [meint die laut zwitschernden Vögel im Gang], die zwei da außen (...)."

I: „Aber es gefällt Ihnen da?"

R: „Ja. Es ist auch nicht schiach [hässlich]."

I: „Nein, das ist es nicht."

R: "... da habe ich immer jemanden, der mit mir auf das Klo geht, dass ich ja nicht hinfalle. Weil der Arzt hat gesagt, ich muss mir immer einen Bodyguard suchen, ich darf nicht allein gehen. Ich geh auch nicht allein, und daheim müsste ich eben doch allein gehen. Wie gesagt, wenn ich da einfach jemanden hätte, vom Pflegedienst, [unverständlich] der Sozialsprengel, das ist auch nichts."

I: „Nein?"

R: „Nein ... jetzt habe ich schon lange angesucht wegen dem Pflegegeld, die erste Stufe haben sie mir genehmigt, aber das ist [unverständlich], da komme ich nicht aus. Wie soll ich denn das alles machen, mit die zweitausend Schilling, das kann ich nicht. Meine Ärztin hat gesagt:' Sie liegen da wie auf der Flucht!' Wie auf der Flucht liege ich da, hat sie gemeint."

I: „Die Ärztin von hier?"

R: „Nein, von der, von der Pensionsversicherung, da war eine da letzte Woche. Und die hat gemeint: 'Sie liegen da wie auf der Flucht!'. Ja ja, jetzt flüchte ich einmal, bald bin ich dahin! Ich wüsste schon, wohin gehen."

I: „Wohin denn?"

R: „Na ja, ich wüsste schon, wo ich da hinausgehen müsste. Nicht?"

I: „Also da meinen Sie?"

R: „Ja. Täte ich schon hinausderflüchten."

I. „Hat sie gemeint, Sie flüchten vor ihr?"

R: „Bin wie auf der Flucht, hat sie gemeint."

I: [lache]

R: „'Wüsste nicht', habe ich gesagt, 'vor was flüchten', habe ich gesagt. Es wird mir das Essen serviert, es wird mir alles gemacht, jeden Tag die frische Bettwäsche, also was so gut kann es mir daheim ja gar nicht gehen, da muss ich das alles selber machen. Nicht?"

I: „Ja."

R: „Hier brauche ich nur einen Knopf drücken, dann kommt jemand (...) naja."

I: „Essen können Sie sich auch bestellen, was Sie mögen."

R: „Ja eben, genau ... Nein, es ist schon fein. Und wenn man selber zu den Schwestern auch ein bisschen freundlich ist, dann sind sie auch ganz anders. Ich kann mir nicht einbilden, weil nur, weil ich jetzt da bin, bin ich wer anderer und was Besseres! (...) sie kommen mir vor wie meine Psychotherapeutin, die Dr. N."

I: [lache] Sie haben eine Psychotherapeutin?"

R: „Mhm, da gehe ich hie und da wieder mal hin, ja. Das braucht man einfach. Wenn man es nicht mehr schafft, dann braucht man es einfach. Jemand, mit dem man reden kann. Sie schaut Ihnen fast ein bisschen gleich."

I: „Ja?"

R: „Mhm. Ganz eine junge ..."

I: „Wie lange-"

R: „Weiß nicht- hm?"

I. „Entschuldigung."

R. „Bitte?"

I: „Wie lange sind Sie schon bei dieser Dr. N.?"

R: „Wie lange bin ich jetzt schon bei der ... ja, wie gesagt, nach der zweiten Operation, seit zwei Jahren."

I: „Und wie sind Sie auf die gekommen?"

R: „Ja, die ist von der, ich war früher bei der Krebshilfe, bei der Selbsthilfegruppe. Da sind so Psychotherapeuten gewesen. Die man da beanspruchen kann. Da hat mir mein Arzt gesagt, ‚Jetzt machen wir einmal ein paar Stunden, und fertig. Werden Sie sehen, dann geht es schon besser'. Es hat mir zwar nicht viel geholfen, aber ... die Einbildung macht auch etwas aus ...""

I: „Ist es Ihnen dann doch nicht so gut gegangen, wenn der Arzt Sie da hingeschickt hat?"

R: „Nein. Nein, nein. Wenn ich zu meinem Arzt gekommen bin, zu meinem Neurologen, ist es mir besser ... wenn der mit mir geredet hat ...""

I: „Das heißt, ein bisschen was braucht man schon, also ein bisschen in einem Loch ist man da schon, oder?"

R: „Ja freilich ist man drinnen, klar. Man braucht schon was ... das stimmt ... Ich bin Gott sei Dank ein Mensch, der sich gern jemandem anschließt oder was ... der nicht [unverständlich] ist, wenn man ihn anredet oder ... von [unverständlich]. Ich sage immer: ‚Freunde musst du dir rechtzeitig suchen'. Die Verwandten werden dir eh zugeteilt. Ja ... und die Damen von der Krebshilfe, die haben ja nirgends Erfahrung, während der zweiten Operation bin ich fünf Wochen im Krankenhaus gewesen, und zwar deswegen, weil sie gewusst haben, das sich allein bin daheim. Und keine hätte hat mich besucht oder angerufen oder was. Da habe ich zu mir gesagt: ‚Nein, was ist das für ein Verein', habe ich gesagt, ‚da trete ich aus und fertig!' Nein, die brauche ich nicht. Na ja ...""

I: „Aber ganz ohne geht es dann doch nicht, oder? Ganz ohne jemanden?"

R: „Ja. Nein, ganz ohne geht es nicht. Das ist wahr."

I: „Und dann sind Sie zu der Psychotherapeutin gegangen?"

R: „Ja."

I: „Und bei der sind Sie noch?"

R: „Ja, aber ich bin so viel, ich brauche sie nicht mehr gar so oft ... muss ich sagen ...""

I: „Geht es Ihnen besser oder haben Sie das Gefühl, dass es Ihnen einfach nicht so viel bringt?"

R: „Nein, das bringt mir nichts, gar nichts bringt mir das. Es geht mir auch nicht besser deswegen ...""

I: „Und was täte Ihnen gut oder wo hätten Sie das Gefühl, dabei ginge es Ihnen besser?

R: „(...) wo ginge es mir besser? Wenn ich jemanden daheim hätte, aber wie gesagt, ich kann mir deswegen keinen Hausfreund suchen. Will ich auch gar nicht. Ich habe mir nach meiner Scheidung gesagt, also das Gerangel tue ich mir nicht mehr an!"

I: „Haben Sie genug davon?"

R: „Hm?"

I: „Haben Sie genug davon?"

R: „Ja, leicht genug! Glauben Sie es mir. Reichlich genug. Eines wünsche ich mir hin und wieder, dass meine Tochter mal was hören lässt, die Ältere, die ist vor ein paar Jahren mit ihrem Mann nach Spanien abgehauen. Und nie mehr was hören lassen!"

I: „Oh."

R: „Ja, nicht einmal ein Kartl oder was, irgendetwas, nichts ... ich bin nur froh, dass ich die jüngere Tochter noch habe ... „

I: „Die Jüngere hat auch keinen Kontakt mit der Älteren?"

R: „Nein."

I: „Gar nichts?"

R: "Nein. Ja, war drüben, aber sie hat gesagt, das war eine Katastrophe ... Leguane hat sie und Schlangen hat sie als Haustiere, da kannst du ja mit kleinen Kinder nicht hin. Geht ja nicht ... ja mei, mein Neurologe hat gesagt: ‚Tun Sie Ihnen nur nicht einfallen lassen, nach Spanien zu fahren! Ich sehe es Ihnen ja schon an‘, sagt er immer, ‚dass Sie nach Spanien wollen und schauen, wo sie umgeht. Und womöglich finden Sie sie, dann steht sie vor Ihnen und dann lacht sie Sie aus, und dann haben Sie wieder einen Kopftumor!‘ Es ist eh so ... ja, wenn sie glaubt, das ist das Wahre, dann soll sie. Jetzt hätte ich sie gebraucht, aber jetzt ist sie nicht herum, sehen Sie (...)."

I: „Fühlen Sie sich manchmal ein bisschen einsam?"

r: „Hm?"

I: „Fühlen Sie sich manchmal ein bisschen einsam?"

R: „Ja, schon. Darum sage ich immer zu den zwei netten Pflegern da, den zwei netten, die sie da haben: ‚Ich nehme euch mit heim und ich adoptiere euch, dann wisst ihr es!‘ Dann ist es vorbei mit der Freiheit!"

I: [lache]

R: „Keiner ist einverstanden!"

I: „Sind sie nicht einverstanden?"

R: „Nein!"

I: „Oje!"

R: „Nicht einverstanden sind sie (...)."

I: „Aber der Neurologe, den Sie da haben, der scheint sich ganz gut auszukennen mit Ihnen."

R: „Ja, der ist sehr in Ordnung, das muss ich sagen ... der war lange in der Klinik, bis er sich selbständig gemacht hat ..."

I: „Und mit dem kommen Sie gut aus?"

R: „Ja, mit dem komme ich gut aus, ja. Wenn ich wieder mal das Bedürfnis habe, ich möchte mal heulen oder was, es steht mir alles bis daher, dann braucht er nur einmal die Hand bei mir so herumlegen, dann geht es schon los. Der kann das."

I: „Ja?"

R: „Der kann das. Aber er hat eben auch nicht immer soviel Zeit, nicht. Aber der kann das wirklich ... er nimmt sich auch Zeit für seine Patienten ... na ja."

I: „Ja, und das haben die wenigsten, oder? Gerade auch auf der Klinik ..."

R: „Ja. Der ist jetzt nicht auf der Klinik, der ist jetzt privat."

I: „Ja, aber auf der Klinik haben sie weniger Zeit:"

R: „Ja, die haben sehr wenig Zeit, ja ... So, und jetzt habe ich das Bein kaputt, und das wird wohl wieder abheilen, oder? Das wird ja nicht mehr ewig dauern. Ich weiß nicht, aber früher hat es geheißen, sechs Wochen liegen, beim Oberschenkelhalsbruch, aber früher haben sie ja einen Gips bekommen."

I: „Haben Sie jetzt keinen Gips bekommen?"

R: „Nein, ich habe keinen Gips bekommen."

I: „Haben Sie so eine Schiene bekommen? So eine Bewegungsschiene?"

R: „Nein, ich habe eine ein Ding, ein Nagel ist drinnen oder was."

I: „Aha. Aber außen herum?"

R: „Nein, da habe ich nichts."

I: „Gar nichts?"

R: „Nein ... da habe ich nichts mehr. Was soll ich denn noch alles haben?"

I: „[lache] Ich glaube es Ihnen schon, dass es Ihnen reicht!"

R: „Mir reicht es ja wirklich ... Es gibt solche die was ... nach mir gekommen sind in Hochzirl droben oder gleich mit mir und haben [unverständlich] überhaupt nicht gehen können. Alle sind nicht so gut bei Fuß. (...)."

I: „Ja, da lernt man solche Sachen dann schon wieder schätzen, nicht?"

R: „Ja, ja. Weil wenn du nicht mehr gehen kannst und du sagst: ‚Jetzt bin ich so viel herum gerannt und jetzt auf ein Mal kann ich nicht mehr <u>gehen!</u>‘ Man kann es nicht fassen. Wirklich wahr."

I: „Das hat Ihnen aber niemand erklärt, oder, warum sie jetzt vorübergehend nicht mehr gehen können?"

R: „Nein, nein. Darum sage ich ja, beim Ausfragen sind sie immer schnell, aber sagen tun sie einem nichts mehr. Wenn man nicht selber ein wenig Bescheid weiß, dann ist man arm dran."

I: „Haben Sie sich dann selber informiert?"

R: „Ja."

I: „Wie haben Sie das gemacht?"

R: „Ich habe den Herrn Doktor genommen und habe gesagt: ‚So und so, und jetzt sagen Sie mir das.‘ Da in der Medizinischen habe ich einen Doktor P. kennen gelernt, der ist einmal mittags hereingekommen und hat so müde ausgesehen, da habe ich gesagt: 'Herr Doktor', habe ich gesagt, ‚das halbe Bett kann ich Ihnen anbieten, aber mehr nicht, wenn Sie einen Mittagsschlaf machen wollen."

I: [lache]

R: „Und dann habe ich müssen auf die Schmerzambulanz gehen weil ich so Schmerzen gehabt habe, und das hat er mir dann gemacht und hat mir

Medikamente gebracht. ‚Bei uns muss niemand Schmerzen leiden‘, hat er gesagt. ‚Kann alles wegtun‘. Ist ja auch wahr.“

I: „Wo haben Sie da so weh gehabt?“

R: „Ich habe am linken Fuß so weh gehabt. Auf einmal hat es mir einen Stich gegeben, dass ich mir gedacht habe, als wie wenn sie mit einem Messer hineinrennen. Bin in die Neurologie, in die Ambulanz, habe ich mir gedacht, lass ich ein Röntgenbild machen, dann sagt der Neurologe da draußen, der Doktor K., ich habe einen gebrochenen Lendenwirbel. Eine alte Verletzung. Sage ich: 'Wo soll ich denn das herhaben, möchte ich wissen?' Den siebten Lendenwirbel habe ich gebrochen, hat er gemeint. ‚Das gibt es nicht‘, habe ich gesagt, ‚Herr Doktor, wäre ja ein Wunder, weil wir haben nur sechs.'“

I: [lache]

R: „'Wissen tut sie alles', hat er gesagt ... ein bisschen was weiß man mit der Zeit schon. Dann hat er gesagt: ‚Also für Sie habe ich immer ein Bett reserviert, wenn sie kommen‘. Für mich hat er immer ein Bett reserviert, das stimmt wirklich. Kaum bin ich da draußen, liege ich schon irgendwo versorgt in einem Bett.“

I: „Auf der Neurologie?“

R: Ja (:..). Da habe ich eben solche Schmerzen gehabt, nicht. Dann hat es geheißen, ja, wie gesagt, ein gebrochener Lendenwirbel. Dann haben sie mir eine Salbe gegeben zum Einschmieren, falls es wirklich so wehtut, ich soll mich ja einschmieren, ach, wie hat sie denn jetzt geheißen, Emetesan, Emestesan, gibt es das? Jedenfalls habe ich zwei Tage später ausgesehen wie ein Indianer, so knallrot. Habe ich eine Allergie bekommen.“

I: „Nein!“

R. „Ach Gott nein, das war ein Zeug. ‚Nein‘, hat sie dann gesagt, ‚jetzt haben wir eine Indianerin auch noch im Ding, in der Station‘. Habe ich gesagt: ‚Na und, seid's froh, wie interessant das ist' ... Dann war der Hautarzt da von der Hautklinik, er hat gesagt, er war in der Nacht schon da, er hat mich schon angesehen. Er muss der Haut ein Stückchen entnehmen und ich will eben doch am Tag herüberkommen. Sage ich: ‚Herr Doktor, jetzt waren Sie in der Nacht drüben bei mir, hätten sie zugebissen, dann wäre eine Ruhe gewesen! Dann hätten Sie Ihre Haut gehabt und aus, und ich hätte meine Ruhe gehabt‘. So geht es eben. Ich habe wirklich ausgesehen wie ein Indianer, richtig dunkelrot war ich.“

I: „Da am Fuß entlang, oder?“

R: „Nein, am ganzen Körper.“

I: „Am ganzen Körper?“

R: „Am ganzen Körper war das (...).“

I: „Und was ist da dann herausgekommen bei der Untersuchung?“

R: „Gar nichts. Gar nichts.“

I: „Gar nichts?“

R: „Da haben wir noch nicht kein Ergebnis. Da haben sie mir wohl die Haut herausgeschnitten und zugenäht, aber herausgekommen ist gar noch nichts.“

I: „Wie lange ist da jetzt her?“

R: „Wie lange ist das jetzt her? Das war Anfang Juli. Ja ... zwei Monate.“

I: „Und Sie wissen immer noch nichts?“

R: „Nein. Die was am langsamsten arbeiten in der Klinik das sind die Haut-, die Hautärzte da außen."

I: „Ja?"

R: „Das ist die langsamste Partie, das sage ich Ihnen. Schrecklich! ... kommt einer mit dem Skalpell daher da, gibt mir eine Ding, eine Narkose, nein! Ich sage: 'Sie, lassen Sie mir meinen Kopf dran, den brauche ich noch!'.

I: [lache]

R: "(...) na ja, kannst du nichts machen ... Und jetzt bin ich da, und in der Früh habe ich gesagt zur Schwester: ‚Ich komme mir vor wie neugeboren!' Alles frisch und alles sauber, gefrühstückt, ... Hunger habe ich immer!"

I: „Hunger haben sie immer?"

R: „Ja! (...)."

I: „Also der Appetit ist Ihnen noch nicht vergangen?"

R: „Nein, nein. So schnell geht das auch nicht. Der Appetit auf das Buch ist mir vergangen. [unverständlich] Meine Tochter hat gesagt: ‚Dir kann man ja kein Buch bringen! In zwei Tage hast du es fertig, da kann man ja nicht genug hertun!' Ja, das ist wirklich wahr. Das große da, das da drüben liegt am Tisch, in zwei Tagen war das fertig."

I:[gehe hinüber zum Tisch] „Ah, das ist ‚Die siebte Seite'!"

R: „‚Die siebte Seite', ja."

I: „Puh, die ist aber hübsch dick!"

R: „Gell!"

I: „Wow, da sind Sie flott unterwegs!"

R: „Ja, wenn ich lese, dann dann lese ich es schon richtig."

I: „Was lesen Sie denn am liebsten?"

R: „Am liebsten lese ich Krimis."

I: „Krimis?"

R: „Ja. (...). Das [zeigt auf ihr Buch] ist ja kein Krimi auch, das ist einfach grauslich! So einen Buben müsstest du haben als wie diesen ‚Harry Potter'! Da wärst du gestraft! Vielleicht wäre ein Zauberer in der Familie gar nicht blöd ... hm? (...) Heute glaube ich, kommt meine Tochter eh."

I: „Ja, bekommen Sie Besuch?"

R: „Ich glaube, sie kommt nachmittags herein (...). Der kleine Enkel ist ja so ein lieber Kerl, der ist fünf Jahre. Das Mädchen ist jetzt zehn Jahre, der Bub ist fünf Jahre. Also der ist so was von lieb, was der so alles sagt, wie ich so herinnen liege! Sagt er nicht zu mir, am Tag nach dem Heiligen Abend, waren wir essen, steht er auf, schaut mir in die Augen mit seine hellblauen Augen, sagt er: , Schau mir in die Augen, Kleines!'"

I: „Nein!" [lache]

R: „Haben ich gesagt; ‚Wo hast du denn das her, sag?' ‚Ja, Oma', hat er gesagt, ‚so alt bist du ja doch auch noch nicht!' hat er gesagt, ‚Du wirst doch wohl ‚Casablanca', den Film, kennen!' ‚Mit dem Humphrey Bogart', habe ich gesagt, ‚den Film, den kenne ich schon!' [unverständlich]."

I: „Schau mir in die Augen, Kleines!" [lache]

R: „Schau mir in die Augen, Kleines! Mit einem Schmelz in der Stimme, sage ich Ihnen! Gewaltig."

I: „Zum Schießen!"

R: „Ja, das ist zum Schießen gewesen. Jetzt waren sie eben in der Steiermark auf Urlaub, auf einem Bauernhof ein paar Tage. ,Oma‘, hat er gesagt, ,ist das schön! Zwischen die Schweinderln herumrennen, voller Dreck von oben bis unten, und keiner schimpft!‘ Sag ich: ,Das glaube ich, dass dir das passt! Bist ja selber das größte Ferkel!‘ Den ganzen Tag mit dem Bauer am Traktor ... das hat ihnen gefallen. Ja die-."

I: „Ja, das ist ja genau das Richtige in dem Alter."

R: „Das Mädchen tut reiten, nicht, sie sagt sie hat können reiten, soviel sie wollen hat (...). Und ich habe da meine Bettwäsche gehabt, Laura Ashley, wissen Sie, Tausende von verschiedenen Blumen da oben, da habe ich schon angefangen, Blumen zu zählen. Da habe ich gesagt: ,Jetzt können sie mich dann nach Hall [ins psychiatrische Krankenhaus] tun‘, habe ich gesagt, ,jetzt tue ich schon Blumen zählen!‘"

I: [lache]

R: „Nein, wirklich (...)."

I: „Ist Ihnen manchmal fad?"

R: „Ja freilich ist mir manchmal fad, aber das überwinde ich schon wieder. Wie gesagt, dann tue ich eben was lesen ... oder ich spaziere ein bisschen zu meinen Vögeln hinaus. Wir haben ja so nette ehrenamtliche Helfer da, die gehen dann schon mit dir, mit einem hinunter... Das ist fein (...)."

I: „Und wie stellen Sie sich das vor, wenn Sie wieder heimgehen?"

R: „Ja, ich stelle mir vor, dass ich halt hin und wieder mal hinfalle, aber es wird wohl hoffentlich nicht so arg werden. Und ich hoffe, dass ich es überlebe. Dass es nichts ist. Ich muss mich eben zusammenreißen. Das Essen bekomme ich eh mittags, da kriege ich das ,Essen auf Rädern‘, das ist eh fein, da brauche ich mich um das nicht kümmern ..."

I: „Aber, wie geht das jetzt dann noch weiter mit Ihren Therapien? Sie haben jetzt noch die Chemo, und die müssen Sie fertig nehmen."

R: „Ja."

I: „Und nachher?"

R: „Dann nichts mehr."

I: „Schauen Sie mal, wie sie angesprochen hat?"

R: „Nichts mehr, ja eben. Da machen wir dann wieder mal eine Magnet-... Magnetresonanz und dann – werde ich schon sehen! ...[unverständlich] also operieren tu ich nicht mehr!"

I: „Nein, mögen Sie nicht mehr?"

R: „Nein. Nein, nicht mehr."

I: „Aber der ist auch wieder gutartig, oder?"

R: „Mhm. Nur die Gutartigen wachsen nach."

I: „Mhm."

R: „Ich bin nur wahnsinnig froh, weil das Ganze, vom Kopf können sie nicht wegstrahlen, können sie nirgends hin."

I: „Mhm."

R: „Und irgendwann bis zum Kopf durchstrahlen, aber vom Kopf retour irgendwohin, das können sie nicht."

I: „Das ist ja immerhin etwas."

R: „Immerhin ein Vorteil ja, das sage ich auch ... Wissen Sie, ich komme aus einer Krebsfamilie, sind alle an Krebs gestorben. Ja, also mütterlicherseits die ganzen ... Bin gar nicht scharf darauf auf das Zeug (...)."

I: „Setzt man sich damit auseinander, dass man auch sterben kann daran?"

R: „Ja, <u>freilich</u> setzt man sich auseinander, aber an das darf man gar nicht so denken. Wenn, könnte ich auch nichts machen, ich täte sagen, ich habe mein Leben gelebt. Ich habe genug mitgemacht, mir langt es! ... das ist wahr... es ist eben so (...). Es wird glaube ich, wieder schöner, hm? [schaut aus dem Fenster] Gestern war es schiach mittags, gestern war es mittags schiach."

I: [gehe ans Fenster] „Regnen tut es nicht mehr, glaube ich."

R: „Regnen tut es nicht mehr?"

I: „Nein."

R: „Ja, das ist zumindest etwas. Gott sei Dank.
‚Hallo!'[ihre Tochter kommt ins Zimmer]

3.3. Fallstruktur

„Man muss sich eben zusammenreißen"

Das Verhalten von Rosalia zeichnet sich aus durch ein sehr hohes Maß an Selbständigkeit, Selbstdisziplin und Stärke. Besonders deutlich wird ein großes Bedürfnis nach Unabhängigkeit und Eigenverantwortung, dem die Umstände ihrer Krankheit zu Anfang nicht immer beziehungsweise zum jetzigen Zeitpunkt kaum mehr Rechnung tragen können.
Rosalia ist im Alter von 49 Jahren erkrankt. Nun ist sie 62 Jahre alt. Das bedeutet, die Zeitspanne ihres Krankseins und der immer wiederkehrenden oder auch neu hinzukommenden Beeinträchtigungen, die sie dadurch erleidet, beträgt mittlerweile mehr als zehn Jahre. Wie sie damit umgeht, welche Mechanismen, Theorien und Anschauungen sie sich zurechtgelegt hat und welche Bewältigungsstrukturen aus dem Gespräch mit ihr deutlich geworden sind, möchte ich in der folgenden Analyse detaillierter erörtern.

1. Selbständigkeit – „So, und jetzt suche ich mir einen Arzt"

Da Rosalia mit der Behandlung auf der Klinik nicht zufrieden ist, beschließt sie aus freien Stücken, sich selbst einen Arzt zu wählen, der ihr weiterhilft und beispielsweise ihre Befunde mit ihr bespricht.

Rosalia: „Oh ja, bin ich zu meinem Neurologen, den ich privat habe, und [unverständlich], ‚So‘, habe ich gesagt, ‚Herr Doktor, und jetzt gehen wir in die Klinik und holen uns den Befund! Sie waren doch selber einmal in der Klinik, da werden Sie den Sauhaufen da außen doch kennen, oder?‘ Dann hat es doch geklappt ... na ja, ist eben alles ein bisschen langsam, es nützt nichts ...

Auch als sie nach zehn Jahren das Bedürfnis nach einer Kontrolluntersuchung, einer aktuellen Information über ihren Zustand verspürt, geht die Initiative von ihr aus und entspringt ihrer Eigenverantwortlichkeit.

Rosalia: "Und nach zehn Jahren, ich habe hin und wieder einmal Kopfschmerzen gehabt, nach zehn Jahren habe ich mir gedacht: 'So, und jetzt suche ich mir einen Arzt, und jetzt gehen wir halt wieder einmal untersuchen'. Bin zu einem Neurologen gegangen, und er ist wieder nachgewachsen, der Tumor, und viel größer wie vorher. "
Ebenso unternimmt sie den Versuch, sich der Krebshilfe anzuschließen und sucht eine Therapeutin auf. In diesem Verhalten zeigt sie viel Selbständigkeit. Rosalia wartet nicht, bis ihr jemand sagt, was sie zu tun habe, sondern macht sich ihre

eigenen Gedanken – und handelt entsprechend. Insofern ist sie sehr aktiv und initiativ. Sie lässt sich auch nichts gefallen. Wenn ihr etwas nicht passt, dann hält sie ihre Meinung nicht zurück, wie ihre Reaktion auf das Beichtangebot eines Pfarrers in der Klinik veranschaulicht.

Rosalia: „Dann ist der Pfarrer gekommen. Ob ich, ob ich beichten möchte. Am Montag bin ich operiert worden, das war am Tag davor, [unverständlich], 'Wissen Sie was, Herr Pfarrer', habe ich gesagt, 'Wahrscheinlich haben Sie viel mehr Sünden wie ich. Und außerdem, wenn ich das morgen nicht überlebe, gehe ich nicht zu euch hinauf', habe ich gesagt. 'Weil ich mit meinem Glück muss da oben auch wieder arbeiten. Da gehe ich hinunter', habe ich gesagt, 'weil da unten ist es viel lustiger'. Und die hat zu mir gesagt: 'Den haben Sie aber gehabt!', habe ich gesagt: ,Na Gott sei Dank', ich finde das ja eine Frechheit, vor einer solchen Operation. Nicht?"

2. Bedürfnis nach Unabhängigkeit

Das Bedürfnis nach Unabhängigkeit ist bei Rosalia eng mit ihrer Selbständigkeit und ihrem Sinn für Eigenverantwortung verknüpft. Unabhängigkeit und Selbständigkeit hatten offenbar schon immer eine große Bedeutung für sie. Sie scheint schon lange selbst gearbeitet zu haben und nach ihren eigenen Angaben war sie diejenige, die die Familie erhalten hat (*„wenn ich nicht gearbeitet hätte, wären wir alle verhungert"*). Nun muss sie ihre zunehmende Gebrechlichkeit in ihr Leben integrieren. Die damit verbundene Umstellung, auf andere angewiesen zu sein, wodurch sich von selbst auch eine gewisse Abhängigkeit ergibt, muss einen großen Einschnitt für sie bedeutet haben, zumindest ist deutlich bemerkbar, dass sie damit noch immer Schwierigkeiten hat. Genauso muss die Unsicherheit und Unklarheit sowie das Nichtwissen, wie es weitergeht, eine große Belastung für sie dargestellt haben, unter anderem auch deshalb, weil sie gewohnt war, ihr Leben selbst zu planen, die Dinge in die Hand zu nehmen und alles im Griff zu haben – ohne die Einmischung anderer. Nun muss sie froh sein um Hilfe und die Unterstützungsangebote, die ihr entgegengebracht werden. In ihrer Reaktion darauf wird des öfteren deutlich, dass ihr trotz aller Dankbarkeit deren Akzeptanz beziehungsweise Akzeptieren- Müssen mitunter schwer fällt, vor allem, da sie genau weiß, dass sie keine andere Wahl hat.

Rosalia: "Jetzt werden wir ja sehen, was wir tun, ich weiß es noch nicht. Gehen tut es einem da ja gut. Gut, halt allein bin ich. Wenn ich den ganzen Tag allein daliege, das ist nichts, das sage ich Ihnen ... Was will man machen. Aber ich, ich muss ja unter Bewachung sein, wenn mir irgendetwas passiert, ich weiß ja nicht, wo ich hinfalle oder was, ich könnte ja auf der Straße auch einmal fallen und es kommt ein Auto daher!"
I: "Das ist ein Risiko, ja."

Rosalia: "*Ja, und weg bin ich. Kannst zwar auch nichts machen, aber was soll ich tun? Bin jetzt ein paar Tage da, und nachher müssen wir das eben ausmachen, wie wir das machen mit dem ambulanten Dienst ... Gerade ein paar Stunden am Tag wenigstens brauche ich jemanden ...*"

Mit *„jetzt werden wir ja sehen, was wir tun"* macht Rosalia klar, dass sie noch nicht weiß, wie es weitergeht, wenn sie wieder aus dem Hospiz auszieht. Ihr angehängtes *„ich weiß es noch nicht"* bekräftigt diese unklare Perspektive. Es wird deutlich, dass das Hospiz für sie nur eine Übergangslösung darstellt, solange ihre Tochter noch auf Urlaub ist. Das *„wir"* gibt an, dass sie diese Entscheidung nicht allein trifft beziehungsweise treffen kann. An dieser Stelle fällt auf, dass diese Tochter, obwohl sie offensichtlich einen großen Stellenwert hat und nun bei so wichtigen Fragen mitentscheidet, zuvor nicht erwähnt wurde. Rosalia scheint mit Informationen über ihre Familie sehr sparsam umzugehen, vielleicht zieht sie hier die Grenze zu ihrer Privatsphäre. Eine andere Möglichkeit wäre, dass der chronologische Ablauf ihrer Krankheit im Mittelpunkt ihrer Erzählung steht, der alle „Nebensächlichkeiten" überschattet. Beides bleibt aber bis auf weiteres eine Vermutung.

Die Bemerkung *„gehen tut es einem da ja gut"* rekurriert auf ihre momentane Situation. Mit *„da"* meint sie das Hospiz. Hier gehe es ihr gut, wobei sie nicht in der Ichform, sondern kategorial mit *„einem"* formuliert, was eine Generalisierung und Verunpersönlichung darstellt. Dennoch scheint sie selbst sich hier wohl zu fühlen. Das wird vor allem auch daraus ersichtlich, dass dieser Kommentar freiwillig und ohne Fragen meinerseits von ihr kommt und – im Gegensatz zu ihren Bemerkungen über die Klinik beziehungsweise Hochzirl – ernsthaft geäußert wird.

Das anschließende *„gut, allein bin ich halt"* markiert den Wechsel auf die persönliche Ebene. Das *„gut"* hat an dieser Stelle eine einschränkende Funktion im Sinne eines "wobei". Rosalia gibt an, sich einsam zu fühlen, (auch) hier im Hospiz. Dies expliziert sie im nächsten Satz (*„wenn ich den ganzen Tag allein daliege"*) weiter. [Da Rosalia sehr gebrechlich ist, kann sie ihr Bett kaum beziehungsweise nur mit einer Begleitperson verlassen. Insofern ist sie beinahe dazu gezwungen, den Tag im Bett zu verbringen]. Erneut spricht sie das Alleinsein an. Sie erfährt nicht viel Abwechslung, und neben der Einsamkeit schleicht sich auch Langeweile ein, insbesondere, da ihre Tochter auf Urlaub ist und sie daher nicht besuchen kommt. Offensichtlich würde Rosalia sich mehr Unterhaltung wünschen und bekommt wenig Besuch. *„Das ist nichts, das sage ich Ihnen"* wirkt wie ein kategorisches Urteil und macht noch einmal dezidiert und in beinahe apodiktischer Weise klar, was sie von dieser Situation hält. Das folgende *„was will man machen"* wirkt resigniert. Rosalia ist sich dessen bewusst, dass sich in ihrer Lage momentan kein andere Ausweg finden lässt und sie die Dinge nicht ändern kann. *„Was will man machen"* drückt ihre Hilflosigkeit aus, das verwendete „will" hat hier die Bedeutung von „kann". Rosalia kann ihre Situation nicht ändern, und das weiß sie auch. Der nächste Satz beinhaltet die Rechtfertigung dafür. Rosalia sieht den Grund für ihren Hospizaufenthalt darin, dass sie jemanden braucht, der auf sie aufpasst („*ich muss ja unter Bewachung sein*"). Mit dem Ausdruck „*Bewachung*", der eher an ein Gefängnis erinnert, beweist Rosalia erneut ihren Sinn für (Galgen)Humor. Warum sie unter Bewachung sein muss, erklärt sie im Folgenden: „*Wenn mir irgendetwas passiert, ich weiß ja nicht, wo ich hinfalle oder was, ich könnte ja auf der Straße auch einmal fallen und es kommt ein Auto daher*". Hier kommen ihre Ängste deutlich zum Ausdruck. Rosalia befürchtet, erneut zu stürzen, was für sie schwerwiegende Folgen haben könnte. Da ihr Hinfallen völlig willkürlich geschieht, könnte dies auch in einer gefährlichen Situation geschehen (wie etwa auf der Straße). Daher wagt sie es nicht mehr, allein zu gehen und benötigt so eineN „BewacherIn".

Meinem Einwurf „*das ist ein Risiko*" stimmt Rosalia zu und erweitert ihn *mit „und weg bin ich*". Damit macht sie deutlich, dass sie sich der großen Gefahr eines Sturzes auf der Strasse, der möglicherweise tödlich enden könnte, bewusst ist. Der nächste Satz wirkt verwirrend, da die beiden Satzteile in diskontinuierlicher Relation zu stehen scheinen. „*Kannst zwar auch nichts machen*" bezieht sich auf den vorangegangen Satz „*und weg bin ich*". Rosalia signalisiert hier scheinbare Indifferenz, als stünde es nicht mehr in ihrer Macht, dies zu verhindern, was im Widerspruch steht zu ihrem „Unter- Bewachung-Sein", mit dem sie dem zu entgehen versucht. Der zweite Satzteil „*aber was soll ich tun?* " bringt wieder ihre Hilflosigkeit zum Vorschein. Unklar bleibt, worauf sie sie in diesem Zusammenhang bezieht – auf ihren unvermeidbaren Aufenthalt im Hospiz oder das Risiko, das ihre Gebrechlichkeit mit sich bringt.

Das sie diesen Aufenthalt nur als vorübergehend betrachtet, zeigt sie mit „*bin jetzt ein paar Tage da*". Im Anschluss werde sie die Dinge – wie anzunehmen – mit ihrer Tochter klären („*müssen wir das eben ausmachen, wie wir das machen*"). Ihre Hoffnung projiziert sie auf den ambulanten Dienst [des Hospizes], sie hofft, dass dies ausreichen wird *(„gerade eine paar Stunden am Tag wenigstens brauche ich jemanden...*").

Die einschränkende Wirkung des Tumors auf ihre Lebensqualität wird in dieser Sequenz deutlich. Aus Angst vor weiteren Stürzen kann Rosalia nicht mehr alleine gehen, sie braucht jemanden, der/die sie begleitet. Daher muss sie, solange ihre Tochter sich nicht um sie kümmern kann, im Hospiz bleiben. Zwar fühlt sie sich hier wohl und es geht ihr gut, doch sie ist dennoch einsam und auch allein. Da sie weiß, dass es momentan für sie keine andere Lösung gibt, akzeptiert sie ihre Situation zwar, aber es wird klar, dass es nicht einfach für sie ist. Die Hoffnung auf eine baldige positive Veränderung klingt gegen Ende der Sequenz durch, Rosalia scheint damit zu rechnen, wieder nach Hause zurückzukehren. Dies soll ihr vor allem der ambulante Dienst des Hospizes ermöglichen, der ein paar Stunden des Tages bei ihr sein und sich um sie kümmern könnte.

3. Selbstdisziplin – „man muss sich eben zusammenreißen!"

Selbstdisziplin erscheint mir eine herausragende Eigenschaft Rosalias zu sein. Die Fähigkeit, die eigene Situation gelassen(er) zu sehen und sich nicht in (zu) emotionales Katastrophendenken zu verstricken, zeichnet ihr Verhalten während ihrer Krankheit aus. Sie behält zumindest nach außen hin fast immer die Fassung und lässt sich nicht leicht aus der Ruhe bringen. Zudem versucht sie, jeder Situation noch etwas Positives abzuringen, etwas zu finden, das ihr Mut macht und alles *„nicht so schlimm"* erscheinen lässt, obwohl vieles an ihr deutlich macht, dass ihre Lage ihr trotz ihrer aufrechten Haltung sehr wohl zu schaffen macht und es für sie nicht einfach ist, selbst wenn sie (nach außen hin) versucht, das Beste daraus zu machen. Ich denke, dass hier auch ein gewisses Maß an Stolz eine Rolle spielt. Die Fassung zu verlieren, sich gehen zu lassen, loszuheulen, den Gefühlen freien Lauf zu lassen hat für sie sehr viel mit Schwäche zu tun. Diese Schwäche hat man ihr „ausgetrieben", ihr Ehemann, ihre Kinder, die Krankheit, wahrscheinlich vor allem sie selbst. Das Gefühl der Unterlegenheit, das Schwäche mit einschließt, scheint mit ihrem Stolz nicht vereinbar zu sein.

I: „Und wie stellen Sie sich das vor, wenn Sie wieder heimgehen?"
Rosalia: *„Ja, ich stelle mir vor, dass ich halt hin und wieder mal hinfalle, aber es wird wohl hoffentlich nicht so arg werden. Und ich hoffe, dass ich es überlebe. Dass es nichts ist. Ich muss mich eben zusammen reißen. Das Essen bekomme ich eh mittags, da kriege ich das ‚Essen auf Rädern', das ist eh fein, da brauche ich mich um das nicht zu kümmern ... "*

Wie sie sich das in Zukunft vorstellt, wenn sie wieder daheim ist, beantwortet Rosalia mit *„ich stelle mir vor, dass ich halt hin und wieder hinfalle"*. Sie scheint sich mit ihrer Gebrechlichkeit und dem damit verbundenen Hinfallen abgefunden zu haben, sie rechnet bereits damit und bezieht es in ihre Planung mit ein. Trotzdem hofft sie, dass es nicht zu oft geschehen wird (*„hin und wieder"*). Weiters hofft sie, dass sie – wie bereits erlebt – keine schlimmen Verletzungen davontragen wird (*„wird hoffentlich nicht so arg werden"*). Das folgende *„und ich hoffe, dass ich es überlebe"* ist am Tonband in dem für sie typischen sarkastischen Ton gehalten, im anschließenden *„dass es nichts ist"* schwingt jedoch durchaus eine gewisse Ernsthaftigkeit mit. Dennoch bleibt offen, was genau sie mit dem *„es"* anspricht. Vielleicht bezieht sie es ausschließlich auf das Hinfallen als das aktuelle Gesprächsthema, möglicherweise reflektiert sie aber auch ihren Gesamtzustand, das heißt ihre Erkrankung. Jedenfalls spricht sie die Hoffnung aus, dass ihr in Zukunft, wenn sie wieder daheim ist, nichts Ernsthaftes, Beunruhigendes oder Bedrohliches zustoßen möge (*„nichts ist"*).
Rosalias Nachdenklichkeit erfährt sofort im nächsten Satz einen Umschwung.

Mit *„ich muss mich eben zusammen reißen"* erfolgt die Wendung, Rosalia ermahnt sich zur Selbstdisziplin, die unbedingt notwendig ist (*„muss"*). Im

Anschluss berichtet sie von dem „Essen auf Rädern", das ihr die Mühe erspart, selbst zu kochen („*brauche ich mich um das nicht zu kümmern*"). Darum ist sie froh („*das ist eh fein*"). Das doppelt verwendete umgangssprachliche „*eh*" („*bekomme ich eh mittags*"; „*eh fein*") hat in diesem Zusammenhang eine aufschlussreiche Funktion. Es wirkt beschwichtigend und macht den Eindruck, als möchte Rosalia ihre Situation relativieren im Sinne eines „es ist ohnehin alles nicht so schlimm".

Ich halte dies Sequenz hinsichtlich Rosalias Bewältigungsstruktur für sehr aufschlussreich. Sie malt hier ein sehr bescheidenes und nicht allzu rosiges Bild von ihrer Zukunftsvorstellung, wenngleich es im Großen und Ganzen der Realität wahrscheinlich recht nahe kommen mag. Sie scheint eine sehr realistische Frau zu sein, die sich mit den Fakten und Tatsachen, die unabänderlich sind, durchaus konfrontiert und versucht, das „Beste" daraus zu machen. Dabei hilft ihr ihr streckenweise fast bissiger Humor, mit dem sie viel zu kompensieren scheint. Ihr „*ich hoffe, dass ich es überlebe*" entbehrt in ihrer Situation nicht des Zynismus, der mich während des Interviews oft zum Lachen brachte. Konzentriert man sich allerdings nur auf die wörtliche Aussage allein, macht sie in ihrer schlichten Wahrheit betroffen. Der schnelle Wechsel von ihrer Nachdenklichkeit zum Zusammen- Reißen- Müssen, also zur Selbstdisziplin, geht über in Beschwichtigung und Relativierung. Das „Essen auf Rädern" wirkt demnach fast wie ein Ablenkungsmanöver. Rosalia will sich offensichtlich nicht länger mit dem beschäftigen, was ihr wirklich zu schaffen macht und ohnehin („*eh*") nicht so arg ist, da sie sich ja zumindest um ihr Mittagessen keine Sorgen zu machen braucht. Eine derartige Argumentation mag auf den ersten Blick lächerlich erscheinen, sie ergibt aber durchaus ihren Sinn. Indem Rosalia sich mit einer abrupten Wende von dem abwendet, was ihr Angst macht und dem zuwendet, was ihr Hoffnung spendet, sei es auch nur, weil es eine Erleichterung ihres Tagesablaufs darstellt, konzentriert sie sich auf das Positive und macht sie sich selbst Mut.

Dies beweist einerseits die wichtige Fähigkeit zum Selbstschutz, andererseits beinhaltet dieser Bewältigungsmechanismus die Gefahr der Verdrängung, bei der die dazugehörigen Gefühle keinen Platz und keinen Stellenwert haben dürfen.

4.   Emotionale Distanz und Verdrängung – „Losheulen? Das bringt mir ja auch nichts!"

Emotionale Distanz und Verdrängung stellen die negative Konsequenz zu Rosalias herausragenden Selbstdisziplin dar. Sie distanziert sich von ihren Bedürfnissen, ihre Gefühlswelt wird davon kontrolliert, was in ihrer Situation effizient ist („*bringt mir sowieso nichts*"). Wenn etwa Weinen für sie keinen Vorteil hat, beschließt sie, es zu unterlassen – auch, wenn ihr das nicht immer gelingt.

I: „*Aber Sie nehmen das ohnehin recht gelassen, habe ich das Gefühl, oder?*"

Rosalia: „*Ja ... was soll ich sonst? Losheulen? Das wäre ja auch nichts, das bringt mir ja auch nichts, und außerdem kann ich das nicht. Ich muss immer Zwiebel schneiden, wenn ich einmal heulen will. Sagt mein Arzt immer: 'Das sind keine richtige Tränen, das sind Zwiebeltränen, das sind nicht die richtigen!'. Sag ich: 'Ich weiß es eh, Herr Doktor, aber es geht nicht anders'. Ich glaube das haben sie mir ausgetrieben.*"

I: „*Ausgetrieben?*"

Rosalia: „*Hm?*"

I: „*Ausgetrieben?*"

Rosalia: „*Ausgetrieben haben sie mir das. Ich kann keine Tränen mehr vergießen.*"

I: „*Wer hat Ihnen das ausgetrieben?*"

Rosalia: „*Ja, mein Mann, meine Kinder, alles, die ganze Situation, ich weiß es nicht.*"

I: „*Haben Sie kein einziges Mal geweint wegen ihrer Krankheit in der ganzen Zeit?*"

Rosalia: „*Nein.*"

I: „*Kein einziges Mal?*"

Rosalia: „*Nein. Das ist das letzte, das ich täte, meine ich. ... Bringt mir sowieso nichts. (...) Heute habe ich wieder eine neue schöne Bettwäsche bekommen, sehen Sie?*"

Ich spreche Rosalia auf ihre manchmal beinahe demonstrativ wirkende Gelassenheit an. Ihr „*was soll ich sonst*" wirkt ein wenig resignativ, sie deutet hier an, dass sie keine Alternativen dazu sieht, eine andere Reaktion ist für sie offenbar nicht möglich oder sinnvoll. Gleich im Anschluss bietet sie mit dem „*Losheulen*" eine Alternative an, die sie aber sofort entwertet und ausschließt. In der doppelten Formulierung „*das wäre ja auch nichts, das bringt mir ja auch nichts*" liegt eine Vehemenz, die die Unmöglichkeit oder die Abwehr einer derartigen Gefühlsreaktion für Rosalia noch dezidierter zum Ausdruck bringt. „*Und außerdem kann ich das nicht*" spannt den Bogen weiter. Nicht nur, dass sie es nicht will und für nicht effektiv erachtet, sie gibt auch an, gar nicht weinen zu können. Dies illustriert sie mit der Angabe, sie müsse Zwiebel schneiden, um dazu in der Lage zu sein. Das „*immer*" gibt Kontinuität und Gewohnheit an, offenbar gilt dies schon für längere Zeit und ohne Ausnahme. Auffallend ist der nächste Satzteil „*wenn ich einmal heulen will*". Rosalia gibt hier unerwartet zu, dass sie sehr wohl das Bedürfnis hat zu weinen, eine Tatsache, die aufgrund ihres bisherigen Verhaltens eher erstaunt. Warum und in welcher Situation ihr nach Weinen zumute ist, verschweigt sie jedoch.

Mit dem folgenden Einschub illustriert sie die Thematik, indem sie ihren Arzt zitiert. Die possessive Bezeichnung „*meinen Arzt*" und das erneute Heranziehen als Bestätigung lassen auf ein Vertrauensverhältnis und eine persönliche Beziehung zwischen den beiden schließen. Offenbar beanstandet ihr Arzt ihre Unfähigkeit zu weinen und kritisiert ihr Ersatzritual des Zwiebelschneidens, denn die davon hervorgerufenen Tränen seien *„nicht die richtigen"*. Folglich möchte er, dass sie richtige Tränen weint. In ihrer Antwort gibt sie ihm recht (*„ich weiß es eh"*), macht aber klar, dass sie daran nichts ändern kann (*„es geht nicht anders"*). Ihre Vermutung (*„ich glaube"*) über den dafür vorliegenden Grund gibt sie im nächsten Satz an (*„das haben sie mir ausgetrieben"*). Auf mein Nachfragen hin wiederholt sie es (*„ausgetrieben haben sie mir das"*), diesmal aber dezidierter (ohne *„ich glaube"*), wodurch ihre Aussage eine Steigerung von der Vermutung zur Tatsache erfährt. Mit *„ich kann keine Tränen mehr vergießen"* expliziert sie, was ihr ausgetrieben worden sei, obwohl dies aus dem Zusammenhang klar ist. Auf meine Frage, wer ihr das Weinen ausgetrieben habe, gibt sie zuerst ihren Mann und ihre Kinder an, schließlich *„alles"* und *„die ganze Situation"* und beendet ihre Ausführung mit *„ich weiß es nicht"*. Inwiefern ihre Familie daran beteiligt war, lässt sie offen, interessant ist aber, dass sie den Bogen von konkreten Personen (ihrem Mann und ihren Kindern) auf ein vages, nicht weiter bestimmbares *„alles"* ausdehnt, um mit *„die ganze Situation"* schlussendlich auf ihre Erkrankung zu verweisen, bevor sie abschließend angibt, es eigentlich nicht zu wissen. Ob sie es wirklich nicht weiß, bleibt dahingestellt, möglicherweise möchte sie damit auch verhindern, sich weiter in dieses Thema vertiefen zu müssen.

Ich frage sie, ob sie tatsächlich nicht geweint habe in den Jahren ihrer Krankheit, und Rosalia antwortet dezidiert mit „nein". Da mir Weinen als Gefühlsreaktion auf die Konfrontation und das Leben mit einer Krebserkrankung zumindest zeitweise, vor allem aber im Laufe von mehreren Jahren nahe zu liegen scheint, frage ich sie – ungläubig – nochmals. Rosalia antwortet erneut mit *„nein"*, fügt diesmal aber noch einen Satz hinzu. *„Das ist das Letzte, was ich täte, meine ich"* bringt ostentativ ihren Widerwillen zum Ausdruck. Sie würde alles andere tun, bevor sie zu weinen begänne, Weinen bedeutet für sie *„das Letzte"*, wobei neben der damit ausgedrückten eindeutigen negativen Wertung auch die Bedeutung mitschwingt, dass es die letzte aller verbleibenden Möglichkeiten darstellt, die sie keinesfalls wahrnehmen will (*„täte"*). Nach einer Pause begründet sie dies mit der Sinnlosigkeit, die Weinen für sie darzustellen scheint (*„bringt mir sowieso nichts"*). Sie ist fest davon überzeugt, dass Weinen für sie keinen Vorteil bringen könne. Ich nehme an, dass sie damit meint, Weinen ändere nichts an ihrem Zustand und verbessere ihre Situation nicht. Nach einer langen Pause beginnt sie, sich mit ihrer Bettwäsche zu befassen, auf die sie meine Aufmerksamkeit lenkt (*„sehen Sie?"*). Vermutlich steckt dahinter ein Ablenkungsversuch und das Bedürfnis, das Thema Weinen nicht mehr weiter anzusprechen.

Da sie ihre Gefühle von ihrem relativierenden Maßstab nicht ausnimmt, ist Rosalia zeitweise sehr hart sich selbst gegenüber, es entsteht oft der Eindruck, dass sie ihre Gefühle unterdrückt und nicht hochkommen lassen möchte. Damit nimmt sie die emotionale Komponente nicht ernst und räumt der affektiven Seite der Bewältigung wenig Raum ein. Als Mittel dienen ihr Indifferenz und Offensive, manchmal auch Trotz, zwischen denen sie zeitweise hin- und herwechselt. Dabei wirkt sie abwechselnd trotzig-kämpferisch und gleichgültigresignativ. Zwar steckt in ihren Relativierungen („*nicht so schlimm*", *das wäre ja auch nichts,* ") auch eine Form, sich selbst zu beruhigen, womit sie eine ebenso beschwichtigende Funktion einnehmen. Doch viel stärker kommt an dieser Stelle der Bewältigungsmechanismus der Verdrängung zum Tragen. Die Gefühle, die sie nicht hochkommen lassen möchte, sollten am besten gar nicht existieren, deshalb verweigert sie ihnen, solange es geht, den Zutritt zu ihrem Denken, Fühlen und Handeln.

Mit Ablenkung und Verdrängung oder demonstrativer Gleichgültigkeit versucht sie, Gefühle wie Resignation, Hilflosigkeit, Ausgeliefertsein oder Angst zu bekämpfen. So spricht sie beispielsweise nicht über den Tod. Als ich dieses Thema einführe, geht sie zwar zuerst darauf ein, wechselt aber, als die Auseinandersetzung zu intensiv wird, mit einem abrupt anmutenden Bruch zu einem unverfänglichen Gesprächsthema (Vögel, Bettwäsche, Wetter) – einer von ihr häufig praktizierte Strategie. Sie weicht aus und lenkt ab – sich selbst ebenso wie mich als Gesprächspartnerin, um sich nicht vertiefen zu müssen in etwas, das zu einer direkten Auseinandersetzung und Konfrontation mit einer Ebene führen könnte, die sie nicht oder nur schwer kontrollieren kann und die in Anbetracht ihrer Krankheit wohl auch schmerzhaft sein muss.

I: „Setzt man sich auch damit auseinander, dass man sterben kann daran?"
Rosalia: *„Ja freilich setzt man sich auseinander, aber an das darf man gar nicht so denken. Wenn, könnte ich auch nichts machen, ich täte sagen, ich habe mein Leben gelebt. Ich habe genug mitgemacht, mir langt es! ... Das ist wahr ... Es ist eben so (...). Es wird, glaube ich, wieder schöner, hm? [schaut aus dem Fenster] Gestern war es schiach mittags, gestern war es mittags schiach."*
I: [gehe ans Fenster] „Regnen tut es nicht mehr, glaube ich."
Rosalia: *„Regnen tut es nicht mehr?"*
I: „Nein."
Rosalia: *„Ja, das ist zumindest etwas. Gott sei Dank. [...]."*

Meine Frage, ob man sich in dieser Situation auch mit dem eigenen Sterben auseinandersetzt, beantwortet Rosalia mit *„ja.* Das *„freilich"* hat hier vor allem in der Betonung einen fast indignierten Charakter, als hätte ich sie auf etwas Selbstverständliches hingewiesen. Diese energische Zustimmung überrascht, da Rosalia bisher noch nichts von einer derartigen Auseinandersetzung erzählt oder sich in irgendeiner Weise darauf bezogen hat. Das Thema Sterben wurde nie von ihr angesprochen, was im Laufe des Interviews den Verdacht in mir aufkommen ließ, dass Rosalia darüber nicht sprechen möchte. Der Vollständigkeit halber möchte ich die Möglichkeit erwähnen, dass Rosalias Motivation diesbezüglich davon geleitet sein hätte können, dass sie es sich freilich nicht leisten könnte, „nein" zu sagen in dem Sinne, dass sie sich nicht mit dem Sterben auseinandergesetzt habe. Man kann dies angesichts des steigenden öffentlichen Bewusstseins dieser Problematik nicht mehr sagen, ohne sich dem Ruf von Verdrängung auszusetzen. Natürlich setze man sich damit auseinander – doch sie sagt gleichzeitig, dass sie es nicht tut. Insofern würde sich diese

Deutungsmöglichkeit nahe legen, bestünde der Gesamteindruck, dass Rosalia ein Mensch wäre, der sich leicht vom Urteil anderer beeinflussen ließe. Aufgrund meiner bisherigen Erfahrung im Interview bin ich mir aber sicher, dass dies nicht der Fall ist. Daher wird hier für mich klar, dass Rosalia sich sehr wohl ihre Gedanken darüber macht, diese aber nicht ansprechen will.

Den Grund dafür liefert möglicherweise der nächste Satz. *„Aber an das darf man gar nicht so denken"* spiegelt ihre Einstellung zu einer derartigen Auseinandersetzung wieder. Gedanken in diese Richtung möchte sie vermeiden, wobei sie mit *„darf man gar nicht"* eine scharfe (*„darf"*) und verallgemeinernde (*„man"*) Formulierung verwendet. Das *„nicht so"* entschärft diese aber wieder, wobei das *„so"* hier eine modifizierende Funktion erhält. Rosalia scheint in ihrer Situation um eine Auseinandersetzung mit dem Sterben nicht herum zu kommen. Ob diese nun aktuell ist oder sich auf die lange Zeit ihrer Krankheit bezieht, bleibt offen. Doch obwohl sie diese Auseinandersetzung für natürlich und selbstverständlich (*„freilich"*) hält, weicht sie ihr – wenn möglich – lieber aus, da sie sich mit solchen Dingen nicht beschäftigen will. Mit *„wenn, könnte ich auch nichts machen"* schließt sie an. Das vorangestellte *„wenn"* hat hier zwar sprachlich die Bedeutung einer konditionalen Konjunktion, erfährt jedoch im Zusammenhang mit dem Vorausgegangenen eine viel größere inhaltliche Dimensionierung, die in der logischen Fortsetzung mit „es passieren sollte", daher also „ich tatsächlich sterben werde", liegt. So stellt *„wenn"* eigentlich ein Satzfragment dar, das Rosalia nicht weiter ausführt, da sie davon ausgeht, dass ich ihr aufgrund es bereits Erwähnten folgen kann. Was geschehen würde, wenn sie sterben sollte, expliziert sie mit *„könnte ich auch nichts machen"*. Dass sie dadurch wirklich die damit angegebene Indifferenz zum Ausdruck bringen will, erscheint mir aufgrund ihrer Situation nicht glaubwürdig, auch wenn ich es aus Gründen der Objektivität nicht völlig ausschließen möchte. Eher wahrscheinlich ist aber, dass sie ihre Resignation und Hilflosigkeit gegenüber dem, was möglicherweise auf sie zukommt, auf diese Weise verpackt. Sich weiter inhaltlich auf das obige *„wenn"* beziehend, fährt Rosalia fort, indem sie angibt, was sie in dieser Situation tun würde (*„ich täte sagen, ich habe mein Leben gelebt"*). Alles darauf Folgende impliziert ebenfalls die obige Einleitung. Mit dem anschließenden *„ich habe genug mitgemacht"* gibt sie eine Beschreibung ihres Lebens, wobei sie andeutet, dass es kein leichtes Leben für sie war und – wie im *„mitgemacht"* anklingt – einige, möglicherweise viele (*„genug"*) Schwierigkeiten, vielleicht auch Schmerz oder Trauer für sie beinhaltet hat. *„Mir langt es!"* klingt abschließend, aber auch trotzig und hängt inhaltlich mit dem obigen *„genug"* zusammen. Sie habe viel mitgemacht, jetzt habe sie genug, fast klingt es so, als stünde einer Beendigung des Ganzen von ihrer Seite nichts mehr im Wege, als sehe sie darin einen Gefallen. Nach diesem Ausruf macht Rosalia eine Pause, die sie mit zwei gleichwertigen, das Gesagte bestätigenden Bemerkungen unterbricht (*„das ist wahr"; „es ist eben so"*). Erst nach einer weiteren langen Pause beginnt Rosalia mit einer Vermutung über die Wetterlage wieder zu sprechen. Um mich selbst zu überzeugen, trete ich ans Fenster. Dass ich ihr vom Aufhören des

211

vormittäglichen Regens berichte, scheint sie zu trösten (*„das ist ja immerhin etwas"*) und zu erleichtern (*„Gott sei Dank"*).

Die Sequenz ist geprägt von einem dialektischen Spannungsfeld verschiedener Aussagen sowie einem abrupten Bruch und Themenwechsel am Ende. Rosalia tritt zwar in ihrer gewohnten Festigkeit auf, doch stehen sich ihre Aussagen in disparater Weise gegenüber. Die von ihr energisch und damit als selbstverständliches Faktum anerkannte Auseinandersetzung mit ihrem möglichen Sterben beurteilt sie im nächsten Atemzug als nicht empfehlenswert, etwas, mit dem man sich besser *„nicht so"* beschäftigt. Sie schweift anschließend von diesem Thema sofort ab und wechselt auf die Ebene des „was wäre wenn" beziehungsweise „und wenn schon", wobei sie von (angeblicher) Gleichgültigkeit zur Offensive wechselt. Ihr Leben gelebt zu haben, obwohl es ihr viel Kummer bereitet zu haben scheint, würde sie in diesem Fall trösten – zumindest würde sie es sich *„sagen"*. Ihre energischen Ausführungen bestätigt sie abschließend mit einer doppelten Bekräftigung, die mit zwei langen Pausen gerahmt wird. Auffallend ist der Bruch nach der zweiten Pause, nach der sie abrupt das Thema wechselt und auf das Wetter zu sprechen kommt, einem sehr unverfänglichen Gesprächsstoff.

Ich vermute, dass Rosalia in dieser Sequenz ihre vorherrschende Bewältigungsstrategie zeigt. Zumindest nach außen hin als Herrin der Lage zu erscheinen, die alles im Griff hat und die über den Dingen steht, scheint ihr sehr wichtig zu sein und zieht sich wie ein roter Faden durch unser Gespräch. Sobald sie befürchten muss, dass ihr das nicht mehr hundertprozentig gelingt, lenkt sie unser Gespräch in unverfängliche Kanäle.

5. Humor – „Und ich hoffe, dass ich es überlebe"

Ihr trockener, oft schwarzer, beinahe schon als „british" zu bezeichnender Humor ist eine sehr gewinnende und herausragende Eigenschaft Rosalias. Die Art, mit der sie Dinge zu erzählen beziehungsweise zu beschreiben pflegt, haben mich einige Male zum Lachen gebracht, vor allem, da es unerwartet und überraschend für mich war, dass ein Mensch in ihrer Situation noch zu Scherzen aufgelegt sein kann. Doch auch wenn das, was eigentlich hinter den Erzählungen steckt, oft nicht zum Lachen ist – am allerwenigsten für sie selbst – besitzt Rosalia die Gabe, sich von der Traurigkeit und dem Leiden zu distanzieren und mit einer flapsigen Bemerkung den komischen Kern, den viele ihrer erlebten Situationen trotz allem in sich bergen, zu treffen. Dies mag bei einer Geschichte wie der ihren überraschen, doch ich denke, dass es ein großes Potential darstellt, zumal sie die Dinge nicht ändern kann und der Humor (zumindest im Nachhinein) oft einen Rettungsanker in der Verzweiflung darstellen kann. Dass sie diese Schiene wählt, passt zu ihren bereits genannten Charakterzügen und Mechanismen wie Selbstbeherrschung, Relativierung, Positivdenken etc.. Ein sehr anschauliches Beispiel liefert ihre Beschreibung des ersten Ohnmachtanfalls in ihrem Geschäft, den sie ohne mit der Wimper zu zucken auf den netten Italiener zurückführt, mit dem sie sich gerade unterhalten hatte.

Rosalia: „*Und angefangen hat das damit, dass ich umgefallen bin im Geschäft. Es war ein schöner Tag, ich bin sehr einem netten Italiener begegnet, habe mich mit dem unterhalten, und der hat mich umgehauen, wahrscheinlich, jedenfalls bin ich dagelegen. Mit einem Loch im Kopf. Dann haben sie mich in die Klinik ... und haben mich erst untersucht, und dann hat sich herausgestellt, dass ich einen Kopftumor habe.*"

Auch andere Erlebnisse rund um ihre Krankheit schildert sie auf diese Art und Weise, und offenbar hat sie ihren Begegnungen mit ihren behandelnden Ärzten auch so gestaltet:

Rosalia: „*Ich habe am linken Fuß so weh gehabt. Auf einmal hat es mir einen Stich gegeben, dass ich mir gedacht habe, als wie wenn sie mit einem Messer hineinrennen. Bin in die Neurologie, in die Ambulanz, habe ich mir gedacht, lass ich ein Röntgenbild machen, dann sagt der Neurologe da draußen, der Doktor N, ich habe einen gebrochenen Lendenwirbel. Eine alte Verletzung. Sage ich: 'Wo soll ich denn das herhaben, möchte ich wissen?' Den siebten Lendenwirbel habe ich gebrochen, hat er gemeint. ,Das gibt es nicht', habe ich gesagt, ,Herr Doktor, wäre ja ein Wunder, weil wir haben nur sechs'.*"

Und weiter:

Rosalia: „ '*Wissen tut sie alles', hat er gesagt ... ein bisschen was weiß man mit der Zeit. Ja ... da habe ich eben solche Schmerzen gehabt, nicht. Dann hat es geheißen, ja, wie gesagt, ein gebrochener Lendenwirbel. Dann haben sie mir eine Salbe gegeben zum Einschmieren, falls es wirklich so wehtut, ich soll mich ja einschmieren, [...]. Jedenfalls habe ich zwei Tage später ausgesehen wie ein Indianer, so knallrot.. Habe ich eine Allergie bekommen.*"
I: „*Nein!*"
R. „*Ach Gott nein, das war ein Zeug. ,Nein', hat sie dann gesagt, ,jetzt haben wir eine Indianerin auch noch im Ding, in der Station'. Habe ich gesagt: ,Na und, seid's froh, wie interessant das ist' ... Dann war der Hautarzt da von der Hautklinik, er hat gesagt, er war in der Nacht schon da, er hat mich schon angesehen. Er muss der Haut ein Stückchen entnehmen und ich will eben doch am Tag herüberkommen. Sage ich: ,Herr Doktor, jetzt waren sie in der Nacht drüben bei mir, hätten sie zugebissen, dann wäre eine Ruhe gewesen! Dann hätten Sie Ihre Haut gehabt und aus, und ich hätte meine Ruhe gehabt!' So geht es eben. Ich habe wirklich ausgesehen wie ein Indianer, richtig dunkelrot war ich.*"

Rosalia: „*Nein. er ist gutartig gewesen. ... Aber nach der zweiten Operation hat der Professor gesagt, ein drittes Mal operiert er mich nicht mehr. ,Noch einmal lasse ich mich von Ihnen auch gar nicht mehr operieren, Herr Professor, weil dann sind Sie auch nicht mehr der Jüngste, da fangen Sie dann auch schon an zittern, nein nein.* "

Diese Art der „Berichterstattung" zieht sie beinahe konsequent durch, die Momente, in denen sie wirklich ernsthaft ist, sind selten. Ich denke, dass Rosalia damit einen Weg gefunden hat, über ihre Krankheit zu sprechen, ohne Gefahr zu laufen, sich bemitleiden lassen zu müssen beziehungsweise als bemitleidenswert zu erscheinen. Vielmehr macht sie die Art und Weise, mit der sie erzählt, zu einer amüsanten Unterhalterin und man muss schon genau hinhören und nachfragen, um nicht zu übersehen, dass ihre Fassung mitunter zerbrechlich ist.

6.   Latente Deutungsstruktur im thematischen Zusammenhang

Die Schlussfolgerungen aus diesem Interview haben sich diesmal aus sich erst herauskristallisierenden Prämissen ergeben, die einem Wandel unterworfen waren. Erst hatte ich den Eindruck, in Rosalia einem Menschen begegnet zu sein, für den keine weiterreichende psychologische Betreuung notwendig ist, da sie sich so gut, eigenständig und unkompliziert in dieser Situation zurechtzufinden schien, dass eine psychoonkologische Begleitung einer Überbetreuung oder „Zwangsbeglückung" nahe kommen würde. Doch nach und nach wandelte sich dieses Bild. Genaues Zuhören und sorgfältiges Lesen zwischen den Zeilen evozierten einen Verdacht, der sich bis zur Beendigung der Interpretation erhärten konnte. Damit spricht auch in diesem Fall die Analyse der psychischen Situation eine deutliche Sprache.

Mit ihren teilweise zwar widersprüchlichen, nach detaillierter Auswertung jedoch eindeutigen Aussagen bestätigt Rosalia die Notwendigkeit einer Betreuung, die über das Somatische hinausgeht. Dass auch sie trotz allem Streben nach Unabhängigkeit und Selbstdisziplin zugibt *„man braucht schon was"*, erscheint mir gerade in ihrem Fall von besonderer Bedeutung zu sein. Da sie nicht erhält, was sie braucht, sucht sie sich selbst eine entsprechende Stütze. Dass dabei keine der von ihr bereits kontaktierten Personen einer Institution wie die Klinik oder ein Rehabilitationszentrum (Hochzirl) von Bedeutung ist, lässt darauf schließen, dass Rosalia dort keine – oder wenig – Erfahrungen machen konnte, die bei ihr einen positiven Eindruck hinterlassen haben.
Doch obwohl Rosalia einen bemerkenswerten Fall darstellt, indem sie sich selbst auf die Suche nach einer geeigneten Bezugsperson macht („*mein Arzt*"), bleibt der Faktor Zeit ein Problem, aufgrund dessen ihre Betreuung durch diese Vertrauensperson kein zufrieden stellendes Ausmaß erreichen kann. Aus ihren Aussagen geht zudem hervor, dass Rosalia einsam ist. Da sie sich allein nicht bewegen kann, benötigt sie Hilfe, wenn sie ihr Bett verlassen will. Durch das begrenzte Pflegepersonal ist dies meistens nur dann der Fall, wenn sie zur Toilette

möchte. Manchmal kommt zwar einE freiwilligeR HelferIn des Hospizes, doch die meiste Zeit ist sie auf ihr Bett beschränkt. Insofern ist sie auf Besuche angewiesen, die ihr ein wenig Unterhaltung bringen. Wenn Rosalia daher bemerkt, dass es nicht immer leicht sei, wenn sie den ganzen Tag allein hier liegen müsse, erscheint es mir angebracht, auf den Betreuungsnotstand hinzuweisen, der aufgrund der Einsparungen im Personalbereich auch diesbezüglich negativ auf die PatientInnen zurückfällt.

Bezeichnenderweise sind jene, die Rosalia zeitweise in den Garten bringen oder ein paar Runden mit ihr gehen können, ehrenamtliche und freiwillige Helfende.

In diesem Zusammenhang scheint es mir wichtig, die Frage der therapeutischen Überbetreuung zu thematisieren. Es gibt durchaus Menschen, die aufgrund einer positiveren Ausgangsposition (tiefe psychischen Stärke, greifenden Bewältigungsmechanismen, tragfähiges soziales Netz etc.) keiner zusätzlichen Betreuung bedürfen. Doch insofern menschliche Bedürftigkeit sich individuell verschieden und in den unterschiedlichsten Facetten zum Ausdruck bringt, scheint mir diese Fallgeschichte hinsichtlich der psychischen Betreuung ein Plädoyer für genaues Hinhören und die Bereitschaft zu sein, die Fassade der Selbstbeherrschung nicht immer als solche zu akzeptieren, sondern flexibel einzugreifen, wo sich nach genauerem Nachfragen oft dieselben Nöte zeigen wie bei jenen, deren Angst und Schmerz offensichtlich(er) zum Ausdruck kommen.[207]

---

207 Genaueres dazu unter V. 6. Individueller Ausdruck von Bedürftigkeit

4. INTERVIEW MIT JASMIN

2.1. Zusatzprotokoll

Durch die mir bekannte Ärztin im Innsbrucker Hospiz wurde ich auf Jasmin aufmerksam gemacht, die bereit für ein Interview mit mir sei.

Nachdem ich mich telephonisch mit ihr in Verbindung gesetzt hatte, vereinbarten wir Datum und Uhrzeit, wobei Jasmin sehr entgegenkommend war und mir die Entscheidung überließ, wann ich kommen möchte, ihr sei „alles recht". Als ich wie vereinbart nachmittags um halb drei im Hospiz eintraf, wurde Jasmin gerade untersucht, da sie sich an diesem Tag nicht gut fühlte. Auf meine Frage, ob wir das Interview nicht besser verschieben sollten, bestand sie jedoch darauf, es auf alle Fälle durchzuführen.

Jasmin war fünfundzwanzig Jahre alt und erkrankte 1997 an einem Nebennierentumor, der allerdings erst ein Jahr später erkannt wurde. Da keine der verordneten Therapien (hauptsächlich Chemotherapie) bei ihr etwas bewirken konnte, verschlechterte sich ihr Zustand im Sommer 2001 so stark, dass sie nach langen Klinikaufenthalten Mitte Oktober ins Hospiz gebracht wurde. Jasmin stammte aus der Türkei, wohin sie, wenn irgendwie möglich, noch zurückkehren wollte, um bei ihrer dort lebenden Familie sterben zu können. In Tirol hatte sie keine Angehörigen.

Jasmin war trotz ihres schlechten Zustandes von ausgesuchter Höflichkeit und sehr kooperativ, es schien fast so, als sehe sie es als ihre Pflicht an, mir zur Verfügung zu stehen. Ihre Erzählungen waren nur anfangs ausführlich, nach der Erzählung ihrer Krankheitsgeschichte entstanden so gut wie keine längeren Redepassagen mehr, weshalb ich verstärkt Fragen stellte, vor allem auch aufgrund der viele Pausen, in denen sie auf weitere Fragen von mir zu warten schien.

Jasmin erzählte sehr sachlich und leidenschaftslos, sie machte auf mich einen recht abgeklärten oder auch resignierten Eindruck, was aber möglicherweise auch durch ihre Müdigkeit bewirkt wurde.

Während des Interviews wurden wir von einer Ärztin unterbrochen, die dringend etwas mit Jasmin besprechen musste, weshalb ich für ein paar Minuten das Zimmer verließ. Diese Unterbrechung war ungünstig, da wir gerade an einer wichtigen Stelle im Gespräch waren.

Da mir Jasmin mitgenommen und vor allem sehr müde erschien, beendete ich nach etwa einer halben Stunde das Interview, um sie nicht noch mehr anzustrengen. Daher verabschiedete ich mich von ihr und wünschte ihr alles Gute für ihr Vorhaben, noch in die Türkei zu reisen.

Um circa halb vier Uhr verließ das Hospiz.

Jasmin starb im Jänner 2002 im Hospiz.

4.2. Transkription

I: „Am Anfang – darf ich Ihnen das so nah herlegen [lege das Diktaphon vor sie hin]?"

J: „Ja freilich."

I: „Gut - möchte ich Sie gern fragen , ob Sie ein bisschen erzählen möchten, wie hat das denn so begonnen mit Ihrer Krankheit?"

J: „Ja angefangen ist das so, ah, `97 im Sommer, es war im Mai, war ich zu Hause, oder, in der Türkei, weil ich komme in die Türkei und habe immer Saison gearbeitet. Und nachher [unverständlich] ja und Saison gearbeitet, dann zu Hause zum Urlaub gegangen, dann habe ich gemerkt, dass ich kleinere Akne kriege im Gesicht, oder, auch vorher war das kein Akne da. Dann bin ich im September `97 zum Hautarzt gegangen, und dann der hat rundum geschaut und hat gesagt, ja, ist das möglich durch Stress und so was, haben die ältere Menschen so Akne- Dings kriegen kann, oder. Die Akne kriegen kann. Dann hat der [unverständlich, Name eines Medikaments] geschrieben, das ist so riesengroßes Tabletten, das sollte mir helfen, oder. Da ha ich das genommen, und `98 wollte ich im Mai wieder nach Türkei und dann hat gefragt, ob ich das weiternehmen soll oder abbrechen, oder. Und sie hat gesagt, Türkei sei zu heiß, ich tu es lieber abnehmen, oder, die Tabletten nicht mehr schlucken. Dann hab ich zu Hause nicht mehr geschluckt, hat aber nicht so viel geholfen. Und dann habe ich Behaarung gekriegt und dann, was habe ich, ja zugenommen habe ich, so komische Gesicht habe ich gekriegt wie Vollmond, ... und auf dem Bauch und beim Magen zugenommen, aber vieles zu viel, mein normale Gewicht war fünfzig, da hatte ich sechzig Kilo, ... auf einmal zehn Kilo zugenommen, dann bin ich zum Hautarzt ah mein Hausarzt gegangen und dann habe ich gesagt, ja mein Dings tun sie so verrückt Hormone und die und ich weiß gar nicht, was ich tun soll und so und der hat alles geschaut und dann hat gesagt, ja, er kann jetzt leider die Hormontechnik nicht machen, sonst muss ich das dort bezahlen, oder. Dann hat er mich in Klinik geschickt, dann haben sie angefangen zum Untersuchen, so Hormone und Harn vierundzwanzig-Stunden- Harn wegen dem Cortison, Nebennieren haben sie geschaut, Schilddrüsen haben sie geschaut, alles. Und dann, wie eben gesagt, zuerst haben sie beim die Eileiter ein kleine Dings Zyste gefunden, und sie haben gesagt aber das wird nicht so viel, dass muss ja nicht so verrückt sein. Gestaminhormone seien ein bisschen hoch, aber sie wissen nicht warum. Dann haben sie weitergesucht, und September ... September `98 haben sie festgestellt, dass ich beim Nebenniere einen Tumor habe. Ungefähr so faustgroße."

I: „Faustgroß?"

J: „Ja. Da haben sie gesagt, sie müssen ah den Tumor rausholen. Dann haben sie Dings, den Termin gemacht, `99 im Jänner bin ich operiert geworden, laperoskopisch, und dann nach dem Operation haben sie gesagt, ja, es sei leider bösartiges, ja, sie müssen weiterbehandeln. Und dann haben sie [unverständlicher Medikamentenname] gegeben, das ist auch so großes Tabletten [lacht] ... und dann habe ich das bis August geschluckt, August haben sie Kontrolle gemacht wo gerade Dings die Sonnenfinsternis war, gerade den Tag habe ich Termin gehabt, und dann untersucht, und dann haben sie gesagt, ja, die Leberwerte seien mir zu hoch, oder, muss man halt immer kontrollieren. Dann bis Februar haben sie Dings, die Leberwerte immer kontrolliert und das war jedes Mal hoch, dann haben sie das festgestellt dass es das eine Schatten sei oder, in die Leber, und dann haben sie Biopsie geholt letztes Jahr zweimal im Februar, dann haben sie gesagt, ja das ist das die Metastasierung von der Tumor her in die Leber ... und auch in die Lunge, und dann haben wir habe ich gesehen, was ist denn jetzt los, weil sie haben gesagt ich soll ich muss jetzt die Chemotherapiemachen richtige, und letztes Jahr im März haben sie angefangen zum Therapie machen ... und ... ja, März bis Juni habe ich vierzig in Innsbruck Therapien gehabt."

I: „März bis Juni."

J: „Mhm. Und ... aber ganz allein habe ich nicht geschafft, es war viel zu viel anstrengend, meine Familie sei in Türkei, und sie haben in Türkei geschickt die ganzen Papiere gemacht da haben sie auch um die dreißig so Chemotherapien gekriegt, aber hat nicht so viel geholfen, und heuer im März haben sie so lange Therapie gemacht in die Klinik, es ist eigentlich für die [unverständlich]-Krankheiten, eine Krankheiten, aber angeblich in Wien hat ein Versuch mit diese Therapie hat gut geholfen hat. Aber hat mir nicht angesprochen und im Mai, einunddreißigster Mai und einundzwanzigster Juni habe ich noch mal dreißig Chemotherapie gekriegt und der hat auch nicht angesprochen weil nach dem Kontrolle haben sie gesagt Chemot- trotz Chemotherapie die Knoten groß geworden ist. Und dann seit dreizehnten Juli liege ich im Bett, weil mein Kalium viel zu viel niedrig war. Am dreiz – ja dreizehnte Juli bin mit Frau Professor H. so zum Reden gekommen und da [unverständlich] für mich, kann das nur noch die [unverständlich] heben, und kann dann etwas Hilfe erwarten. Aber ob da hilft oder nicht weiß ich nicht. ... Dass muss dann noch nachkommen. Jetzt habe ich Blut abgenommen und Harn und so weiter, aber mehr weiß ich nicht im Moment. ..."

I: „Also sie warten jetzt noch auf das Ergebnis?"

J: „Genau, ja ..."

I: „Haben Sie da schon einen Termin?"

J: „Ah, nein, momentan habe ich keinen Termin, aber ich habe Wunsch dass ich nach Hause komme, weil wenn es soweit ist will nicht alleine hier sterben, ich habe gar keine Angehörige und wenn ich sterben täte, ich weiß nicht, wer was meine Leiche nach Hause bringt. Das ist momentan meine große Sorge. Deswegen tut die Sozialarbeiterin mitarbeiten sie schaut nach wie es das geht und so, noch warten, ich

bin jetzt bei ... Wartezeit heißt das (...)".

I: „Das heißt, Sie versprechen sich von dieser Therapie nur mehr eine Symptomverbesserung?"

J: „So etwas stabil zu sein. Momentan kann ich nicht aufstehen, nicht gehen, Opfer das ich gerne mache ..."

I: „Und Sie hoffen, dass Sie in die Türkei reisen können?"

J: [nickt]

I: [Pause] „In der Klinik hat man also schlussendlich einen Tumor in der Nebenniere festgestellt?"

J: „Mhm (...)."

I: „Und ab da haben Sie dann gewusst, dass Sie Krebs haben?"

J: „Von Arbeit. Wie meinen Sie?"

I: „Hat es da mit dem Arzt dann ein Gespräch gegeben oder wie sind Sie aufgeklärt worden?"

J: „Ja, sie hat es mir gesagt, ja. Damals haben sie Blut abgenommen haben sie gesagt ja ich habe viel zu viel niedrige Kalium, deswegen muss ich, ja, ich habe viel zu viel wenig Kalium, der was zu wenig Kalium hat kann wieder Herz nicht so gut arbeiten, Atemstörungen gibt es auch noch, schwach wird. Deswegen bin ich geblieben (...)."

I: „Und diese Diagnosestellung, dass Sie eben diesen Tumor haben in der Nebenniere, können Sie sich daran erinnern, wer hat Ihnen das gesagt?"

J: „ Das hat die eine Kollegin von der Frau Professor damals gesagt, erste Mal, dass ich einen Tumor habe, und das muss raus (...)."

I: „Waren Sie da ... schockiert, oder wie kann man sich das vorstellen?"

J: „Schockiert, so geweint. In erste Moment habe ich gar nichts getan, ob das ein anderer Mensch wäre oder so was, aber nachher habe ich ihn eingearbeitet, dass ich selber habe, so ... aber da war schon schlimm."

An dieser Stelle werden wir von der Ärztin unterbrochen. Ich stelle das Tonband ab und verlasse das Zimmer. Nachdem die Ärztin gegangen ist, nehmen wir das Gespräch wieder auf.

I: „Gut, wo waren wir denn? Genau, die Frau wie hat sie geheißen, die Frau Doktor?"

J: „[unverständlich]."

I: „Nein, die Ihnen in der Klinik draußen die-."

J: „G."

I: „G! ich wusste, es war irgendetwas mit G."

J: „In der Endokrinologie. Ist Chef von Endokrinologie."

I: „Und die hat Ihnen das gesagt mit Ihrem Tumor? Und dann ist es Ihnen schlecht gegangen, nehme ich an?"

J: „Ja. Dann ist es alles schnell gegangen. Da ist es alles ganz schnell gegangen ... Anfang Dezember hat sie gesagt und siebzehnter oder neunzehnten Jänner war das ... da bin ich operiert geworden (...)".

I: „Und in Zwischenzeit, haben Sie da irgendeine Behandlung gehabt oder-."

J: „Nein, inzwischen nicht, da habe ich [unverständlich] heißt das, die ganzen Krankheiten, was von kommen Nebenniere, weil das da so viele Cortison produziert und weniger Hormone, dass war es alles (...)".

I: „Haben Sie sich gefürchtet vor der Operation?"

J: "Ganz normal (...)."

I: „Ganz normal gefürchtet oder war das für Sie ganz normal mittlerweile?"

J: „Ich, ganz normal war das, [unverständlich] weil ich hab nie gedacht weil von die Metastasen hab nicht gedacht ich habe gedacht, wenn gut ist, kommt raus, wenn schlecht ist können sie immer noch behandeln."

I: „Also Sie haben vorher gar nicht gewusst haben, ob er jetzt bös- oder gutartig ist?"

J: „Vorher nicht, nein."

I: „Und das hat sich durch die Operation dann herausgestellt?"

J: „Mhm (...)."

I: „Das heißt, der große Schock war dann wahrscheinlich danach, oder?"

J: „Ja genau (...)."

I: „Was haben sie dann getan, wie geht man da damit um?"

J: „Ich weiß nicht. Ich habe gedacht, muss ich kämpfen, dann habe ich das genommen, was sie gesagt haben Tabletten und so [unverständlich]. Das war es (...)."

I: „Aber wie Sie gesagt haben: ‚Nein, das bin jetzt nicht ich'?"

J: „Ja eben. Das bin ich nicht und so und das ... mit Zeit denkt man ja, dass ich doch bin .... und dann man denkt über Tod, es ist gleich einmal aus und so (...)."

I: „Also für Sie war das – Krebs, jetzt ist es gleich einmal aus'?"

J: „Ja, es dauert nicht mehr lange und so ... [unverständlich] (...)."

I: „Wie ist Ihnen das beigebracht worden, dass es bösartig ist?"

J: „Zuerst am Telefon."

I: „Am Telefon?"

J: „Ja, sie wollten mit mir reden, ob ich Mittwoch Zeit habe, soll rüber kommen. Ich habe gesagt, ich kann nicht, aber dann habe ich [unverständlich] dann [unverständlich] die sollen jetzt mit mir reden, dann habe ich zurücktelefoniert, wie ist das und warum und das und das, und dann hat sie gesagt, ja, tut mir leid, aber sie haben bösartige Zellen gesehen, über das wollen sie das reden ... Und am Montag haben sie angerufen und Mittwoch war ich schon da (...)."

I: „Also sie haben Ihnen das am Telefon gesagt?"

J: „Dass da bösartige Zellen dabei sind."

I: „Und am Mittwoch sind Sie dann in die Klinik."

J: „Und dann hab ich mitgekriegt, dass es Krebs ist."

I: „Hat Ihnen das die Doktor G. gesagt?"

J: „G. gesagt."

I: „Und wie war das? Haben sie das Gefühl gehabt, dass sie sich ein wenig Zeit nimmt für Sie?"

J: „Mit ihr in Zimmer, ja. Sein Zimmer. Das ist eine Herr."

I: „Ach so! ... Und dann hat er Ihnen erklärt, was Sie jetzt weiter machen müssen?"

J: „Ja (...)."

I: „Sie haben also `99 die Diagnose bekommen, und-?"

J: „Nein `99."

I: „`99 haben Sie die Diagnose gekriegt, im Dezember, oder?"

J: „Mhm.

I: „Sind dann im Jänner operiert worden ... und dann Chemotherapie."

J: „Chemotherapie hab ich erst 2000 gekriegt."

I: „Erst 2000. ... Aber warum, ist der Tumor wieder nachgewachsen oder ...?"

J: „Weil das da Metase, Metastasen gegeben hat, deswegen."

I: „[nicke]."

J: „Zuerst haben sie gemeint, es ist alles schon raus, kann man mit lauter Tabletten machen, aber Tabletten hat nicht geholfen. Aber es war so eben wie Chemotherapie [hustet]."

I: „Auch mit den Nebenwirkungen und so weiter ...?"

J: „Mhm."

I: „Unangenehm, oder?"

J: „Übelkeit überhaupt."

I: „Übelkeit (...). Ist das von daheim? Wo Sie wohnen? [deute auf eine Karte]".

J: „Mhm."

I: „Wie spricht man das aus? Unucinar?"

J: „Genau, ja ... Da ist meine Nichte drüben auf Urlaub."

I: „Schaut schön aus."

J: „Mhm."

I: „War das nicht schwer für Sie, da ganz allein da durch zu müssen?"

J: „Das schon, ja. Deswegen will ich jetzt auch nach Hause, wenn es noch irgendwie möglich ist. Weil so weiß ich nicht, ob ich das schaffe [lange Pause]."

I: „Haben Sie jemanden zum Reden gehabt?"

J: „Ja, von Psychoonkologie habe ich jemanden gehabt, aber was spricht mit mir immer wenn ich anrufe da erzähle ich ja ich bin krank oder so ... da [unverständlich] nicht so viel."

I: "Wie sind Sie zu dem gekommen?"

J: „Ja wie ich die Chemotherapie angefangen habe. der Doktor B. hat gesagt ich soll das, soll das versuchen weil alleine kann ich ja nicht.

An dieser Stelle muss ich das Tonband wechseln, dadurch werden wir unterbrochen.

I: „Okay, jetzt müsste es wieder passen. Entschuldigung, jetzt habe ich Sie unterbrochen."

J: „Macht nichts."

I: „Wie Sie zu diesem Psychoonkologen gekommen sind, dabei waren wir, glaube ich."

J: „Da habe ich mit ihm ein bisschen geredet ..."

I: „Und hat Ihnen das gut getan? Hat Ihnen das etwas gebracht?"

J: „Ach ja, schon, ein bisschen darüber geredet, was ich fühle und so. Ist schon ein bisschen geholfen (...)."

I: „Waren Sie froh darum?"

J: „Hm?"

I: „Waren Sie froh darum, dass Sie mit ihm reden haben können?"

J: „Genau ja. Dass es irgendwie aus ist, dass ich meine Gefühle [unverständlich]."

I: „Wie bitte, dass Sie Ihre Gefühle-?"

J: „So raus ist. Weil es war einmal so und einmal so. Einmal habe ich gesagt, das schaffe ich, wieder gesund werden, und dann mal schaffe ich das nicht mehr, immer hin und her wieder."

I: „Ja, es wird einem nicht immer gleich gehen, oder?"

J: „Na ja, ich weiß nicht. Kann das nicht sein, nein ...."

I: „Je nachdem wahrscheinlich, in welche Tagesverfassung Sie sind, oder?"

J: „Genau (...)."

I: „Aber ich stelle mir vor, dass das recht schwierig ist, wenn so von der Familie niemand da ist ..."

J: „Eben (...)."

I: „Waren auch manchmal wütend, warum es Sie treffen muss und warum -."

J: „Genau, ja. Mhm."

I: „Ist es Ihnen auch so gegangen?"

J: „Ja genau. Deswegen kann ich in der Nacht nicht so gut schlafen. Aber Ich mag das Dings, die Tabletten auch nicht immer nehmen, da hab ich Angst wegen [unverständlich] (...)."

I: „Mhm. Also Sie können in der Nacht nicht schlafen, weil Sie weil Sie sich ärgern oder weil Sie-."

J: „Genau, ja (...)."

I: „Was hätten Sie denn gemacht, wenn sie nicht krank geworden wären?"

J: „Arbeiten."

I: „[lache] Arbeiten! Was haben Sie gearbeitet?"

J: „Im Gastgewerbe. Alles Mögliche. Kartoffelschälen, Zwiebelschälen, Salat, im Zimmer, im Service (...)."

I: „Ja, Sie sprechen sehr gut Deutsch, da kann man Sie ja überall einsetzen!"

J: „Ja, bisschen schon. Danke [lange Pause]."

I: „Und seit wann sind Sie jetzt hier im Hospiz?"

J: „Seit zehn Tagen."

I: „Seit zehn Tagen. Und wie sind sie da her gekommen?"

J: „Ich war zuerst in Klinik, zehn Wochen, und dann haben sie mich Hochzirl geschickt drei Wochen da drüben, dann hat die Ärztin gesagt ist bessere Atmosphäre und so, ich kann Hochzirl gehen. Dann haben sie das ganze Papierkram und so [unverständlich] ..."

I: „Und wie fühlen Sie sich hier?"

J: „Ist gut. Ja, ist schon so gut und so."

I: „Fühlen Sie sich wohl?"

J: „Stimmt schon, ja [lange Pause]."

I: „Aber Sie möchten trotzdem schauen, dass sie noch heimkommen?"

J: „Ja freilich! Überhaupt wenn es soweit ist, dann will ich zu Hause sein. Da habe ich keine Gedanken mehr über Tod und so also so über meine Leiche, weil so jetzt habe ich schon die Gedanken, oder, wie komm ich denn nach Hause und [unverständlich] und das du das, aber wenn ich zu Hause bin, dann bin ich bei meiner Familie und die tun alles. Ich brauch gar nichts mehr etwas Gedanken machen ..."

I: „Und Sie sind sich sicher, ist es klar dass es irgendwann in nächster Zeit soweit sein wird?"

J: „Ja (...)."

I: „Und wie ... nehmen Sie das eher gelassen oder ...?"

J: „Manchmal."

I: „Manchmal ... Und sonst?"

J: „Ist es wieder besser."

I: „Manche sagen ja, dass man sich damit abfindet. Aber ich stelle mir das schon sehr schwierig vor, sich damit einfach abzufinden?"

J: „Nein nein. So schwierig ist das nicht."

I: „Also Sie fürchten sich nicht vor dem Tod?"

J: „Na ja."

I: „Nein oder ja?"

J: „Jein."

I: „Jein (...). Gibt es irgendetwas, was Sie sich gewünscht hätten, in der Zeit, wo Sie so viel in der Klinik und viel allein waren?"

J: „Nein, allein will ich nie sein in meinem ganzen Leben. Also will ich schon ein bisschen so meine Ruhe haben, schlafen und so, aber so allein sein will ich nicht. Vor dem habe ich Angst, dass ich verlassen fühle ..."

I: „Haben Sie sich schon mal verlassen gefühlt?"

J: „... ja. Ich weiß nicht wieso, es war so komische Gedanke da ... und da habe ich jetzt bin ich verlassen und habe niemanden und ein bisschen später war da wieder gut (...)."

I: „Wie ist es Ihnen in der Klinik gegangen?"

J: „Hm?"

I: „Wie ist es Ihnen in der Klinik gegangen diesbezüglich?"

J: „Alles in Ordnung."

I: „Ja? Wenn sie zehn Wochen in der Klinik waren, das ist schon sehr lang!"

J: „Ja, das ist schon lang (lange Pause)."

I: „Lassen sie mich rechnen, das sind über zwei Monate, zweieinhalb Monate!"

J: „Zweieinhalb Monate."

I: „Da ist es dann schon wichtig, dass man sich wenigstens halbwegs wohlfühlt."

J: „Stimmt schon (lange Pause)."

I: „Sie sind sehr müde, nicht wahr?"

J: Mhm."

4.3. Fallstruktur

Frau Jasmin arbeitete als Saisonarbeiterin im Tiroler Gastgewerbe und befand sich auf Urlaub in ihrer Heimat Türkei, als sie die ersten Symptome ihrer Krankheit bemerkte (*„dass ich kleinere Akne kriege im Gesicht"*). Doch erst nach zahlreichen Arztbesuchen und Untersuchungen in der Innsbrucker Klinik sowie einer Fülle an weiteren unangenehmen Symptomen wie Körperbehaarung, rapide Gewichtszunahme und Anschwellen des Gesichts erhielt sie die Diagnose eines Nebennierentumors, der sich trotz Operation und einigen Chemotherapien als therapieresistent erwies. Aufgrund der starken Metastasierung in Leber und Lunge und geschwächt durch ein Absinken ihres Kaliumspiegels verbringt sie die meiste Zeit während des Sommers 2001 in der Kliniken Innsbruck oder im Sanatorium Hochzirl, bis sie schließlich im Herbst ins Hospiz verlegt wird. Dort wartete sie auf das Ansprechen einer Therapie, die sie zumindest soweit stärken sollte, um ihr die Rückkehr in ihre Heimat und zu ihrer Familie zu ermöglichen.

Die sich aus unserem Gespräch ergebenden Strukturelemente beschreibt die folgende Analyse.

1. Emotionale Distanz, Resignation und Sachlichkeit

Jasmin berichtet in sehr sachlicher Weise von ihren Symptomen und Therapien, zuweilen entsteht der Endruck, sie sei gar nicht selbst betroffen gewesen.

Selten kommentiert sie, noch seltener berichtet sie von einem mit ihren Erlebnissen verbundenen Gefühl. Dadurch wirken ihre Schilderungen manchmal beinahe abstrakt und sehr abgeklärt. Zeitweise schimmert auch Resignation durch, Jasmin weiß, wie es um sie steht und dass auch von der neue Therapie keine Heilung, sondern nur noch eine Erleichterung zu erwarten ist.

I: „Und Sie sind sich sicher, ist es klar, dass es irgendwann in nächster Zeit soweit sein wird?"
Jasmin: *„Ja (...)."*
I: „Und wie ... nehmen Sie das eher gelassen oder ...?"
Jasmin: *„Manchmal."*
I: „Manchmal ... und sonst?"
Jasmin: *„Ist es wieder besser."*
I: „Manche sagen ja, dass man sich damit abfindet. Aber ich stelle mir das schon schwierig vor, sich damit einfach abzufinden?"
Jasmin: *„Nein, nein, so schwierig ist das nicht."*

Jasmin erscheint hier still und beinahe einsilbig. Sie beantwortet meine Fragen sehr kurz, mir fällt auf, dass ich mehr rede als sie. Ihr sei klar, dass sie in nächster Zeit sterben werde, sie nehme ihren baldigen Tod aber – zumindest manchmal – recht gelassen. Ihre Antwort auf meine Frage, wie es ihr sonst damit gehe (*„ist es wieder besser"*), wirkt unpassend und nicht schlüssig, möglicherweise hat sie mich falsch verstanden. Meiner Aussage, dass ich es mir schwer vorstelle, sich mit dem eigenen Tod abzufinden, stellt sie ein beschwichtigendes *„nein, nein, so schwierig ist das nicht"* entgegen, ohne weiter darauf einzugehen.

Jasmin wirkt streckenweise teilnahmslos, was jedoch auch auf ihren schlechten Zustand und ihre Müdigkeit zurückzuführen sein kann.

2. Zorn, Verleugnung und Angst

Die wenigen Aussagen zu ihrem Gefühlsleben wirken beinahe widersprüchlich zu ihren sachlichen Beschreibungen. Dennoch lassen sie durchblicken, dass Jasmin auch von Gefühlen des Nichtwahrhabenwollens, von Schock und Trauer betroffen war.

I: *„Waren Sie da ... schockiert, oder wie kann man sich das vorstellen?"*
Jasmin: *„Schockiert, so geweint. In erste Moment habe ich gar nichts getan, ob das ein anderer Mensch wäre oder so was, aber nachher habe ich ihn eingearbeitet, dass ich selber habe, so ... aber da war schon schlimm."*

Jasmin berichtet hier über ihre Reaktion auf die Diagnose. Sie spricht von Schock (*„schockiert"*) und davon, dass sie weinte (*„so geweint"*). Was sie mit *„in erste Moment habe ich gar nichts getan"* genau meint, bleibt offen. *„Ob das ein anderer Mensch wäre"* macht ihre Gedanken in dieser Situation konkreter und anschaulich. Offenbar habe sie zuerst gedacht beziehungsweise gefühlt, dass nicht sie selbst betroffen sei, sondern jemand anders (*„ein anderer Mensch"*). Diese Verleugnung sei jedoch mit der Zeit (*„nachher"*) dem Bewusstsein gewichen, dass tatsächlich sie selbst von dieser Erkrankung betroffen ist. Ihre Formulierung (*„habe ich ihn eingearbeitet"*) trifft hier den Kern der Sache, da sie (nach und nach) die Krankheit beziehungsweise den Tumor in ihr Leben eingearbeitet sprich gelernt hat, mit ihm zu leben. Möglicherweise wollte sie aber auch ausdrücken, den Schock verarbeitet zu haben, worauf auch der nächste Satzteil (*„dass ich selber habe"*) verweisen würde. Dies lässt sich jedoch aufgrund ihrer Formulierung nicht definitiv feststellen. Ihre abschließende Bemerkungen (*„aber .... da war schon schlimm"*) stellt eine der wenigen persönlichen Kommentare von Jasmin in diesem Interview dar. Hier bröckelt die Fassade der sachlichen Schilderung und es wird klar, dass Jasmin mit dieser Diagnose zu kämpfen hatte und nicht so leicht damit fertig wurde, wie es teilweise während des Gespräches aufgrund der Art ihrer Schilderung den Anschein erweckte. Mit dem Ausdruck *„das war schon schlimm"* lässt sie ein wenig hinter die Kulissen blicken und offenbart einen kurzen Blick auf ihre – wie sich vermuten lässt – Trauer, Angst und Verzweiflung, der sie sich vor allem in beziehungsweise nach der ersten direkten Konfrontation mit der Diagnose ausgesetzt sah.

Auch die Wut, die sie auf ihr Schicksal verspürt und die so heftig ist, dass sie nachts nicht gut schläft, gibt Aufschluss darüber, dass Jasmin nicht so abgeklärt ist, wie es zeitweise den Anschein hat.

I: „Waren Sie auch manchmal wütend, warum es Sie treffen muss und warum-. "
Jasmin: *„Genau, ja. Mhm. "*
I: „Ist es Ihnen auch so gegangen? "
Jasmin: *„Ja genau. Deswegen kann ich in der Nacht nicht so gut schlafen. Aber ich mag das Dings, die Tabletten auch nicht immer nehmen, da hab ich Angst wegen [unverständlich] (...). "*
I: „Mhm. Also Sie können in der Nacht nicht schlafen, weil Sie weil Sie sich ärgern oder weil Sie-. "
Jasmin: *„Genau, ja (...). "*

Sehr berührend ist die Passage über ihre Angst vor dem Verlassensein.

I: „[...]. Gibt es irgendetwas, was Sie sich gewünscht hätten, in der Zeit, wo Sie so viel in der Klinik waren und viel allein waren ... "
Jasmin: *„Nein, allein will ich nie sein in meinem ganzen Leben! Also ich will schon so ein bisschen meine Ruhe haben, schlafen und so, aber so allein sein will ich nicht. Vor allem habe ich Angst, dass ich verlassen fühle ... "*
I: „Haben Sie sich schon mal verlassen gefühlt"
Jasmin: *„ ... Ja. ich weiß nicht, wieso, es war so komische Gedanken da ... und da habe ich jetzt bin ich verlassen und habe niemanden und ein bisschen später war da wieder gut (...). "*

Jasmin scheint mich hier falsch zu verstehen, da sie energisch protestiert, nie allein sein zu wollen (*„nein, allein sein möchte ich nie in meinem ganzen Leben!"*). Dieser Auswurf wirkt beinahe ein wenig heftig, Jasmin scheint wieder ganz wach zu sein. Mit dem nächsten Satz relativiert sie das „nie" beziehungsweise erklärt ihr Verständnis von Alleinsein näher. Sie benötige zwar schon immer wieder ihre Ruhephasen (*„will ich schon ein bisschen so meine Ruhe haben, schlafen und so"*) doch richtig allein sein möchte sie keinesfalls (*„aber allein sein will ich nicht"*). Wahrscheinlich verbindet oder verwendet Jasmin „Alleinsein" im Sinne von Einsamkeit. Dies bestätigt sich im Folgenden, wenn sie angibt, sich vor der Verlassenheit zu fürchten (*„vor dem habe ich Angst, dass ich verlassen fühle"*). Interessant ist, dass Jasmin hier von ihrer Angst vor dem Gefühl der Verlassenheit spricht und nicht davon, verlassen zu sein. Möglicherweise ergibt sich dies aber auch daraus, dass Deutsch nicht ihre Muttersprache ist und sie gewisse Dinge anders formuliert als im Deutschen üblich. Auf die Frage, ob sie sich bereits verlasen gefühlt habe, antwortet sie verzögert (*„ ... ja"*), fast scheint es so, als gäbe sie es ungern zu. Gleich im Anschluss erklärt sie, dass sei sich über den Grund nicht im Klaren sei (*„ich weiß nicht, wieso"*), das ein wenig so wirkt, als fände sie es ohnehin ungerechtfertigt. Mit *„es waren so komische Gedanken da"* entwertet sie erneut, indem sie ihre Gedanken von vornherein als eigenartig einstuft. *„Jetzt bin ich verlassen und habe niemanden"* offenbart den Inhalt dieser Gedanken, aus dem sehr viel Einsamkeit und Alleinsein anklingt. Kurz darauf seien diese Gedanken jedoch wieder verflogen gewesen (*„ein bisschen später war da wieder gut"*). Was diesen Stimmungsumschwung bewirkt hat, sagt sie nicht. Ungewöhnlich energisch ist an dieser Stelle ihr Widerspruch, in ihrem ganzen Leben nie allein sein zu wollen.

Damit in Zusammenhang steht auch ihr dringender Wunsch, noch zu ihrer Familie zurückkehren zu können, bevor sie stirbt. Dieses Bedürfnis mag nicht nur darin begründet sein, dass es eine Vereinfachung der Situation darstellen und ihrer Familie die aufwendige und vor allem kostspielige Rückführung ersparen würde. Auf dem Hintergrund dessen, dass Jasmin in Tirol keine Angehörigen hat und sehr familienverbunden wirkt, erscheint es verständlich, dass sie sich einsam fühlt. Insofern erscheit sie mir sehr tapfer.

3. Keine Kritik, Bescheidenheit

Jasmin übt keine Kritik, weder an den verschiedenen ÄrztInnen noch an den Institutionen, in denen sie betreut wurde (*„alles in Ordnung"*). Sie wirkt dankbar für alles, was sie erhält, höflich und bescheiden (*„macht nichts"*; *„ein bisschen, danke"*) auch mir gegenüber.

4. Aufmerksamkeit, Informiertheit

Auffallend ist Jasmins genaues Erinnerungsvermögen. Sie hält die chronologische Reihenfolge ihrer Symptome und Therapien genau ein, meistens weiß sie noch die genauen Daten ihrer Kontrolluntersuchungen sowie die Anzahl der Chemotherapien. Ebenso verwendet sie immer wieder Ausdrücke aus der medizinischen Fachterminologie (laperoskopisch, Biopsie, Metastasierung), was darauf schließen lässt, dass Jasmin sich genau informiert hat und über das, was mit ihr geschah, Bescheid wusste. Man hat auch den Eindruck, sie kennt sich aus und weiß, wovon sie spricht. In Hinblick auf ihre ausländische Herkunft erscheint mir die Einarbeitung des Fachjargons in ihren Wortschatz hervorhebenswert und zeugt umso mehr von einer intensiven Beschäftigung mit dieser Thematik.

5.   **Umsicht und Voraussicht**

Da Jasmin weiß, dass sie bald sterben wird, macht sie sich Sorgen um ihren Transport in die Heimat Türkei. Sie beweist hier viel Umsicht und Vorausschau sowie planendes Handeln.

Jasmin: [...] *„überhaupt wenn es soweit ist, dann will ich zu Hause sein. Da habe ich keine Gedanken mehr über Tod und so also über meine Leiche, weil so jetzt habe ich schon die Gedanken, oder, wie komm` ich denn nach Hause [...]."*

6. Latente Deutungsstruktur im thematischen Zusammenhang

Dieses Interview konkretisiert auf besondere Weise die beiden Bewältigungsphasen des Verleugnens und des Zorns. Indem Jasmin davon spricht, in der ersten direkten Konfrontation mit der Diagnose eines bösartigen und metastasierenden Tumors das Gefühl gehabt zu haben, das beträfe einen anderen Menschen, aber nicht sie selbst, gibt sie ein anschauliches Beispiel für das Nichtwahrhabenwollen der eigenen Betroffenheit. Ebenso verhält es sich mit dem Zorn und der Wut, von der sie spricht. Dass dieser Zorn sie nachts am Schlafen hindert, macht deutlich, welche Intensität dieses Gefühl erreichen kann. Im thematischen Zusammenhang wird auch deutlich, wie sehr gerade jene Betroffenen, die keine beziehungsweise nicht greifbare Angehörige haben, unter Einsamkeit und dem Gefühl von Verlassenheit leiden oder sich davor fürchten, dass es soweit kommen könne. Insofern ergibt sich gerade hier der Anspruch auf verstärkte Aufmerksamkeit der Betreuung.

V. CONCLUSIO

Der Forschungsfokus dieser Arbeit manifestierte sich in der qualitativ-empirischen Erforschung der psychischen Situation von Krebskranken und den sich daraus ableitenden möglichen Bewältigungsstrategien, Wünschen und Bedürfnissen dieser spezifischen PatientInnengruppe. Die meist plötzliche Konfrontation mit einer so schweren und angstbesetzten Krankheit wie Krebs und der gesamte Krankheitsprozess rufen verschiedene menschliche Reaktionen hervor – einige davon individuell, viele jedoch generalisierbar. Das Wissen um ihre Wünsche und Bedürfnisse stellt eine unumgängliche Voraussetzung für die Betreuenden aller beteiligten Disziplinen hinsichtlich eines wirklich unterstützenden und hilfreichen Agierens dar, um diese Phase im Leben Schwerstkranker trotz massiver Belastungen lebenswert zu gestalten. Dass dies in einer adäquateren Form als bisher geschehen muss, sollte in dieser Studie herausgearbeitet werden. Weiteres beschäftigte ich mich mit dem Eruieren von Defiziten. Die Beispiele aus meinen Interviews haben deutlich gezeigt, dass sich trotz verschiedener Verbesserungsansätze und dem Versuch eines bewussteren Umsetzens des Wissens über die Psychodynamik des onkologischen Krankheitsverlaufs im institutionellen Bereich PatientInnen noch immer Situationen ausgesetzt sehen, die oft nicht einmal dem Standard eines alltäglichen menschlichen Umgangs entsprechen, von der Rücksichtnahme auf die spezifische Lage von Tumorkranken ganz zu schweigen.

Die Ergebnisse meines Anliegens, Forschungsdesiderate aufzuzeigen oder zu lückenhafte Darstellungen zu ergänzen sowie gängige Annahmen über Psychodynamik und Bewältigungsprozesse bei onkologischen Erkrankungen mit konkreten Beispielen zu füllen beziehungsweise diese einer empirischen Prüfung zu unterziehen, möchte ich anhand der vorliegenden Schlussfolgerungen darlegen.

1. REAKTIONEN

Elisabeth Kübler-Ross hat in ihrem Phasenmodell anschaulich illustriert, welche verschiedenen Phasen Menschen durchlaufen, die sich mit einer tödlichen Krankheit konfrontiert sehen. Die einzelnen Phasen von Nichtwahrhabenwollen und Zorn, Verhandeln und Trauer sowie Zustimmung und Hoffnung gelten als hinlänglich bekannt und sind bereits vielfach in der Öffentlichkeit diskutiert worden[208]. Die in dieser Studie analysierten Interviews bestätigen sie ein weiteres Mal. Aus diesem Grund konzentriere ich mich an dieser Stelle auf zwei Reaktionsformen, die von Kübler-Ross zwar angesprochen, jedoch nicht ausführlicher behandelt werden, die mir jedoch gerade in dieser Fragestellung als wesentlich erscheinen: Angst und Depression.

In weiterer Folge möchte ich jene Bewältigungsmechanismen genauer erörtern, die sich in meinen Interviews als vorrangig herausgestellt haben. Ich bin mir dabei durchaus bewusst, dass eine exakte Abgrenzung von Reaktionen und Bewältigung aufgrund ihres Ineinandergreifens und Ineinanderübergehens problematisch ist. Insofern erfolgt die von mir vorgenommene Einteilung primär aus Gründen der besseren Darstellbarkeit und schematischen Analyse als dem Bestreben einer inhaltlichen Abgrenzung.

1.1. Angst

Angst ist für alle Menschen in immer wiederkehrenden Zyklen relevant und brisant. Für jene Menschen aber, die von einer Tumorerkrankung betroffen sind, nimmt sie einen besonderen Stellenwert ein, sie wird zu einem zentralen Thema.

„So, wie die Hoffnung in anderer Gestalt während des gesamten Krankheitsverlaufs weiter bestehen kann, begleiten auch viele Ängste den Patienten durch die verschiedenen Stadien seiner Krankheit. Sorgen um die Zukunft der Menschen, die von ihm abhängig sind, Angst vor Verlust, vor Schmerz und körperlicher Schwäche, Angst vor dem Geheimnis des Todes und Angst davor, es nicht bewältigen zu können – all diese Ängste sind ... weit verbreitet."[209]

---

208 An dieser Stelle verweise ich auf Kübler-Ross, E., Interviews mit Sterbenden, Stuttgart 1969 beziehungsweise Heizer, J., Qualitätssteigerung in der letzten Lebensphase, Diplomarbeit, Innsbruck 2000
209 Parkes, C. M., Psychological aspects. In: C. Saunders (Hrsg.) The management of terminal disease, London 1984

1.1.1. PSYCHOLOGIE DER ANGST

Die seelische Dimension der Angst reicht von der gegenstandslosen Existenzangst über den Schrecken, das Grauen und das Entsetzen sowie der gegenstandsbezogenen Furcht bis hin zur quälenden Sorge (vgl. die Begrifflichkeit bei S. Kierkegaard, „Der Begriff Angst" und „Furcht und Zittern"). Siehe dazu auch Specht- Tomann/Tropper:
„Angst steht – ... – in engem Zusammenhang mit Furcht, Entsetzen, Schreck, Grauen, Panik, Sorge, Schmerz, Niedergeschlagenheit und Hoffnungslosigkeit."[210]
Je beengender die Lebensmöglichkeiten werden und je mehr wir unsere bisher gewohnten Lebensvollzügen bedroht und eingeschränkt erleben (Angst vom lat. „angustia", Enge, Bedrängnis), umso größer wird die Angst. Die Psychologie unterscheidet zwischen Furcht und Angst, indem sie Furcht als „Vermeidungsmotiv" und Angst als „ungerichtete Aktivität beziehungsweise Aktivierung der Wahrnehmung einer Gefahr definiert.[211]
In Verbindung mit theologisch- philosophischen Kategorien ergibt sich eine (zumindest) dreifache Dimensionierung: die *Angst vor dem Ausgelöschtwerden* (nicht nur in physischer Hinsicht, sondern auch im Vergessen durch andere Menschen; das Versinken in die Bedeutungslosigkeit, etwa durch institutionelle Zwänge oder der totalen Abhängigkeit von ÄrztInnen und Pflegepersonal), die *Angst vor der Nichtigkeit* unserer geistigen Existenz (durch den drohenden Ich-Verlust oder durch die Ungeborgenheit totaler Isolation) und der durch den Tod erfolgenden Umwandlung des bisher Gesicherten zum Vergänglichen, sowie schließlich die *Angst vor der moralischen Wertlosigkeit* (unser Leben als „Abfallprodukt der Geschichte"), in der vielfältige Formen von Schuldbewusstsein (auch durch die religiöse Überlieferung des „endzeitlichen Gerichts") zum Tragen kommen.[212]

Riemann nennt vier Grundtypen der Angst:[213]
Die Angst vor der Selbsthingabe (Angst vor Ich- Verlust und Abhängigkeit), die Angst vor Selbstwerdung (Gefahr von Ungeborgenheit und Isolierung), die Angst vor Wandlung (permanente Gefährdung durch Vergänglichkeit und Unsicherheit) und die Angst vor dem Unausweichlichen (Gefährdung durch Endgültigkeit und Unsicherheit). Alle Emotionen betreffen immer unsere Identität, sie bilden den Kern unseres Selbstseins. Wenn wir also von Emotionen sprechen, geht es auch um Selbstwahrnehmung im Kontext der jeweiligen Emotion. Insofern steht das Wahrnehmen von Angst im Zusammenhang mit Selbsterleben und Identität. Die oben beschriebenen Grundformen der Angst lassen sich am besten unter dem

---

210 Specht- Tomann, Monika, Tropper, Doris, Zeit des Abschieds. Sterbe- und Trauerbegleitung. Düsseldorf 1998, S 86
211 vgl. Franco Rest, Sterbebeistand, Sterbebegleitung und Sterbegeleit, Stuttgart 1998, S 38
212 vgl. Rest, F., ebd.
213 Riemann, F., Grundformen der Angst, München 1975

Aspekt der „Lebensübergänge" begreifen. Es gibt allgemeine Lebensübergänge, die jeden Menschen betreffen (Pubertät, Adoleszenz, Pensionierung etc.). Ebenso gibt es jedoch auch situative Lebensübergänge wie Krankheit, Trennung oder Partnerwechsel. Diese Übergangsphasen sind immer Phasen größerer Labilität und verbunden mit Angst, Spannungen, Selbstzweifel und Konflikten.
„In der Angst ist einem ‚*unheimlich*'. Darin kommt zunächst die eigentümliche Unbestimmtheit dessen, wobei sich das Dasein in der Angst befindet, zum Ausdruck: das Nichts und Nirgends. Unheimlich meint aber dabei zugleich das Nicht- zuhause- sein. Bei der ersten phänomenalen Anzeige der Grundverfassung des Daseins und der Klärung des existentialen Sinnes von In-Sein im Unterschied von der kategorialen Bedeutung der ‚Inwendigkeit' wurde das In-Sein bestimmt als das Wohnen bei..., Vertrautsein mit..., Dieser Charakter des In-Seins wurde dann konkreter sichtbar gemacht durch die alltägliche Öffentlichkeit des Man, das die beruhigte Selbstsicherheit, das selbstverständliche ‚Zuhause-sein' in die durchschnittliche Alltäglichkeit des Daseins bringt. Die Angst dagegen holt das Dasein aus seinem verfallenden Aufgehen in der Welt zurück. Die alltägliche Vertrautheit bricht zusammen. Das Dasein ist vereinzelt, das jedoch *als* In-der-Welt-sein. Das In-sein kommt in den existentialen ‚Modus' des *Un-zu-hause*. Nichts anderes meint die Rede von der Unheimlichhkeit."[214]

Neben diesen Aufbruchsphasen beinhaltet die menschliche Existenz gleichzeitig auch Konsolidierungsphasen, in denen das Neue in das Leben integriert wird, die Situation sich beruhigt. In diesen Phasen sinkt das Angstpotential, man ist weniger sensibel und weniger emotional ansprechbar. Die Entwicklung einer sicheren Identität, also eines sicheren Gefühls für sich selbst als aktiver, kompetenter Mensch in diesen Phasen ermöglicht es, verhältnismäßig viel Angst auszuhalten.[215] Insofern kann Angst auch eine positive Erfahrung sein und muss nicht ausschließlich negativ bewertet werden. Angst ist eine Emotion, ein Gefühl, ein Affekt und gehört zum Menschen dazu. Sie ist notwendig, da sie uns signalisiert, wenn wir von einer Gefahr ergriffen und Reaktionen oder Veränderungen unausweichlich sind. Insofern ist Angst ein Signal, eine Chance und ein Aufruf, über die eigene (Lebens)Situation nachzudenken und neue Wege einzuschlagen. Damit wird sie zur positiven Handlungsanleitung für die Zukunft. Ebenso kann sie aus inneren Stress- Situationen erwachsen. Diese sind ein Zeichen inneren Alarms, der das Erreichen der Grenzen der Belastbarkeit anzeigt. Sie kann allerdings auch zur Bedrohung werden. Oft sind Ängste die Vorstufe von Depressionen und schweren Angstattacken. Dann wird sie zum „undurch-dringlichen Dschungel, zum negativen Gefühl, zur Vernichtung des Selbstwerts".[216]

---

214 Heidegger, Martin, Sein und Zeit, Tübingen 1976, S 184-190, Hervorhebungen im Original
215 Specht- Tomann/Tropper, S 88
216 Specht- Tomann/Tropper, S 85

1.1.2. ANGST IM KONTEXT VON KREBS

Im Zuge einer Tumorerkrankung erhält die Angst eine spezifische Funktion. „Die Funktion der Angst beim Tumorkranken besteht in der Signalisierung eines drohenden oder eingetretenen Verlusts äußerer oder innerer, körperlicher oder seelischer Integrität und der Mobilisierung derjenigen psychischen Funktionen, die geeignet sind, diese Integrität wieder herzustellen"[217]. Die Angst stammt meist aus verschiedenen Quellen und stellt eine Mischung von frühen, neurotischen Residualängste, Realängsten und von Todesangst dar. Sie beinhaltet in der Regel sämtliche Vorstellungen, die mit der „Metapher Krebs" in Zusammenhang gebracht werden: Angst vor Verlassenwerden, Trennung und sozialer Isolation, Angst vor innerer und äußerer Verfolgung und Schuld, Angst vor passiver Auslieferung und Überwältigung durch unkontrollierbare Kräfte, Angst vor Neid und Eifersucht auf die Gesunden, Angst vor verstümmelnden chirurgischen Eingriffen, Angst vor narzisstischer Verletzung als Behandlungsfolge, Angst vor Verlust von Autonomie und Lebensqualität, Angst vor dem eigenen, inneren „Bösen", Angst vor Schmerz, maligner Regression, Rückfällen und Unheilbarkeit.[218] Praktisch ausgedrückt: onkologische PatientInnen haben Angst davor, sich von lieb gewonnenen Traditionen trennen zu müssen. Sie befürchten, nicht mehr alles essen zu dürfen, keinen Sport mehr betreiben zu können, sich allseits schonen zu müssen, nicht mehr überall mitmachen und dabei sein sowie insgesamt weniger leisten zu können. Ebenso gibt es die Angst, PatientIn zu werden, eine Rolle, die man erst lernen muss und die beinhaltet, für einige Zeit vielleicht völlig untätig und auf andere angewiesen zu sein, ihnen lästig zu werden und die gewohnte Umgebung verlassen zu müssen. Sie fürchten sich aber auch davor, ihr Leben ändern zu müssen. Oft erfordert die Krankheit schon früh, den Beruf aufzugeben, dadurch verliert man manchmal den Kontakt zu ArbeitskollegInnen oder auch FreundInnen und Bekannten, die man an den Plätzen der miteinander geteilten Hobbies getroffen hatte. Die Angst vor der Hilflosigkeit, des totalen Angewiesensein auf andere und der Trennung von lieben Menschen, Abschied von daheim und Vereinsamung kommen hinzu.[219]

„Ich habe Angst vor der, einer neuerlichen Erkrankung, [...]. ... vor dem hätte ich eher Angst, vor der neuen Erkrankung", (Sonja, Interview 1).

„Vor was ich auch gewaltige Angst habe, dass es einmal so wird, dass ich nicht mehr meinen eigenen Haushalt machen kann, dass es einmal so weit, das habe ich auch gewaltige Angst" (Alexandra, Interview 2).

---

217 vgl. dazu und in Folge: Meerwein, Fritz, Die Arzt- Patientenbeziehung des Krebskranken. In: Meerwein, Fritz, Bräutigam, Walter (Hrsg.), Einführung in die Psychoonkologie, Bern 2000, S 91
218 ebd.
219 vgl. das Thema 20/77, Grenzerfahrungen, S 87

„Vor dem habe ich Angst, dass ich verlassen fühle" (Jasmin, Interview 4).

Todesangst – insofern sie bewusst geäußert wird – nimmt in den meisten Fällen in Form von psychischer Vernichtungsangst Gestalt an und weniger als Angst vor physischer Vernichtung. Dies manifestiert sich in der Angst vor psychischer Desintegration, vor dem inneren „Absturz", vor dem Verlust der Besetzung des Körper- Selbst, dem Verlust der Realitätskontrolle und dem Verlust der mitmenschlichen Beziehungsfähigkeit.

„Die mit dieser Angst verbundenen „Enthumanisierung" des Menschen ist bei Krebskranken oft vordergründiger als die Angst vor dem tatsächlichen, physischen und irreversiblen Tod. Sie geht einher mit einer alles überschattenden, quälenden und oft unentrinnbaren Scham über den psychophysischen Zerfall und den dadurch in der Umgebung hervorgerufenen Ekel, gegen den oft nur der Abbruch aller Beziehungen und der Rückzug des Kranken auf das eigene ‚Selbst', den er gleichzeitig fürchtet und zu vermeiden trachtet, einen wirksamen Schutz gewähren kann."[220]
Dieser Rückzug, das Schämen und die Angst vor dem Ekel der Umgebung wird besonders bei Sonja und Alexandra deutlich:

„Ich bin dann auch immer weggefahren, an den C- See, weil ich wollte da allein sein. Deshalb bin ich da immer runtergefahren, ... wir haben da einen Wohnwagen stehen, ... und eben nach der Chemo, ich wollte eben nicht, dass, dass mich jemand begleitet. Ja, ich wollte das nicht, ... das Brechen dauernd, und schlecht ist einem und da war ich am liebsten allein. [...] aber sonst haben sie mich in Ruhe gelassen, das wollte ich auch so. Da war mir das Liebste ... ich wollte niemandem auf die Nerven gehen damit" (Sonja. Interview 1).

„Ich täte mich am liebsten abkapseln" (Alexandra, Interview 2).

„Ich bin auch am Anfang, als ich operiert worden bin, ich bin nirgends mehr hingegangen, ... ich habe mich irgendwie geschämt und hab mich mehr oder weniger verkrochen daheim, das erste Jahr" (Alexandra, Interview 2).

Die Betroffenen stehen diesen Ängsten jedoch zunächst nicht völlig hilflos gegenüber. Eine Reihe von Abwehrmechanismen, die die Integrität des „Selbst" schützen oder wiederherzustellen versuchen, stehen zur Verfügung.[221]
Allerdings gelingt es diesen Abwehrmechanismen nur sehr selten, die Angst der PatientInnen tatsächlich vollständig unter Kontrolle zu halten. In den meisten Fällen persistiert ein Anteil so genannter „frei- flottierender" Angst dennoch weiter. Es wäre auch zu einfach, im Zuge von Angstbewältigung sogleich an Angstfreiheit zu denken.

---

220 Meerwein, F., ebd.
221 siehe dazu unter 2. Bewältigungsmechanismen

„Die Angst gehört zum Menschen. Angstbewältigung meint nur das Umgehen mit der Angst, im idealsten Fall ist es so, dass nicht ständig mehr Angst daraus entsteht"[222].

Ohne der Darstellung der Erwartungen, Wünsche und Bedürfnisse der PatientInnen vorgreifen zu wollen (siehe unter 3.) sei in diesem Zusammenhang beispielhaft erwähnt, dass es eine wesentliche ärztliche Aufgabe sein muss, unter der Berücksichtigung und Würdigung der Abwehrleistung der Betroffenen diese freie Angst zu erkennen und gemeinsam mit ihnen Anstrengungen zu unternehmen, um diese Angstanteile unter Kontrolle bringen zu können beziehungsweise nicht noch zu steigern.

„[...] Furcht ist etwas, dem wir alle ausgesetzt sind, vor allem, wenn es ums Sterben geht. Wenn wir in unseren Umgang mit [...] Patienten aufmerksam sind, können wir viele ihrer Ängste aufspüren, und, was noch viel wichtiger ist: Wir werden viele von den schlimmsten Befürchtungen zerstreuen können."[223]

1.2. Depression

„Ja, also da fällt man schon in ein tiefes Loch. In ein ganz tiefes, schwarzes Loch." (Sonja, Interview 1)

„Traurig und verzweifelt mehr so [...]. Ich meine, ich bin depressiv!" (Alexandra, Interview 2)

Depressionen stellen eine regelmäßige Begleiterscheinung von malignen Erkrankungen dar. Sie machen deutlich, dass die nach innen gewandte, zum Selbstschutz errichtete Verleugnung nicht mehr aufrechterhalten werden kann. Zu diesem Zeitpunkt müssen sich die PatientInnen die eigene Betroffenheit eingestehen und wahrhaben, dass es tatsächlich sie selbst sind, die an Krebs erkrankt sind. Dies stellt einen massiven Einbruch in ihr Selbst- und Weltbild dar.

„Nein, ich also schon, wenn man am Boden ist und ich war ja schon, also fertig war ich, wenn man das hört und es einen plötzlich selber betrifft, also da ist man schon fertig. Am Boden, ja, am Boden zerstört!"(Sonja, Interview 1)

Dazu Kast: „Wenn Trauerarbeit sicher am radikalsten gefordert wird, wo wir jemanden verloren haben, den wir liebten, weil in dieser Situation unser Selbst- und Welterleben am tiefsten erschüttert wird, so wird Trauerarbeit doch auch dort gefordert sein, wo wir etwas verlieren, das uns wichtig war"[224].

222 Kast, V., Vom Sinn der Angst, Freiburg 1996
223 Lamerton, R., Sterbenden Freund Sein, Freiburg 1991, S 62
224 Kast, V., Trauern. Phasen und Chancen des psychischen Prozesses. S 98

Dass diesem Bewusstwerden eine Zeit der äußersten Niedergeschlagenheit, Trauer und Depression folgt, erscheint verständlich und unter diesen Umständen „normal". Insofern stellen Depressionen auch notwendige Phasen der Krankheitsverarbeitung dar.
Wenn dem depressiven Erleben vor allem ein Gefühl der Isolation und des (tatsächlichen oder vermeintlichen) Verlusts tragender mitmenschlicher Beziehungen zugrunde liegt, spricht man von einer *anaklitischen Depression* (Spitz 1965).[225]
Als *reaktive Depression* wird das Schwinden jeglichen guten Selbstgefühls, des Gefühls von Sicherheit und Kraft sowie von aktiver und passiver Liebesfähigkeit bezeichnet (Bibring 1961)[226]. Bei Tumorerkrankten sind beide Depressionsformen meist gemischt.
Wichtig ist in diesem Zusammenhang die Unterscheidung zwischen Depressionen und unvermeidlichen, situationsadäquaten Trauerreaktionen auf (die mit der Krankheit verbundenen) Verlusterlebnisse (Freud 1941).[227]
Nach Freud gleichen sich beide Phänomene in ihrem Erscheinungsbild und erfolgen auf den Verlust eines geliebten Objektes. Doch während er die Trauer als normale Reaktion beurteilt, sieht er die Depression (beziehungsweise „Melancholie") als pathologisch an. Seine Argumentation weist darauf hin, dass im Unterschied zur Melancholie die Trauernden wissen, was sie verloren haben. Bei der Melancholie fehle der (zumindest teilweise) dem Bewusstsein entzogene Objektbezug, man wisse zwar, wen man verloren hat, jedoch nicht was. Ebenso besteht nach Freud bei der Melancholie ein Ambivalenzkonflikt, im Zuge dessen für das verlorene geliebte Objekt zugleich Liebe und Hass empfunden wird, während Trauernde sich durch eine einfache Objektbeziehung auszeichnen. Trauernde vermögen ihre Trauergefühle (zum Beispiel Tränen) zu äußern, sind nie ganz hoffnungslos und verlieren ihren Sinn für Humor nicht vollständig. Ebenso leiden sie weniger unter Verlust- und Schamgefühlen.[228]
Dieses Zusammensehen von Trauer und Melancholie durch Freud kategorisiert die depressiven Verstimmungen grundsätzlich als pathologisch. Depressive Stimmungen können jedoch auch im Rahmen einer ganz normalen Gestimmtheit vorkommen – wir bezeichnen ja auch nicht jede gehobene Stimmung als pathologisch. Ebenso können depressive Zustände auch aus aggressiven Spannungen entstehen und sind daher Ausdruck einer Konfliktsituation, eines neurotischen oder psychotischen Konflikts oder eines Realitätskonflikts. Derartige Gestimmtheiten bergen ein pathologisches Potential in sich. Dies bedeutet, die Depression kann pathologisch werden, wenn regressive Prozesse in Gang gesetzt werden oder große, unbewältigte Probleme an diesem Konflikt beteiligt sind.[229]

225 Spitz, R. A., The First Year of Life. Int. Universities Press, New York 1965, in: Meerwein, F., S 99
226 Bibring, G., The Mechanism of Depression. In: Greenacre, P. (ed.), Affective Disorder. Intem. Universities Press, New York 1961, in: Meerwein, F., S 99
227 Freud, Sigmund, Trauer und Melancholie, Gesammelte Werke Bd. 10, Imago, London 1941
228 Meerwein, F., S 99
229 vgl. Jacobson, Edith, Depression, Frankfurt 1977, zitiert in Kast, V., S 94

Nach Kast kann die Trauer von Angehörigen depressiv untermalt sein (durch ein von nicht zugelassenen Gefühlen der Feindseligkeit und Aggression gegenüber dem/der Verstorbenen bewirktes „Steckenbleiben" im Trauerprozess).

„Diese sind umso pathologischer, je stärker Verlusterlebnisse und die damit verbundenen Aggressionen schon immer verdrängt wurden, je mehr unbearbeitete Konflikte vorliegen, je weniger ein Ich in der Lage ist, Konflikte auszutragen".[230] Die von Kast angesprochenen Verlusterlebnisse betreffen meiner Ansicht nach nicht nur die Angehörigen von Verstorbenen, sondern auch den massiven und facettenreichen Verlust der Erkrankten selbst. Die Möglichkeit depressiver Reaktionen bei den Betroffenen besteht daher zusätzlich auch dann, wenn deren Konflikte mit nahe stehenden Personen und damit verbundene Aggressionen nicht zugelassen und abreagiert werden können.

Oft schämen sich Tumorerkrankte ihrer Depressionen. Ein Verleugnen derselben gegenüber ihrer Umgebung und ihre Verdrängung ist nicht selten die Folge. Dies stellt den Übergang einer manifesten Depression in einem latenten Zustand dar.[231] Latent depressive PatientInnen gelten als besonders angenehm und unauffällig. Aus diesem Grund werden ihre Probleme in der Klinik oft übersehen, wodurch ihr Isolationsgefühl und damit ihr subjektives Leiden verstärkt werden (Beispiel Honsalek 1983).[232] Depressionen können in jedem Stadium der Erkrankung und wiederholt auftreten.

„Ich habe so eine Phase, wie jetzt zum Beispiel, geht es mir wieder gut, ich habe mich auf das eingestellt, ich muss das einfach tun, das. Aber ich habe dann wieder eine Phase, da bin ich ganz am Boden. Das ist verschieden, nicht."
(Alexandra, Interview 2)

„Weil es war einmal so einmal so. Einmal habe ich gesagt, das schaffe ich, wieder gesund werden, und dann mal schaffe ich da nicht mehr, immer hin und her wieder." (Jasmin, Interview 4)

„Depressionen können im Initialstadium, bei der Eröffnung der Diagnose, bei Rückfällen, bei der Realisierung des Verlusts von Körperfunktionen, beim Auftreten von Komplikationen, beim Tod von Mitpatienten, bei fehlender psychischer Unterstützung in der Klinik oder aber erst nach Abschluss der Behandlung der Ersterkrankung (Operation, Radiotherapie), wenn der Patient vor der Aufgabe seiner psychosozialen Rehabilitation steht, voll zum Ausbruch kommen"[233].

---

230 Kast, V., S 95
231 vgl. Meerwein, F., S 99
232 Honsalek, I., Das Behandlungsteam des Karzinom- und des Leukämiepatienten. Schweiz. Rundschau Med. 72, 1983, S 44-48
233 Meerwein, F., ebd.

Als beinahe regelmäßig und schwer zu bezeichnende Depressionen können sich im Stadium der Progredienz entwickeln, in dem viele PatientInnen aufgeben und resignieren.

„Fast bei jeder Untersuchung hörst du: ‚Nein, jetzt ist es fortgeschritten'. Das ist das, was dich so aufreibt." (Alexandra, Interview 2)

„Wie ich das dann gehabt habe mit der Brust, nicht, wie sie weg war und Ding, ... Chemo habe ich auch schon gehabt, da habe ich ausgeschaut, da war halt, da war ich einmal ganz in einem Tief" (Alexandra, Interview 2).

„Wie es weitergeht. Und eben, es ist immer ständig irgendetwas, Haarausfall zum Beispiel. Da nimmt einen auch her. ... mit dem ganzen Eiter im Mund, das sind Begleitsituationen, die nicht leicht wegzustecken sind, weil sie einfach ständig da sind, nicht." (Sonja, Interview 1)

Den Zorn auf und das Hadern mit dem Schicksal richten sie nun gegen sich und jenen Teil ihres „Selbst", dem die Bewahrung vor dem Einbruch des „bösartigen Geschehens" nicht gelingen konnte. Durch das Empfinden eines wehr- und hilflosen Ausgeliefertseins steigert sich das subjektive Leidensgefühl bis zur Unerträglichkeit. Diese Krisen können den Charakter einer so tiefen Depression annehmen, dass eine psychotherapeutische oder psychopharmakologische Behandlung erforderlich ist.

„Da bin ich immer hübsch deprimiert gewesen, da hat er mir dann so Nerventabletten verschrieben." (Alexandra, Interview 2)

An dieser Stelle möchte ich (verweisend auf 4.1.) verkürzt darauf hinweisen, dass eine stabile und offene ÄrztIn- PatientIn- Beziehung in solchen Situationen von besonderer Wichtigkeit ist.

2. BEWÄLTIGUNG

Die Bewältigung einer Situation (beziehungsweise eines Lebensabschnittes), in der Menschen sich mit einer nicht selten zum Tod führenden, schweren, Krankheit konfrontiert sehen und lernen müssen, mit ihr zu leben, kann mit Sicherheit nicht als ein linear ablaufendes Geschehen bezeichnet werden, in dem eine Reaktionsphase die andere ablöst.

„Dieser Verarbeitungsprozess (den die Angelsachsen ‚Coping' nennen), verläuft jedoch bei Tumorpatienten und auch deren Betreuern keinesfalls so linear von der Rebellion bis zur getrosten Annahme ab, wie dies aus missverständlicher Auslegung der Publikationen von Frau Kübler-Ross didaktisch schematisiert wurde (Kübler-Ross 1974, Senn 1983)"[234].

Meist kommt die Krankheit überraschend, aus heiterem Himmel, ohne Vorwarnung. Die daraufhin einsetzenden Reaktionen wie Schock, Angst und Verzweiflung können insofern schon als initiale Phase der Bewältigung eingestuft werden, als sie eine erste Auseinandersetzung mit der völlig neuen Lebenssituation darstellen. Ein wesentliches Charakteristikum vieler Tumorerkrankungen ist ihr rezidivierender Verlauf, dessen Ungewissheit im Hintergrund ständig die Möglichkeit eines späteren Rückfalls oder sogar des Todes bedeutet.

„Das ist ja das bei uns, weil du nicht weißt, wie es weitergeht, nicht. Ich meine jetzt allgemein bei den Krebskranken, nicht. ... Das ist das, womit du fertig werden musst." (Alexandra, Interview 2)

Das Durchlaufen dieses wechselvollen Verarbeitungsprozesses kann bei jedem Rezidiv von neuem und dabei unter Umständen mit verstärkter Heftigkeit beginnen (Senn und Glaus 1991)[235]. Er verläuft dabei in den meisten Fällen „krumm" und „in undurchsichtigen Serpentinen"[236]. Direkt mit diesem Verarbeitungsprozess sind zahlreiche unterschiedliche Abwehrmechanismen verbunden. Abwehrmechanismen sind meist unbewusst bleibende Strategien der Psyche, mit der sie sich vor unangenehmen, schmerzhaften und unerträglichen Inhalten zu schützen versucht. Für KarzinompatientInnen stellen sie die Möglichkeit dar, die Integrität des „Selbst" zu schützen oder wiederherzustellen. Die häufigsten normalpsychischen Erscheinungsformen sind nach Meerwein Verleugnung, Rationalisierung, Vermeidung, Identifikation mit dem Aggressor, phallische oder kontraphobische Abwehr, Projektion und Verkehrung ins Gegenteil.

---

234 Meerwein, F., S 57
235 Senn, H.-J., Glaus, A., Wahrhaftigkeit am Krankenbett – auch bei Tumorpatienten? Schweiz. Rundschau Med. (PRAXIS) 79, 1991, S 200-205, in: Meerwein, F., S 58
236 ebd.

In diesem Zusammenhang möchte ich den Fokus auf jene Bewältigungsmechanismen legen, die sich in meinen Interviews vorrangig bestätigt haben: Verdrängung, Verleugnung, emotionale Distanz und Rationalisierung.

2.1. Verleugnung und Verdrängung

„Aber man unterdrückt es auch. Gewaltig!" (Alexandra, Interview 2)

Die Verleugnung ist eine der wirksamsten Abwehrhaltungen von KarzinompatientInnen gegenüber den mit der Diagnose (und schlechten Prognose) verbundenen Angsteinbrüchen. Verleugnende PatientInnen verhalten sich so, als ob sie die Tatsache ihrer Krebserkrankung nicht oder ausschließlich nur rational und unter Abspaltung der damit einhergehenden affektiven Reaktionen zur Kenntnis genommen hätten, sogar, wenn sie darüber in durchaus wahrhaftiger Weise aufgeklärt worden sind (über die durchschnittliche Qualität dieser Wahrhaftigkeit in der Praxis siehe dazu unter 5.). Daraus erklärt sich auch ein Teil der oft eklatanten Informationslücken von PatientInnen, die in der Vergangenheit wiederholt und eingehend über ihre Krankheit aufgeklärt worden waren. Gerade in längeren Remissionsphasen kann sich die Verdrängung des gewussten Wissens über aggressives Aufbäumen gegen ärztliche und pflegerische Hilfe bis zur undankbaren Ablehnung steigern.[237] Weismann und Worden stellten 1976/77 fest, dass von 120 frisch erkrankten KarzinompatientInnen, die am Massachusetts General Hospital sorgfältig über Befund und Diagnose aufgeklärt worden waren, etwa zehn Tage später 10% behaupteten, die Diagnose nicht zu kennen[238].

„Diejenigen, die nicht bereit sind, es zu erfahren, haben offensichtlich einen eingebauten Schutzmechanismus, der sie hindert, die Diagnose zu hören".[239]

Die Betroffenen pendeln in ihrer äußeren wie inneren Haltung zwischen „Wissen" und "Nichtwissen". Vor allem in der initialen, auf die Eröffnung der Diagnose folgenden Schockphase stellt sich eine verleugnende Haltung oft rasch ein.

„Ich war ... geschockt. Ich war, ich dachte, nein, das kann gar nicht sein, das bin nicht ich, das betrifft mich nicht." (Sonja, Interview 1)

„Als ob das ein anderer Mensch wäre." (Jasmin, Interview 4)

---

237 Meerwein, F., S 58-96
238 Weisman, A. D., Worden, W. J., The existential plight in cancer: Significance of the first 100 days. Int. J. Psychiatry in Med., Vol. 7(1), 1976-77, S 1-5
239 Hinton, J. M., Talking with People About to Die. In: British Medical Journal 3, 1974, S 25

Einfache Verleugnungsformen äußern sich dabei in einer Tendenz zur Verharmlosung oder einer überbetonten Neigung zu einer optimistischen Einstellung bezüglich des Krankheitsverlaufs und den einzuleitenden therapeutischen Maßnahmen. Kompliziertere Formen der Verleugnung im Initialstadium lassen sich meist auf irrationale Vorstellungen zurückführen (ÄrztInnen hätten sich in der Diagnose getäuscht, Laborbefunde wären vertauscht worden etc.).[240]

„Das ‚Selbst' des Kranken schützt sich durch diese Verleugnung vor den Folgen des inneren Isolations- und Diskriminationsgefühles oder des ‚Weltverlustes', die durch das Bewusstsein, Krebspatient zu sein, oftmals akut auftreten können"[241].

Zudem verschafft es sich dadurch die notwendige Kooperationsbereitschaft für die nun folgende, meist chirurgische und radio- oder chemotherapeutische Behandlungsphase. Zu diesem Zeitpunkt hat die Verleugnung meist den Charakter einer *adaptiven Verleugnung*, deren Etablierung nicht aktiv verhindert werden soll und die in der Regel auch vom familiären und klinischen Umfeld der Erkrankten richtig verstanden und unterstützt wird. Dies vor allem aus dem Grund, da Verleugnung in diesem Sinn nicht schlichtweg nur als Nichtwahrhabenwollen der Tatsache der Erkrankung bezeichnet, sondern ebenso als positive, adaptive Grundeinstellung betreffend den Erfolg der kurativen Maßnahmen und der Prognose gesehen werden kann.[242]

„Ich habe gedacht, ich muss kämpfen." (Jasmin, Interview 4)

„Vielleicht wäre es besser gewesen. Wenn ich mich da fallen lassen hätte ... oder auch nicht! Weil mir kommt vor, ich habe mich selber herausgezogen, indem ich eben versucht habe, da Positive zu sehen, oder einfach, der Gedanke: Ich bin gesund! Das habe ich mir halt immer wieder vorgesagt!" (Sonja, Interview 1)

Dieser Einstellung kommen möglicherweise Anteile an einer Verbesserung der Prognose zu – so sollen zum Beispiel mastektomierte Frauen mit einer guten adaptiven Verleugnung und dem ausgesprochenen Willen, gegen die Krankheit zu kämpfen, nach fünf Jahren eine höhere Überlebensrate aufweisen als jene Patientinnen, die ihrer Krankheit hilflos und resignativ gegenüberstehen (Greer et al. 1979).[243]

Dennoch sollte eine vollständige adaptive Verleugnung im Laufe der Krankheit gelockert und selektiviert werden, das bedeutet, sie sollte sich nur noch auf einzelne Aspekte der Krankheit und nicht die Erkrankung an sich beziehen. Meerwein spricht allerdings davon, dass dazu eine „gute ärztliche Führung" notwendig sei.

---

240 Meerwein, F., S 96
241 ebd.
242 Meerwein, F., S 97
243 Greer, S., Morris, T., Pettinggale, K. W., Psychological response to breast cancer. Effect in outcome. Lancet, Oct. 13, 1979, S 785-787

„Wird eine vollständige Verleugnung vom Kranken bis weit in das Stadium der Progredienz oder aber ins Terminalstadium vorgenommen, muss darin ein Fehler der ärztlichen Führung erblickt werden" [244].

Diese Form der Verleugnung wird als *maladaptiv* bezeichnet. Eine solche Entwicklung ist unter keinen Umständen zu akzeptieren oder zu fördern, da die in ihr zum Ausdruck kommende Bewusstseinsspaltung der Betroffenen mit verstärktem Angst- und Leidensgefühl verbunden ist. Indem KarzinompatientInnen wie andere Mensch auch in ein Geflecht mitmenschlicher Beziehungen verwoben sind, hat die Verleugnung immer auch eine soziale Funktion. Mit einer verleugnenden Haltung schützt der/die Kranke nicht nur sein/ihr eigenes „Selbst", sondern eben so sehr jenes seiner/ihrer Familienangehörigen, Pflegepersonen und ÄrztInnen.

„Funktion der Verleugnung ist es deshalb meist auch, das Bild eines zuversichtlichen, angstfreien, kooperativen Menschen darzustellen, der Angehörige und Ärzte nicht mit unangenehmen, beunruhigenden Fragen bedrängt und sich dadurch deren benötigte affektive Präsenz und Verfügbarkeit sichert".[245]

2.2. Emotionale Distanz und Rationalisierung

„Und weg bin ich. Kannst zwar auch nichts machen, aber was soll ich tun?"

„Man muss sich eben zusammenreißen!"
(Rosalia, Interview 3).

Als Distanzieren bezeichnet man das gedankliche Einen- Schritt- zurück- Treten und das Betrachten der Situation durch einen anderen, entfernteren Blickwinkel. Die emotionale Distanzierung vollzieht einen Rückzug von der affektiven Komponente der momentanen Belastungssituation, zurück bleibt die rein sachliche Betrachtungsweise, das kühle Analysieren.

„Losheulen? Das bringt mir ja auch nichts!" (Rosalia, Interview 3)

Die Distanzierung äußert sich daher oft in Kombination mit der Rationalisierung, die das vernünftige und logische Durchdenken, ein schnelles In- den- Griff- Bekommen und rasches Wieder- HerrIn- der- Lage- Sein jenseits der dem im Wege stehenden Emotionen bezweckt. Die Distanzierung kennt verschiedene Formen und Ausprägungen, die je nach Persönlichkeit der betroffenen Menschen in unterschiedlicher Weise auftreten können. Manchmal schon beinahe rigoros durchgehaltenen Selbstdisziplin, Relativierungen und Zynismus waren in meinen Interviews auffallend.

---

244 Meerwein, F., S 97
245 Meerwein, F., S 97; siehe dazu unter 4.

Sehr anschaulich wird dies im Interview mit Rosalia deutlich:

„Aber ich habe schon so viel ausgehalten, glauben Sie mir, wird das auch vorbeigehen. Man muss halt zu sich selber auch ein bisschen hart sein ..."

„Man darf nicht immer alles so wichtig nehmen oder so tragisch."

„Immer jammern hilft auch nichts, das bringt nichts, das macht es nicht besser, nur viel schlechter."

„Ich bin kein so leidender Mensch, ich sehe das alles ganz anders."

„Ich muss immer Zwiebel schneiden, wenn ich einmal heulen will."

„Nein, die [Nebenwirkungen] gibt es überall, da können sie mir sagen, was sie wollen. Aber so ein Medikament gibt es nicht, wo es keine gibt ... Aber die erste Woche habe ich überlebt."

„Freilich ist mir manchmal fad, aber das überwinde ich schon wieder."

„Und ich hoffe, dass ich es überlebe."

„Ich komme aus einer Krebsfamilie, sind alle an Krebs gestorben ... Bin gar nicht scharf darauf auf das Zeug".

„Ja freilich setzt man sich damit [mit dem Sterben] auseinander, aber an das darf man gar nicht so denken. Und wenn könnte ich auch nichts machen. Ich täte sagen, ich habe mein Leben gelebt. Ich habe genug mitgemacht, mir langt es! [...] Es ist eben so."

Ich halte es jedoch an dieser Stelle für wichtig, ähnlich wie der adaptiven Verleugnung (siehe oben) diesen Abwehrstrategien auch positive Aspekte einzuräumen. Die Fähigkeit zur Gelassenheit, selbst in den von meinen GesprächspartnerInnen geschilderten Situationen, erscheint mir mitunter durchaus von hoher Qualität zu sein. Der Versuch, aus jeder noch so schwierigen Lage etwas Positives herauszuholen und sich nicht schnell in (zu) emotionales Katastrophendenken zu verstricken, sondern lieber aus der Distanz zu beurteilen, zeichnet Verdrängung und Rationalisierung auch aus. Ebenso ist die Vermutung nahe liegend, dass das von allen vier Frauen immer wieder deklarierte Zusammenreißen und Damitfertigwerden- Müssen und die damit verbundene Vernunft und Nüchternheit zumindest in manchen Fällen vor der totalen Verzweiflung zu bewahren vermag. Insofern kann eine solche Haltung dazu beitragen, den Mut nicht vollständig sinken und sich von der Situation überwältigen zu lassen. Daher kommt diesen Abwehrformen eine nicht pauschal zu verurteilende Beruhigungsfunktion zu.

„Äh, Angst, ... ich habe einfach ... immer versucht, das Beste aus allem zu machen, das habe ich immer schon, und ja sicher, da müsste ich jetzt lügen, wenn ich sage, ich habe keine Angst gehabt, das ist, wenn man sich mit so etwas konfrontieren muss, also das muss ich schon sagen, Aber ich habe das immer bekämpft." (Sonja, Interview 1)

„Mit dem bin ich jetzt konfrontiert, mit dem muss ich fertig werden."
(Sonja, Interview 1)

„Ich habe immer wieder versucht, herauszugehen aus dem ... Angst und Trauer."
(Sonja, Interview 1)

„In der Früh, wenn ich aufgewacht bin, habe ich geglaubt, meine Füße sind gelähmt. Dann habe ich zum Arzt gesagt: ,So, Herr Doktor, jetzt bin ich sechzig Jahre durch die Weltgeschichte gerannt, nicht immer für mich selber, und jetzt', habe ich gesagt, ,gehe ich wieder', [...], weil ich sehe nicht ein, dass ich nicht mehr gehen sollte!' Und dann bin ich losmarschiert." (Rosalia, Interview 3)
Allerdings birgt eine zu tief greifende emotionale Distanz und zu lange aufrechterhaltene Verdrängung auch die Gefahr, eigene Gefühle gar nicht mehr richtig wahrzunehmen. Das Gefühlsleben- und Erleben wird davon kontrolliert, was in der momentanen Lage effizient ist. Diese Kontrolle enthebt die aufkommenden Emotionen von einer ihrer wesentlichen Funktionen, nämlich, als Ventil zu fungieren und sich der eigenen Bedürfnislage bewusst zu werden. Gefühle, die nicht hochkommen sollen und die man fürchtet, werden negiert und ignoriert. Stolz, Trotz, Indifferenz, Berufung auf alteingesessenes Rollenverhalten („Ich habe immer müssen die Gescheitere sein. Von Kindheit an. Die Große ist die Gescheite, nicht." Sonja, Interview 1) und Offensive werden als Mittel benutzt, um diesen Affekten auszuweichen. Ein zu langes Verdrängen von Gefühlsregungen führt oft dazu, dass diese nicht mehr ausgelebt und abreagiert werden können, selbst wenn es die/der Betroffene gerne möchte. Die Kanäle sind dann schon zu blockiert, und es benötigt in den meisten Fällen professionelle Hilfe, um sie wieder zu öffnen.

„Dann habe ich mir immer gedacht, habe ich mich doch immer zusammengerissen, wenn ich jetzt heimkomme, dann plärre ich mich so richtig aus. Und dann bin ich heimgekommen, also dann ist es nicht mehr gegangen."
Alexandra, Interview 2)

Trotz aller elaborierten Biostatistik lässt sich das Einzelschicksal eines/einer bestimmten PatientIn nicht im Sinne eines „medizinischen Horoskops" aus Risikoprofilen und Überlebenskurven ablesen – seien sie noch so sorgfältig kalkuliert (Senn 1977).[246] Es ist jedoch erstaunlich, mit wie vielen Überraschungsmomenten PatientInnen mit „Leben auf Zeit" in ihrem Krankheitsverlauf umzugehen lernen und reifen können. Die Frage, ob spezifische Abwehr- und Anpassungsmechanismen spezifischen Beeinträchtigungen des Körperbildes bei KarzinompatientInnen entsprechen, die in weiterer Folge auch für die Rehabilitation nutzbar gemacht werden könnten, ist bis dato weitgehend ungeklärt.[247]

Alle Menschen, die entweder direkt oder als AngehörigeR mit einer schweren Krankheit und Pflegeabhängigkeit konfrontiert sind, werden Zeiten erleben, in denen sie gegen die Willkür des Schicksals (oder je nach religiöser Überzeugung auch eines Gottes) zornig aufbegehren.

„Ja, das gibt es [ein unterschwelliges Gefühl der Wut], ja ... hat mich sicher auch, aber das habe ich eigentlich nicht so aufkommen lassen. Ich weiß es nicht, das hat schon auch so Stunden gegeben, wo ich vielleicht so gedacht habe [...]. Sicher gibt es Zeiten, wo man, da wäre ich nicht ehrlich, wenn ich sagen tät', ich hab da nicht darüber nachgedacht, [...]." (Sonja, Interview 1)

„Deswegen [wegen der Wut] kann ich in der Nacht nicht so gut schlafen."
(Jasmin, Interview 4)

Aufbegehren, Zorn und Wut sind aber Gefühle, die insofern auch geschätzt werden sollten, weil sie uns immer wieder am Leben halten beziehungsweise ins Leben zurückführen. Der entscheidende Gedanke dabei ist, wie aus Zorn und Leiden etwas werden kann, das dem Leben Kraft gibt.
„Dadurch dass der Mensch sich in dieser Notsituation ... auflehnt, rebelliert und Gerechtigkeit fordert, erwachen seine Lebenskräfte, wird er neu selbstbewusst und findet sich nicht mit Leiden, Not und Gewalt ab. [...] Für kranke, pflegeabhängige, dem Tod nahe oder trauernde Menschen heißt das konkret: Gefühle wie Zorn, Wut und andere sind nicht zu verachten, sondern zu artikulieren, damit sie ihre lebensstärkende Kraft entfalten können".[248]

---

246 vgl. Senn, H.- J., Wahrhaftigkeit am Krankenbett. Schweiz. Ärztezeitung 58, 1977, S 234-241. In: Meerwein, F., S 57
247 Janssen und Weissenbach stellten in einer Untersuchung an 26 semikastrierten Männern mit Terato- Karzinom, embryonalem Karzinom und Kombinationstumoren, die ihre Ejakulationsfähigkeit verloren hatten, folgende Kompensationshaltungen fest: oralsymbiotische Abhängigkeit, narzisstische Potenzsteigerung, verstärkte Leistungshaltung, religiöse Idealbildungen sowie hypochondrische Verarbeitung. In diesen Verarbeitungsweisen kastrierender Eingriffe müssen geglückte oder missglückte spontane psychische Rehabilitationsmechanismen erblickt werden (Janssen, P. L., Weissenbach, L., Zur Psychosomatik behandelter Hodentumorpatienten. Zschr. Psychosom. Med. Psychoanal. 24 (1), Januar/März 1978, S 70-86, in: Meerwein, F., S 119
248 Mettner, Matthias, Wie menschenwürdig sterben? Zur Debatte um die Sterbehilfe und zur Praxis der Sterbebegleitung. Zürich 2001, S 197

Eine Krankheit wie Krebs kann bei Menschen größte Angstzustände, Panikattacken und Verzweiflung auslösen. Nicht selten allerdings setzen derartige schwere Erfahrungen auch unvermutete Kräfte des Widerstandes und die Fähigkeit zur Annahme der belastenden Lebenssituation in Gang. Die Betroffenen wachsen sozusagen über sich selbst und ihre bisher angenommene Leidens- und Durchhaltekapazität hinaus.

„Ich hab mich da selber herausgezogen." (Sonja, Interview 1)

In der Konfrontation mit Schmerz, Angst, und Sterben besteht daher auch die Möglichkeit, zu wachsen, zu reifen, stärker zu werden und sich weiter zu entwickeln. Etwas Unerträgliches durchgestanden und nicht aufgegeben zu haben, gibt oft ein ganz neues Selbstbewusstsein (vor allem natürlich, wenn die Krankheit als zumindest momentan überwunden angesehen werden kann). Aus einer solchen Erfahrung entstehen nicht selten auch positive Aspekte:

„Dass ich mich wichtiger nehme. Dass ich nicht nur immer geben sollte, sondern auch mal was nehmen darf. Und das habe ich lernen dürfen, das ist ein schwieriger Prozess gewesen." (Sonja, Interview 1)
„Du kriegst auch eine ganz andere Lebenseinstellung ... du bist viel zufriedener, nicht so wie zuerst, da ist die Hektik und der Stress und das möchtest und das möchtest, und dann ist da alles nicht mehr so wichtig." (Alexandra, Interview 2)

"Menschen suchen häufig dann Hilfe, wenn sie tatsächlich oder vermuteterweise am Ende ihrer eigenen Kräfte angelangt sind. Vermutlich sind sie an diesem Punkt eher als sonst bereit, ihre Art zu denken und zu handeln zu verändern. Das gibt ihnen und uns eine Gelegenheit, die wir nicht verschenken sollten".[249]

Viele Menschen erleben in schweren Zeiten die Natur als sehr tröstlich.
In einer Situation der Erschütterung, des Schmerzes, von Angst und Verzweiflung ebenso wie von Einsamkeit lassen sich hier Erfahrungen von Geborgenheit und Beheimatung machen. Die sinnliche Wahrnehmung von Vegetation, Tierwelt und Landschaft bringt eine verlässliche Lebenskraft zum Ausdruck. Manchmal werden die verschiedenen Wetterverhältnisse oder Jahreszeiten zum äußeren Sinnbild der inneren seelischen Landschaft. Durch diese sinnliche Wahrnehmung der Natur spüren viele Menschen ihre eigenen Lebensquellen.[250]

„Was ich auch versucht habe, eben die Natur. Zuschauen, und zu sehen, und einfach mich über kleine Dinge freuen, die was mir vorher nicht so wichtig waren. [...] und eben so viele, verschiedene, so kleine Dinge, oder die Nachtigall hat gesungen, die habe ich vorher nie gehört, weil ich, da wäre mir nicht aufgefallen,

---

249 Parkes, C. M., Counselling the bereaved - help or harm? In: Bereavement Care, Vol. 19, No. 2, Sommer 2000, übersetzt von Christa Schmidt
250 Mettner, M., S 198

da habe ich ... eben verschiedene Sachen eher intensiver gehört oder gesehen [...] und ich habe dann angefangen, zu photographieren, ... was ich früher nie getan hätte!" (Sonja, Interview 1)

3. WÜNSCHE UND BEDÜRFNISSE

„Manche Menschen sterben auf mehreren Ebenen vor dem eigentlichen, biologischen Ende".[251]

„Aber so Wünsche hat man wahrscheinlich einfach, oder? Dass es irgendetwas gibt, und es geht schnell und dann ist es vorbei." (Alexandra, Interview 2)

Mindestens jedeR zweiteR stirbt in einem Krankenhaus oder einer Klinik. Als PatientIn ist sie/er dann oft über einen längeren Zeitraum weitgehend auf ÄrztInnen und das Pflegepersonal angewiesen. Die Erfahrungen mit den medizinischen HelferInnen sind daher äußerst wichtig. Allerdings berichten nur 27 Prozent der Befragten von positiven Erfahrungen mit Krankenschwestern und Pflegern. Bei den ÄrztInnen sind es mit 16 Prozent noch weniger.[252] In der Realität werden die Bedürfnisse schwerkranker Menschen demnach oft nicht erfüllt. Wesentlich stellt sich hier daher die Frage nach den Bedürfnissen und den günstigen Bedingungen, die ihnen entgegenkommen und was im Einzelnen als hilfreich empfunden wird.

3.1. Ethische Vorüberlegungen

Ethische Grundnormen und die persönlichen Bedürfnisse der PatientInnen gelten für die ethische Entscheidung des betreuenden Teams in unveränderlicher Form, das heißt, sie unterliegt keiner freien Wahl im Sinne von „Erfüllung ja oder nein". Vielmehr stellen sie ihre Grundlage dar. Entscheidend ist in diesem Zusammenhang die Wahl der Mittel zur Erreichung und Erfüllung des Behandlungsziels. Einige davon haben sich in der Betreuung und Pflege von TumorpatientInnen als brauchbar erwiesen, andere im Kontext mit der Abwägung ihres Stellenwerts gegenüber dem Bedürfniskatalog der Betroffenen als problematisch.[253] So kann beispielsweise das Duzen als Unterstreichung von Zuneigung und Beziehung, ebenso aber auch als Mittel zur Distanzierung der Helfenden oder Erhebung derselben über den/die HilfeempfängerIn gedeutet werden. Eine sittlich verantwortliche Wahl geeigneter Mittel zur Stillung von

251 Rest, F., S 226
252 Tausch, Anne- Marie, Tausch, Reinhard, Sanftes Sterben. Was der Tod für das Leben bedeuten kann, Reinbeck bei Hamburg 1991, S 119
253 Rest, F., S 46

PatientInnenbedürfnissen ohne Verletzung anderer Persönlichkeitsebenen stellt daher im alltäglichen praktischen Umgang eine große Schwierigkeit dar. Neue ethische Entscheidungen und Besinnungen werden zu dem Zeitpunkt besonders wichtig, wenn die vormals als geeignet empfundenen Mittel sich verselbständigen und beginnen, an die Stelle der Betroffenen zu treten.

„Es gilt aber unser Handeln immer wieder zu überdenken, ob der Patient und die Angehörigen dies akzeptieren können, ob es wirklich die beste Lösung ist, so dass nicht Routine und Bequemlichkeit überhand nehmen".[254]

Eine Ethik der Betreuung stellt sich daher nicht allein aus der Wahl und Hinterfragung der Mittel zur Stillung von Bedürfnissen heraus, sondern auch als eine Besinnung auf die Grundbedürfnisse des Menschen.

3.1.1. GRUNDBEDÜRFNISSE

Von einem Grundbedürfnis spricht man dann, wenn das Fehlen dessen, was der Mensch hier erstrebt, körperliche oder seelische Schäden hervorruft. Das Erkennen von Grundbedürfnissen kann dementsprechend auch daraus erfolgen, dass das Vorhandensein des Erstrebten derartige Schäden zu vermeiden vermag (so verhindert eine kontinuierliche Pflege- und Bezugsperson nicht nur beim Kind Hospitalismuserkrankungen), ebenso wie das Wiederherstellen des Verlangten vorhandene Schäden zu heilen verhilft.[255]

Zu unterscheiden ist allerdings zwischen Bedürftigkeit, subjektiven und objektiven Bedürfnissen sowie dem übergeordneten Interesse.

3.1.2. WECHSELWIRKUNG DER GRUNDBEDÜRFNISSE

Grundbedürfnisse wie Kleidung, Nahrung etc. gelten unveränderbar für alle Menschen.

Bedürftigkeit definiert sich durch einem bestehenden Mangel, dessen Behebung die physische, psychische und soziale Gesundheit des/der Betroffenen sicherstellt. Diese Mangelerscheinungen sind in allen Bereichen der menschlichen Existenz möglich und müssen ohne Bedenken eine Befriedigung erfahren. Diese Bedürftigkeit ist entweder von außen direkt erkennbar oder wird von den Kranken als *subjektives Bedürfnis* geäußert. Das subjektive Bedürfnis kann aktuell nachgefragt oder von den PatientInnen direkt oder indirekt signalisiert werden.[256]

Objektive Bedürfnisse sind Menschen in ihrer momentanen Situation vielfach gar

254 Marti, Beatrice, Die Lebensaktivität Sterben – Pflege und Betreuung Sterbender, in: Mettner, M.(Hrsg.), Wie menschenwürdig sterben? Zur Debatte um die Sterbehilfe und zur Praxis der Sterbebegleitung, Zürich 2001, S 219f

255 Rest, F., S 143

256 vgl. Rest, F., S 143

nicht bewusst oder bekannt. Sie entsprechen oft unserem objektivierten Wissen über die Lage der Betroffenen und unsere gedankliche Vorwegnahme dessen, was noch auf sie zukommen wird.

„Subjektives kann erfragt oder auch erspürt werden, Objektives hingegen muss man kennen, um überhaupt handeln zu können und zu dürfen; hier fließen also die Kenntnisse aus der Medizin und der Pflegewissenschaft unmittelbar mit ein, die dem Patienten unbekannt sind"[257].

Über diese dem Handeln die freie Wahl entziehende „Objektivität" hinaus gibt es noch die Ebene von Notwendigkeiten, an denen betreuende Personen nicht vorübergehen können und dürfen: das *übergeordnete Interesse*. Dieses dem Menschen übergeordnete Interesse ist die Übereinstimmung mit der allgemeinen Bestimmung des Menschen gegenüber sich selbst, dem sozialen Gefüge, in dem er lebt und dem religiös- kulturellen Kontext seiner Ideologie und Weltanschauung. Insofern beispielsweise dem innig geäußerten Kinderwunsch nach einem Weltkriegsspiel mit Opferstatistik nicht aus willkürlichem Gutdünken nicht entsprochen wird, sondern aus dem Bestreben, das Kind zu einem gewaltlosen Denken zu erziehen, steht der ideologische Kontext der Erziehung dabei über dem subjektiv geäußerten Wunsch.

3.2. Thematische Strukturierung von Bedürfnissen

Die Bedürfnisse krebskranker Menschen lassen sich nicht einfach aufzählen, sondern müssen hinsichtlich ihrer Individualität genau hinterfragt werden. Dennoch ergeben sich aus der Tatsache verschiedener Grundbedürfnisse gewissermaßen „Naturnotwendigkeiten" für bestimmte Gruppen,[258] also Bedürfnisse, die auf andere, nicht betroffene Menschen möglicherweise weniger zutreffen, doch diesem spezifischen Kollektiv eigen sind und im Zuge derer man in diesem Kontext ebenfalls von „Grundbedürfnissen" sprechen kann, wenn auch in einem nicht universal gültigen Rahmen.

Jene aus meinen Gesprächen deutlich hervorgehenden Bedürfnisse möchte ich im Folgenden darlegen.

---

257 Rest, F., S 144
258 Rest, F., S 143

3.2.1. KÖRPERLICHE BEDÜRFNISSE

Die körperlichen Grundbedürfnisse stehen nicht willkürlich an erster Stelle. Diese Positionierung soll deutlich machen, dass es sich hier um eine Hierarchie handelt, bei der die erstgenannten Bedürfnisse die Grundlage bilden für die letztgenannten. Anders formuliert: Körperbedürfnisse sind Basisbedürfnisse, die die Voraussetzung für alle anderen Bedürfnisse darstellen. Dabei ist allerdings festzuhalten, dass eine Versorgung, die nicht bis zu den letzten Bedürfnissen gelangt, die Betroffenen auf einer „primitiven Ebene" festhält.[259]

3.2.1.1.   Schmerzfreiheit

Das vorrangigste körperliche Bedürfnis ist jenes nach Schmerzfreiheit.

Da nach Annahme der WHO 70 Prozent der Betroffenen unter Schmerzen leiden erscheint es kaum verwunderlich, dass Schmerzen das am meisten gefürchtete Symptom bei Tumorerkrankungen sind. Insofern stellt eine gewissenhafte Schmerztherapie, die nicht von Vorurteilen gegenüber dem Gebrauch von Analgetika, sondern der Orientierung an der größtmöglichen Schmerzfreiheit der PatientInnen geleitet ist, eine primäre Notwendigkeit dar.

„Vor jeder emotionalen und spirituellen Hilfe stehen das körperliche Wohlergehen und die Schmerzlosigkeit, ja sie sind wichtiger als alles andere. Wir können einem Sterbenden nicht emotional oder spirituell helfen, wenn er vor Schmerz die Wände hochgeht".[260]

Weitere körperliche Bedürfnissen bestehen in einem möglichst geringen körperlichen Verfall, der Erhaltung und Erleichterung des Atmens, der Beherrschung der Ausscheidungsprozesse, genügend Schlaf, Durststillung, ausreichender und richtiger Nahrung, dem Bedürfnis nach sinnlicher Anregung (Musik, Wärme, Sexualität, Farben) und der Möglichkeit, die verbliebenen Kräfte und Fähigkeiten einzusetzen und zu nutzen.[261] In meinen Gesprächen war der körperlicher Verfall und die Einbuße von Körperfunktionen oder eines Körperteiles durch eine Amputation vorrangig vor dem Schmerz. Eine mögliche Begründung dafür mag in der Tatsache liegen, dass meine Interviewpartnerinnen mit Ausnahme von Jasmin keine terminalen PatientInnen waren. (Dass Jasmin keine Schmerzen hatte, lässt sich aufgrund der Kürze des Interviews nur vermuten, es gibt jedoch weder in ihren Aussagen noch in ihrem Verhalten während es Interviews Anhaltspunkte dafür, dass sie unter Schmerzen litt. Ob dies von der Art ihrer Tumorerkrankung oder der erhaltenen Schmerztherapie bewirkt wurde, bleibt offen. Tatsächlich aber impliziert der Grundgedanke der Hospizidee eine adäquate, stark patientInnenorientierte Schmerztherapie und ein engagiertes,

---

259 Rest, F., S 145
260 E. Kübler-Ross, Erfülltes Leben, würdiges Sterben, S 60
261 Rest, F., ebd.

kompetentes Bemühen um Schmerzfreiheit, das ich während meiner praktischen Erfahrungen dort auch beobachten konnte). Sonja spricht ein Mal von ihrer Angst vor Schmerz, stellt dies jedoch anschließend in den Kontext neuerlicher Operationen und Behandlungen („Ja, die Angst war vor Schmerz, vor neuen Operationen, [...], da denke ich eher nach", Sonja, Interview 1)
Aus diesem Grund beschränke ich mich an dieser Stelle auf das Thema der Körperintegrität, welches sich im Zuge meiner Gespräche als primär problematisch herausgestellt hat.[262]

3.2.1.2. Körperintegrität

Der (meist vorübergehende) Verlust der Körperintegrität ist bereits bei verschiedenen Krankheiten (Epilepsie, Asthma, Allergien etc.) oder kleineren Operationen mit dem Zurückbleiben von Narben und der (zeitlich begrenzten) Einschränkung der Funktionsfähigkeit nicht immer leicht zu verkraften. Im Zuge einer onkologischen Erkrankung erhalten diese Faktoren jedoch eine viel tiefgreifendere Dimensionierung. Die mit der Krankheit verbundenen notwendigen Therapiemaßnahmen wie Operationen (Amputationen oder partielles Entfernen von Körperteilen und Organen) sowie Chemo- und Radiotherapien mit ihren spezifischen Begleiterscheinungen und Nebenwirkungen (siehe dazu unter I.7.) stellen eine massive Beeinträchtigung und Veränderung von Körperschema- und Erleben der Betroffenen dar.

„...und die Bestrahlung, ja klar, die Bestrahlung ist auch nicht ganz einfach, da ist die ganze Haut [...]. Markiert und verbrannt. Das ist dunkelbraun. Das ... ist schon ein Hautschaden, ein ganz gewaltiger. [...] ... ich habe die, die, die Striche nicht vertragen [deutet auf die Brust]. Ich habe den blauen Stift gekriegt, da wird man blau und rot eingezeichnet, damit sie wissen, wo genau punktbestrahlt werden muss. Und da wache ich eines Tages in der Früh auf und denke mir: Mein Gott, tut mir das weh! Und dann schau ich so runter, und alles gelb vor Eiter. Der ganze Strich war eitrig." (Sonja, Interview 1)

„In der Früh, wo ich aufgewacht bin, habe ich gedacht, meine Füße sind gelähmt [...]. Ja, das [unverständlich], ich bin ja dann da operiert worden, eben, das ist doch eine lange Wunde, ich habe nachher ... einfach nicht mehr gehen können, ich weiß auch nicht, warum." (Rosalia, Interview 3)

„Ich bin dann bei der Chemo gewesen, und ja, diese ganzen Nebenwirkungen, das war natürlich schon unangenehm. Ich habe so viele, so Bläschen im Mund bekommen, das hat schon weh getan, und viel bekommen die ganzen Nägel unter

---

262 Zur detaillierteren Erörterung von Schmerz, Schmerztherapie und der Definition des „totalen Schmerzes" von Cicely Saunders verweise ich auf Heizer, J., Qualitätssteigerung in der letzten Lebensphase", Diplomarbeit, S 8-21

Eiter, die Fingernägel und alles, bei mir waren es wenigstens nur die Zehennägel, da sind immer noch zwei, und deshalb fahre ich auch mit dem Rad soviel, obwohl es heute regnet, aber bis zur Bushaltestelle, das ist eine Weltreise für mich." (Sonja, Interview 1)

„Und dann habe ich Behaarung gekriegt und dann, was habe ich, ja zugenommen habe ich, so komische Gesicht habe ich gekriegt wie Vollmond, ... und auf dem Bauch und beim Magen zugenommen, aber vieles zu viel, mein normales Gewicht war fünfzig, da hatte ich sechzig Kilo, ... auf einmal zehn Kilo zugenommen, [...]." (Jasmin, Interview 4)

„Eben, es hat so verschiedene Neben- Begleiterscheinungen, von der Erkrankung, nicht. Die Leber ist kaputt, die Knochendichte ist nicht in Ordnung, alles, das hat es alles, Blutdruck, [...]. Das Herz, alles tut halt nicht mehr so, wie es war." (Sonja, Interview 1)

Sowohl Sonja als auch Rosalia und Alexandra sprechen den Haarausfall während ihren Chemotherapien an, jede in der ihr eigenen und spezifischen Art und Weise.

„... und die Haare, da war halt schlimm für mich, das war dann der zweite Schock, da bist du dir dann schon vorgekommen als wie ein Krüppel. Keine Haare, keine Brust, also brutal." (Alexandra, Interview 2).

„Haarausfall zum Beispiel, das nimmt einen auch her" (Sonja, Interview 1).

Rosalia spricht sogar von Stolz im Zusammenhang mit ihrer Glatze („Ich bin ganz stolz mit meiner Glatze gegangen, mich hat das überhaupt nicht gestört"). Doch ihr angehängtes „Du kannst eh nichts machen" in Kombination mit ihrer Bemerkung, sie habe wenigstens „keine so schiachen Ohrwascheln wie der Prinz Charles" lassen die Vermutung aufkommen, dass es sich hier um ihre gewohnte Strategie handelt, sich von Dingen, die ihr nahe gehen, emotional zu distanzieren und darüber zu scherzen.

Die Tatsache, dass der Haarausfall bei jeder von den dreien thematisiert wird, macht den Stellenwert dieser Nebenwirkung deutlich. Mit dem Verlust der Haare erfährt jedes Erscheinungsbild eine drastische optische Veränderung (bedenken wir, welche Verwandlung eine neue Frisur ausmachen kann). Doch neben der Tatsache, dass sich die/der Betroffene selbst an ein neues, ungewohntes Erscheinungsbild und den fremden Anblick ihrer/seiner selbst gewöhnen muss, hat der Haarausfall noch einen weiteren Aspekt: die Krankheit wird nach außen hin sichtbar, sie wird gleichsam „öffentlich". Dieses Gekennzeichnet -Sein als Chemopatientin und damit Krebskranke empfinden die Betroffenen wie ein Stigma, das für ihre eigene Wahrnehmung auch mit Perücke nicht wirklich verdeckt werden kann.

Die Schwierigkeit, mit dem Verlust einer Brust fertig zu werden, wird vor allem bei Alexandra sehr deutlich, bei Sonja klingt es nur gedämpft an (bei ihr wurde brusterhaltend operiert, allerdings viel Gewebe entfernt). Alexandra empfindet die Mastektomie als schwerwiegenden Eingriff in ihr Körperbild, den sie noch nicht überwunden hat.

„Wie ich dann so vor dem Spiegel gestanden bin, und beim Duschen war das oft dann arg, wenn ich mich dann selber gesehen habe. Dann war das arg, nicht. Dann bin ich mir vorgekommen wie ein Krüppel, also als wie wenn ein anderer einen Fuß verlieren würde oder eine Hand, sicher ist da auch schlimm. Aber für mich war das so, so schlimm war das für mich." (Alexandra, Interview 2)

Zudem schämt sie sich für ihr Aussehen. Ihre weibliche Identität wird massiv in Frage gestellt, ihr Selbstbewusstsein leidet erheblich („dein Selbstbewusstsein verlierst du total"). Mit dem Verlust der Brust wird ihre gesamte Persönlichkeit erschüttert, was sich auch auf ihre sozialen Beziehungen auswirkt (sie versteckt sich zu Hause, kapselt sich ab) – bis hin zu ihrer Partnerschaft und Sexualität.[263]

Haarausfall und Mastektomie stellen demnach herausragende Problemfelder im Bereich der körperlichen „Nebenwirkungen" dar. Von Bedeutung erscheint mir in diesem Zusammenhang, dass im Rahmen körperlicher Beeinträchtigungen und Bedürfnisse die psychischen Aspekte nicht zu übersehen sind. Wenn grundlegende körperliche Bedürfnisse wie Funktionsfähigkeit, Mobilität und „Ganzheit" nicht mehr erfüllt werden können, führt dies in den meisten Fällen zu schweren seelischen Krisen, die mit der Beschaffung von Spezial- BHs und Perücken nicht ausreichend behandelt sind.

„... und eben die Perücke. War eh nicht so schiach, nicht, aber den ganzen Tag, da ist dir vorgekommen, erstens bekommst du Kopfweh, weißt eh, und sonst ist es nicht wie deines, irgendwie. Das Gleiche, das [deutet auf die Brust] ist auch nicht wie deines, nicht." (Alexandra, Interview 2)

Eine Krebserkrankung ist vor allem ein Eingriff in den Selbstwert der PatientInnen. Neben die Angst vor Schmerzen und dem Entsetzen über den Verlust der Körperintegrität tritt die Scham, wenn „peinliche" Körperteile- oder Regionen betroffen sind (Dickdarm, Blase, Hoden, Rektum etc.). Die Geschwulst gilt als Schmarotzer, als Eindringling in den eigenen Körper, als Feind. Der betroffene Mensch gerät in seinem ganzen Lebenskonzept durcheinander. Er/sie möchte sich als wertvoll empfinden, identifiziert sich aber nun mit dem Unwert der Krankheit. Die Nebenwirkungen der Therapien fügen diesem noch weitere Aspekte hinzu:
„Eine wesentliche Funktion für diesen Selbstwertverlust haben die sichtbaren

---

263 siehe dazu auch unter V.7. Soziale Faktoren

Folgen der zytostatischen Behandlung oder der Strahlentherapie (Haarausfall, ständige Übelkeit, Erbrechen, Appetitlosigkeit und das Gefühl, ständig ‚schlapper' zu werden."[264]

3.2.2. EMOTIONALE BEDÜRFNISSE

Neben jenen Bedürfnissen onkologischer PatientInnen, die einer Reihe körperlicher Erscheinungsbilder entspringen, entstehen Bedürfnisse, die in engem Zusammenhang mit ihrer spezifischen psychischen Situation zu sehen sind. Im Wesentlichen lassen sich diese Bedürfnisse unter den Schwerpunkten einer stützenden Beziehung (Nähe, Zuwendung, Kontakt) sowie der Wahrung von Autonomie und Selbstbestimmung zusammenfassen.

3.2.2.1. Stützende Beziehung

Egal, ob einE PatientIn sich in einem Gespräch mitteilen will oder durch einen stillen Händedruck getröstet werden möchte – immer geht es darum, das Grundbedürfnis nach Annahme, Beachtung und Aufgehobensein in einer menschlichen Beziehung zu stillen.[265]

„Nein, allein will ich nie sein in meinem ganzen Leben! Also will schon ein bisschen so meine Ruhe haben, schlafen und so, aber so allein sein will ich nicht." (Jasmin, Interview 4)

Vom ersten Augenblick seines Lebens ist der Mensch auf andere bezogen. Ohne Bindung an andere Menschen ist der Mensch nicht lebensfähig. Schon im Kleinkindalter entwickeln wir die Struktur unserer Persönlichkeit im Dialog mit unserer/unseren BezugspersonEn. Ebenso benötigen wir den ständigen sozialen Kontakt, um unsere Körperwahrnehmung, Sprachfähigkeit, das Bewusstwerden unseres eigenen Lebens sowie Realitätswahrnehmung, Selbstvertrauen und ein Gespür für unsere eigenen Fähigkeiten zu entwickeln. Werden die sozialen Kontakte auf einer Alterstufe (und dabei ist egal welcher) reduziert und tritt dadurch eine über einen längeren Zeitraum andauernde Isolation ein, sind psychische und psychosomatische Störungen wahrscheinlich. Als Menschen sind wir lebenslänglich abhängig von der Anwesenheit und Kommunikation mit anderen Menschen.[266] Insofern ist das hohe Ausmaß der Individualisierung in unseren postmodernen westlichen Gesellschaften befremdlich und irritierend.

---

264 Rest, F., S 206f
265 vgl. Specht- Tomann, M., Tropper, D., Zeit des Abschieds. Sterbe- und Trauerbegleitung, S 59
266 vgl. Mettner, M., Mitten im Leben, S 209

„Allzu oft sehen sich Menschen heute als vereinzelte, von anderen total unabhängige Individuen. Den eigenen, als isolierbar verstandenen Interessen nachzugehen erscheint dann als das Sinnvollste, was ein Mensch tun kann. Als wichtigste Lebensaufgabe stellt es sich dann dar, nach einer Art von Sinn für sich allein zu suchen, der unabhängig von allen anderen Menschen ist. Kein Wunder, dass Menschen bei der Suche nach dieser Art von Sinn ihr Leben als absurd erscheint".[267]

Die Sozialwissenschaften sprechen heute von galoppierenden Prozessen der Individualisierung und einer stark um sich greifenden Vereinzelung des Menschen. Mit wenigen Ausnahmen (Theodor W. Adorno, Emmanuel Levinas) sucht man in der philosophischen Reflexion dadurch Zugang zum Problem des Sinnes zu gewinnen, indem man das vereinzelte menschliche Individuum als Subjekt des Sinnes definiert. Der Ansatz, dass jeder Mensch als isolierte Monade und versiegeltes „Ich" bestehe und bestehen könne, erwartet, dass der Mensch ganz für sich allein einen Sinn haben müsse. Wer diese Art von Sinn in sich selbst nicht zu finden vermag, wird als beklagenswert eingestuft, bemitleidet oder verachtet. Dem ist entgegenzuhalten, dass menschliche Existenz seinen Sinn nur im Bezogensein auf andere finden kann.

„Konstitutiv für das, was wir Sinn nennen, ist eine Vielfalt von Menschen, die in dieser oder jener Weise voneinander abhängig sind und miteinander kommunizieren. ,Sinn' ist eine soziale Kategorie; das zugehörige Subjekt ist eine Pluralität miteinander verbundener Menschen".[268]

So hält Elias auch den Versuch, unabhängig vom Leben anderer im Leben eines einzelnen Menschen einen Sinn zu finden, der unabhängig von dem ist, was dieses Leben für andere bedeutet hat, für vergeblich. Wenn nun menschliches Leben und Existieren von allem Anfang an seine entscheidende Bedeutung und sogar seinen eigentlichen Sinn im Bezug auf und im Kontakt mit anderen erfährt, ebenso wie das tatsächliche „Ich-Werden" eines Menschen nur im sozialen Kontext möglich ist, wird offenbar, von welcher Wichtigkeit es ist, auch – oder vor allem – kranken und leidenden Menschen diesen Kontext nicht zu versagen. Das heißt mit anderen Worten, sich nicht vor ihnen zurückzuziehen und sie nicht alleine zu lassen.

„Die größte Gefahr für Menschen, die auf das Äußerste belastet und häufig überfordert sind, die mit Krankheit und Leiden, Schmerz und Verlusten, [...], Sterben und Tod konfrontiert sind – als direkt Getroffenen, als Angehörige oder als Pflegende – , ist meines Erachtens, dass sie in die Spirale der Einsamkeit geraten".[269]

In dieser Spirale der Einsamkeit erfahren die PatientInnen die Kommunikationsbelastung- und Zerstörung sowie die soziale Isolierung durch ihre Krankheit. Während fröhliche Ereignisse des menschlichen Lebens wie Kindergeburten oder Hochzeiten dem sozialen Umfeld ein Lebensgefühl

---

267 Norbert Elias, Über die Einsamkeit der Sterbenden in unseren Tagen, Frankfurt a.M. 1982, S 52
268 Elias, N., ebd.
269 Mettner, M., S 183

widerspiegeln, an dem teilzuhaben sich lohnt, zieht sich eben diese Umwelt bei Ereignissen wie Krankheit, Trauer und Tod verunsichert zurück. Philippe Ariès beschreibt dieses Verhalten in seiner „Geschichte des Todes": „Den Spiegel der Freude wollen wir gerne vorgehalten bekommen, den Spiegel der Tränen scheuen wir. Je mehr ungeweinte Tränen in uns sind, je weniger wir bereit waren und sind, unsere Ängste kennen zu lernen und uns ihnen konstruktiv zu stellen, desto stärker wird der Wunsch, die Augen zu verschließen vor dem eigenen Elend, aber auch vor den negativen, schmerzhaften, leidvollen Erfahrungen der Mitmenschen".[270]
In vielen Institutionen ist der Umgang mit Schwerkranken und Sterben(den) „entmenschlicht"[271]. Die meisten von ihnen haben jedoch den Wunsch, mit ihren Problemen, Gefühlen und Sorgen nicht allein zurechtkommen zu müssen.

„Gut, allein bin ich halt. Wenn ich den ganzen Tag allein daliege, das ist nichts, da sage ich Ihnen ... was will man machen." (Rosalia, Interview 3)

„[...] du fühlst dich dann auch, da hast du dann so Zeiten, da fühlst du dich dann einfach auch allein gelassen, du bist einfach mit dem Problem allein, oder?" (Alexandra, Interview 2)

Manchmal jedoch ziehen sich die Betroffenen selbst in die Einsamkeit zurück. Dies mag aus vielseitigen und individuellen Gründen geschehen.

„Dann kommt mir wieder vor, ach, ich könnte alles hinschmeißen, am liebsten davonlaufen, nicht. Aber das nützt ja auch nichts, wohin möchtest du laufen, ... so ein Gefühl habe ich. Aber das, ... du kannst vor deiner Krankheit nicht davonlaufen, nicht ... Aber das habe ich manchmal, das Gefühl, am liebsten davonfliegen ... in den Flieger setzen und ..." (Alexandra, Interview 2)

Eine allgemein gültige Ursache für diesen Rückzug könnte darin bestehen, dass sie sich, indem sie ihre sozialen Kontakte einschränken, der Zumutung vermeintlicher Tröstungsversuche zu entziehen hoffen. Im Zuge derer fallen oft Sätze, die vor Allgemeinplätzen triefen und offenbaren, wie wenig sich das Gegenüber mit der tatsächlichen Situation der Betroffenen auseinandergesetzt hat beziehungsweise, wie überfordert es im Umgang mit ihnen ist. Damit wird den PatientInnen signalisiert, dass ihr Schmerz, ihre Trauer und Verzweiflung nicht wahrgenommen werden (möchte) und sie ein weiteres Mal allein gelassen werden, was vor allem bei nahe stehenden Menschen mit Verletzungen, Kränkungen und Enttäuschung verbunden ist.[272] Unter diesem Aspekt erscheint es nicht

270 Philippe Ariès, Geschichte des Todes, Wien 1980, S 742f
271 Tausch A- M., Tausch, R., Sanftes Sterben. Was der Tod für das Leben bedeutet. Hamburg 1991
272 siehe dazu unter 7.

verwunderlich, dass Sigmund Freud die Einsamkeit zu den „Techniken der Leidabwehr" zählte.

„Gewollte Vereinsamung, Fernhalten von den anderen ist der nächstliegende Schutz gegen das Leid, das einem aus menschlichen Beziehungen erwachsen kann".[273]

Doch meist führe diese Einsamkeit zu Lebensverarmung und Selbstzerstörung. Die nüchterne Bilanz Freuds stellt der Einsamkeit im Vergleich mit anderen Immunisierungsstrategien (inklusive Drogen) dieser Welt das schlechteste Zeugnis aus. Denn der Hang zur Einsamkeit zeuge von der geringsten Kompromissfähigkeit im Verhältnis von „Glücksanspruch und Realitätsforderung", die Suche nach dem „Glück der Ruhe" ende oft mit einer lebensgefährlichen Spirale der Einsamkeit. Im Kontext dieser Thematik bedeutet dies, dass die einmal gewählte Strategie des Rückzugs nur sehr schwer wieder aufgegeben werden kann. Je weniger ihr Bedürfnis nach Geborgenheit erfüllt wird, umso weniger verstanden fühlen sie sich, umso mehr befürchten sie verletzende Reaktionen und Unverständnis von Seiten ihrer Umgebung, wodurch der Rückzugsmechanismus zusätzlich verstärkt wird. Damit vereinsamen die Betroffenen immer mehr. Um daher Einsamkeit und dem Gefühl, mit ihren/seinen Problemen allein gelassen zu werden, entgegenzuwirken, ist eine stützende Beziehung von großer Bedeutung. Oft finden die Betroffenen diesen Rückhalt in ihrer Familie. Wie vor allem die Gespräche mit Sonja und Alexandra zeigen, ist dies jedoch nicht immer der Fall und kann daher nicht pauschal vorausgesetzt werden. Auch Partner, Familie und Freundeskreis müssen mit der neuen Situation zurechtkommen und die dazugehörigen Gefühle und Ängste verarbeiten. Sie sind oft überfordert und können aufgrund dessen ihren Angehörigen nicht jene Unterstützung geben, die sie benötigen. Vor allem dann liegt es an den Betreuenden, diesen Menschen zu zeigen, dass sie nicht alleine dastehen, sondern jemanden haben, mit dem/der sie sprechen können, dem/der sie sich anvertrauen können und der/die sich Zeit für sie nimmt.

„Da [zur Psychotherapeutin] gehe ich hie und da mal hin, ja. Das braucht man einfach. Wenn man es nicht mehr schafft, dann braucht man es einfach. Jemand, mit dem man reden kann."
„Nein, ganz ohne geht es nicht. Das ist wahr." (Rosalia, Interview 3)

„Dass du zusätzlich jemanden hast, mit dem was du reden kannst und der was ... sich ein bisschen auskennt, [...] was über die Krankheit auch ein bisschen informiert sind."
„Da ist der Doktor, da ist jemand zum Reden, wo du jederzeit hingehen kannst"
„Eigentlich möchte ich mit der einmal eine halbe Stunde reden."
(Alexandra, Interview 2)

---

273 siehe dazu und in Folge: Freud, S., Das Unbehagen in der Kultur, Frankfurt a. M. und Hamburg 1953, S 75f

Besonders in Situationen der Abhängigkeit von Pflege und Zuwendung anderer, fremder Menschen kommt einer Vertrauensbeziehung zu diesen Personen ein besonderer Stellenwert zu.

„Der Behandlung todkranker Menschen sollte die gleiche Aufmerksamkeit entgegengebracht werden wie der ursprünglichen Diagnose und Therapie ihrer Erkrankung. Sie [...] will den Patienten ... durch eine persönliche Beziehung emotional unterstützen [...]. Alle unsere Bemühungen müssen also an den Bedürfnissen der Patienten orientiert sein. Es ist sowohl eine Ehre als auch eine äußerst lehrreiche Erfahrung, mit Menschen arbeiten zu dürfen, die meist mit bewundernswertem Mut und gesundem Menschenverstand die große Belastung einer unheilbaren Krankheit ertragen. Diese Erfahrung können wir freilich nur machen, wenn wir diesen Menschen nahe kommen. Am ehesten ist dies möglich, wenn wir uns die nötigen Fähigkeiten aneignen, um ihnen körperliche Erleichterung zu verschaffen. Dabei sollten wir es jedoch nicht bewenden lassen; emotionale Wärme und Unterstützung kann für beide Seiten fruchtbar und lohnend sein".[274]

Richard Lamerton meint dazu: „Es kann sehr einsam in einem Krankenhaus sein, und keine noch so gute wissenschaftliche Ausrüstung kann dem abhelfen. Aber eine einzige fröhliche Krankenschwester kann es. Sie braucht kein Sokrates zu sein. Es geht nicht um den philosophischen Tiefgang ihres Verständnisses, sondern darum, daß sie versucht, dem Patienten ihre Zuwendung und Offenheit als Mensch zu schenken".[275]

„Sind alle sehr nett, in der Früh kommt eine Schwester und sagt sie: ‚ Ich bin die und die, und ich bin heute für Sie da'. Das ist ganz fein, wenn man jemanden hat, mit dem man sich dann ausreden kann und dem man was sagen kann." (Rosalia, Interview 2)

Die möglichst durchgängige Behandlung durch dieselbe Ärztin/denselben Arzt käme den Anforderungen einer persönlichen Beziehung am nächsten. Dies ist im derzeitigen Klinik- und Betreuungssystem allerdings nicht möglich beziehungsweise nicht vorgesehen. Die PatientInnen sehen den/die aufklärende ÄrztIn nach dem Erstgespräch meist gar nicht mehr, sondern werden mit immer neuen „Bezugspersonen,, auf den verschiedenen Ambulanzen und Stationen konfrontiert. Dies steht dem Schaffen von Vertrauen und den Bedingungen für eine patientInnenorientierte, offene Kommunikation entschieden entgegen.

„Es sollte also die gleiche Person als Ratgeber dem Patienten bis zum Ende zur Seite stehen, weil dieser sonst einen zusätzlichen Verlust erleidet".[276]

„Bis du wieder zu einem Arzt Vertrauen hast, inzwischen hast du wieder einen anderen." (Alexandra, Interview 3)

---

274 Saunders, C., Leben mit dem Sterben, S XII
275 Lamerton, R., Sterbenden Freund Sein, Herder, Freiburg im Breisgau 1991, S 29
276 Lamerton, R., S 166

Die größte Angst schwerkranker Menschen ist die Angst vor Pflegeabhängigkeit, die Angst, den Angehörigen und Pflegenden zur Last zu fallen. Studien in diesem Zusammenhang haben gezeigt, dass diese Angst noch vor der Angst vor Schmerzen im Sterbeprozess rangiert.[277] Gerade in einer Lebensphase, in der die Betroffenen in ihren Lebensvollzügen tatsächlich von ihrer Umwelt abhängen (ÄrztInnen benötigen, die sie operieren und behandeln, Pflegepersonal beanspruchen, das sie pflegt, verstärkt andere Familienmitglieder brauchen, die beispielsweise die Kinder versorgen), weil sie diese Dinge selbst nicht (mehr) können, sind sie sich ihrer Hilflosigkeit bewusst. Um diese Hilflosigkeit und das Angewiesensein nicht in Wertlosigkeit und dem Gefühl des Zur- Last- Fallens umschlagen zu lassen, benötigt es jene Solidarität mit den Betroffenen, die diesem Kippen entgegenwirkt.

„...also in der Strahlenambulanz ...da ist man aufgehoben. Die sind wirklich psychologisch auch geschult, ... die sind so nett, die nehmen einen wirklich persönlich und immer mit fröhlichem Gesicht und: ‚Wie geht`s?' und einfach, die paar Minuten, was man mit ihnen zusammen ist, sind sie wirklich nett, [...]. Und da, da fühlt man sich nicht verlassen." (Sonja, Interview 1)

„Sind ja so sehr nett. Dann waren da jetzt so zwei Ding da, zwei Praktikanten, Pflegeschüler, die waren sehr nett, muss ich sagen, Sind mit mir immer gegangen, und dann die Ding, die freiwilligen Helfer, sind auch sehr nett. Die Ehrenamtlichen. Da bräuchte es eben ein bisschen mehr." (Rosalia, Interview 3)

Die geistig- seelische Dimension umfasst einerseits das Erleben des Menschen, andererseits auch dessen Versuche, die eingetretene Krankheit psychisch zu verarbeiten. Das Eingehen der betreuenden Bezugspersonen auf Sorgen, Ängste, Hoffnungen und Erwartungen dieser Menschen bildet die Voraussetzung für den Ausdruck von Emotionen, wobei die emotionale Expressivität wiederum als Voraussetzung für die seelische Reifung in dieser Grenzsituation dient.[278] Die psychologisch begleitete und unterstützte Pflege ist damit eine zentrale Voraussetzung für eine entsprechende fachliche und menschliche Pflege und somit dafür, dass es den Betroffenen gelingt, auch diesen Lebensabschnitt für sie erträglich und vielleicht sogar lebenswert zu gestalten.

„Die wertvollste Hilfe ist eine gefestigte, zuverlässige Person, [...] – so etwas wie eine Vaterfigur. [...] Die Gegenwart einer solchen stützenden Person oder auch einer Gruppe von Menschen gibt dem Patienten ein großes Gefühl der Sicherheit".[279]

---

277 vgl. Mettner, M., S 211
278 Kruse, Andreas, Bedingungen fachlicher und ethischer Sterbebegleitung, in: Mettner, M., S 243
279 Lamerton, R., Sterbenden Freund Sein, S 165

3.2.2.2. Autonomie und Selbstbestimmung

Ein Kernelement menschlichen Lebens – und der Menschenwürde – bildet die Selbstverantwortung des Menschen. Dabei erlaubt der Begriff der Selbstverantwortung unterschiedliche Interpretationen. Ein erster Aspekt der Selbstverantwortung liegt in der Selbständigkeit bei der Ausführung von Aktivitäten des alltäglichen Lebens. Diese ist bei TumorpatientInnen je nach Therapiemaßnahmen und Verlauf mitunter stark eingeschränkt. Doch die Erhaltung und Förderung der Selbständigkeit bildet bei der Betreuung Krebskranker eine wichtige Aufgabe. Deshalb gewinnen auch hier die Prinzipien einer „aktivierenden, stimulierenden und mobilisierenden" Pflege große Bedeutung.[280] Die Orientierung an den Bedürfnissen und Werten der Betroffenen und deren funktioneller Kompetenz sollte dabei selbstverständlich sein.

Als zweiter Aspekt der Selbstverantwortung ist die möglichst weite Selbstbestimmung bezüglich der Gestaltung des Alltags zu nennen. Dabei stellt sich vor allem die Frage nach der Gelegenheit zur Verwirklichung persönlicher Interessen. Sinnerfahrung ist vor allem bei der Ausübung von Interessen oder persönlich bedeutsamen Aufgaben und Tätigkeiten möglich (ausführlich dazu Frankl 1979[281]).

Der dritte Aspekt der Selbstverantwortung umfasst die möglichst weite Selbstbestimmung bei der Gestaltung von Beziehungen. Welches Verhältnis von Nähe und Distanz ist ideal?

Ebenso wichtige Aspekte der Selbstbestimmung definieren sich in der Möglichkeit, den Krankheitsprozess verstehen und einzelne Therapieschritte nachvollziehen zu können. Erst auf dieser Grundlage wird die (Mit-) Entscheidung der PatientInnen über die Einleitung beziehungsweise Fortsetzung von Therapieschritten realisierbar. Darauf gründet sich die Kooperation der PatientInnen mit den ÄrztInnen bei der Entwicklung und Umsetzung der Therapie (dies gilt vor allem für die Schmerztherapie) und des Pflegeplans. Den letzten Aspekt der Selbstverantwortung bildet die Möglichkeit der Entscheidung der Betroffenen über bestimmte Therapie- und Pflegeschritte, den Abbruch der Therapie und den Ort ihres Sterbens.[282]

Die unterschiedlichen Aspekte von Selbstverantwortung im Prozess einer schweren Erkrankung legen ein umfassendes Betreuungsverständnis nahe, welches sich ausdrücklich auf diese Aspekte bezieht. Ein fachlich und ethisch begründeter Umgang mit onkologischen PatientInnen impliziert eine möglichst weitgehende Erhaltung der Selbstbestimmung und Eigenverantwortung. Dass dies im praktischen Alltag jedoch nicht immer der Fall ist, hat verschiedene Gründe. TumorpatientInnen sind sich der Schwere ihrer Krankheit meist voll bewusst, auch wenn sie dieses Wissen nicht immer offen zum Ausdruck bringen. Je tiefer aber das Krankheitsgefühl, desto stärker wird der Wunsch nach Hilfe und nach

---

280 Kruse, A., ebd., S 240
281 Frankl, V., Der Wille zum Sinn, Bern 1979
282 vgl. Kruse, A., ebd., S 241

„schützender Abhängigkeit von den behandelnden ÄrztInnen und vom ganzen Pflegeteam (‚benigne Regression')".[283] Diesem Wunsch haften jedoch auch Ängste an, die ihm einen zwiespältigen Charakter verleihen. Jene Ängste basieren auf der Vorstellung, mit fortschreitender Abhängigkeit in der eigenen Autonomie, Aktivität und Entscheidungsfähigkeit zunehmend eingeschränkt zu werden, was letztlich die Möglichkeit der Manipulation von Seiten der ÄrztInnen in sich birgt. Die PatientInnen befürchten, übergangen zu werden. Werden diese Befürchtungen durch eine Beteiligung der Betroffenen an Therapieentscheidungen nicht ausreichend beachtet und zerstreut, kann die dem Wunsch nach Hilfe entsprungene Abhängigkeit der PatientInnen von ihren behandelnden ÄrztInnen zur Qual werden. Zwar gelten tief regredierte, passive und infantilisierte Kranke als „angenehme" PatientInnen, die mit diesem Zustand jedoch häufig verbundenen Gefühle wie Scham, Entwertung, Auflehnung und Zorn wagen diese jedoch oft nicht zu äußern aus Furcht, damit das so wichtige „gute" Verhältnis zu den ÄrztInnen zu trüben. Wenn sie diese Gefühle dann gegen sich selbst richten, verfallen sie der Depression („maligne Regression") Die Anregung und Erhaltung größtmöglicher Eigenaktivität der PatientInnen kann daher zur Vorbeugung depressiver Reaktionen entscheidend beitragen.[284].

Allerdings kann keine dieser Stimmungen und Verhaltensweisen festgelegt werden, im Gegenteil sind bei den Betroffenen immer wieder Verhaltensschwankungen festzustellen (siehe Alexandra): zwischen Würde und Eigenständigkeit einerseits sowie infantiler Abhängigkeit andererseits. Es ist möglich, dass sich eine Patientin regressiv verhält, wenn sie beispielsweise gebadet wird, und verantwortungsbewusst, wenn es um die Organisation des familiären Alltags während ihrer Abwesenheit geht. In letzter Zeit häufen sich diesbezügliche wissenschaftliche und literarische Selbstdarstellungen (ehemals) Krebskranker, aus denen deren Erwartung nach weitgehender „Aktivierung" durch ihre ÄrztInnen beziehungsweise ihre vielfache Enttäuschung deutlich hervorgeht. Der an Krebs erkrankte amerikanische Psychologe Neil Fiore schilderte die aus der Arztabhängigkeit entstehenden Probleme für einen Patienten und forderte, dem holistischen Behandlungskonzept entsprechend, eine aktivierende, psychologische Hilfe durch die Ärzte. Diese sollte in sieben Stadien des Krankheitsverlaufs erfolgen und durch den direkten Einbezug der/des Kranken in die Entscheidungsprozesse der ÄrztInnen die für die Betroffenen quälende maligne Regression weitgehend verhindern können. Das erste dieser sieben Stadien definiert Fiore als aktive Hilfe zur Zeit der Diagnosestellung. Dabei geht es vor allem um die Unterstützung der PatientInnen beim Verstehen und der Annahme der Diagnose. Eine aktive Entscheidungshilfe, wenn die PatientInnen mit Behandlungsalternativen konfrontiert werden (Radikaloperation oder lokale Tumorexstirpation bei Mamma- Ca, adjuvante Chemotherapie, Chemo- oder Radiotherapie etc.) sowie eine aktive Vorbereitung auf die

---

283 Meerwein, F., S 106
284 Meerwein, F., S 107

Konsequenzen chirurgischer Interventionen *vor* der Operation bilden zwei weitere Stadien. Im Anschluss daran sollte eine aktive Hilfe bei der Verarbeitung von Organverlusten wie etwa durch Mastektomie, Colostomie, Laryngektomie erfolgen. Ebenso ist es von Bedeutung, den vorzeitigen Abbruch post-operativer adjuvanter Therapien zu verhindern und beim Abbau der Angst vor wiederholten Kontrolluntersuchungen mitzuwirken. Die beiden letzten Stadien beschreibt Fiore als eine Hilfe bei der Loslösung von Arzt/Ärztin und der Unterstützung bei Rückfällen während der fünfjährigen postoperativen Periode.[285]

Die von Fiore angesprochene holistische Krankheitsauffassung ist unter PatientInnen oft verbreiteter als unter den behandelnden ÄrztInnen. Die Betroffenen erwarten in der Regel den Einbezug in den Behandlungsplan, vor allem, wenn es um den Kampf gegen die Angst geht. Das antizipatorische Ansprechen von möglichen Angstquellen sowie Offenheit, Aufklärung, Verlässlichkeit und Verfügbarkeit des Arztes/der Ärztin als Bezugsperson ebenso wie die frühzeitige Aktivierung und die Beteiligung der Kranken am Rehabilitationsplan stellen die wirksamsten Mittel dar, um ihre Angst zu bekämpfen.[286]

„Derartige Hilfeleistungen stimulieren die Eigenaktivität und Eigenverantwortlichkeit der Kranken und sind deshalb geeignet, unter Benutzung ‚benigner' Abhängigkeit der Entwicklung 'maligner' Abhängigkeiten vom Arzt vorzubeugen. Sie sollten deshalb allen Krebskranken regelmäßig angeboten werden".[287]

Dem Wunsch nach kindlicher Geborgenheit kann meiner Meinung entsprochen werden, ohne die PatientInnen gleichzeitig zu entmündigen. Eine tragende, stützende Beziehung, die ihnen das Ansprechen ihrer emotionalen Befindlichkeit erlaubt und das Gefühl vermittelt, auch fachlich in guten Händen zu sein, muss sie noch nicht ihrer Entscheidungsfähigkeit berauben über jene Dinge, die sie selbst existentiell betreffen. Diese manchmal subtile, mitunter jedoch auch offensichtliche Entmündigung bewirkt, dass einem fundamentalen menschlichen Bedürfnis nicht mehr entsprochen wird: jenem nach Respekt vor der Person, Achtung als Individuum und der Erhaltung der eigenen Würde.

„Wenn seine[288] Würde aufrechterhalten werden soll, muss man ihm auch Gelegenheit geben, seine Unabhängigkeit zu beweisen. Man sollte ihn an den Entscheidungen des Arztes bezüglich seiner Behandlungstherapie teilhaben lassen [...]".[289]

---

285 Fiore, Neil, Fighting Cancer – one patient's perspective. New Engl. J. Med. Vol. 300, No. 6, Feb. 8, 1979, S 284-289

286 Meerwein, F., S 93

287 Meerwein, F., S 108

288 In der Übersetzung des geschlechtsneutralen „patient" aus dem Englischen wurde die weibliche Form im Deutschen nicht berücksichtigt. Man kann aber davon ausgehen, dass Lamertons Aussage auch für Patientinnen für gültig erachtet werden kann.

289 Lamerton, R., S 169

An dieser Stelle möchte ich auf den Punkt V.4.2. verweisen, unter dem ich auf die Problematik von Entwürdigung und Entmündigung in der ÄrztInnen/PatientInnen-Beziehung detaillierter eingehen werde.

Die Bedürfnisse onkologischer PatientInnen unterscheiden sich demnach qualitativ nicht von jenen aller Menschen in Krisensituationen. Wir alle kennen Phasen und Situationen, in denen wir notwendigerweise auf eine stützende Beziehung zurückgreifen, Geborgenheit erfahren und uns vor dem Alleinsein schützen wollen. Vielleicht ist einigen von uns auch das demütigende Gefühl von Entmündigung und des Entzugs der Entscheidungskraft noch aus der Kindheit vertraut. Eine quantitative Verstärkung dieser Bedürfnisse lässt sich jedoch bei dieser spezifischen Gruppe in ihrer existentiell bedrohlichen Krisensituation klar ausmachen und erkennen. Gerade deshalb sollte ihrer Erfüllung mit verstärkter Aufmerksamkeit entgegengekommen werden, was jedoch nicht so ohne weiteres immer der Fall ist. Dies möchte ich im Folgenden klarlegen.

4. DIE ÄRTZiNNEN – PATIENTiNNEN - BEZIEHUNG

„Indem wir immer wieder bemüht sind, den Tod durch falsche Versprechungen, Vertröstungen, Vermeidung von Verlust- und Trauerarbeit zu verhindern, lassen wir die Menschen nicht richtig leben".[290]

4.1. Kultur der Peinlichkeit

"Aus einer Kultur der Peinlichkeit muss eine Kultur der individuellen Zuwendung und des menschenwürdigen Umgangs [...] werden".[291]

Die ursprünglichen Einrichtungen der Krankenpflege haben sich vor allem seit der Mitte des vergangenen Jahrhunderts in hochtechnisierte Kliniken mit den Schwerpunkten Diagnostik und medizinische Therapie entwickelt. Die medizinische Welt- und Problemsicht ist dabei ganz auf Gesundung, Rehabilitation und die Verlängerung des Lebens ausgerichtet. Diese Anschauung führte zu einer (zumindest partiellen) Ausgrenzung all dessen, was sich mit den erwähnten Begriffen nicht vereinbaren lässt: Sterben, Tod und Trauer.
Anders ausgedrückt: "In dieser Weltsicht des Machbaren hat das menschliche Sterben keinen Platz".[292]
Die Ausbildung zum Arzt/zur Ärztin impliziert das Ziel, Menschen zu heilen. Der Berufsethos von ÄrztInnen impliziert die Verpflichtung, durch das Erlernen der Heilkunst und die Ausübung ihres Faches alles in ihrer Macht Stehende zu tun, um das Leben der sich ihnen anvertrauenden PatientInnen zu bewahren. Der Tod wird von den meisten ÄrztInnen noch immer als persönliches Versagen empfunden, als Pflichtverletzung und als Schande. Der Schweizer Professor für Medizin und langjährige Kantonsspitalarzt Frank Nager spricht davon, ÄrztInnen seien „imprägniert durch Todesabwehr", der Tod sei „von Berufs wegen" der Feind. Besonders in modernen Kliniken, die vollständig auf Heilung von Krankheit und Verlängerung des Lebens eingeschworen seien, sei der Tod ein Skandalon.[293]
„Der Arzt sieht und handelt beruflich. Er hat ein bestimmtes Verhalten, eine bestimmte Autorität, Kleidung und Ausrüstung [...]. In der Szenerie eines Krankenhauses beansprucht er die Autorität eines Hohenpriesters, dessen Wort Gesetz ist und der mit absoluter Allmächtigkeit über Leben und Tod regiert.

---

290 Rest, F., Sterbebeistand, Sterbebegleitung, Sterbegeleit. Stuttgart 1998, S 142
291 Dolshagen, Christoph, Schneider, Catharina E., Hospizlichkeit in Krankenhäusern und Pflegeheimen, in: Lamp, Ida (Hrsg.), Hospizarbeit konkret. Grundlagen, Praxis, Erfahrungen. Gütersloh 2001, S 44
292 ebd., S 39
293 Nager, Frank, Arzt und Tod, in: Mettner, M., Wie menschenwürdig sterben? S 149

Durch den Tod wird diese allmächtige Stellung jedoch ständig in Frage gestellt".[294]

Cicely Saunders Ausspruch, jede Krankheit rufe Ängste hervor, und dies gelte insbesondere für eine Krankheit, die trotz aller Therapieversuche nicht zu heilen ist, betrifft somit nicht nur die Betroffenen, sondern auch die OnkologInnen. Aufgrund dieser Ängste und der von Bowers beschriebenen Infragestellung ärztlicher Omnipotenz wird das Sterben als Versagen der Medizin möglichst ausgegrenzt und sollte kein sichtbares Thema einer Gesundheitseinrichtung sein.

„Für die Mediziner des naturwissenschaftlich- technischen Zeitalters ist der Tod ein *factum brutum*, dem sie den unerbittlichen Kampf ansagen. Als *factum numinosum* und als das eigene unausweichliche Schicksal wird er – ganz im Einklang mit der allgemeinen gesellschaftlichen Tendenz – gerne ausgeblendet. Die tausend Totentänze vom Mittelalter bis zur Neuzeit hat die Medizin gründlich entmythologisiert, vielmehr hat sie einen Feldzug gegen sie organisiert, und inzwischen hat sich die moderne Heiltechnik zu einer gigantischen Veranstaltung gegen Sterben und Tod entwickelt".[295]

Gleichzeitig aber haben sich Krankheit und Sterben vor allem im Bereich der Großstädte aus der Familie in die Krankenhäuser und Kliniken verlagert. Mancherorts werden Schwerkranke sogar aus Altersheimen zum Sterben in die Klinik gebracht. So nimmt der Tod – obwohl er keinen Platz im Krankenhaus hat – dennoch großen Raum ein. Meiner Meinung nach prallen hier kontroversielle Überzeugungen von Zuständigkeit aufeinander. Die Medizin, deren Tätigkeitsfeld das Krankenhaus ist, fühlt sich nach wie vor zuständig für die Erhaltung und Konservierung des Lebens. Ihre Aufgabe ist das Leben, nicht der Tod. Diese Haltung findet auch großen Rückhalt im öffentlichen Bewusstsein („Weil wir uns unsere Pfleger stark und unverwundbar wünschen, projizieren wir Eigenschaften in sie, die sie in Wirklichkeit nicht haben" [296]). Doch ebenso werden Menschen, die nicht geheilt werden können und die mit großer Wahrscheinlichkeit an ihrer Krankheit sterben werden, in diesen Einrichtungen betreut, da es für sie keine andere Möglichkeit gibt (es sei denn, ihr Zustand ist so weit fortgeschritten, dass sie in einem Hospiz Aufnahme finden). Trotz immer enger kalkulierter Fallpauschalen und kürzerer Verweildauer im Krankenhaus wird das Krankenhaus ein Ort des Sterbens bleiben, und dies nicht nur für plötzlichen Unfall- oder Hirntod, sondern auch in anderen Situationen (etwa, wenn bei Schwerstkranken eine angedachte Therapie abgebrochen oder unterlassen wird). In diesem Paradoxon gründen sich viele tiefgehende Spannungen, auf die jahrzehntelang weder Politik noch Kosten- und Krankenhausträger reagiert haben. Erst im letzten Jahrzehnt des 20. Jahrhunderts unternahmen einige Einrichtungen Versuche, dem Sterben den ihm gemäßen Platz in der hochtechnisierten Medizin einzuräumen. Doch noch ist viel zu tun. Es hat sich gezeigt, dass sich trotz des mittlerweile großen Angebots an Fortbildungen zu diesem Thema das Klima in den

---

294 Bowers, Margaretta K. u. a., Wie können wir Sterbenden beistehen, München 1971, S 60
295 Nager, F., S 149
296 Cassidy, Sh., Die Dunkelheit teilen, S 116

betreffenden Institutionen nicht wesentlich verändert hat. Es geschieht weiterhin, dass Sterbende im Krankenhaus ins Badezimmer geschoben werden, um andere nicht zu stören und einen "reibungslosen" Ablauf zu garantieren.[297] Derartige Entwicklungen führten jedoch nicht allein dazu, dass Sterbenden keinen rechten Platz in Krankenhäusern und Kliniken zugestanden wird, sondern hat weiter reichende Folgen. Nicht nur der Umgang mit dieser PatientInnengruppe muss als problematisch erachtet werden, sondern auch jener mit den von einer unheilbaren Krankheit Betroffenen, also PatientInnen, die zwar noch nicht akut sterbend sind, deren Krankheit aber über kurz oder lang dazu führen wird. Der österreichische Theologe Andreas Heller meint dazu: "Erst wenn das Krankenhaus als Organisation in seinen unterschiedlichen Professionen das Sterben zu einem Bestandteil seiner professionellen Aufgabe gemacht hat [...], wenn also dem Sterben eine ähnliche Aufmerksamkeit zukommt wie einer komplizierten Operation, einem Notfall, einer Organtransplantation, erst dann wird auch in diesen Organisationen das Sterben menschlicher".[298] Die Fixierung auf die Krankheit und das betroffene Organ ist trotz allen psychoonkologischen Bemühungen weiterhin als problematisch anzusehen. "Der *ganze* Mensch mit seiner psychischen und geistigen Dimension und in seinen sozialen Bezügen wurde aus dem Blick verloren".[299] Diese genannten Entwicklungen und Betrachtungsweisen können nicht als rein philosophisch-theoretisches Problem betrachtet werden, sondern haben direkte und immer wieder massiv negative Auswirkungen auf die PatientInnen. Wie sich diese im Falle einer Krebserkrankung gestalten können und inwieweit das persönliche Erleben der Betroffenen dadurch beeinflusst wird, möchte ich im Folgenden genauer darlegen. Dabei konzentriere ich mich auf die Themen der ÄrztInnen- PatientInnen-Beziehung, der Kommunikation, des individuellen Ausdrucks von Bedürftigkeit und der sozialen Komponente, da sich diese Bereiche in meinen Gesprächen als vorrangig defizitär erwiesen haben. Auch hier erweist sich die Abgrenzung der verschiedenen Themen oft als schwierig, vor allem, was die Beziehung zwischen ÄrztInnen und PatientInnen und den Bereich Kommunikation betrifft – ist eine funktionierende Kommunikation doch wesentlicher Bestandteil einer interpersonalen Beziehung. Die von mir vorgenommene Anordnung erfolgt somit nicht im Sinne einer inhaltlich- thematischen Abgrenzung, sondern aus Motiven der übersichtlicheren Darstellung. Die von mir verwendeten Zitate beschränken sich häufig auf Sterbende. Die Aussagen lassen sich meiner Meinung nach jedoch ebenso auf TumorpatientInnen beziehen. Dieser Kontext sollte berücksichtigt werden, wenn bei manchen AutorInnen von Sterbenden die Rede ist.

297 Bowers, M. K., S 42
298 Quelle unbekannt
299 Drolshagen, C., Schneider, C. E., ebd., S 40

4.2. Defizite in der ÄrztInnen- PatientInnen- Beziehung

Eine gute Beziehung zwischen Arzt/Ärztin und PatientIn ist an die empathische Fähigkeit des Arztes/der Ärztin gebunden. Dies impliziert nicht nur die Einfühlung in den/die PatientIn, sondern auch, aus dieser Einfühlung die notwendigen Schlüsse zu ziehen.

"Empathie fordert vom Behandlungsteam die Wahrnehmung der ihm vom Patienten entgegengebrachten Wünsche, seiner Phantasien über Krankheitsentstehung und Krankheitsverlauf, seiner Behandlungserwartungen und Befürchtungen, aber auch das Entgegennehmen seiner Äußerung von Enttäuschung, Kränkung, Unmut oder Zorn, wenn Rückfälle auftreten, Progredienz sich einstellt, Spannungen im Pflegeteam entstehen oder Schmerzen überhand nehmen".[300]

Negative Gefühls- und Affektäußerungen anzunehmen und bereit zu sein, den/die PatientIn dennoch weiterhin zu stützen, stellt hohe Anforderungen an das Betreuungsteam, führt aber zu einer wesentlichen Erleichterung für die Betroffenen bei der teils gewünschten, teils gefürchteten Abhängigkeit (Regression, siehe oben) im Zuge der langfristig angelegten Behandlungspläne. Entscheidend ist dabei jedoch nicht nur der gute Wille der ÄrztInnen, sondern auch deren Persönlichkeitsstruktur und die damit verbundenen, meist unbewussten Abwehrhaltungen gegenüber den PatientInnen, die zu einer ernsthaften Störung dieses Verhältnisses führen können.

„Die Autorität, die dem Arzt zuerkannt wird, gründet sich auf den Schrei des Patienten um Hilfe, doch wenn sie missbraucht wird, gefährdet sie die Beziehung zwischen ihnen. Um die Einstellung des Arztes zum sterbenden Patient zu verstehen, muß man die Abwehrmechanismen kennen, die er einsetzt, um sich vor der Person des Patienten zu schützen".[301]

4.2.1. PERSÖNLICHKEITSSTRUKTUR

Über die Persönlichkeitsstruktur von ÄrztInnen gibt es bis heute weit weniger Untersuchungsergebnisse als über diejenige von PatientInnen. Kasper und Feifel weisen darauf hin, dass eine latente, stark abgewehrte und meist unbewusste Todesangst zur Wahl dieses Berufes motivierend beitragen kann. Menschen mit Todesangst oder offenen hypochondrischen Phänomenen und Präokkupationen hingegen meiden aus phobischen Gründen eher den Gedanken an eine medizinische Berufswahl. Hintergründig fortdauernde Gefühle physischer

---

300 Meerwein, F., Die Arzt -Patienten- Beziehung des Krebskranken, in: Meerwein, F. (Hrsg.), Einführung in die Psychoonkologie, S 63
301 Bowers, M. K., S 60

Beeinträchtigung und chronischer Beängstigung (also latenter Todesangst), die die eigenen Körperfunktionen betrifft, stellen möglicherweise aber geradezu eine Disposition dar. Kasper erwähnt dabei die Erwägung, ob diese Beunruhigung zumindest teilweise aus einer ungesicherten psychosexuellen Identität entspringen könne, da Ärzte ja gleichzeitig väterlich, männlich und aktiv sowie mütterlich, weiblich und passiv sein können, was zu einer Verunsicherung ihres gesamten Selbstgefühls und damit ihres manifesten Verhaltens führen kann.[302] Demnach bilde eine starke Mutterbindung und ein oft ambivalentes Verhältnis zum meist betont männlichen und starken Vater die biographische Grundlage dieser ungesicherten, bedrohten, persönlichen Identität des Arztes. Diese Hypothese bedarf jedoch einer genaueren Überprüfung und kann keinesfalls verallgemeinert werden. Unbestritten ist jedoch die Untersuchung Feivels an 81 Ärzten und zwei Kontrollgruppen von Patienten und gesunden Nichtärzten, aus der ein Nachweis höherer latenter Todesangst mancher Ärzte gegenüber Nichtärzten erbracht werden konnte.[303] Damit scheint ein wichtiger Anhaltspunkt für das berufliche Selbstbild von ÄrztInnen gegeben zu sein.

"Zweifellos trägt diese Neigung zur Verleugnung eigener, stark vorhandener Todesangst zum Aufbau eines beruflichen Selbstbildes bei, das den Kampf gegen den Tod in den Mittelpunkt allen ärztlichen Tuns stellt und das jeweils dann in Gefahr gerät, wenn dieser Kampf zu misslingen droht".[304]

Die Konfrontation mit PatientInnen, die trotz intensiver therapeutischer Maßnahmen progredient schwer krank beziehungsweise sterbend sind, kann somit zu einer doppelten Bedrohung für den Arzt/die Ärztin werden: einerseits als Angriff auf das berufliche Selbstbild, andererseits als Reaktivierung der eigenen, bisher unterdrückten Todesangst. In dieser Situation werden Abwehrreaktionen notwendig, die das Selbstbild wiederherstellen und die Todesangst wieder verdrängen. Deren Opfer ist meist der/die PatientIn. Daher muss diese Gefahr von den behandelnden ÄrztInnen rechtzeitig erkannt und reflektiert werden, wenn sie nicht zu einer Störung der Kommunikation führen soll. Das Selbstbild der "omnipotenten HcilcrInncn" ist allerdings nicht ausschließlich eine persönliche Schöpfung der ÄrztInnen, sondern wird eben so sehr von der Gesellschaft und dem einzelnen Individuum auf den/die behandelndeN Arzt/Ärztin übertragen. Ein Grund dafür mag darin liegen, dass die erkrankte Person dieses Bild ebenso benötigt wie die ÄrztInnen selbst.

"Diese Übertragung garantiert dem Arzt die Liebe und Zuneigung seiner Patienten sowie seine Macht und schließlich sein soziales Prestige. Ihre Grundlage ist eine allgemeine Idealisierungsbereitschaft von Gesellschaft und Individuum gegenüber dem Arzt, die aber wie alle Idealisierungen einen doppelten Aspekte hat. Der zunächst idealisierungsbereite Patient erwartet nämlich vom Arzt, dass dieser sein Idealbild nicht auch dann noch mit allen Kräften zu verteidigen sucht, wenn die

---

302 Die Untersuchung von Kasper und Feifel wurde im Jahre 1965 durchgeführt. Ich nehme an, dass sie sich aus diesem Grund nur auf Ärzte bezieht.
303Kasper. A. M., The doctor and death, in: Feivel, H. (Ed.), The meaning of death, McGraw-Hill Book Company, New York/London/Sydney, Toronto 1965
304 Meerwein, F., S 64

Enttäuschungen und Begrenzungen dieses Bildes für den Patienten längst offensichtlich geworden sind. 'Menschlichkeit' des Arztes bedeutet für den Patienten dann dessen Fähigkeit, seiner Entidealisierung durch den Kranken keinen irrationalen Widerstand entgegenzusetzen, und fordert dessen andauernde Bereitschaft auch auf der Ebene der Entidealisierung, d. h. also der Erkenntnis der Begrenztheit ärztlichen Tuns, jeweils eine neue Kommunikation mit dem Kranken suchen und finden zu können".[305]

Allzu oft allerdings ziehen sich ÄrztInnen gekränkt und bedrückt von ihren PatientInnen zurück, sobald sie sich in ihrer omnipotenten ärztlichen Rolle bedroht fühlen.

Zweifellos erhalten die psychische Gesundheit und das seelische Gleichgewicht durch das berufliche Selbstbild des/der allmächtigen Heilers/Heilerin einen großen Beitrag und tragen so zur "Funktionsfähigkeit" der Betreffenden bei. Die zumindest annähernde Erfüllung dieses Selbstbildes stellt eine Quelle der beruflichen Zufriedenheit und somit auch des eigenen Wohlbefindens dar.[306]

Menschliche Motivation und menschliches Verhalten sind in den meisten Fällen mehrfach determiniert. Insofern darf und muss die Reduktion der Motivation ärztlicher Tätigkeit auf das Motiv der Abwehr von Todesangst ebenso wie der Aufbau einer omnipotenten HeilerInnenfunktion als einseitig erscheinen. Der Grund, weshalb sie in diesem Rahmen ausführlicher behandelt wurden liegt darin, dass es eben diese Determinanten ärztlicher Tätigkeit sind, die im Umgang mit Krebskranken in Gefahr geraten und daher Abwehrreaktionen evozieren können. Andere mögliche Motivationen für die Berufswahl (Helferwille, Solidarisierung mit gesellschaftlichen Randgruppen der Schwachen und Kranken oder anthropologische und biologische Forschungsinteressen etc.) werden durch die Konfrontation mit onkologischen PatientInnen weniger bedroht und worden daher an dieser Stelle nicht herausgearbeitet.

4.2.2. FORMEN DER ABWEHR

Die Wichtigkeit und Notwendigkeit der Empathie von ÄrztInnen in den/die KrankeN habe ich bereits betont. Nur so besteht die Möglichkeit der Etablierung einer guten Beziehung. Wenn sich der/die behandelnde Arzt/Ärztin in seine/ihre PatientInnen einfühlen kann, nimmt er/sie nicht nur deren Gefühle, seelische Verwundung, Ängste, Wünsche und Aggressionen war – was auch eine gewisse diagnostische Funktion erfüllt. Sie dient eben so sehr dazu, den Kranken das Gefühl zu vermitteln, verstanden zu werden, angenommen und von ihrer Bezugsperson innerlich gehalten zu sein. Je stärker Panik, Angst und das Gefühl

305 Meerwein, F., S 64
306 Meerwein, F., S 64-65

der Hilflosigkeit der PatientInnen werden, umso intensiver wird auch ihr Bedürfnis, in dieser stützenden Beziehung zum/zur Arzt/Ärztin Ruhe, Sicherheit und ein intaktes Selbstgefühl wiederzufinden. Meerwein spricht in diesem Zusammenhang sogar von einer "Droge" für die PatientInnen.

"Verständnisvolle Präsenz am Krankenbett ist deshalb wie kaum eine andere 'Droge' geeignet, dieses Gefühl dort zu schaffen, wo es verlorengegangen, oder dort zu kräftigen, wo es beeinträchtigt worden ist. In ganz besonderer Weise gilt dies für die Beziehung des Arztes zum Krebskranken".[307]

Das empathische Vermögen der ÄrztInnen kann jedoch auf verschiedenste Schwierigkeiten stoßen, deren Erkennen eine Voraussetzung dafür ist, dass die Beziehung zu den Betroffenen nicht behindert wird. Auf die Bedeutung ärztlichen Omnipotenzdenkens und die Funktion der Abwehr latenter Todesangst als Störungsquelle wurde in diesem Zusammenhang bereits hingewiesen.

Nach Meerwein bestehen vier klinische Formen der Störung des empathischen Vermögens:

4.2.2.1. Mangelndes Unterscheidungsvermögen zwischen den eigenen Gefühlen und jenen der PatientInnen

Die wahrgenommenen Emotionen und Ängste der PatientInnen können von den eigene Gefühlen und Ängsten nicht mehr klar getrennt werden, oder die ÄrztInnen behandeln ihre PatientInnen so, als ob in ihnen dieselben Gefühle und Ängste vorhanden wären wie in ihnen selbst. Daraus ergibt sich zuweilen das Phänomen, dass der Gebrauch des Wortes "Krebs" für die ÄrztInnen weit schwieriger ist als für die Betroffenen, da sie fälschlicherweise davon ausgehen, die Metapher "Krebs" löse in den PatientInnen dieselben Phantasien, Vorstellungen und Erfahrungen aus wie in ihnen.

2.1.1.1. Überwältigung, Angst und Depression

Die Einfühlung in die Kranken löst im/in der behandelnden Arzt/Ärztin überwältigende Gefühle von Angst und Depression aus, die er/sie nicht mehr verarbeiten kann. Dadurch werden ÄrztInnen entscheidend in ihrer Funktion beeinträchtigt, was wiederum die Angst der PatientInnen verstärkt. Da sie zu wichtigen Bezugspersonen für die Kranken geworden sind, erleben sich die ÄrztInnen als nutz-, wert- oder sinnlos, was die Betroffenen zusätzlich verunsichert. Vor allem, wenn Arzt/Ärztin und PatientIn an einem vergleichbaren Zeitpunkt ihres Lebenszyklus stehen, ist die Gefahr einer derartigen Entwicklung besonders groß. Ältere PatientInnen werden jüngere ÄrztInnen seltener in diese Lage bringen, allerdings übertragen jüngere ÄrztInnen oft ihre elterlichen Idealbilder auf ältere PatientInnen. Enttäuschen jene dieses Ideal, besteht die

---

307 Meerwein, F., S 66

Möglichkeit, dass es auf Seiten der ÄrztInnen zu Empathiestörungen kommt. Diese nehmen allerdings mehr den Charakter von Gereiztheit und Auflehnung an als von Angst und Depression.

4.2.2.3. Abwehrhaltungen

Aus der Furcht vor einer inneren Überwältigung durch die Empathie werden beiM/der Arzt/Ärztin Abwehrhaltungen in Gang gesetzt, die für ihn/sie als solche nicht erkennbar sind, deren Opfer jedoch oft die PatientInnen werden.
"Lüge, Verleugnung, betonte Sachlichkeit im Umgang mit dem Patienten, kürzeres Verweilen am Krankenbett, längeres Wartenlassen auf Klingelzeichen, aber auch auf diagnostische und therapeutische Maßnahmen, Vermeidung des Gesprächs, ja schließlich in Form der 'Hoffnung auf baldige Erlösung des Kranken' gekleidete Todeswünsche können Ausdruck solcher Abwehrhaltungen des Arztes [...] gegenüber dem Patienten sein".[308]
Das Wissen, den/die PatientIn in medizinischer Hinsicht nicht mehr helfen zu können, kann Vorstellungen des rettungslosen Verlorengehens reaktivieren und damit für die Möglichkeit derartiger Abwehrformen verantwortlich sein.[309]

4.2.2.4. Projektion von Insuffizienzängsten

Ärztinnen können eigene Insuffizienzvorstellungen- oder Befürchtungen auf die PatientInnen projizieren. OnkologInnen können leicht der Täuschung verfallen, die Heilung und Abwehr der Todesgefahr bilde die einzige, ihnen von den Betroffenen entgegengebrachte Erwartung. Oft erkennen sie dabei nicht, dass es sich hier vielmehr um ihre eigene Erwartung an sich selbst handelt, die sie als Selbstverständlichkeit voraussetzen.
"Die diese Projektion begleitende 'Entdifferenzierung' des Denkens über den Kranken, die sich einzig an der Alternative 'Überleben oder Sterben' orientiert und dessen Persönlichkeit, ihre persistierenden Ängste, Beeinträchtigungen und Beschwerden nicht mitberücksichtigt, kann den Patienten tief kränken und die Arzt- Patient- Beziehung schwer belasten (Simons 1977)".[310]
In Wahrheit sind die Erwartungen der PatientInnen an die ÄrztInnen weitaus differenzierter und komplexer, als es diesen auf sie projizierten Erwartungen mancher ÄrztInnen entspricht.

---

308 Meerwein, F., S 66
309 Dies wurde eingehend untersucht und beschrieben von Glaser, B., Strauss, A., Interaktion beim Sterben, Vandenhoeck/Ruprecht, Göttingen 1974
310 Simons, C, Umgang mit Schwerkranken und unheilbar kranken Patienten, in: Kohle, K:, Bock, D., Grauhan, A., (Ed.), Die internistisch- psychosomatische Krankenstation, Editiones "Roches", Basel 1977, S 143-146, zit. in Meerwein, F., S 67

ÄrztInnen bleiben ihre Abwehrhaltungen gegenüber Krebskranken meist zum größten Teil unbewusst. Manchmal werden sie auch von Scheingründen untermauert. Solche Scheingründe wie etwa Zeitmangel, Beanspruchung durch Notfälle, die Notwendigkeit, eineN SpezialistIn heranzuziehen (zum Beispiel eineN PsychiaterIn zur Behandlung einer Depression), vorgeschützte psychologische Inkompetenz oder die Furcht, die PatientInnen in ihrem inneren Verarbeitungsprozess zu stören oder zu beeinträchtigen, stellen häufige Rationalisierungen eines die Begegnung mit den Betroffenen vermeidenden Verhaltens dar. Dabei bleibt bei den ÄrztInnen häufig ein diffuses Unbehagen bestehen, das als Indikator dafür angesehen werden kann, dass die Beziehung zum/zur PatientIn beeinträchtigt ist.

Zwar kann die Einhaltung einer gewissen inneren Distanz zwischen PatientInnen und ÄrztInnen für letztere einen wirksamen Schutz vor einer dem Bedürfnis nach intensiver Anlehnung und Inanspruchnahme entspringenden "Invasion" darstellen und damit der notwendigen ärztlichen Objektivität und Handlungsfähigkeit Vorschub leisten. Insofern darf die Abwehr nicht ausschließlich unter negativen Aspekten gesehen werden. Doch sobald es dazu kommt, dass (wie in vielen Fällen) die PatientInnen darunter leiden, ist ihre Problematisierung unerlässlich, denn nur so kann ein Verlöschen des Dialoges beziehungsweise dessen antizipatorische Verweigerung unterbunden werden.

4.2.3. DIE ÄRZTiNNEN- PATIENTiNNEN- BEZIEHUNG IN DEN STADIEN DES KRANKHEITSVERLAUFS

PatientInnen und ihre Angehörige, aber auch ÄrztInnen und Krankenschwestern und Pfleger sind im Verlauf einer malignen Erkrankung erheblichen emotionalen Belastungen ausgesetzt. Diese Belastung wird oft als ambivalent erlebt, so alternieren Tendenzen zur völligen Übernahme der Pflege- und Abhängigkeitswünsche der PatientInnen mit solchen des Rückzugs und der Distanzierung beziehungsweise können auch gleichzeitig mit ihnen vorhanden sein. Insofern kommt die Einteilung des Krankheitsverlaufs in Stadien dieser Ambivalenz entgegen, da sie es den ÄrztInnen ermöglicht, den eigenen Standort innerhalb der Beziehung zum/zur PatientIn auszumachen und so besser auf ihn/sie eingehen zu können. Andererseits können sie dadurch allerdings auch jene klinisch- objektivierende Distanz beizubehalten, die zur Verhinderung einer vollen, die Handlungsfähigkeit beeinträchtigenden Identifikation mit den Kranken notwendig ist.

Abrams beschreibt die Korrelation des körperlichen und psychischen Verlaufs als Initialstadium, fortschreitendes Stadium und Terminalstadium:[311]

311 Abrams, Ruth, The patient with cancer – his changing pattern of communication, New Engl., J. Med., Vol. 274 (No. 6), Feb. 1966, S 317-322

2.1.1.1. Prädiagnostische Phase

Die prädiagnostische Phase beginnt mit der Konsultation des Arztes/der ÄrztIn durch den /die PatientIn im Zuge einer Routine- oder Gesundenuntersuchung, eines „Durchchecken- Lassens" sowie zur Abklärung gewisser fragwürdiger Symptome, die subjektiv oder objektiv karzinomverdächtig sind. Das Ergebnis einer Studie von Schwarz ergab diesbezüglich, dass von 76 Patientinnen mit verdächtigem Mamma- Befund 73% vor der Eröffnung der Diagnose zutreffende Aussagen über die Art ihrer Erkrankung machten.[312] Die psychologische Hauptaufgabe von ÄrztInnen in der prädiagnostischen Phase liegt darin, nicht zu einer Verzögerung von Diagnose und Therapie beizutragen, da dies bei gewissen Krebsarten innerhalb von wenigen Monaten die Prognose um 10- 20 % verschlechtern kann.[313] Die Reihe von Gründen, weshalb die Betroffenen selbst oft eine Verzögerung erwirken, liegt in der Angst vor der krebspositiven Diagnose, belastenden Erfahrungen mit tumorerkrankten Familienangehörigen, Schmerzlosigkeit der Symptome (da nach manchen populären Ansichten Schmerz Krebs bedeutet und Schmerzlosigkeit Krebs ausschließt), Depressionen und latente Suizidalität, schlechter Versicherung und Angst vor hohen Kosten sowie Scheu und Scham vor körperlichen Untersuchungen, Furcht vor Krankenhäusern und Operationen ebenso wie ein masochistisches Verschieben der Interessen der eigenen Person bezüglich jener fremder Personen (Henderson 1966[314]).

Hinsichtlich der Frage der Häufigkeit der Verzögerung der Diagnosestellung durch ÄrztInnen gehen die Ansichten auseinander und schwanken bei verschiedenen Autoren zwischen Null und 1/6 bis 1/3 aller Fälle von Verzögerung.[315] Bis zum Jahre 1973 haben sich die nordamerikanischen Zahlen trotz allseits verbesserter Aufklärung über die Notwendigkeit der möglichst frühen Erfassung nicht verbessert (Hackett et al. 1973[316]). Diese Zahlen sind allerdings in den letzten beiden Jahrzehnten nicht überprüft worden. Achte glaubte jedoch, im Zusammenhang mit Mamma- Karzinomerkrankten dank der besseren Aufklärung seit den Siebziger Jahren einen Rückgang der Verzögerungsneigung feststellen zu können.[317] Doch wie hoch auch immer der ärztliche Anteil an einer Verzögerung in Diagnostik – und damit Therapie – sein mag, sie ist der ärztlichen Psyche nicht fremd und darf daher nicht vernachlässigt werden. Oft führt die Identifikation mit (meist) gleichaltrigen PatientInnen dazu. Vor allem junge, vitale Menschen, die an einem Genital- oder Mamma- Karzinom leiden, können ihreN behandelndeN

---

312 Schwarz, R., Aufklärung über die Tumordiagnose und Vorwissen bei Patientinnen unter Brustkrebsverdacht. Psychother. Med. Psychol. 34, 1984, S 111-115
313 Meerwein, F., S 78
314 Henderson, J. G., Denial and repression as factors in the delay of patients with cancer presenting themselves to the physician. Ann. New York Acad. Science Vol. 125, 1966, S 856-864
315 Meerwein, F., S 78
316 Hackett, T. B., Cassem, N. H., Raker, J. W., Patient delay in cancer, New Engl. J. Med. 289, 1973, S 14-20
317 Achte, K., Vauhkonen, M. L., Achte, A. M., Psychological Factors and Prognosis in Cancer. Psychiatrica Fennica 1979, S 19-24

Arzt/Ärztin bisweilen leicht dazu verleiten, mit ihnen zu konspirieren. Die Neigung zur Verzögerung mancher ÄrztInnen hinsichtlich ihrer eigenen Person wurde 1953 in einer Studie mit 229 krebskranke ÄrztInnen untersucht, in der nachgewiesen wurde, dass ÄrztInnen, welche erste Symptome verspüren, oft den ungeeignetsten Kollegen aufsuchen und eine ebenso ausgeprägte Verzögerungshaltung einnehmen wie die Durchschnittsbevölkerung.[318] Insofern sollten sich ÄrztInnen, die sich bei Malignomverdacht negativ entscheiden, ihrer eigenen psychologischen Funktionen sicher sein, um die Entscheidung zwischen Verzögerung und eventuell wiederholter Anwendung eingreifender Maßnahmen (Beispiel Mammographie) reflektiert und dem Ernst der Situation angemessen treffen zu können. Sonst kann bereits hier das Vertrauen der Betroffenen eingeschränkt werden, wie etwa im Falle Alexandras, die ein halbes Jahr nach der letzten unauffälligen Mammographie die Diagnose Brustkrebs erhielt. Aus ihrer Erzählung geht deutlich hervor, dass sie auch jetzt noch nicht weiß, weshalb ihr Tumor bei dieser ersten Untersuchung nicht entdeckt worden war. Ein aufklärendes Gespräch über Möglichkeiten und Grenzen der diagnostischen Untersuchungen hätte hier mit Sicherheit viele offene Fragen beantwortet und das möglicherweise nagende Gefühl des Misstrauens beheben können.

2.1.1.2.   Initialstadium (diagnostische und erste Behandlungsphase)

Im Initialstadium herrscht zwischen Arzt/Ärztin und PatientIn oft ein gewisser Optimismus vor. Zu diesem Zeitpunkt haben beide Seiten oft guten Grund zur Annahme, die Krankheit heilen oder ihren Verlauf aufhalten zu können. Bei einer sorgfältigen Handhabung der Informationspflicht (siehe dazu unter 4.3.) entwickelt sich die Beziehung zwischen beiden Seiten in den meisten Fällen offen und wahrhaftig. Sowohl dies als auch das Wissen über die nun einzuleitenden therapeutischen Maßnahmen, Möglichkeiten und Ziele kann dazu führen, dass die PatientInnen den durch die Diagnose „Krebs" ausgelösten initialen Schock und das psychische Isolations- und Weltuntergangsgefühl gut zu überwinden imstande sind. Eine sich nun einstellende Verleugnungsabwehr im Sinne eines „vielleicht ist doch alles nicht so schlimm" beziehungsweise Vermutungen über einen Irrtum in der Diagnose müssen in diesem Stadium als adaptiv bezeichnet werden. Die adaptive Verleugnung (siehe unter 2.1.) dient der Anpassung an die neue Situation und die kurativen therapeutischen Möglichkeiten. Ebenso erleichtert sie den PatientInnen die Beteiligung an den Behandlungsmaßnahmen. Trotz des die Initialphase häufig kennzeichnenden Optimismus sind sich die meisten Betroffenen jedoch bewusst, dass methodisch nur durch die Beobachtung des Verlaufs die Möglichkeit besteht, Stillstand oder Heilung des malignen Prozesses zu attestieren. Aus diesem Grund fühlen sich viele auch nach dem erfolgreichen Durchlaufen des Initialstadiums nicht „krebsfrei", selbst, wenn ihnen dies von den

---

318 Robbins, G. F., MacDonald, M. C., Pack, G. T., Delay in the diagnosis and treatment of physicians with cancer. Cancer 6, 1953, S 624-626

behandelnden ÄrztInnen suggeriert wird. Wenn diese in den Gesprächen mit den PatientInnen nicht bemerken, dass sie diese Angst verleugnen, darauf nicht empathisch eingehen oder sogar einen an die PatientInnen gerichteten Vorwurf daraus ableiten, so können sich bereits in dieser Phase ernsthafte Trübungen in der ÄrztInnen- PatientInnen- Beziehung einstellen.[319]

2.1.1.3. Progredienzstadium (Metastasierung und zweite Behandlungsphase)

Das Verhalten der PatientInnen erfährt im Progredienzstadium oft eine erhebliche Veränderung. Die anfängliche Hoffnung ist verschwunden, häufig stellt sich ein Misstrauen gegenüber den bisher angewandten Behandlungsmethoden ein. Ärztliche Konsultationen werden vermieden, verzögert und verschoben. Durch die bereits erörterten Abwehrmechanismen der ÄrztInnen kann es auch von ihrer Seite zu einem veränderten Umgang mit den Kranken kommen. Indem sie ihre eigenen Gefühle von Machtlosigkeit und Selbstentwertung in die PatientInnen projizieren (siehe oben), werden diese dadurch zu TrägerInnen unbewusster Selbstzerstörungsimpulse.

„Gerade durch derartige, seinen bewussten Absichten widersprechenden Abwehrhaltungen [...] kann der Arzt dem ihn jetzt sehr aufmerksam beobachtenden Patienten signalisieren, was er eigentlich zu vermeiden hoffte: dass sich der Verlauf der Krankheit ärztlicher Kontrolle entzogen hat. Angst und Verzweiflung, die der Arzt durch sein Verhalten verhindern wollte, werden schließlich dadurch im Gegenteil verstärkt".[320]

Im Progredienzstadium kommt es zu einer gesteigerten Abhängigkeit der Betroffenen von ihren ÄrztInnen. Dies entspringt für gewöhnlich dem dringender werdenden Bedürfnis nach Schutz und Unterstützung. Doch auch hier bewahrt die Abhängigkeit ihren zwiespältigen Charakter, indem sie einerseits die Erwartungen eines zugewandten Verhaltens und positiver Mitteilungen und Maßnahmen der ÄrztInnen verstärkt. Andererseits steigert sie jedoch auch die Erwartung des ärztlichen Rückzugs, des Fallengelassenwerdens aufgrund der Unheilbarkeit und der negativen Nachrichten durch die ÄrztInnen. Auf dem Boden dieser Ambivalenz wächst die Scheu der PatientInnen, sich mit offenen Fragen an die ÄrztInnen zu wenden, da sie diese nicht mit unangenehmen Fragen belästigen und damit Gefahr laufen möchten, den ärztlichen inneren Rückzug zusätzlich zu erhöhen. Anstatt der offenen, direkten Fragen beschränkt sich der/die Kranke auf ein stilles Beobachten des ärztlichen Verhaltens, Tuns und Lassens, aus dessen Resultat er/sie die Regeln für das eigene Verhalten abzuleiten versucht.[321]

---

319 vgl. Meerwein, F., S 80f
320 Meerwein, F., S 81
321 Meerwein, F., S 82

2.1.1.4.   Terminales Stadium

Für Abrams bildet das Schweigen die Sprache des terminalen Stadiums. Dabei versteht er Schweigen nicht als Verschweigen, sondern als averbale Kommunikation, die das Reden überflüssig macht.

„Es erstreckt sich vor allem auf jene Bereiche, in denen der Patient die stärkste Angst empfindet, und bringt stillschweigendes Verständnis dieser Ängste durch den Arzt zum Ausdruck".[322]

Wenn sich die Kranken durch eine solche averbale Kommunikation gehalten fühlen können, kann dies ihrem Bedürfnis nach Geborgenheit wesentlich entgegenkommen.

Wie nun die Praxis des ärztlichen Verhaltens und seiner Abwehrmechanismen aussehen kann und inwiefern sich daraus klare Defizite im Umgang mit den PatientInnen ergeben, beschreibt das folgende Kapitel.

4.2.4. MÄNGEL IN DER ÄRZTiNNEN- PATIENTiNNEN- BEZIEHUNG

„Da bist du einfach – eine Nummer, nicht, ... ein Akt halt, nicht. Sicher, sie werden sich auch nicht viel denken." (Alexandra, Interview 3)

4.2.4.1.   Praxisbezogene Defizite

Im Verlauf der Behandlung von Krebskranken sind ÄrztInnen entweder gezwungen, sich wirklich als Person einzusetzen, oder sie müssen wirksame Abwehrmaßnahmen ergreifen (siehe oben). Diese Abwehrhaltungen können in der Praxis verschiedenste Formen annehmen:

---

322 Meerwein, F., S 82-83

a) Die Fachsprache

ÄrztInnen wissen, was sie sagen, können aber davon ausgehen, dass die Fachtermini, die sie gebrauchen, für die PatientInnen unverständlich sind und wenig Sinn ergeben. Hier verstößt die Sprache gegen ihre eigentliche Funktion, indem sie den Sinn des Gesagten mehr verschleiert als mitteilt. Im direkten Kontakt mit den Betroffenen kann dies dem Bedürfnis des Arztes/der Ärztin entgegenkommen, keine weiteren Erklärungen abgeben zu wollen, sich Diskussionen und lästiges Nachfragen zu ersparen oder auch, eigene Emotionen hinter der sachlichen Ebene der Fachsprache verdecken und sich distanzieren zu können. Die PatientInnen wagen oft nicht, nachzufragen und eine „verständliche Version" des Gesagten zu verlangen (weiteres dazu siehe unter 4.4.).

„Weil zuerst fragst du nicht den Doktor, und dann traust du dich nicht mehr." (Alexandra, Interview 3)

b) Der Zynismus

Zynismus kann ebenfalls eine Abwehrstrategie darstellen. Unter der Maske des Zynismus werden jene Dinge, die den Betroffenen wichtig sind, durch die Haltung der ÄrztInnen in den Staub gezogen und gemein gemacht. Dies kann teilweise schon im Studium beginnen, wenn derbe Späße und eine profane Sprache (etwa in Sezierkursen) den Zweck haben, bestimmte Gefühlsregungen wie Mitleid bis hin zu Depressionen zu überspielen.

c) Requisiten und Rituale

Es gibt auch die Abwehr durch Requisiten, die darin besteht, immer etwas Gegenständliches zwischen sich und die PatientInnen zu schieben. Dies kann eine Sauerstoffmaske, ein Stethoskop oder eine subkutane Spritze darstellen. Dieser Gegenstand wird zum die Aufmerksamkeit auf sich ziehenden Punkt, der die ÄrztInnen von den PatientInnen abschirmt und vor einer direkten Begegnung auf der (mit-) menschlichen Ebene schützt.
Auch ritualisierte Handlungen können der Abwehr dienen. Eine Ärztin kann das Zimmer betreten und den Puls fühlen. Dieser Kontakt kann für den Kranken ermutigend sein und womöglich ein Gefühl der Obhut und der speziellen Sorgsamkeit hervorrufen, ohne jedoch für die Ärztin von tieferer Bedeutung zu sein. Andere Rituale sind vor allem in Operationssälen und Sektionsräumen verbreitet. Auch hier handelt es sich um fest gefügte Verhaltensweisen, die zwischen einer direkten Auseinandersetzung mit den PatientInnen als Personen stehen.

d) Die Unpersönlichkeit

Im Zuge dieser Abwehrhaltung geraten die Betroffenen nur als „Fall" oder Krankheit ins Blickfeld („das Mamma- Ca auf 14"). Die Tendenz, sich möglichst nur auf Krankheit und/oder Symptome zu beziehen, ermöglicht den ÄrztInnen, sich nur mit dem Teil der PatientInnen zu beschäftigen, bei dem sie sich sicher und dem sie sich gewachsen fühlen.

„In den Grenzen seiner beruflichen Zuständigkeit führt der Arzt das Kommando – und darum grenzt er – wie andere Wissenschaftler auch – seinen Tätigkeitsbereich ab".[323]
Durch die Betonung des Unpersönlichen können ÄrztInnen die Beziehung zu den Kranken aufnehmen und wieder abbrechen, ohne sich mit Gefühlen auseinandersetzen zu müssen, mit denen sie nur schwer fertig werden könnten.

e) Die Routine

Die Krankenhausroutine nimmt den PatientInnen beinahe unmerklich jene Aspekte ihres Lebens, die ihre Persönlichkeit und Würde bestimmen. Der Verlust jeglichen Privatlebens wird von den Kranken selbst gewöhnlich als selbstverständlich hingenommen, die fortwährende Veränderung ihrer Lebensweise ist allerdings ein Mittel, sie zu etwas Geringerem zu machen, als sie waren. ÄrztInnen, Krankenschwestern, Pfleger und Putzfrauen betreten das Zimmer ohne Zögern, kommen und gehen, als seien die persönlichen Interessen der PatientInnen der Krankenhausroutine untergeordnet. Dem Versuch einer Neuregelung in einem Krankenhaus, wonach ÄrztInnen, Schwestern und alle anderen gebeten wurden, erst anzuklopfen, bevor sie ein Krankenzimmer betraten, wurde energisch Widerstand geleistet. Es ist anzunehmen, dass diese Maßnahme das Angstgefühl verstärkt hätte, das bei einer Begegnung auf der Basis Mensch zu Mensch in diesem Kontext auftreten kann.[324] Dieses Phänomen zeigt sich nicht nur im stationären, sondern auch in vielen anderen Bereichen des praktischen Umgangs mit PatientInnen.

„...Und bei der Chemo, ja, da ist es schon ein bisschen arg gewesen. Da sitzt du halt die vier, fünf Stunden in einem Kammerl drinnen, dann kommt halt der Arzt und hängt dir die Leitung neu an, das ist nicht so angenehm." (Sonja, Interview 1)

f) Die „Es- Es "- Beziehung

Wenn ein Mensch zum „Fall" wird, fällt es den Behandelnden leicht, die Rolle des/der Verteilers/Verteilerin von exaktem, medizinischen Wissen und daraus abzuleitenden Maßnahmen zu übernehmen, An diesem Punkt werden sie im selben Maß zu einem „Es" wie die PatientInnen.
„Indem er [der Arzt] auf diese Weise das Selbst vor der echten Begegnung schützt, geht ein Teil des Selbst verloren, der vielleicht für die therapeutische Beziehung sehr wichtig ist. Es ist möglich, dass in der Seele des Arztes eine fundamentale Furcht vorhanden ist, er könne die Erwartung des Patienten nach Allmacht nicht erfüllen, und er fühlt sich selbst in der Rolle, die der Patient ihm

---

323 Bowers, M. K. u. a., S 61
324 Bowers, M. K., S 61

aufdrängen möchte, nicht wohl. Indem er die volle Bedeutung der Beziehung verneint, verweigert er dem Patienten eine besondere Form der Therapie".[325]

4.2.4.2. Auswirkungen auf die PatientInnen

Im Zuge dieses Überblicks über die „Masken" des ärztlichen Verhaltens im Umgang mit Krebskranken ist es wichtig, sich über die Gründe dieses Verhaltens im Klaren zu sein, um nicht vorschnell pauschal negativ zu urteilen. Auch gehen derartige Verhaltensweisen an den behandelnden ÄrztInnen nicht spurlos vorüber. Wenn sie die Auseinandersetzung mit ihren eigenen Ängsten endlos aufschieben, begeben sie sich tief in die Welt der Illusion. Dies birgt die Gefahr, die illusorische Welt als die reale zu begreifen und sich ihr bereitwillig anzupassen. Von mindestens ebenso großer Bedeutung erscheint mir allerdings die Betonung der Auswirkungen auf die PatientInnen zu sein. Nirgendwo in der Beziehung zwischen ÄrztInnen und PatientInnen kommen die Abwehrhaltungen mit solcher Gewissheit zum Tragen wie bei der Begegnung mit krebskranken oder sterbenden Menschen.[326]
Diese werden für die PatientInnen mitunter deutlich spürbar:
Sie fühlen sich durch die unverständliche Fachsprache überrollt und es ist ihnen peinlich, ihre Unwissenheit zugeben zu müssen:

„Warum eigentlich die Brust wegtun, habe ich auch nicht so mitbekommen." (Alexandra, Interview 2)

Der Zynismus von ÄrztInnen wirkt verletzend und demütigend. Bestimmt kann Ironie bei gewissen PatientInnen so manche Situation entspannen und Dinge ansprechen, die sonst vielleicht nicht zur Sprache kämen. Doch leichtfertige zynische Bemerkungen sind im Zusammenhang mit Tumorerkrankten in den allermeisten Fällen fehl am Platz, da sie die Betroffenen kränken und das entwerten, was für sie wichtig und bedeutsam ist.

„Dann hab ich dir das ja erzählt von diesem Oberarzt, nicht, wie der das gesagt hat, nicht, [...]. Nein, zuerst hat er mich noch gefragt, ob ich gestillt habe, habe ich gesagt: ‚Ja, ich habe gestillt'. Dann hat er gesagt: ‚Dann stimmt das auch nicht, die alte Weisheit, was sie immer sagen: Frauen, was stillen, kriegen keinen Brustkrebs, nicht. Oder, das hat er noch gesagt, ..." (Alexandra, Interview 2)

Durch den unpersönlichen Umgang werden PatientInnen auf ihre Erkrankung dezimiert und zu bloßen Fällen, OP- Terminen und medizinisch- pflegerischen Betätigungsfeldern. Die ärztliche Weigerung, hinter dem zu behandelnden

325 Bowers, M. K., S 62
326 Bowers, M. K., S 62

Körperteil auch auf den dazugehörigen Menschen und dessen Persönlichkeit einzugehen, empfinden die Betroffenen großteils als Entwürdigung und als Gleichgültigkeit gegenüber ihrer Persönlichkeit im Allgemeinen und ihren Gefühlen im Besonderen. Dies wird jedoch meist als Selbstverständlichkeit und unabänderliches Faktum hingenommen. Teilweise versuchen die Betroffenen, diese Indifferenz mit Zeitmangel sogar noch zu rechtfertigen, seltener wird auf Defizite in der Ausbildung hingewiesen:

„Die haben einen mords Stress, der Doktor wird auch einen Stress haben, der muss wieder die anderen Termine alle machen, ... und dann triffst du ihn eh nie mehr. Triffst ihn zwar schon, aber weißt schon, hast nichts mehr zu tun mit den Doktoren. [...] Dann hast du da nicht erfragt, und dann siehst du den Doktor aber nicht mehr, dass du da wieder, verstehst du, zwischenhinein wieder einmal." (Alexandra, Interview 3)

„Und das ist halt die Routine der Ärzte, dass da einfach getrennt wird."
„Das glaubt man nicht! Und dass Körper und Seele eins sind, das sollen sie einmal einsehen! Dass man das nicht trennen kann. [...] Nein, das lernen sie nicht!" (Sonja, Interview 1)

Ein erschütterndes Beispiel für die ärztliche Nichtachtung der Gefühle einer Patientin, das schonungslose Übergehen ihrer Person und das rücksichtslose Ausweichen vor der darauf eintretenden Reaktion gibt folgende Sequenz aus dem Interview mit Sonja, die ich später noch im Zuge des Kapitels Kommunikation aufgreifen werde:

„Nichts, gar nichts, gar nichts! Darum bin ich ja auch so fix und fertig gewesen. [...] Ich bin im letzten Bett beim Fenster gelegen, und sie ist schon bei der Tür hinausgegangen, die Oberärztin, und schreit mir zurück herein: ‚Morgen fangen wir dann mit der ersten Chemo an. Sie kriegen sechs Chemos und fünfundzwanzig Strahlen!'. Das war ihr, dann war sie aber auch schon bei der Tür hinaus, sie hat mir nicht, ich habe nicht einmal eine Antwort geben können oder eine Frage stellen können, nichts! Sie war weg! Und dann war ich so geschockt, dass ich mir gedacht habe: Hat die jetzt mit mir geredet? Meint die jetzt schon mich? [...] Und da kommen irre Gedanken, wo man nicht weiß, was jetzt da, trifft das jetzt mich? Ich kann gar nicht sagen, was da alles durch meinen Kopf gegangen ist. Ich hab dann einen fürchterlichen Weinkrampf gekriegt [...]." (Sonja, Interview 1)

Diese Sequenz zeigt deutlich den Grad der Verunpersönlichung, dem PatientInnen von Seiten der behandelnden ÄrztInnen ausgesetzt sind und das Leid, das daraus entsteht, wenn jene glauben, sich hinter diese Barriere zurückziehen zu müssen. Hätte sich diese Ärztin auch nur einen Moment Gedanken über die Frau gemacht, der sie diese Dinge sagen muss und sich in sie eingefühlt beziehungsweise wenn sie schon im Vorfeld eine Beziehung zu ihr aufgebaut hätte, würden derartige

Dinge nie geschehen. Was daher notwendig und gefordert ist, ist das reflexive Bewusstwerden der eigenen Abwehrhaltungen und ihre Be- und Verarbeitung. Erst dann kann eine sinnvolle Beziehung zu den Betroffenen aufgenommen werden. Wenn ÄrztInnen einen echten Gedankenaustausch mit den PatientInnen beginnen, verlassen sie den Standpunkt der Autorität und der Allmacht, da sie selbst keine Autorität gegenüber der Krankheit und dem dadurch oft indizierten Sterben besitzen, ebenso wenig, wie sie die endgültige Wirklichkeit des Todes leugnen können. Durch dieses Verhalten können sie sich von den Ängsten befreien, die den Sinn für die Wirklichkeit und das Erleben der Betroffenen verfälschen, wie auch von einer Handlungsweise, die sie gerade von jenen Menschen distanziert, denen sie helfen sollten.[327]

„Deshalb darf der Patient eben nicht als ein Handlungsobjekt, als Ziel einer therapeutischen Maßnahme, als ‚Klient' oder ‚Patient' etikettiert werden; er ist nie beschädigtes Organ oder beschädigtes Bewusstsein, sondern ein Mensch mit einem Namen und einem unverwechselbaren Charakter".[328]

Geschieht dies nicht, besteht die große Gefahr, dass die PatientInnen sich verlassen, entwürdigt und gedemütigt fühlen. Denn wenn sie sich in ihrer existentiellen Krisensituation, die sie als bedrohlich erfahren und erleben, neben Schock, Trauer und Angst zusätzlich noch der Untergrabung des Bedürfnisses nach Respekt und Bewahrung ihrer persönlichen Würde ausgesetzt fühlen, „kann sich die Anstrengung, Haltung zu bewahren, als zu schwierig erweisen, und dann fühlt sich der Patient oft gedemütigt. Krankheit an sich kann nicht demütigend sein. Demütigung ist eine besondere Beziehung zwischen Menschen und kann daher nicht von einer Sache hervorgerufen werden".[329]

Ein solches ärztliches Verhalten leistet zudem den negativen Auswüchsen verschiedener Bewältigungsmechanismen wie Verleugnung, gesteigerten Ängsten und Depressionen Vorschub.

„In dieser Zeit ist es besonders wichtig, dass die Beziehung zwischen Arzt und Patient offen, frei und stabil ist. Manche Ärzte hoffen, durch selektive oder totale Verleugnung des Krankheitszustandes das Auftreten solcher Depressionen zu verhindern oder zu ihrer Behandlung beitragen zu können. Meist wird dadurch aber das Gegenteil, nämlich eine Vertiefung der Depression bewirkt, da die Verleugnung durch den Arzt das Isolationsgefühl des Kranken verstärkt".[330]

Besteht jedoch die Möglichkeit für die PatientInnen, mit ihrer/ihrem behandelnden Arzt/Ärztin offen und frei zu kommunizieren, so klingt die Depression oft rasch ab. Insofern kann es nicht Aufgabe der ÄrztInnen sein, derartige Depressionen zu verhindern (was aus bereits erwähnten Gründen der Krankheitsverarbeitung auch nicht sinnvoll wäre), als vielmehr, sie mitzutragen und zu behandeln, wenn sie sich entwickelt haben.

---

327 Bowers, M. K, S 63
328 Rest, F., S 143
329 Lamerton, R., S 62
330 Meerwein, F., S 99f

„Ja, mit dem [Neurologen] komme ich gut aus. Wenn ich wieder mal das Bedürfnis habe, ich möchte heulen oder was, es steht mir alles bis daher, dann braucht er nur einmal so die Hand bei mir so herumlegen, dann geht es schon los. [..] Der kann das. Aber er hat eben auch nicht immer so viel Zeit, nicht."
(Rosalia, Interview 3)

Die Erkenntnis, dass depressive Kranke vermehrt einem ungünstigeren Krankheitsverlauf unterliegen als jene, deren Depression aufgrund einer tragfähigen und nicht durch Lügen und Ausweichen beeinträchtigten Beziehung zum/zur Arzt/Ärztin abklingt, gilt als gesichert.[331]

4.2.4.3. Der Einsatz von Sedativa und das Zugeständnis von individuellen Reaktionsphänomenen

An dieser Stelle möchte ich das Beruhigungsmittel erwähnen, das zuweilen bei depressiven PatientInnen verabreicht wird.

„Also ich muss sagen, ich war nervlich am Ende, nicht. Also total. Ich muss ja jetzt auch Tabletten nehmen für das." (Alexandra, Interview 3)

Natürlich kann die Verordnung von Psychopharmaka (sedierende Antidepressiva bei agitierten, anregende Antidepressiva bei gehemmten Depressionen) in schweren Fällen kurzfristig zur subjektiven Entspannung der PatientInnen beitragen und ihnen einen wertvollen Moment der Ruhe und Beruhigung schenken. Doch gilt zu beachten, dass bei dieser Form der Symptombekämpfung die Wurzel des Übels nicht angegriffen wird und es manchmal vielleicht mehr darum geht, die PatientInnen und ihr unangenehmes Verhalten weiter von jeder Beziehung zu entfernen, die zwischen ihnen und dem behandelnden Umfeld entstehen könnte. Insofern kann auch das Sedativum eine Abwehrstrategie sein.
„Wenn man ein Beruhigungsmittel verordnet, ist das in Wirklichkeit oft gleichbedeutend damit, [...] dass man vom Patienten verlangt, eine Maske anzulegen, mit der er seiner Verpflichtung bei der „Es- Es" -Beziehung nachkommen kann und die mit den Masken verglichen werden kann, die der Arzt trägt, um eine echte Begegnung mit dem kranken Menschen zu vermeiden".[332]
Die tatsächlichen Gründe ihres Verhaltens wie Angst, Zorn oder die Rebellion gegen eine (subtile) Entmündigung und vieles mehr bleiben unangetastet, was über einen längeren Zeitraum das Wohlbefinden der PatientInnen massiv beeinträchtigen kann.

„Du kannst nicht alles mit Tabletten runterschlucken, das ist einmal logisch."
(Alexandra, Interview 3)

---

331 Meerwein, F., S 100
332 Bowers, M. K, S 62-63

In diesem Zusammenhang möchte ich einen zweiten Aspekt anfügen:
KrebspatientInnen neigen dazu, „undiszipliniert" und rebellisch zu sein, und sie tragen diesen inneren Kampf auch nach außen. Für sie selbst ist dies in gewisser Weise hilfreich, für die Umgebung allerdings außerordentlich belastend. Dieses Verhalten kann auch nicht als Durchgangsstufe betrachtet werden, weil es teilweise eng mit dem veränderten Selbstbild verbunden ist. Angst, Zorn, Depression, Rebellion, Trauer, Regression – wie auch immer sich diese Phänomene individuell äußern mögen, die Frage lautet: inwieweit sind sie den Betroffenen zuzugestehen? Niemand von uns kann abschätzen, wie wir selbst in einer derartigen Extremsituation reagieren würden. Deshalb denke ich, dass gegenüber onkologischen PatientInnen ein großes Maß an Toleranz gegenüber ihrem Verhalten und dessen Schwankungen angebracht ist.

„Sie haben das Recht, so zu sein, wie sie gerade sind. Zwar haben sich Betrachtungsweisen in Medizin und Pflegewissenschaften inzwischen so sehr erweitert und zugleich verengt, dass eine allgemeine Pathologisierung sozialer Auffälligkeiten und abweichenden Verhaltens zu befürchten ist, aber die ‚Verrücktheiten' sind gerade angesichts des Sterbens ein ‚heiliger Besitz' des Menschen".[333]

Die notwendige Reaktion auf so genannte „schwierige PatientInnen" ist, ihnen nicht auszuweichen. Dazu sind ÄrztInnen nur imstande, wenn sie sich innerlich weder wehren noch fürchten. Im Kontakt mit Krebskranken müssen die Betreuenden lernen, zuzuhören und manchmal auch unbegründeten Ärger hinzunehmen in dem Wissen, dass das Aussprechen ihres Zorns den PatientInnen Erleichterung verschafft und ihnen ein Gefühl der Geborgenheit vermittelt, wenn sie dadurch nicht verurteilt und gemieden werden.[334]

Selbstverständlich kann es nicht darum gehen, Krebskranke durchgehend „in Watte zu betten" und alle Ausbrüche ohne Gegenwehr über sich ergehen zu lassen, denn gerade darin liegt oft der Schlüssel zu deren Gefühl von Isolation und Autonomieverlust. Ebenso gibt es Grenzen von Ertragbarem und Akzeptablen für die Betreuenden, die bisweilen durchaus dazu aufgefordert sind, klare Worte zu sprechen. So wurde beispielsweise ein stark regredierter onkologischer Patient im Rollstuhl, dessen Frau unter seiner Passivität sehr litt und über ihre Kräfte hinaus beansprucht wurde, von seinem behandelnden Arzt mit nicht gerade zimperlichen Worten auf seine Regression aufmerksam gemacht. Dies bewirkte fast schlagartig eine radikale Veränderung seines Verhaltens, die Steigerung seiner Aktivität (wie etwa verstärktes Training seiner Armmuskulatur) und dadurch eine Entlastung der angespannten Beziehung zwischen ihm und seiner Frau. Ohne Einschaltung des Arztes und vor allem nicht durch das Einnehmen diverser Medikamente wäre diese zur größeren Zufriedenheit aller Beteiligten beitragende Entwicklung bestimmt nicht möglich gewesen. Doch Tumorkranke äußern ihre Bedürfnisse nur schwer. Sie neigen zu unwahrhafter Harmonie, sind oft überangepasst und von Selbsthass gezeichnet. Die Wechselwirkungen zwischen der Erkrankung

333 Rest, F., S 143
334 Kübler- Ross, E., Interviews mit Sterbenden, S 74ff

einerseits und ihren persönlichen beziehungsweise sozialen Faktoren andererseits ist sehr groß. Die Berücksichtigung dieser engen Verzahnung und deren Umwandlung in ein Konzept ist daher ein wichtiger Faktor in ihrer Betreuung.[335] Ebenso muss bedacht werden, dass ein schwieriges und nicht sofort nachvollziehbares Verhalten von PatientInnen mitunter als Ausrede für die Distanzierung von ihnen benutzt wird.

„Mit diagnostischen Begriffen (wie etwa der „Cerebralsklerose in der Gerontopsychiatrie) werden oft recht rational, aber eben anders handelnde Personen als verwirrt, also konstant sinnlos handelnd eingestuft, um über einen derart medizinisch klingenden Begriff verminderte Kommunikation und geringeren Personalaufwand als gerechtfertigt erscheinen zu lassen".[336]

Eine funktionierende, stützende und ehrliche Beziehung zwischen ÄrztInnen und PatientInnen erhält demnach in der Betreuung von Tumorkranken eine besondere Bedeutung. Indem sie das Gefühl vermittelt, auch in dieser Phase des Lebens und im Kontext einer schwer zu behandelnden oder unheilbaren Krankheit als Person ernst genommen zu werden und weiterhin zu zählen, garantiert sie größeres subjektives Wohlbefinden und kann unterbinden, dass sich Abwehrmechanismen und Ängste verselbständigen. Ebenso verhindert sie das Aufkommen von Isolation und Gefühlen der Einsamkeit und Entwürdigung. Doch ihr Stellenwert geht weit über das subjektive Wohlbefinden hinaus. Einer Studie zufolge (Kennedy et al. 1976[337]), bei der 22 PatientInnen mit unterschiedlichen Tumorerkrankungen, die fünf bis zwanzig Jahre überlebt hatten und seit mindestens fünf Jahren therapiefrei waren, psychologisch nachuntersucht worden waren, wurden eine gute Beziehung zum Arzt/zur Ärztin und der Glaube an Gott als die beiden hauptsächlichsten Gründe für das gute Behandlungsergebnis angegeben.

Vor allem auch aus diesem Grund ist die direkte und aktive Förderung der Beziehung zum/zur PatientIn gefordert. Diese Förderung gelingt durch ein gezieltes Auseinandersetzen mit dem subjektiven Erleben und der individuellen Situation der Betroffenen. Das Hinterfragen der Annehmlichkeiten und der Richtigkeit pflegerischer Handlungen, das eingehende Zuhören auf Erzählungen, das Solidarisieren mit der persönlichen Problemsituation eines/einer PatientIn (zum Beispiel gegen den Schmerz, das Alleinsein oder die noch nicht gelungene Atmosphäre auf der Station) – was nicht notwendigerweise Parteinahme bedeutet, können hier schon viel Positives bewirken. Sich selbst als BetreuendeR nicht über die Betroffenen zu erheben und den Kontakt über die eigentliche ärztliche oder pflegerische Handlung hinaus aufrechtzuerhalten und weiteren Kontakt (vielleicht mit einer präzisen Zeitangabe) in Aussicht zu stellen, bedeutet den PatientInnen meist sehr viel.[338]

---

335 Rest, F., S 207
336 Rest, F., S 143
337 Meerwein, F., S 119
338 vgl. Rest, F., S 197

Diese persönlichere Begegnung mit schwer- und unheilbar Kranken kann für die Betreuenden eine Chance darstellen, einen direkteren und ehrlicheren Zugang zu den eigenen, oft verschütteten Gefühlen zu finden, die das Erleben von Verlust, Angst, Trauer und Trennung in uns freisetzt und an alte Fragen in uns rühren. Im Umgang mit diesen Menschen ist neben der Fachkompetenz im besonderen Maß auch die Sozialkompetenz gefordert. Leider wird die professionelle Schulung dieser menschlichen Kompetenz oft zu sehr dem Zufall und dem persönlichen Gutdünken oder Interesse überlassen. Doch unter dem Gesichtspunkt einer guten, patientInnenorientierten Betreuung und optimalen psychohygienischen Bedingungen für OnkologInnen erscheint eine Verschränkung fachspezifischer Lehrinhalte und die fachlich angeleitete Auseinandersetzung mit den eigenen Gefühlen und Gedanken unumgänglich.[339] Dies setzt jedoch die Bereitschaft voraus, sich nicht nur als ExpertIn, sondern auch als Mitmensch einzubringen. „Noch anspruchsvoller als die *fachliche* Expertise ist ihr Komplement: die *einfühlsame Partnerschaft*".[340]

Dieser Rückzug von der „Ebene Arzt/Ärztin" impliziert jedoch, sich von einem allmächtigen ärztlichen Fremd- und Selbstbild zu trennen und von diesem bewunderten (manchmal unfreiwillig eingenommenen) HelferInnen- Podest zu steigen. Nur so können ÄrztInnen zu einer realistischen Einschätzung ihrer eigenen, begrenzten Möglichkeiten und Kräfte kommen und sich in adäquater Weise den PatientInnen widmen.

„Mit anderen Worten: Der Elfenbeinturm des Arztes bröckelt ab. Und das ist richtig, wenn das körperliche und geistige Wohlbefinden des Patienten in Frage steht. Schließlich ist die Medizin nicht länger mehr für die Situation zuständig: Der Tod übernimmt das Kommando. Keine noch so bedeutende Berufstradition oder Etikette, aber auch keine Verwaltungsschwierigkeiten können eine Entschuldigung für das Versagen sein, dass man den offensichtlichen Bedürfnissen eines sterbenden Menschen nicht entspricht".[341]

Jene MedizinerInnen, die nur der spannende Casus interessiert und die auf ihren Visiten die Zimmer mit den unheilbar Kranken und sterbenden PatientInnen überspringen, sind mittlerweile selten, auch wenn sie nicht aussterben. In menschlich geführten Krankenhäusern und Kliniken sind sie untragbar geworden. Viele ÄrztInnen stellen sich mittlerweile der Herausforderung einer menschlichen Begegnung mit Krebskranken und verzichten auf das Verschanzen hinter unverständlichen Befunden, Computern oder der respekteinflößenden Aura des weißen Mantels. Doch den paracelsischen Lehrspruch „Barmherzigkeit als erster Schulmeister des Arztes" kann ich auf dem Hintergrund meiner Gespräche im Zuge dieser Studie nicht bestätigen. Wäre dies der Fall, so könnten sich nicht derartig schockierende Szenen dokumentieren lassen wie im Falle Sonjas und Alexandras (wobei auch Rosalia und Jasmin hier deutliche Defizite durchblicken lassen). Trotz Symptomen der Wandlung des ärztlichen Bewusstseins erweisen

---

339 Specht- Tomann/Tropper, S 14
340 Nager, F., Arzt und Tod, in: Mettner, M., Wie menschenwürdig sterben?S 160, Hervorhebungen im Original
341 Lamerton, R., S 44

sich aktives Zuhörens, das Einflößen von Vertrauen und Zuversicht, Präsenz und Einfühlung sowie Tröstung, Bezogenheit und geduldiges Hinhören nach wie als erschreckend weitläufiges Desiderat im praktischen ärztlichen Umgang mit onkologischen PatientInnen.

4.2.5 SICH ZURECHT - FINDEN ZWISCHEN NÄHE UND DISTANZ

Die besondere Herausforderung der Betreuung onkologischer PatientInnen erscheint nahe liegend und wurde bereits hinlänglich betont. Zusätzlich zur Auseinandersetzung mit den Folgen des „Mythos Krebs" bedeutet sie auch die wiederkehrende Konfrontation mit Bedrohung, Krankheitsverarbeitung, Auflehnung, Leiden, Schmerzen, Sterben, Tod und trauernden Angehörigen. Die sich daraus ergebenden emotionalen Ansprüche fordern ein permanentes Sich-Zurechtfinden zwischen ungeheuchelter, echter Anteilnahme und Distanz.[342] Während im Kontext der persönlichen Beziehung die Sorge um Mitmenschen normalerweise mit Zuneigung und Liebe verbunden ist, wird dies im Beruf eines/einer Arztes/Ärztin oder Krankenpflegers/Schwester, der sich ebenfalls mit der Sorge („care") um Menschen befasst, tendenziell ausgeschlossen. Dabei stellt sich jedoch die Frage, inwieweit dies im Geflecht der Beziehung zwischen Betreuenden und Betreuten getrennt werden kann und soll. Pflege hat nach dem altgotischen Wort „care" einen zweideutigen Sinn: zum einen das Tun für eineN andereN, zum anderen aber auch das Zugeneigt- Sein, das Interesse- Haben an dieser Person und das Helfen- Wollen. Insofern ist mit dem Aufkommen von Identitätsproblemen für die Betreuenden zu rechnen. Hoffmann nimmt an, dass die Motivation zum Helfen der Empathie entspringt (Hoffmann 1981[343]). Bei der Beobachtung und Interpretation des Erlebens einer anderen Person kann der/die HelferIn zuerst selbst ein schmerzhaftes Gefühl verspüren. Diese anfängliche Reaktion wird als „empathetic distress" bezeichnet, also Leiden durch Einfühlung, das dann als „distress" (Leiden) im Gegenüber erkannt wird. Die anschließend im/in der HelferIn vorgehenden Gefühle nennt er „sympathetic distress" (mitfühlendes Leiden). Letzteres stellt dann die Motivation dar, für die leidende Person etwas zu tun. Nach Hoffmanns Theorie erfordert daher die Fähigkeit zu helfen die Fähigkeit, sich in andere Personen einzufühlen, deren Schmerz als den ihren zu erkennen und Unterstützung zu leisten. Kann der/die HelferIn auf den Schmerz antworten, ist er/sie erfolgreich, wenn nicht, verbleibt der Schmerz in ihm/ihr selbst, was zu Selbstbetroffenheit, emotionalem Rückzug oder sogar Meidung der anderen Person führen kann. Manchmal identifizieren sich die Betreuenden so mit den PatientInnen, als wären sie selbst in deren schwierigen

---

342 siehe dazu und in Folge: Meerwein, F., S 172
343 Hoffmann, M., L., Is altruism part of the human nature? J. of Personality and Society, Psychiatry 40, 1981, S 121- 137

287

Situation.[344] Sobald sie jedoch realisieren, dass diese Identifizierung ihre Betreuung und Pflege erschwert, ist die bewusste Erinnerung daran, dass der/die Betroffene ein anderer Mensch, ein Gegenüber und nicht die eigene Person ist, von großer Bedeutung.

„Dieser Schritt bedeutet, die Nähe zum Patienten zu ertragen, indem die Distanz, die es zum Helfen braucht, bewusst immer wieder gesucht wird. Wenn dies nicht erfolgt, bedeutet die Identifikation mit hoher Wahrscheinlichkeit, dass der Helfer wie der Patient reagiert, ihm so nahe ist, dass er die Kontrolle, die Macht übernimmt. Die klinische Erfahrung zeigt, dass ein Helfer in solchen Situationen zu wissen scheint, was der Patient braucht, was durchaus nicht der Realität entsprechen muß".[345]

Auf Identifikationsprobleme muss daher geachtet werden, wenn der freie Wille der PatientInnen erkannt und geachtet werden soll beziehungsweise auch, um ein Zusammenbrechen der Betreuenden zu verhindern. Dazu eignen sich Supervision, regelmäßige Teamgespräche oder der Austausch unter KollegInnen mit Berufserfahrung und psychosozialer Kompetenz. Die ausgewogene Balance zwischen Anteilnahme und fast gleichzeitiger gesunder, also die PatientInnen nicht verletzender Distanzierung kommt in der onkologischen Betreuung einer Kunst gleich. Doch wenn ÄrztInnen und Pflegende diese Kunst erlernen, können sie zu langfristig sehr hilfreichen und belastungsfähigen BetreuerInnen werden. So stellt „ein Zuhörer, der den Patienten versteht, ohne selbst von der Situation überwältigt zu werden, [...] in jedem Fall die beste Hilfe dar".[346]

Von manchen Autoren wird es als Privileg erachtet, Menschen dann begegnen zu dürfen, wenn ihre Persönlichkeit nicht von der äußeren Erscheinung zugedeckt ist.[347] Sie sehen in der Arbeit mit diesen verletzlichen Menschen eine lebensbereichernde Aufgabe. Die Möglichkeit, durch Ein- und Mitfühlen in das Erleben einer anderen Person deren Gesichtspunkt einnehmen zu können, gilt ebenfalls als etwas Besonderes. Cicely Saunders bezeichnet es (wie bereits erwähnt) als „Ehre" sowie „bewegende und äußerst lehrreiche Erfahrung", mit diesen Menschen arbeiten zu dürfen[348], Elisabeth Kübler- Ross spricht von einem „Geschenk".[349]

344 Benner, P., From novice to expert. Addison Wesley Company, Menlo Park, California 1984, in: Meerwein, F., S 173
345 Meerwein, F., S 173
346 Saunders, C., Baines, M., Leben mit dem Sterben, S 55
347 Griffin, A., A philosophical analysis of care in nursing. Journal of Advanced Nursing, 8, 1983, S 289-295, in: Meerwein, F., S 174
348 Saunders, C., Leben mit dem Sterben, S XII
349 Kübler-Ross, E., Über den Tod und das Leben danach, S 22

5. OFFENE UND GELUNGENE KOMMUNIKATION

„Wahrheit am Krankenbett – das erscheint uns als ein unlösbares Problem. Dennoch muss jeder Arzt jeden Tag eine Lösung suchen. Für dieses Bemühen hat ihn niemand vorbereitet. Über das ‚Wie' der Behandlung unheilbarer Patienten haben wir in der Ausbildung nichts gelernt. Dies sei ‚ärztliche Kunst'. Ich muß bekennen, dass ich gegen den Ausdruck ‚Kunst' in diesem Zusammenhang misstrauisch bin".[350]

Die Wahrheit sagen heißt, in die Wirklichkeit, in die Sinnmitte einer Sache einführen. Nikolai Hartmanns formale Definition beschreibt Wahrheit als die objektive Übereinstimmung des Gedankens beziehungsweise der Überzeugung mit dem Sachverhalt.[351] Lügen hieße dann, an dieser Wirklichkeit bewusst vorüber- und ins Unwirkliche zu führen, oder wie Dietrich Bonhoeffer es ausdrückt. „Lüge ist [...] die Verneinung, Leugnung und wissentliche oder willentliche Zerstörung der Wirklichkeit [...]".[352]
Diese sehr engen Definitionen von Wahrheit und Lüge werden der Komplexität des Sachverhaltes jedoch nicht gerecht, wenn es um die Frage von Wahrheit und Information für TumorpatientInnen geht. Es stellt sich die Frage nach weiteren Kriterien, die in diesem Kontext wesentlich sind. Wäre die Situation das entscheidende Moment, gäbe das den Verantwortlichen das moralische Recht, sich aus unangenehmen Situationen (wie sie Erstgespräche in den meisten Fällen darstellen) „herauszuschwindeln", ebenso wäre das mit Hilfe einer Täuschung geglückte Hinweghelfen des Gegenübers über eine bedrohliche Lage gerechtfertigt. Auch die Intention kann nicht die universal gültige Richtschnur bilden, denn der Zweck heiligt nicht die Mittel.[353]
Das von Ahnson in den Vordergrund gerückte, wesentliche Kriterium zur Beurteilung von Wahrheit als auch Lüge ist der Sinnzusammenhang, in dcm cinc Aussage getätigt wird.
„Wie also die rein formale Definition der Wahrheit [...] das Wesen der Sache nicht trifft, nicht, weil sie falsch wäre, sondern weil sie zu eng ist, trifft auch die formale Definition der Lüge [...] nicht das Entscheidende. Sowenig eine richtige Aussage schon Wahrheit ist, [...], so wenig ist eine bewusst unrichtige Aussage an sich schon Lüge. Das Kriterium ist der Sinnzusammenhang, in den mein Reden oder Schweigen jeweils eingebettet ist".[354]

---

350 v. Uexküll, Thure, Die häusliche Pflege krebskranker Patienten, in: Therapie der Gegenwart 1960, S 205ff, in: Ahnson, Eugen, Die Wahrheit am Krankenbett. Grundfragen einer ärztlichen Sterbehilfe. 2. Auflage, Furche Verlag, Hamburg 1975, S 15
351 Hartmann, Nikolai, Ethik, Berlin, Leipzig 1935, S 418
352 Dietrich Bonhoeffer, Ethik, München 1956, S 288
353 Ahnson, E., S 73f
354 Ahnson, E., S 74

In diesem thematischen Kontext, in dem es um die Kommunikation zwischen ÄrztInnen und PatientInnen geht, stellt die Hilfestellung und Unterstützung sowie der Aufbau von Vertrauen den primär wichtigen, großen Sinnzusammenhang dar. Wenn also nicht die Richtigkeit einer Aussage oder Situation und Intention allein ausschlaggebend sind, sondern die Frage nach der Hilfestellung für die PatientInnen die zentrale Stelle einnimmt, muss sich die Frage nach der Wahrheit am Krankenbett an dieser orientieren. Ein erster Eindruck beim Lesen der Interviews und Fallgeschichten mag bereits offen gelegt haben, dass sich diese Orientierung als defizitär erweist. Die folgende Analyse soll Form und Ausmaß dieses Defizits erläutern. Da diese Thematik mittlerweile flächendeckend diskutiert wurde und wird („Wahrheit am Krankenbett" ist inzwischen zu einem Schlagwort geworden), beschränke ich mich darauf, jene Momente hervorzuheben, die sich unmittelbar aus meinen Gesprächen herauskristallisiert haben.

5.1. Informationsmängel

Die Lebensqualität von TumorpatientInnen hängt in einem hohen Maß davon ab, wie sie und ihre Angehörigen über Diagnose und Prognose informiert werden. Doch die besondere Situation von Krebskranken führt immer wieder zu Beurteilungs- und Kommunikationsproblemen bei Ärzteschaft und Pflegenden. Die negative Einstellung zu dieser Krankengruppe entspringt oft dem mit ihr verbundenen Damoklesschwer der Unheilbarkeit und der damit assoziierten ärztlichen Ohnmacht (siehe oben). Auf dem spannungsgeladenen und emotionalen Hintergrund des „Feindbild Krebs" erscheint es nicht verwunderlich, dass das Informationsproblem zwischen BetreuerInnen und Kranken andere Dimensionen aufweist als die fachliche und menschliche Kommunikation in anderen medizinischen Disziplinen.[355]
„Nach unseren eigenen Erfahrungen waren und sind es fast ausschließlich Tumorkranke, bei welchen dieses fragwürdige Ausweichmanöver praktiziert wird".[356]

Die tumorassoziierten psychologischen Probleme und Barrieren wirken sich häufig sehr ungünstig auf die Beziehung zwischen Arzt/Ärztin und PatientIn aus. Dabei ist nicht zu verkennen, dass viele der heute tätigen ÄrztInnen im Laufe ihrer Ausbildung durch Wort, Weisung und Vorbild verstärkt dazu erzogen wurden, unangenehmen Gesprächen mit so genannten „schwierigen" oder unheilbaren PatientInnen auszuweichen. Dieses Schweigen oder Flüchten wurde

---

355 Glaus et al., S 211
356 Glaus, A., Senn, H. -J., Wahrhaftigkeit am Krankenbett – auch bei Tumorpatienten? In: Meerwein, F., S 49ff

teilweise noch durch die Anweisung zur „gnädigen Lüge" ergänzt –
einleuchtender Weise im Interesse der ohnehin bereits leidgeprüften Betroffenen.

5.1.1. AUFKLÄRUNG UND INFORMATION

„Wir sind der Ansicht, daß dem Kommunikationsvorgang zwischen Therapeut
und Patient weit mehr Aufmerksamkeit gewidmet werden muß, damit dieses
wichtige therapeutische Werkzeug besser genutzt werden kann. Viel zu oft richten
Worte eine Wand zwischen Menschen auf, wenn starke Gefühle vorhanden sind.
Für die Krisenzeiten des Lebens ist es ungeheuer wichtig, daß die Bedeutung einer
klugen und sinnvollen Kommunikation erforscht und praktisch ausgewertet wird,
genau wie die chirurgischen Methoden und die Arzneimittel fortlaufend erforscht
und verbessert werden".[357]

Noch bis vor zehn Jahren war die verschleierte oder unvollständige Information
von onkologischen PatientInnen über ihre Erkrankung üblich und klinischer
Alltag. Ärztliche Informationszensur bis hin zu einer gezielten Desinformation
(beispielsweise durch gefälschte Histologieberichte) galt insbesondere bei
Chirurgen als erstrebenswert und wurde als die PatientInnen „schützende"
Kommunikationsmethode praktiziert und propagiert. Dieses Bild hat sich
inzwischen zumindest in der theoretischen Auseinandersetzung mit dieser
Thematik verändert. Eine große Mehrheit insbesondere jüngerer MedizinerInnen
und Pflegepersonen erachtet die grundsätzliche und angepasste Aufklärung von
TumorpatientInnen über ihre Krankheit sowie deren Folgen und
Therapiemöglichkeiten für selbstverständlich. Im praktischen Umgang ist von
dieser Selbstverständlichkeit jedoch mitunter nichts zu spüren.
„Immer wieder begegnet man indessen im täglichen Umgang mit Krebspatienten
und deren Angehörigen auch heute noch Situationen von hilfloser bis krasser und
folgenschwerer Nicht- bis Fehlinformation, und es ist schwer abzuschätzen,
welche Art von Informationstaktik in der durchschnittlichen Hausarztpraxis oder
im typischen Allgemein- Krankenhaus landauf und –ab gehandhabt wird".[358]

5.1.2. GRÜNDE GEGEN EINE WAHRHAFTIGE INFORMATION

Die Ursache des im obigen Zitat angeführten problematischen Verhaltens in der
Informationsvermittlung liegt in verschiedenen Argumenten gegen eine offene,
wahrhaftige Information Tumorkranke (die auffälligerweise vielfach von
ärztlicher und wenig von pflegerischer Seite vorgebracht werden). Im Zuge dessen
wird von einer Angst vor den Folgen der Konfrontation mit der Wahrheit

357 Bowers, M. K., S 127f
358 Glaus, A., Senn, H.- J., S 51

gesprochen, aufgrund derer – wie bereits erwähnt – der/die PatientIn mit „gnädigen Lügen" geschützt werden soll. Mangelnde Intelligenz und Reife sowie Suizidgefahr stellen weitere Argumente gegen eine offene Kommunikation dar. Ebenso genüge nach Ansicht vieler ÄrztInnen die Information der Angehörigen, da dies „einfacher" für die ÄrztInnen sei und die Kranken „schütze".[359]

Bei diesen Argumenten überkommen den/die objektive BetrachterIn jedoch starke Zweifel bezüglich deren Altruismus. Vor allem die ins Feld geführte „Angst vor den Folgen" eines offenen Gesprächs lässt die Frage aufkommen, wer nun tatsächlich mit einer vorenthaltenen oder entstellten Wahrheit geschützt werden soll: die angeblich nicht belastbaren PatientInnen oder etwa die medizinisch machtlosen InformationsvermittlerInnen vor den unangenehmen Reaktionen und Rückfragen der Betroffenen und deren Familien?[360]

Der deutsche Erziehungswissenschaftler und Professor für Sozialphilosophie, Sozialethik und Pflegewissenschaften Franco Rest meint dazu:

„Der Sterbende braucht Vertrauen, braucht eine Vertrauensperson. Wer sich die Frage stellt, ob der Patient die *Wahrheit ertragen* kann, und wer damit meint, ob er selbst es wird verkraften können, wenn der Patient die Diagnose [...] nicht auf Anhieb akzeptieren will oder sie bereits voll akzeptiert hat, der ist zur Vertrauensperson sicher nicht geeignet".[361]

Ähnliche Vermutungen lassen sich auch bei entsprechenden „Informationsverboten" anstellen, das ÄrztInnen häufig von völlig überwältigten (und sich dadurch schützen wollenden) Angehörigen erhalten. Senn und Glaus berichten von Gesprächen mit ÄrztInnen, Pflegepersonen und Familienmitgliedern, in denen oft eine erstaunliche, uneingestandene Krebsangst und verdrängte eigene Todesangst zum Vorschein kommen (Senn 1977, Senn1983, Senn und Glaus 1991, Sheldon 1982).[362] Bezüglich der Suizidgefahr bei onkologischen PatientInnen berichten die meisten europäischen Autoren von prozentual selteneren Suizidfällen bei diesen PatientInnen als in der durchschnittlichen Gesamtbevölkerung[363], während amerikanische Studien auf eine möglicherweise doch leicht erhöhte Suizidrate bei Krebskranken hinweisen.[364] Entsprechende Studien in Australien, Finnland und den USA belegen, dass Suizid als Folge der Krebskrankheit zwar vorkomme, eine Zunahme von Suiziden bei onkologischen PatientInnen gegenüber Nichtkrebskranker aber nicht mit Eindeutigkeit festgestellt werden kann. Senn und Glaus geben an, in ihrer jahrelangen klinischen Erfahrung mit über 20000 TumorpatientInnen mit

359 vgl. Glaus, A., Senn, H.- J., S 53
360 vgl. Glaus, A., Senn, H.- J., S 53
361 Rest, F., S 43
362 Senn, H. J., Wahrhaftigkeit am Krankenbett, Schweizer Ärztezeitung 58, 1977, S 234 –241; Psychosoziale Aspekte in der Betreuung Krebskranker, Schweizer Rundschau Medizin (PRAXIS) 72, 1983, S 1397- 1399; Senn, H.- J., Glaus, A., Wahrhaftigkeit am Krankenbett – auch bei Tumorpatienten? Schweizer Rundschau Medizin (PRAXIS) 79, 1991, S 200- 205; Sheldon, M., Truth telling in medicine, J. Am. Medicine Association 247, 1982, S 651- 654
363 Senn H.-J., 1977
364 1977 Steifel, F., Volkenandt, M., Breitbart, W., Suizid und Krebserkrankung. Schweizer Med. Wschr 119, 1989, S 891-895

Wissen nur vier Fälle erlebt zu haben, in denen das Erfassen von Diagnose und Prognose möglicherweise zum (erfolgreichen) Suizid führte. Dabei handelte es sich in drei Fällen um „auffällig prämorbide Persönlichkeiten bzw. um Menschen in arger psychosozialer Bedrängnis nebst ihrer Krebskrankheit".[365] Die Ursache für die Suizidalität bei Tumorerkrankten mag in vielen Fällen auch auf die deutlichen Defiziten in der psychologisch- therapeutischen Betreuung zurückgehen.

„So ist da kein Leben." (Sonja, Interview 1)

„[...] der Wunsch eines Menschen, getötet zu sein oder getötet zu werden ist immer ein Ausdruck fehlenden Lebenssinnes und mangelnder Kommunikation oder pfleglich- zärtlicher Atmosphäre. Erst wenn diese Bedürftigkeiten und Bedürfnisse keinen Mangel mehr aufweisen, lassen sich hinter dem Selbsttötungswillen eines Menschen Interessen der ganzen Menschheit erkennen, nämlich so sterben zu dürfen, wie es dem eigenen innersten Menschsein entspricht".[366]

Ebenso kommen Robbins und Robbins zu dem Schluss, dass Suizidhandlungen bei Kranken eher durch mangelnde oder unwahre Information verursacht wurden denn durch Offenheit:

„Soweit ich von Patienten gehört habe, die Selbstmord begingen, handelte es sich vielmehr um solche, denen man die Wahrheit verschwieg und die die quälende Angst der Ungewißheit nicht ertrugen".[367]

Rest: „Es konnte insofern auch nachgewiesen werden, daß Wahrheitsvermittlung durch intensive Kommunikation das Suizidrisiko (Selbstmordgefährdung) nicht erhöht; denn die Wahrheit ist ja geradezu eine Stützung des Lebens- Sinns. Insofern überwindet sogar eine aus diesem Verständnis gespeiste Wahrheitsmitteilung die Suizidgefahr bei Schwerkranken. Niemand könnte also seine Wahrheits- und Diagnosezurückhaltung mit Selbstmordverhütung begründen".[368]

5.1.3. GRÜNDE FÜR EINE WAHRHAFTIGE INFORMATION

5.1.3.1.   Vertrauen schaffen

Das erste und wahrscheinlich vorrangigste Argument für eine offene Informationsvermittlung stellt das Schaffen einer Vertrauensbasis zwischen ÄrztInnen und Kranken dar. Die ohnehin sinkende Glaubwürdigkeit der

---

365 Glaus, A., Senn, H.- J., S 54
366 Rest, F., S 145
367 Robbins, Jan, Robbins, June, Soll der Arzt die Wahrheit sagen? In: Das Beste aus Reader`s Digest 1963, 3, S 133
368 Rest, F., S 44

Ärzteschaft soll nicht durch Unwahrheiten und Unwahrhaftigkeit aufs Spiel gesetzt werden.[369] Wenn PatientInnen das Gefühl haben, in einer für sie so wichtigen Angelegenheit nicht entsprechend informiert zu werden, schleicht sich ein Gefühl der Unsicherheit ein, das für sie sehr quälend sein kann. Werden sie daher über ihren Zustand zuwenig informiert oder sogar getäuscht, ergeben sich daraus innerhalb kürzester Zeit zahlreiche Schwierigkeiten. Gedanken über ihre Diagnose und Prognose können dann zusätzlich belastend sein, da das Ausmalen dessen, was auf sie zukommen wird, der eigenen Phantasie überlassen ist. Die meisten Sorgen und Ängste betreffen Krankheit und Prognose, und manchmal entstehen in diesem Zusammenhang auch ganz irreale und ungewöhnliche Ängste, die durch beruhigendes Erklären und gesunden Menschenverstand eingedämmt werden können.

„Und falls ein Patient Fragen über seine Diagnose oder Prognose stellen sollte, könnte ein uniformiertes verlegenes Schweigen für immer die Frage zum Verstummen bringen, von der es abhängt, ob einem Patienten in seiner Ungewißheit, Frustration und Angst Erleichterung zuteil wird".[370]

Wenn den PatientInnen die Möglichkeit, offen darüber zu sprechen, versagt bleibt, können diese Ängste nie relativiert werden, stattdessen werden sie durch die Ungewissheit nur noch verschlimmert – was mitunter gravierende Auswirkungen haben kann:

„Es hat sich gezeigt, dass sich ein Gefühl der Hoffnungslosigkeit und Resignation auf die Prognose äußerst ungünstig auswirkt (Greer et al., 1979). Durch eine unoffene Beziehung, betretenes Schweigen und verlegene Ausflüchte kann dieses Gefühl noch verstärkt werden".[371]

Sobald die PatientInnen das Gefühl haben, es werde ihnen etwas verheimlicht, das sie selbst als Person zutiefst und zuallererst betrifft, ist die Vertrauensbasis zu dem/der behandelnden Arzt/Ärztin zerstört.

„Entdeckt nämlich der Patient, dass er Opfer einer durch den Arzt geförderten maladaptiven Verleugnung geworden ist (etwa durch den Hinweis ‚Wir haben nun alles in Ordnung gebracht' nach Laparotomie bei inoperablem Rektum-Karzinom), ist die Arzt- Patient- Beziehung meist rettungslos gestört und der Patient in seinem Selbstgefühl schwer verletzt. Der Arzt wird zum Ziel allen Hasses, der als Ausdruck dieser Verletzung vom Patienten geäußert werden muß, und wird in der Regel aus dem Team der behandelnden Ärzte ausscheiden müssen".[372]

Kurzsichtige oder hilflose Zwecklügen vertragen sich mit dem Aufbau eines Vertrauensverhältnisses in jeder menschlichen Beziehung sehr schlecht. Doch gerade in einer Situation, in der es um existentielle Themen und die Bedrohung des eigenen Lebens durch eine Krebskrankheit geht, ist die Erschütterung des Vertrauens in den/die Arzt/Ärztin kaum wieder gut zu machen.

---

369 Senn, H.-J., Glaus, A., S 53
370 Lamerton, R., S 44
371 Saunders, C., Leben mit dem Sterben, S 8
372 Meerwein, F., S 97

„Was am Anfang (aus welchen Motiven auch immer) falsch gemacht wurde, kann später – und dann meistens durch andere Kollegen – nur noch mühsam geflickt werden. Durch inadäquate Erst – und Folgeinformationen erleidet dann nicht selten der ganze Ärztestand Einbuße an Glaubwürdigkeit. Dabei geht es keineswegs um ein schamloses Hausieren mit der angeblichen ‚Wahrheit', wie dies heute leider vielerorts in mehr juristischer Pflichterfüllung als ärztlicher Anteilnahme zwischen Tür und Angel, d. h. im Streß der verspäteten Visite oder in der überfüllten Sprechstunde geschieht: Erstinformation und auch weitere Gespräche mit Krebspatienten [...] brauchen nicht nur Zeit, sondern auch unsere ganze kognitive und emotionale Präsenz".[373]

5.1.3.2.   Achtung vor der Persönlichkeit der Betroffenen

ÄrztInnen dürfen sich nicht durch ihr Schweigen zu den HerrscherInnen über fundamentale, existentielle und letzte Entscheidungen eines Menschen machen.
Es kommt immer noch vor, dass Menschen auf Krankenhausstationen im Sterben liegen und es selbst die einzigen sind, die es nicht wissen, weil sie niemand über ihren akuten Zustand aufgeklärt hat. Dies stellt eine respektlose Nichtachtung der Persönlichkeit einer/eines Kranken und eine untragbare Beschneidung ihrer Rechte als Menschen dar. Jeder kranke Mensch hat – wenn er schon sterben muss – zumindest das Recht zu wissen, dass es nun oder in den nächsten Tagen, Wochen oder Monaten so weit sein wird, vor allem in einem medizinischen Kontext, der um dieses Sterben weiß. Mit der Verweigerung eines wahrhaftigen Gespräches ist den Betroffenen auch die Möglichkeit genommen, ihr Leben nach ihren Vorstellungen zu beenden, von ihren Familien und Freunden Abschied zu nehmen, vielleicht noch Gespräche zu führen, sich zu versöhnen und einfach Dinge zu veranlassen, die ihnen jetzt noch wichtig erscheinen. Die Verweigerung all dessen kann mit Recht als Betrug bezeichnet werden, werden die Betroffenen doch tatsächlich um wertvolle Lebenszeit betrogen.
„Wer weiß, was ihm – vielleicht in einer einzigen Stunde – noch bestimmt ist, was ihm selbst und seinen Nächsten zum Segen gereichen könnte, oder was hier versäumt werden kann, unwiederbringlich".[374]
Dieser Betrug erstreckt sich jedoch nicht nur auf das Sterben, sondern auch auf den Entzug und die Manipulation ihrer persönlichen Entscheidungskraft und Entscheidungsfindung während des Krankheitsprozesses. Ich halte es für untragbar, dass PatientInnen vor allem in den letzteren Stadien ihrer Krankheit teilweise zu Therapien angehalten werden, deren Erleichterungen (etwa Schmerzreduktion) nicht oder nur in sehr geringem Maß in Relation zu den Strapazen stehen, mit denen sie verbunden sind (Schwächung, Nebenwirkungen etc.). Dieses „Übertherapieren" resultiert oft aus der Weigerung der ÄrztInnen, sich und den/die PatientIn mit der Tatsache zu konfrontieren, dass es eigentlich

---

373 Senn, H.-J., Glaus, A., S 55
374 Siebeck, Richard, Medizin in Bewegung, Klinische Erkenntnisse und ärztliche Aufgaben, Stuttgart 1953

keine Hilfe mehr gibt. Die Betroffenen darüber zu informieren und ihnen die Wahl zu überlassen, wie sie die noch verbleibende Lebensspanne zu verbringen gedenken, heißt, sie als vollwertige und eigenverantwortliche Menschen anzuerkennen. Die Möglichkeit, die Realität anzuerkennen oder zu verdrängen, bleibt dann ihre (bewusste oder unbewusste) eigene Entscheidung.

Die Verunmöglichung dessen stellt eine Bevormundung dar, die einem aufgeklärten Menschenbild unwürdig und inakzeptabel erscheinen muss.

„Man muss sich zunächst klarmachen, dass ein bloßes Ableugnen der Schwere der Krankheit für den Patienten keine Lösung sein kann. Zunächst würde ihm damit in vielen Fällen die Möglichkeit sinnvoller eigenverantwortlicher Entscheidung genommen. Oft ist ja der Kranke erst aufgrund einer richtigen Einschätzung seiner Situation in der Lage, sachgemäß zu entscheiden, ob er noch eine bestimmte Operation oder Behandlung haben will, oder ob er darauf verzichten soll. Man entmündigt ihn, wenn man ihn hier absichtlich in Unwissenheit hält".[375]

Achtung der Persönlichkeit impliziert daher auch das Rechnen mit der Möglichkeit, dass die Kranken die ihnen verbleibende Zeit zu nutzen verstehen und die Einsicht in die Verpflichtung, ihnen dabei zu helfen und sie nicht durch Schweigen oder sogar Lügen davon abhalten, das zu tun, was sie selbst für nötig erachten.[376]

„Einen Todkranken, den man der Möglichkeit beraubt, zu zeigen, daß er dem Ende gefaßt entgegensehen kann, beraubt man um etwas sehr Kostbares".[377]

5.1.3.3.   Vermeiden zusätzlicher Isolation

Durch eine gestörte und unwahrhaftige Kommunikation kann es zu einer emotionalen Loslösung kommen. Wenn Worte von den ihnen zugehörigen Gefühlen gelöst werden, wird der Prozess des Zusammenbruchs ausgelöst. Die Akzeptanz von Worten ohne die gleichzeitige Akzeptanz von den damit verbundenen Gefühlen zerstört die Bemühung um die Aufnahme einer Verbindung. Häufig kommt es in der ärztlichen Kommunikation vor, dass sie nur auf der Ebene der Sachlichkeit und des Ausdrucks von Worten reagieren, ohne auf die Gefühlsebene der PatientInnen einzugehen. Die emotionale Bedeutung des Gesagten wird somit abgelehnt. Daraus entsteht Schaden, da es für die Patientinnen so immer schwerer wird, ihre tatsächlichen Gefühle zu äußern. Gründliches Nachdenken wird der Äußerung jeglichen Gefühls vorausgehen. Wenn die Antwort des/der Arztes/Ärztin auf eine von den Betroffenen geäußerten Frage nicht angemessen auf deren emotionalen Gehalt eingeht, fühlen sie sich oft abgewiesen und sind verwirrt und unschlüssig darüber, wie in Zukunft mit diesen

---

375 Rotter, Hans, Die Würde des Lebens. Fragen medizinischer Ethik. Innsbruck, Wien 1987, S 94
376 Ahnson, E., S 44
377 Robbins, J., S 133

Gefühlen umzugehen sei. Meistens entscheiden sie sich für das Sicherste und behalten von nun an für sich, was direkt in eine emotionale Isolation führt.[378]

5.1.3.4.   Das Wecken von Verständnis

Information ist nicht nur im Anfangsstadium einer Krebserkrankung bedeutsam. Natürlich nimmt das Erstgespräch eine entscheidende Rolle ein, hat es doch die primäre aufklärende Funktion und stellt die Ausgangsbasis der Kommunikation zwischen Ärztin und PatientIn dar.
„Die Rehabilitation des Krebskranken beginnt bereits in der diagnostischen Phase. Der dabei vom Arzt gewählte Weg des Vorgehens, der Information und der Einleitung erster therapeutischer Maßnahmen und der Aufrechterhaltung von Kontakt und Aussprache- und Beratungsmöglichkeiten während des ganzen Behandlungsverlaufs kann für das Ausmaß der aufkommenden Angst, der Tiefe der Verletzung des Selbstgefühls (‚narzisstische Wunde'), der darauffolgenden psychischen Regression und der sozialen Desintegration wesentlich mitentscheidend sein".[379]
Doch wahrhaftige Informationsvermittlung und die Bereitschaft, manche Dinge immer wieder zu besprechen, zu erklären und den Betroffenen nahe zu bringen, stellen weitere Weichen für eine gelungene Kommunikation sowie für das notwendig Wachsen des Verständnisses der Kranken für ihre Krankheit und die nötigen therapeutischen Maßnahmen dar. Damit ist das entsprechende Informiert-Werden auch entscheidend für deren Kooperation. Es ist immer leichter, sich mit etwas Unangenehmen oder Schmerzhaften abzufinden, wenn man es unter dem Aspekt eines konkreten höheren Zieles einordnen kann. Das genaue und verständliche Erklären der einzelnen Befunde und Therapieschritte wie auch der eintretenden Nebenwirkungen kann zur Bewältigung entscheidend beitragen und Ängste sowie Widerstände gegen gewisse Behandlungsmaßnahen abbauen.
„Die einmalige Information des Arztes über die Wirkung der Therapie braucht in der Regel weiterführende Informationen. Patienten können manchmal nur schwer verstehen, wie zum Beispiel eine Chemotherapie oder Hormone oder Strahlen in ihrem Körper wirken. Diese Ungewissheit löst Angst aus".[380]

Es ist eine unverkennbare Tatsache, dass die große Mehrheit der Betroffenen für eine offene, sachliche und anteilnehmende Informationsvermittlung und Gesprächsbereitschaft ihrer behandelnden ÄrztInnen sehr dankbar ist (Ahnson 1979, Kübler- Ross 1974, Senn 1977, Sheldon 1982). Dazu Lamerton:
„Von über 231 Patienten, denen man gesagt hatte, daß sie Krebs hätten, sagten nur 7 Prozent, es wäre ihnen lieber gewesen, es nicht zu erfahren. [...] Mit Sicherheit wurde keine schädliche Wirkung festgestellt. In Zusammenhang einer

---

378 vgl. Bowers, M. K., S 125f
379 Meerwein, F., S 117
380 Meerwein, F., S 179

Untersuchung fragte J. M. Hinton 60 Patienten mit unheilbarem Krebs, was man ihnen gesagt hätte. Zwei Drittel wußten, dass sie sterben mußten, und keiner war gegen ein offenes Gespräch. Neun kritisierten die Ärzte wegen ihres ausweichenden Verhaltens".[381]

Und Rest: „Wir konnten bereits feststellen, dass die überwiegende Mehrzahl der Menschen die Wahrheit über ihren Zustand erfahren will. Mitgeteilte Wahrheit ist eine Grundlage für Selbstwert, Persönlichkeitsentfaltung, Ansehen, Sinnfindung".[382]

Im Zuge dieser Informationsvermittlung ist es essentiell, die PatientInnen nicht zu „überfallen" oder (mit Fachtermini) zu überschütten, sondern sie auf ihrem Wissensstand abzuholen und schrittweise für die notwendige Einsicht in ihren Zustand zu führen. Dies impliziert allerdings, sich ausreichend mit der/dem Gegenübersitzenden auseinander zu setzen, um über derartige Dinge Bescheid wissen zu können (hier ist die Verflechtung von ÄrztInnen- PatientInnen-Beziehung besonders anschaulich). Ebenso erfordert es von den Betreuenden Einfühlungsvermögen und Flexibilität in Sprache und Art der Gesprächsführung, um zumindest in den notwendigsten Ansätzen der Individualität der betroffenen Person gerecht werden zu können.

„Diese Dimension des Gesprächs erfasst sämtliche Gesprächsaspekte, die sich auf die diagnostische, therapeutische sowie prognostische Information des Patienten bezieht. Dazu gehören auch: eine angemessene Sprache, Vermeidung eines starren Anamneseschemas, Vermeidung unnötiger, komplizierender Nebenaspekte (Cave Überinformation!), Verwendung der Ich- anstelle der unpersönlichen Man- und Wir- Formen sowie eine möglichst symmetrische Verteilung der Redezeiten zwischen Arzt und Patient".[383]

Wie abweichend davon die Handhabung in der Praxis allerdings aussehen kann, illustrieren die folgenden Beispiele:

„Der hat zuerst nie über das geredet, dass ich eigentlich Krebs habe."
(Alexandra, Interview 3)

„Und die hat mir dann schon alles mögliche gesagt, aber das habe ich in meiner Panik, in meiner Angst, in meiner Trauer, habe ich das einfach nicht wahrhaben wollen, das habe ich gar nicht so richtig gehört, was sie mir dann aufgeklärt hat. Das war echt schlimm!" (Sonja Interview 1)

„Und dann hat er gesagt, ‚Die Brust gehört weg!' und ist hinaus bei der Tür mit die Doktoren, die was bei der Visite waren." (Alexandra Interview 3)

---

381 vgl. Hinton, J. M., Talking with People About to Die, in: British Medical Journal 3, 1974, S 25, zit. in: Lamerton, R., S 156
382 Rest, F., S 47
383 Senn, H.-J., Glaus, A., S 55

„Beim Ausfragen sind sie immer schnell, aber sagen tun sie einem nichts mehr. Wenn man nicht selber ein wenig Bescheid weiß, dann ist man arm dran." (Rosalia, Interview 2)

„Es war kein Aufklärungsgespräch, die haben gemeint, ich weiß alles." (Sonja, Interview 1)

„Schon, es ist mir schon immer wieder mal aufgeklärt worden, aber immer so mehr mit Ausweich- darum, nicht, wo ich dann nicht ganz mitgekommen bin."(Alexandra, Interview 2)

„Na, ich täte schon gern einmal eine Diagnose gern wissen und einfach einmal einen Befund hören." (Rosalia, Interview 2)

„Ich habe mir damals gedacht, jetzt ist es aus. ... Ich bin allein im Krankenhaus unten gewesen, ... und dann hat er mir es oben gesagt ... Ich hab geplässt, ich habe mich in ein so ein Eckerl gedrückt, ... im Krankenhaus ein so ein, ich weiß noch, am Klo bin ich damals gegangen. Dann hab ich geplässt und plässt und plässt und ... ich war momentan so ja, als ob mir jemand vor, vor den Kopf gestoßen hätte, nicht ... Da war ... schlimm, ja." (Alexandra, Interview 2)

I: „Wie ist Ihnen das beigebracht worden, dass es bösartig ist?"
J: „Zuerst am Telefon." (Jasmin, Interview 4)

„Eben, dass ich jetzt wieder in der Leber Metastasen habe und im Kreuz, ich weiß nicht einmal genau, was Metastasen sind, aber ich habe es halt. Also erklärt ist es mir nicht ganz genau worden, was ist, was das eigentlich ist." (Alexandra, Interview 2)

„Die Schwester A. ... weil die hat gesagt, sie findet das eine Schweinerei, so darf man mit Patienten nicht umgehen."(Sonja, Interview 1)

„Ich habe nicht einmal gewusst, dass er mir die Lymphknoten auch raus hat, das habe ich nicht einmal davor gewusst." (Alexandra, Interview 2)

„Und ich habe ja dann immer so einen Psychiater gehabt auch, ... und zu dem bin ich, weil ich es am Anfang nicht so verkraften habe können, der hat mir viel geholfen. Und zu dem bin ich dann hin, und dann habe ich ihm das halt erzählt von der Brust, und ich habe nur geweint und geweint und er hat mir nur die Taschentücher gegeben. Bei dem hab ich mich so richtig ausweinen können, ich weiß auch nicht. Aber das ist wahrscheinlich, weil du dir denkst, bei dem kannst du alles sagen und alles [...] aber danach war ich total ruhig." (Alexandra, Interview 2)

6. INDIVIDUELLER AUSDRUCK VON BEDÜRFTIGKEIT

„Schmerzen der Seele sind so verschiedenartig wie die Menschen, die sie befallen".[384]

Die meisten PatientInnen, die ein Hilfsangebot in Anspruch nehmen, haben sich selbst dafür entschieden, Hilfe und Unterstützung zu suchen und anzunehmen. Der gesunde Menschenverstand lässt vermuten, dass Menschen, die um Hilfe bitten, diese eher benötigen und daraus mehr Nutzen ziehen als jene, die es nicht tun. Doch gibt es nach den Erfahrungen von Colin Murray Parkes keine Forschung, die dies bestätigt, sondern:
"Die wissenschaftliche Erfahrung zeigt, dass manche Menschen in ihrer Trauer so verzweifelt sind, dass sie nicht glauben können, irgendetwas oder irgendjemand sei in der Lage, ihnen zu helfen. Das kann dazu führen, dass Menschen, die am allernötigsten Hilfe brauchen, sie am wenigsten bekommen".[385]
Die von Parkes angesprochene, überwältigende Trauer und Verzweiflung ist allerdings nur ein Aspekt dessen, dass Bedürfnisse und Anliegen der Betroffenen nicht oder nicht (direkt) sichtbar zum Ausdruck gebracht werden. Diesen unterschiedlichen Ausdruck von Bedürftigkeit und die Falschheit der Annahme, dass, wer Hilfe braucht, dies auch in entsprechender Weise kundtun wird, zeigen die Beispiele von Alexandra und Rosalia. Alexandra zeigte ihre Verzweiflung und ihr Bedürfnis nach Unterstützung offen und bat sogar selbst um Hilfe. Ihre emotionale Bedürftigkeit war demnach gut und anschaulich nach außen hin sichtbar. Rosalias Verhalten hingegen lässt weit mehr Interpretationsspielraum. Durch ihre disziplinierte, humorvolle und distanzierte Art wirkt sie weit weniger hilfsbedürftig als Alexandra. Wie schon in der Fallstruktur erwähnt, hatte ich während des Interviews selbst den Eindruck, hier einer Frau gegenüber zu sitzen, die auf ausreichende Ressourcen und Kräfte zurückgreifen kann und keine Unterstützung von außen benötigt. Es schien tatsächlich so, als hätte sie sich arrangiert und die Situation bestens im Griff. Bei Rosalia musste ich schon genau hin hören, um die in feinen Nuancen, in veränderten Stimmlagen oder abrupten Themenwechseln versteckte Einsamkeit, Resignation und Hoffnungslosigkeit wahrzunehmen. Nicht immer ist Bedürftigkeit an den direkten Ausspruch eines Bedürfnisses gekoppelt. Genauso wenig gibt es universal zu verwendende Maßstäbe und Kategorien, an denen man sich im Umgang mit onkologischen PatientInnen orientieren könnte. Denn auch Hilfsbedürftigkeit drückt sich individuell aus. Zwar ist die eigene Entscheidung der Betroffenen der wichtigste Weg zur Annahme von Hilfsangeboten. Doch eine systematische Risikoeinschätzung durch die ärztliche und pflegerische Umgebung sollte diese Entscheidung ergänzen, wo immer sich Möglichkeiten dazu bieten. Um dieser

384 Lamerton, R., Sterbenden Freund Sein, S 62
385 Parkes, C. M., Counselling the bereaved - help or harm? in: Bereavement Care, Vol. 19, No. 2, Sommer 2000; übersetzt von Christina Schmidt

Aufgabe gerecht werden zu können, ist eine angemessene Ausbildung der AnsprechpartnerInnen von großer Bedeutung.

"In einer idealen Welt wären BeraterInnen so ausgebildet, dass sie jedes Problemfeld ihrer KlientInnen mit dem effektivsten Hilfsangebot beantworten können".[386]

Die Beschreibung von Parkes stellt tatsächlich den bisher unerreichten und zumindest zum derzeitigen Stand der Dinge unerreichbar erscheinenden Idealfall dar. Doch wenn die Betreuung von TumorpatientInnen wirklich greifen und gut sein soll, dann impliziert sie das Wissen um versteckte Bedürftigkeit ebenso wie jenes um den Wandel von Bedürfnissen im Laufe der Krankheit und dem Wechselbad der Gefühle im Zuge der verschiedenen Therapien, Nebenwirkungen und Befunde.

"Ich muss sagen, ich habe so eine Phase, als wie jetzt zum Beispiel, geht es mir wieder gut, ich habe mich auf das eingestellt, ich muss das einfach tun, das, aber ich habe dann wieder eine Phase, da bin ich ganz am Boden. Das ist verschieden, nicht". (Alexandra, Interview 3)

„Weil ja jeder anders reagiert!" (Sonja Interview 1)

Oft führt das Etablieren einer guten Beziehung zur/zum Ärztin/Arzt zu einer stärkeren emotionalen Öffnung der Betroffenen – oder ein ärztliches Fehlverhalten bewirkt dessen Gegenteil. Die Gründe für das Verschleiern, Nicht-Zugeben- Wollen oder Wahrnehmen- Können der eigenen Bedürftigkeit sind wahrscheinlich so vielschichtig wie die Betroffenen selbst. Im Falle von Rosalia entspricht ihr Verhalten während ihrer Krankheit ihrer Lebensphilosophie des Sich- Nicht- Unterkriegen- Lassens und des "Stehaufweibchens". Auch handelt es sich wahrscheinlich um ein gewisses Maß an Stolz und auch um den Wunsch, sich ein wenig Unabhängigkeit und Eigenständigkeit zu bewahren, das heißt, sich nicht auch noch in emotionale Abhängigkeit zu begeben. Bei Sonja klingen ähnliche Elemente an. Sie betonte während des Gespräches immer wieder, sie habe nicht über die Krankheit sprechen wollen. Dieses Anliegen ist in gewisser Weise von den Betreuenden auch zu akzeptieren, insofern es teilweise unter dem Phänomen der adaptiven Verleugnung einzuordnen ist. Doch immer wieder erfährt diese Haltung bei Sonja einen auffälligen Widerspruch. Dies lässt darauf schließen, dass die abwehrende Haltung gegenüber Hilfsangeboten oder Gesprächen keine durchgängige ist, sondern immer wieder Einbrüche erfährt, in denen eine entsprechend angebotene Hilfestellung bereitwillig angenommen worden wäre. Demnach scheint weder das (offene oder versteckte) Zeigen von Abwehr noch von Bedürftigkeit eine durchgängig- lineare Verhaltensweise onkologischer PatientInnen zu sein, denn so wie es Veränderungen in ihrem medizinischen Status gibt, gibt es immer wieder Umbrüche, Verhaltensschwankungen und die Veränderung ihrer Bedürfnislage, die sie individuell zum Ausdruck bringen.

---

386 Parkes, C. M., ebd.

„Wenn ich nicht weiß, wie Ding und manchmal hast du das Gefühl, du möchtest über das reden, dann kommt dir vor, du möchtest wieder gar nichts hören." (Alexandra, Interview 3)

Dass auch solche Menschen wie Rosalia in jenen Bereichen Unterstützung erfahren können, in denen sie Defizite erleben, bedeutet eine Herausforderung für die Betreuung. Kommt sie dieser Herausforderung jedoch nicht nach, kann es geschehen, dass – wie Parkes es oben beschreibt – Menschen keine Hilfe bekommen, die sie dringend brauchen würden, auch wenn sie dies nicht offen nach außen hin zeigen (können).

Zusammenfassend kann also gesagt werden, dass – wie bereits anderen Ortes festgestellt – das Bedürfnis nach Begleitung und Unterstützung bei den meisten KrebspatientInnen vorhanden ist.[387] Vor allem, wenn man dieses Bedürfnis nicht nur als ausschließlich psychologischen Beistand (der selbstverständlich in den meisten Fällen vorrangig ist), sondern auch in Form von Ablenkung, Unterhaltung und dem Schutz vor Einsamkeit durch menschliche Zuwendung interpretiert, so sind von diesem Anliegen wohl beinahe alle PatientInnen betroffen. Das Orten der jeweiligen individuellen Bedürfnislage und das Akzeptieren ihres individuellen Ausdruck ist daher wichtig, um TumorpatientInnen ihrer spezifischen Situation entsprechend begegnen zu können. Um dies allerdings erst möglich zu machen, sind eben jene bereits besprochenen Aspekte gefordert: das Kennen der Persönlichkeit des/der PatientIn und dessen/deren individuellen Bewältigungsstrategien, eine vertrauensvolle Betreuungsbeziehung und eine offene Kommunikation. Spezielle Rehabilitationsmaßnahmen gewinnen vor allem bei denjenigen PatientInnen an Bedeutung, die in der ersten Behandlungsphase verstümmelnden operativen Eingriffen ausgesetzt worden sind sowie bei jenen, bei denen trotz erfolgreich überstandener erster Behandlungsphase eine latente oder manifeste Depression weiter besteht, durch die die Wiedereingliederung in das soziale Leben (Ehe, Familie, Berufsleben, Freundeskreis) erschwert oder verunmöglicht wird.[388]

387 Specht- Tomann, M, Tropper, D., S 48
388 Meerwein, F., S 117

7. SOZIALE FAKTOREN

„Weil es hängt ja die ganze Familie zusammen." (Alexandra, Interview 2)

Die Situation des sozialen Umfelds von Krebskranken hat vor allem im Kontext der Trauerarbeit nach deren Tod von Seiten der Literatur in den letzten Jahren viel Aufmerksamkeit erhalten. Bezüglich der Trauer von Familienmitgliedern nach einem Todesfall gibt es mittlerweile ausreichend und sogar altersbezogene Literatur (wie zum Beispiel "Angebote für trauernde Kinder"[389], "Arbeit mit trauernden Jugendlichen"[390], "Familienprobleme nach einem Trauerfall"[391])

Die spezielle Situation von jenen Familien aber, die sich aktuell und ganz plötzlich mit der Tumorerkrankung eines nahen Familienmitglieds, in Falle meiner Studie mit der Erkrankung der Frau und Mutter, konfrontiert sehen, erweist sich nach meinen Informationen in der Fachliteratur weitgehend als Desiderat. Über diese Thematik ließe sich mit Sicherheit eine eigene Arbeit verfassen, da die Auswirkungen auf PartnerInnen und Kinder weitläufig und tief greifend sind. Ich beschränke mich jedoch an dieser Stelle auf jene Momente und Defizite, die von meinen GesprächspartnerInnen in diesem Zusammenhang angesprochen und hervorgehoben wurden.

Es gibt wohl kaum eine andere Krankheitsgruppe (mit Ausnahme einiger psychiatrischer Phänomene), die in einem derartigen Ausmaß ein ganzes Familiengefüge betrifft wie jene der onkologischen Erkrankungen.

"Nach einer Umweltkatastrophe reagieren fast alle Menschen gleich: Sie sehen sofort nach, welche Schäden entstanden sind. Auch die Behörden reagieren sofort und schicken Spezialisten per Hubschrauber. Alles befindet sich in Bewegung und wird aktiv. Ganz ähnlich ist es, wenn das Leben durch eine schwere Erkrankung eines Angehörigen auseinanderbricht. Auch hier müssen ganz bestimmte Maßnahmen ergriffen werden, denn nicht nur der Kranke, auch seine Familie befindet sich in einer völlig neuen Situation. Darüber sollten sich professionelle Helfer, die mit Angehörigen in Kontakt kommen, bewußt sein".[392]

Familien weisen zwar beinahe immer eine ihnen zugehörige, typische Struktur auf und stellen ein in sich geschlossenes System dar, das sich jeglicher Veränderung meist hartnäckig zu widersetzen vermag. Doch maligne Erkrankungen sind eine das System angreifende Veränderung. Sowohl inner- als auch außerfamiliäre Beziehungen werden schwer belastet. An diese Belastung müssen sich alle

---

389 Stokes, Julie, Pennington, Jodi, Monroe, Barbara, Papadatou Danai, Relf, Marilyn, Developing services for bereaved children: a discussion of the theoretical and practical issues involved, aus: Mortality, Vol. 4, Nr. 3, 1999, übersetzt von Peter Paul
390 Brenner, Isobel, Working with adolescents, aus: Bereavement Care, Vol. 19, Nr. 1, Frühling 2000, übersetzt von Eva Avenhaus
391 Gwyn Daniel, Family problems after a bereavment, aus: Bereavement care, Vol. 17. Nr. 3, übersetzt von Christina Schmidt
392 Specht-Tomann/Tropper, S 52

Mitglieder der Familie, nicht nur der/die PatientIn, erst gewöhnen beziehungsweise lernen, damit umzugehen.

„Eben, weil die Familie ist ja auch in Mitleidenschaft gezogen, es ist ja nicht so, dass das spurlos daran vorbeigeht, und auch die Partnerschaft ...". (Alexandra, Interview 2)

Dank der Verbesserung der therapeutischen Maßnahmen verbringen die meisten Betroffenen einen viel größeren Teil ihrer Zeit während des Krankheitsverlaufs zu Hause. Die Kranken sind dadurch zwar in ihrer Familie anwesend, doch in anderer Form als gewohnt. Die Ausübung ihrer bisherigen Funktion und Familienrolle wird durch die Krankheit erschwert bis verunmöglicht.

„Und ich muss auch sagen, ich, mein Mann der war zuerst pingelig. Weißt schon, kurz bevor er von der Arbeit heimkommen ist, da habe ich halt die Spielsachen immer aufgeräumt von den Kindern, weil das hat er auch schon nicht mögen, das [unverständlich] und das, nicht, und das habe ich ihm inzwischen ein bisschen abgewöhnt, dass er da nicht mehr, da hat er mit dem Finger so [fährt am Tisch entlang]". (Alexandra, Interview 2)

Auch die Veränderung der Bedürfnisse der Erkrankten (zum Beispiel nach besonderer Nähe oder verstärktem Rückzug) bedeutet oft große Schwierigkeiten für PartnerInnen und Kinder und verlangt eine Anpassungsleistung, die ähnlichen Phasen unterliegt, wie sie von E. Kübler- Ross für den Trauerprozess der PatientInnen beschrieben wurden. Vor allem auch die Betroffenheit der Kinder ist nicht zu unterschätzen.

„Also da haben die Kinder schon auch gelitten, ich habe es speziell bei meinem Älteren gemerkt, der hat wahnsinnig zugenommen". (Alexandra, Interview 2)

„Mhm ... und vor allem haben sie auch die Probleme, als wie voriges Jahr, nicht, da bin ich frisch operiert worden, jetzt war es in die Ferien, dann hätte ich mit ihnen wieder schwimmen gehen können, Ding war ich auch nicht so oft, dass sich mit ihnen überhaupt wohin gehen hätte können [...]". (Alexandra, Interview 2)

„[...], weil ich bin mit mir so, wie soll ich sagen, da bin ich auf mich selber böse, und mit die Kinder bin ich dann böse und mit ihm wahrscheinlich auch, weißt du schon, weil ich mich einfach selber nicht mehr mag. Weiß nicht, ob du das Gefühl kennst? Ich mag mich selber nicht mehr, und dann sind auch die anderen nichts zu neiden. Unter anderem auch die Kinder nicht, ... obwohl ich dann bei den Kindern auch viel Fehler mache, weil ich sie ... ah ... wieder viel zu viel verwöhne. Lass ich sie wieder das, wenn ich da sage, nein, heute dürft ihr nicht Fernsehschauen oder Nintendo- Spielen, eine halbe Stunde später lass ich sie dann wieder, weißt schon, zuwenig, wie sagt man denn? – Konsequent." (Alexandra, Interview 2).

„Ja, und, und wie es auch ist, die Chemo, die packt ja gesunde Zellen auch, nicht. Und wie es jetzt war, am ganzen Körper, nicht. Ich kann zum Beispiel mit den Kindern nicht mehr weit spazieren gehen, das geht nicht. Ich habe da solche Fußweh und und und Ding, Krämpfe, nicht, das ginge nicht mehr. Oder mit dem Schwimmen, da kriege ich jetzt auch so Krämpfe, und an den Händen habe ich es auch und ..." (Alexandra, Interview 2).

„... auch die Kinder. Wenn ich, der Kindergarten von uns ist nicht weit weg, und daheim habe ich eigentlich immer das Kopftuche auf, nicht. Und die haben auch schon Sorgen, selber [unverständlich], Kinder können auch gemein sein, nicht." (Alexandra, Interview 2)

Manchmal nimmt das Interesse der Kranken an jüngeren Kindern unter dem Eindruck fortschreitender Regression ab oder es werden plötzlich Aufgaben an ältere Kinder delegiert, denen sie sich nicht gewachsen fühlen und die sie nur widerwillig übernehmen. Frühere Probleme und Schwierigkeiten untereinander kommen jetzt verstärkt zum Tragen. Wenn etwa schon immer das offene Ansprechen von Gefühlen, Ängsten und Missständen zwischen den beiden PartnerInnen blockiert oder gehemmt war, verschlimmert dies die Situation während der Krankheit erheblich beziehungsweise wird durch sie noch verstärkt. „Diese Belastungen sind vor allem dann erkennbar, wenn die Beziehung [...] bereits im Lebenslauf von zahlreichen Konflikten und Entfremdung bestimmt gewesen ist".[393]
Je gestörter demnach ein Familienverhältnis vor der Erkrankung war, umso belasteter werden sich alle Familienangehörigen durch diese neue Situation fühlen.
"Maligne Erkrankungen sind somit fast immer Familienkrankheiten".[394]
Im Krankheitsprozess – der in der Regel mit hohen psychischen Anforderungen für beide Seiten verbunden ist – werden diese Konflikte und die Entfremdung möglicherweise besonders intensiv erfahren (siehe dazu Kruse 1994). Damit verbunden ist die Gefahr unkontrollierter Emotionen und Affekte.[395] ÄrztInnen stellen sich somit in der familiären Situation viele Aufgaben. In erster Linie haben sie sich nicht ausschließlich als Arzt/Ärztin der PatientInnen, sondern auch als jeneR der Familie zu betrachten. Die Bedürfnisse der Familie sind vielfältig und betreffen zunächst genaue Informationen, Fragen über Diagnose und Prognose sowie die Art des Sprechens mit dem erkrankten Familienmitglied. Aber auch Vererbung, Ansteckung und dergleichen sind Themen, die die Angehörigen interessieren. Doch ihre Bedürfnisse sind nicht nur informatorischer, sondern – vor allem auch später im Krankheitsverlauf – emotionaler Art. Oft besteht der Wunsch eines/einer PartnerIn, sich bei der Ärztin/beim Arzt auszusprechen, seinen/ihren Hoffnungen, Ängsten sowie ihrem Zorn und ihrer Trauer Ausdruck

---

393 Kruse, A., S 241
394 Kruse, A., S 241, siehe dazu B. Dreifuss 1982, Wirsching, Stierling 1982
395 Kruse, A., S 241

verleihen und sich verstanden fühlen zu können. Eine offene und freie Kommunikation mit den PartnerInnen und den PatientInnen ist daher von großer Bedeutung. Meiden Familienangehörige den Kontakt mit den behandelnden ÄrztInnen oder suchen sie ihn in einer verstärkten Art und Weise, während die PatientInnen ihn eher zu verhindern trachten, so muss dies die Betreuenden dazu veranlassen, den psychologischen Ursachen dafür nachzugehen. Diesem Verhalten können Ängste sowie eine geheime Auflehnung oder Eifersuchtsgefühle der/des Ehepartners/Ehepartnerin bezüglich der tiefen Abhängigkeit der/des Kranken von den ÄrztInnen zugrunde liegen.[396]

Durch den alltäglichen Ablauf einer Krankenhausstation fühlen sich Angehörige in ihrer Intimität im Umgang mit ihrem erkrankten Familienmitglied oft stark gestört und in ihrer Beziehung belastet. Zuweilen entwickeln sie daraufhin die Neigung, ÄrztInnen und vor allem das Pflegepersonal zum Sündenbock für ihre Nöte und Probleme werden zu lassen. Den davon Betroffenen erleichtert das Wissen um das Entstehen derartiger Verhaltensformen den Umgang mit schwierigen Angehörigen, wenngleich deshalb nicht sämtliche Angriffe und Ausfälle toleriert werden können und müssen. Bezüglich einer belasteten partnerschaftlichen oder familiären Beziehung ist allerdings wichtig, vor jeder Klinikentlassung eines/einer TumorpatientIn dessen/deren familiäre Verhältnisse abzuklären und die vorrangigsten Probleme sowie die Qualität der psychosozialen Ressourcen, die zu deren Lösung zur Verfügung stehen, gemeinsam im Gespräch zu erarbeiten.[397]

Das Mamma- Karzinom gehört zu den bestuntersuchten Karzinomformen bezüglich seiner psychosozialen Auswirkungen. Dafür können sowohl seine Häufigkeit (jede 14. Frau erkrankt an Brustkrebs[398]), als auch die hohe Bedeutung der weiblichen Brust für das Selbstbewusstsein und das ungestörte Ehe- und Sexualleben der Frau verantwortlich sein.

"Die Befürchtung, durch Ablatio Mammae an Attraktivität zu verlieren, und die Neigung, Brustverlust dem Partnerverlust gleichzusetzen, können erhebliche Beziehungsstörungen nach sich ziehen. Psychologisch gesehen kommt dem Brustverlust der Frau häufig der Charakter einer Attacke auf ihr inneres Körperbild zu".[399]

„Dein Selbstbewusstsein verlierst du total. Weißt schon, also du brauchst lang, bis du das wieder aufgebaut hast (...). Speziell dann auch wie das gewesen ist mit der Glatze, also das (...)." (Alexandra, Interview 2)

Insbesondere bei mastektomierten Frauen ist daher eine adäquate prä- und postoperative Betreuung sehr wichtig. Doch auch nach gutem Bestehen der postoperativen Zeit muss damit gerechnet werden, dass mit der Rückkehr der

---

396 Meerwein, F., S 121f
397 Im BKH Hall steht dafür ein eigener Sozialarbeiter zur Verfügung
398 Meerwein, F., S 123
399 Meerwein, F., S 125

Patientin in ihre Familie nach etwa drei bis vier Wochen neue Probleme auftauchen. Oft werden sie sich die Frauen der körperlichen Veränderung erst in ihrer gewohnten häuslichen Umgebung, die keinen Ausnahmezustand wie die Klinik darstellt, so richtig bewusst:

"Ja, das habe ich auch noch nicht gehabt, wie ich, wie sie mir eigentlich die Brust schon weggenommen gehabt haben, das habe ich noch nicht wahrgehabt, muss ich sagen. Erst dann daheim, wie ich dann vor dem Spiegel gestanden bin, und beim Duschen war das oft dann arg, wenn ich mich dann selber gesehen habe. Dann war das arg, nicht. Dann bin ich mir vorgekommen wie ein Krüppel, also als wie wenn ein anderer einen Fuß verlieren würde oder eine Hand, sicher ist das auch schlimm. Aber für mich war das, so schlimm war das für mich. So dass ich mir gedacht habe, eigentlich wäre es recht, die zweite Brust auch weg, weißt eh, dann schaut es nicht so ..." (Alexandra, Interview 2)

Minderwertigkeitsgefühle, Scham und die Scheu der Frauen, sich ihren Männern nackt zu zeigen, ebenso wie Hilflosigkeit oder Verleugnungsneigungen der Ehemänner oder Sexualpartner können zu einer Entfremdung der PartnerInnen führen. Diese löst häufig erneute depressive Reaktionen aus, die Frauen fühlen sich alleingelassen, die Männer überfordert. Alexandra beschreibt dies sehr deutlich:

„Der Mann hat genauso Probleme, mit dem fertig zu werden."

„Ich hab ja mit meinem Mann gewaltige Probleme gehabt [...].Ich bin nicht mehr recht zu ihm gekommen, weil ich mich geschämt habe ... Weißt schon, da ist dann ein so ein Ding gekommen, eine Krise, eine gewaltige Krise haben wir gehabt, ja gehabt, teilweise noch, nicht. Jetzt speziell wieder."

„[...] und nach einem Monat, nach der Therapie, habe ich eben gefragt, wegen weißt schon, weil es ist mir dann auch einmal alles zu viel geworden und eben, mein Mann und ... da kriege ich auch nicht die Unterstützung, die was ich mir erhoffe, nicht, das ist halt so. Die Männer, die tun sich es runterschlucken [...]."

„Ja, sicher war es auch, weil er zuwenig mit dem zu tun gehabt hat zuerst, nicht, das ist ... und jetzt ist eben auch bei ihm die Angst da ist, nicht. Brauchst du nicht glauben, dass er nicht auch die Phase durchmacht, weil manchmal geht es bei uns jetzt gut, weißt schon, dass es harmoniert, und manchmal ..."

„Weil es ihm eben auch zuviel wird (...). Ja, die Manderleute [Männer] sind da wieder wie kleine Kinder, denen ist am liebsten, wenn sie heimkommen, das Essen ist auf dem Tisch, das Gewand ist hergerichtet, nicht, und alles ist gewaschen und alles und alles in Ordnung, nicht, du hast keine Probleme, nicht."

Die durch die Tumorerkrankung erfolgte Beeinträchtigung des Selbsterlebens der PatientInnen betrifft verständlicherweise auch den Bereich der Sexualität. Manche Betroffene oder deren PartnerInnen haben die Vorstellung, Krebs könne durch körperliche Berührung übertragen werden. Damit ist die scheinbar notwendige Meidung als SexualpartnerIn unumgänglich.

„[...] das Beste, was mein Mann gemeint hat, ich habe gedacht, ich schnalle ab, ... na das, ob das ansteckend ist, was ich habe? Weißt, mit was er es verwechselt hat?" (Alexandra, Interview 2)

„Oder, dann passierte dir das nie, nicht [lacht], also <u>da</u> (...). Erstens war ich enttäuscht, zweitens (...), also, das fragt dich ein Mensch, da wo du meinst, der kennt dich gut, nicht." (Alexandra, Interview 2)

Die Amputation der Brust der Partnerin kann auch bei ihrem Mann von Verlustgefühlen begleitet sein und Zorn oder Rebellion auslösen, die in nicht seltenen Fällen auf die operierenden ÄrztInnen verschoben werden – jedoch nicht offen geäußert werden dürfen. Gerade hier ist ein einfühlsames Vorgehen und die ärztliche Unterstützung beider PartnerInnen bedeutsam.
"Diesbezüglicher Einfühlung und Beratung durch den Arzt kommt eine hohe Bedeutung zu. Stärkung des Selbstgefühles der Frau, Verständnis für die Hilflosigkeit, Verlustgefühle und Auflehnung des Mannes sind die Voraussetzungen dafür, daß neue Werte und neue Formen der gegenseitigen Zuwendung und Unterstützung von Ehepartnern gesucht und gefunden werden können".[400]
Aus diesem Grund werden bereits an vielen Orten gruppenpsychotherapeutische Programme für EhepartnerInnen nach einer Mastektomie angeboten.
Ob es solche Unterstützungsangebote auch für Kinder von Betroffenen gibt, ist mir nicht bekannt. Vor allem aus dem Interview mit Alexandra, die als einzige der interviewten Frauen Mutter zweier noch relativ kleiner Kinder ist (ihre beiden Söhne sind fünf- und sechs Jahre alt) ging deutlich hervor, dass diese unter der Krankheit ihrer Mutter gelitten haben und dass es für sie keine Unterstützungsprogramme gab, die Alexandra mit ihnen und ihrem Mann in Anspruch hätte nehmen können. Es scheiterte in ihrem Fall ja bereits an einer Möglichkeit der Kinderbetreuung (etwa für den Nachmittag), die sie vor allem zur Zeit ihrer Chemotherapien entlastet hätte:

„Wie ich voriges Jahr die Chemo gehabt habe, ... dann habe ich einen Sozialsprengel angerufen, ... dann habe ich halt gefragt, ob ich da jemanden kriegen würde, der was mir im Haushalt ein paar Stunden hilft oder wenigstens mit den Kindern ein paar Stunden schwimmen ginge oder so was [...]. Das <u>kannst</u> du dir nicht leisten!" (Alexandra, Interview 2)

400Meerwein, F., S 123

„Weil ich habe immer eine Woche, eine Woche nach der Chemo habe ich immer gebraucht, bis ich mich wieder erholt habe, und dann ist es wieder gegangen, dann hast du schauen müssen, dass du mit der Wäsche und das alles nachgekommen bist und Ding, und inzwischen ist es schon wieder so weit gewesen, dass du Chemo gehen hast müssen (...). War schon eine harte Zeit, ja (...)."
(Alexandra, Interview 2)

„[...] und dann immer zum Doktor fahren, und das ist es ja immer, den ganzen Aufwand, wo tust du die Kinder hin, da hilft dir auch kein Mensch, weil die Nachbarn kannst du heute vergessen, die behalten sie dir nicht mehr, sind auch alle berufstätig. Ding, ich meine, wenn ich meine Schwiegermutter nicht gehabt hätte, hätte ich eh nicht gewusst, weißt eh, wo tust du die Kinder hin, das ist auch ein Problem, was dann auf dich zukommt, nicht ... weil in dem Alter sind sie einfach noch nicht, dass du sagen kannst, du kannst sie auch einmal allein lassen einen halben Tag oder was, das geht einfach noch nicht (...)".
(Alexandra, Interview 2)

Einen großen Stellenwert erhält in diesem Zusammenhang auch die umfassende ärztliche Aufklärung der PartnerInnen. Wenn sich deren Verhalten durch permanentes Ausweichen und Nicht- Konfrontieren- Wollen kennzeichnet (zum Beispiel das Fernbleiben bei Untersuchungen etc.), besteht für die Betreuenden Handlungsbedarf, um den PatientInnen die zusätzliche Kränkung durch die scheinbare und in den allermeisten Fällen tatsächlich nur nach außen hin getragene Indifferenz ihrer PartnerInnen zu ersparen oder sie zumindest zu begrenzen.

„Nein, ich habe alles allein be- bewältigen müssen, nicht. Der ist nie mit mir zu einem Arzt gegangen, dass er von Anfang an sich hätte das erklären lassen, oder Ding, nicht, und wie ich dann jetzt wieder mit dem konfrontiert worden bin, dass ich Metastasen habe, nicht, hat er mich gefragt, ob das ansteckend ist. Ja, dann weißt schon, dass du manchmal ... ausflippen kannst, nicht!"

„Dass du über die ... Probleme in der Familie oder mit deinem Partner und dass da so eine allgemeine da ist [...]." (Alexandra, Interview 2)

Einen weiteren Aspekt in diesem Kontext bildet die soziale Isolation.
Alexandra erzählt, sie habe sich aufgrund der Mastektomie und ihres Haarausfalls so geschämt, dass sie sich während des ganzen ersten Jahres ihrer Krankheit sehr zurückgezogen, lieber "abgekapselt" habe und nur ungern aus dem Haus gegangen sei.
Auch habe sich durch die Krankheit ihr Freundeskreis verändert und dezimiert.

„Und auch – dein ganzer Bekannten- oder Freundschaftskreis ah kapselt sich irgendwie ab, nicht mehr so groß als wie, weil sich alles einfach immer um die

Krankheit dreht und und und, wie soll ich sagen, (...) du kommst dir manchmal ganz allein vor (...)." (Alexandra, Interview 2)

Das abweisende Verhalten ihrer Nachbarinnen mag ihrem Rückzug weiter Vorschub geleistet und ihre Isolation noch verstärkt haben.

„[...] auch mit die Nachbarn. Wie ich heimgekommen bin nach der Operation, hat sich das ja, weißt eh, in so einem Dorf ... Dann ist es so gewesen, wenn ich hinaus bin auf die Terrasse, meine zwei Nachbarinnen sind draußen gewesen auf der Terrasse, und ich bin hinausgegangen, dann sind die hinein gegangen." (Alexandra, Interview 2)

Daraus wird ersichtlich, dass eine Tumorerkrankung mit all ihren Nebenaspekten und Begleiterscheinungen immer das ganze soziale Umfeld mitbetrifft, von den PartnerInnen und Kindern, die selbstverständlich am massivsten und direktesten mitbetroffen sind, über Freunde und Bekannte bis hin zu den NachbarInnen. Kommen von den einzelnen Teilen dieses "Sozialmosaiks" Verständnis und einfühlsame Unterstützung, kann dies die psychische Situation der Betroffenen entschieden verbessern.

„Also mein Mann war sehr nett, das muss ich sagen. [...], der hat gesagt: ‚Du bist für mich nicht eine andere Frau'. Also das habe ich schon sehr nett gefunden." (Sonja, Interview 1)

„Und meine [Söhne] ..., sind sehr nett zu mir ... und unterstützen mich eigentlich, indem sie sagen ... ich male momentan, zum Beispiel. Nicht besonders, also für mich persönlich, ich bin halt nicht zufrieden mit meiner künstlerischen Tätigkeit [lacht]! Aber sie sagen: ‚Mutti, mach das! Du machst das super!' Also sie unterstützen mich da, nicht." (Sonja, Interview 1)

Ich denke, dass Alexandra wahrscheinlich weit weniger Probleme mit dem Verlust ihrer Brust (gehabt) hätte, hätte sie mit ihrem Mann über ihre Scham offen sprechen können und sich seines liebevollen Verständnisses sicher sein können. Dessen Überforderung mit der Situation, die sich in seinem verleugnenden und abweichenden Verhalten deutlich zeigte, erschwert(e) die Lage für beide.

„Und er hat es wieder nicht verkraftet, dass ich krank bin, nicht. Wie soll ich sagen, er hat wieder Angst, auch die Angst, dass er mich verliert und was tut er dann mit den zwei Kindern, das hat er mir jetzt einmal selber gesagt, nicht, was tut er dann mit den zwei Kindern und ding, nicht [...]." (Alexandra, Interview 2)

„Mein Mann hat auch schon gesagt: ‚Nein, das brauchst du nicht mehr tun, dann bist du wieder zehn Tage im Spital'. Also dem geht es wieder mehr, dann hat er wieder mehr die Kinder und den Haushalt, nicht."(Alexandra, Interview 2)

„Und da hat er mal eine Zeit gehabt, da hat er nichts geredet und nichts geredet, und mich hat das <u>so</u> ... reingerattert, warum und weshalb und ... das ist drei Wochen so dahingegangen. Vom Arbeiten ist er nicht heimgekommen, weißt schon, meistens mit die Arbeitskollegen, und du hockst [sitzt] dann immer daheim mit den Kindern beziehungsweise am Abend bist du dann eh allein und dann denkst du und (...) wie soll ich sagen, du fühlst die dann auch, da hast du dann so Zeiten, da fühlst du dich dann einfach auch alleingelassen, du bist einfach mit dem Problem allein, oder? (Alexandra, Interview 2)

„Aber da hat auch nie eine Nachbarin gesagt: ‚Ich nehm' dir mal deine Kinder mit!' oder was, nicht (...). Und mein Mann noch dazu, der hat sich mehr in die Arbeit hineingestürzt, nicht. Statt dass er mal mit den Kindern was unternommen hätte oder was, nicht. Dann sind zusätzlich noch die Kinder, als wie wenn er nicht die, wie soll ich sagen, die Verantwortung übernommen wollte, nicht. Also ... ja, da haben wir schon auch eine Krise gehabt deswegen!" (Alexandra, Interview 2)

Eine sensibles Hinführen beider Seiten zu einer offenen Aussprache und konkretem Problematisieren ihrer Schwierigkeiten hätte in diesem Fall mit Sicherheit zu einer erheblichen Erleichterung geführt.

„Da bräuchtest du eben auch ... was nicht nur dir hilft, sondern der ganzen Familie." (Alexandra, Interview 2).

VI. ABSCHLIEßENDE BEMERKUNGEN

Onkologische PatientInnen erfahren physisch wie psychisch schwere Belastungen. Sie erhalten jedoch häufig weniger ärztliche und menschliche Fürsorge und Aufmerksamkeit in den für ihre Betreuung zuständigen Institutionen wie Kliniken und Krankenhäuser, als sie benötigen. Daher ist es weiterhin notwendig, korrigierend in die medizinische Praxis einzugreifen, um die Pflicht einer angemessenen Behandlung der Betroffenen nicht zur bloßen „Beschäftigung" verkommen zu lassen. Dabei ist dies nicht nur ein Problem der letzten Jahre oder Jahrzehnte – wenn sich auch diesbezüglich eine stärkere Sensibilisierung und einem tieferes Problembewusstsein entwickelten. Schon 1859 kritisierte die britische Krankenschwester Florence Nightingale den Umgang mit PatientInnen mit den Worten:
„Es ist wirklich erstaunlich, wie viele Menschen so tun, als ob das wissenschaftliche Ergebnis allein zähle, als ob der kranke Körper nur ein Behältnis sei, um darin Medikamente zu verstauen, und eine chirurgisch zu behandelnde Krankheit nur ein interessanter Fall, den der Leidende zur besonderen Belehrung des Arztes entwickelt habe".[401]

Das sich in den letzten Jahren allmählich entwickelnden Bewusstsein der Bedeutung psychischer und soziopsychologischer Faktoren im Zuge einer Tumorerkrankung, die Etablierung von Psychoonkologie und Palliativmedizin als eigene Disziplinen und die intensive wissenschaftliche Beschäftigung mit der Lebensqualität onkologischer PatientInnen führte mit Sicherheit zu einer Verbesserung ihrer Situation. Doch im Hinblick auf die Ergebnisse dieser Studie lässt sich diese Verbesserung nicht als ausreichend kategorisieren, um zufrieden stellend zu sein. Denn auch wenn mittlerweile viele onkologische oder radiotherapeutische Stationen eigene PsychoonkologInnen beschäftigen beziehungsweise die PatientInnen dazu angehalten werden, sich an zuweilen externe PsychoonkologInnen zu wenden, besteht hier vor allem auch im ambulanten Bereich offensichtlich ein Defizit (siehe Alexandra). Das System des klinischen Massenabfertigungssystems unterbindet persönliche Beziehungen und ein exakteres Überprüfen der jeweiligen Situation der PatientInnen. Ebenso werden dadurch Unpersönlichkeit und Entmenschlichung gefördert. Manche ÄrztInnen vermitteln zudem den Eindruck, an der menschlichen Komponente der Erkrankung wenig Interesse zu haben. Mängel beziehungsweise ein Fehlen ganzheitlicher Betrachtungsweisen in der Ausbildung von MedizinerInnen, Zeitmangel, persönliche Überforderung und Hilflosigkeit gelten neben dem noch immer verbreiteten einseitigen Interesse an den rein fachlichen Komponenten als die gängigen Ursachen für die im vorigen Kapitel beschriebenen defizitären Verhaltensweisen von ÄrztInnen gegenüber onkologischen PatientInnen. Dies

---

401 Florence Nightingale, zit. in: Lamerton, R., Sterbenden Freund Sein, S 22

erscheint einleuchtend – vor allem, wenn man sich den Betrieb einer onkologischen oder radiotherapeutischen Ambulanz aus der Nähe ansieht – kann jedoch keine Ausrede dafür sein, diese Mängel nicht zu beheben oder zumindest zu modifizieren, wenn sich die jetzige Situation von TumorpatientInnen qualitativ verbessern soll. Zwar hat sich in den letzten Jahren die Psychoonkologie als eigene Disziplin etabliert. Dennoch ist der Erfolg durch den derzeitigen Einsatzmodus von PsychoonkologInnen, der zweifellos an Zufriedenheit und wiedergewonnener Lebensqualität der PatientInnen gemessen werden muss, nicht überzeugend.

1. INEFFIZIENZ PSYCHOLOGISCHER BETREUUNG

Die von meinen GesprächspartnerInnen beschriebenen Erlebnisse können kaum als Einzelfälle eingestuft werden, zumal diese von mir nicht nach einem bestimmten Augenmerk, sondern nach dem Zufallsprinzip ausgewählt wurden. Vielmehr muss daher in einer realistischen Sicht der Dinge davon ausgegangen werden, dass es sich hier um eine Beschreibung der durchschnittlichen und alltäglichen Praxis des Umgangs mit Tumorpatientinnen handelt.

Bleibt die Frage, weshalb der weithin als Durchbruch in der Betreuung onkologischer PatientInnen gewertete Einsatz von PsychoonkologInnen nicht effizient genug ist? Wie kann es trotz der Unterstützung speziell geschulter Fachkräfte weiterhin dazu kommen, dass PatientInnen Situationen erleben, wie sie in den Interviews dokumentiert sind und in denen sie sich verlassen, einsam, gedemütigt und ihrer Verzweiflung selbst überlassen fühlen?

Im Hinblick auf die Ergebnisse meiner Studie finden sich mehrere Antworten auf diese Fragen.

1.1. Psychoonkologischer Konsiliardienst

Unter dem „Psychoonkologischen Konsiliardienst" verstehen sich PsychoonkologInnen, die im Falle eines akuten psychischen Notfalls gerufen werden, um mit der/dem betroffenen PatientIn zu sprechen. Dies wird als „Krisenintervention" bezeichnet. Im Fall von Sonja (und wohl nicht nur in ihrem) sah dies so aus, dass sie sich – durch die unsensible Art und Weise ihrer „Aufklärung" durch eine Oberärztin in einem Zustand der Panik versetzt – plötzlich mit einer völlig Unbekannten konfrontiert sah, mit der sie über ihre Gefühle sprechen sollte. Dass Sonja diese Form des Gesprächs verweigerte („Da hab ich, vielleicht trotzig, ‚Nein!' gesagt") und mit dieser unbekannten Frau nichts anzufangen wusste („Ja, was soll ich denn, was soll ich denn mit der?"), scheint mir verständlich. Ich nehme an, die meisten von uns würden in dieser Situation ähnlich reagieren. Wer von uns vertraut sich schon gern einer/einem Unbekannten an? Das Sprechen über etwas so Persönliches wie Gefühle verlangt auch im normalen Alltag nach der Einhaltung gewisser Bedingungen. Dazu zählen ausreichend Zeit, ein entsprechender Ort (nicht zwischen Tür und Angel) und vor allem Vertrauen zu der Person, mit der wir sprechen. Die Situation von TumorpatientInnen bildet hinsichtlich dieser Bedingungen keine Ausnahme, im Gegenteil. Gerade im Zuge einer existentiellen Bedrohung, im Zuge des Erfassens von Lebensgefahr durch eine tödliche Krankheit und der daraus entspringenden Überwältigung durch Angst, Trauer und Verzweiflung, benötigen diese Menschen jemanden, dem sie vertrauen können. Das bedeutet, sie müssen mit dieser Person bereits in Beziehung stehen, sie kennen oder sich zumindest öfter mit ihr unterhalten haben. Nur so kann eine Basis entstehen, die in diesen Situationen tragfähig ist und als tatsächliche Unterstützung dienen kann. Zu erwarten, dass Sonja sich in diesem Moment einer noch nie gesehenen Frau anvertrauen könnte oder das möchte, ist meiner Ansicht nach grotesk, unmenschlich und naiv. Dieses Betreuungsmodell hat sich als unzureichend erwiesen. Hier ist radikales Umdenken in Form einer Orientierung an der menschlichen Natur und Bedürfnislage gefordert, wenn es zu Verbesserungen kommen soll.

1.2. Psychologische Betreuung als Synonym für psychische Labilität

Nach den Schilderungen einer Radiotherapeutin aus ihrer täglichen Praxis wird ihr Angebot an PatientInnen, sich von einer Psychoonkologin betreuen zu lassen, nur in seltenen Fällen angenommen. Meist sind es Patientinnen mit Mamma-Karzinom, die aufgrund der so vielseitigen und die ganze Persönlichkeit betreffenden Begleiterscheinungen ihrer Krankheit diese Betreuung in Anspruch nehmen. Nicht selten bedarf es aber auch hier noch wohlmeinenden Zuredens und großer Überzeugungskraft (wie Sonjas Beispiel zeigt). Von Patienten werde dieses Angebot fast prinzipiell nur mit einem Lächeln und der Beteuerung, so etwas nicht zu brauchen und gut alleine zurecht zu kommen, quittiert.

Die Gründe für diese ablehnende Haltung sind mit Sicherheit vielschichtig. Ein großer Teil ergibt sich vermutlich aus der noch immer grassierenden gesellschaftlichen Zurückhaltung bezüglich allem, was mit „Psychotherapie" zu tun hat, da dieses Wort im öffentlichen Bewusstsein noch immer eine ganze Kaskade negativer Gefühle auslöst. Für die meisten impliziert eine psychologische oder psychotherapeutische Behandlung psychische Labilität und Schwäche, da der/die Betroffene offenbar mit seiner/ihrer Situation nicht mehr ohne fremde Hilfe zurecht kommen kann. Diese Hilfe von außen wird nur im körperlichen Bereich ohne weiteres angenommen, ihre Verweigerung wird bisweilen sogar als mutwillige Gefährdung und Dummheit verurteilt. Die fachliche Betreuung der Seele stößt dagegen auch in unserem aufgeklärten Jahrhundert selbst in Krisensituationen auf Scheu, Unsicherheit und Ablehnung. Sich selbst und anderen einzugestehen, alleine nicht mehr mit der Belastung fertig zu werden, wird häufig als peinlich empfunden.

„Ein ... Problem in diesem Zusammenhang ist die Tatsache, daß Krebskranke wohl eher nur in Ausnahmefällen von sich aus nach psychologischer Unterstützung nachfragen. Viele wissen nicht, worum es sich dabei konkret handelt. Andere sind geneigt, das Ausmaß ihrer Belastung zu verleugnen".[402]

---

402 Tumorzentrum München, Postoperative Lebensqualität und Psychoonkologie, aus dem Internet unter www.krebsinfo.de

Diese angesprochene Verleugnungstendenz spielt meiner Meinung nach eine wichtige Rolle: psychoonkologische Betreuung hat unweigerlich zur Folge, dass die Erkrankung nicht länger verdrängt werden kann. Der Wunsch, dieser Konfrontation aus dem Weg zu gehen und sich nicht zu genau mit den immer wieder verdrängten unangenehmen Gefühlen zu beschäftigen, mag ein weiterer Grund dafür sein, dass sich viele PatientInnen gegen diese Form der Unterstützung entscheiden.

1.3. Strukturale Mängel

Nicht zuletzt ist auch das Auftreten der PsychoonkologInnen selbst und ihre Einstellung ausschlaggebend für die Qualität ihrer Arbeit. Der jeweilige Bedarf an psychotherapeutischer Unterstützung ist abhängig von einem komplexen Muster individueller Faktoren wie Alter, Geschlecht, Persönlichkeitsstruktur und etablierte eigene coping- Strategien, soziale Einbindung sowie Zeitpunkt und Rahmen der medizinischen Behandlung und der Grad der Beeinträchtigung. Letztlich ist es ein unverzichtbares und oft alleiniges Medium, in einfühlsamen Gesprächen mit den Betroffenen zu klären, welcher Unterstützung sie bedürfen. Dabei kann der Einsatz von Fragebögen und die Informationen der Angehörigen hilfreich sein, kann das persönliche Gespräch aber keinesfalls ersetzen.
Die Teilnahme von PsychoonkologInnen an Dienstbesprechungen und Visiten ist – zumindest an der Innsbrucker Klinik – nicht verpflichtend und somit dem Ermessen der/des Einzelnen überlassen. Dadurch kommt es mitunter zu Fehlentscheidungen- und Verhalten, wodurch die gute und angemessene Erfüllung dieser Aufgabe blockiert wird. Es kann nicht sein, dass PsychoonkologInnen an den Dienstbesprechungen nicht teilnehmen und/oder keine Visiten mitgehen. Wenn sie in den Alltag der PatientInnen integriert werden wollen, müssen sie auch anwesend sein. Wenn sie mit ihnen in Beziehung zu treten beabsichtigen, müssen sie Zeit mit ihnen verbringen. Und wenn sie von ihnen ernst genommen werden möchten, müssen sie über ihren Zustand Bescheid wissen.
Sowohl die Dienstbesprechung als auch die Visite stellen die signifikantesten Möglichkeiten dar, um sich über die PatientInnen zu informieren und mit ihnen in Kontakt zu treten, sich mit ihnen bekannt zu machen und in späteren Situationen keinE UnbekannteR mehr zu sein. Insofern erscheint es mir unverständlich, dass diese Gelegenheiten von PsychoonkologInnen oft nicht wahrgenommen werden. Auch die Integration ins betreuende Team wird sich als schwer erweisen, wenn die täglichen Besprechungssituationen als Berührungspunkte verweigert werden. Interdisziplinarität kann nur durch gemeinsames Arbeiten verschiedener Fachleute erreicht werden. Insofern Teamarbeit eine Problemlösungsstrategie darstellt, ist sie vor allem dann gefragt, wenn die Lösung einer Aufgabe zu komplex ist, um von einer Berufsgruppe allein bewältigt werden zu können. Dics ist bei

TumorpatientInnen mit Sicherheit der Fall. Denn, wie Cicely Saunders es ausdrückt:
„Menschen mit ... Krebs zu helfen verlangt mehr Fachkenntnisse, als ein Individuum allein beherrschen kann".[403]
Von dieser Zusammenarbeit profitieren demnach alle Beteiligten, vor allem aber die PatientInnen.

---

403 Saunders, C., Hospiz und Begleitung im Schmerz, S 17

2. DIE AUSWIRKUNGEN PSYCHOSOZIALER INTERVENTIONEN AUF LEBENSQUALITÄT UND ÜBERLEBENSZEIT ONKOLOGISCHER PATIENTINNEN UND DIE DARAUS RESULTIERENDE FORDERUNG NACH EINEM VERBESSERTEN UND BEDÜRFNISORIENTIERTEN ZUGANG ZU DIESER FORM DER UNTERSTÜTZUNG

Die Fachliteratur lässt hinsichtlich der enormen Bedeutung psychosozialer Einflüsse und des psychischen Befindens von KrebspatientInnen für ihre Lebensqualität und Überlebenszeit keinen Zweifel.[404] Es gilt als erwiesene und unumstößliche Tatsache, dass psychosoziale Interventionen psychophysiologische Symptome, wie sie während einer chemo- oder radiotherapeutischen Behandlung regelmäßig auftreten, verringern und eine pharmakologische Schmerzbehandlung in effizienter Weise durch psychotherapeutische Hilfen unterstützt werden kann, wenn nicht muss.[405] Angesichts der hohen Komorbidität psychischer und onkologischer Erkrankungen hat daher eine psychosoziale Begleitung von TumorpatientInnen und deren Angehörigen als unverzichtbarer Bestandteil einer verantwortungsvollen Medizin zu gelten.[406]

Angesichts spektakulärer Einzelbefunde (Spiegel et al. 1989[407]) bezüglich der Verlängerung der Überlebenszeit durch psychosoziale Interventionen[408] bleiben die gesicherten Befunde über Psychotherapieerfolge zur Symptomkontrolle und Stabilisierung von Lebensqualität bei onkologischen PatientInnen und ihren Angehörigen in erschreckender Weise unbeachtet. Vor allem haben sie – wie diese Studie bestätigt – noch längst nicht zu den angemessenen Konsequenzen in der Routineversorgung von Tumorkranken geführt.

In Hinblick darauf wirft sich nun die Frage nach dringend notwendigen Korrektur- und Verbesserungsmöglichkeiten auf. Wie können krebskranke Menschen dazu bewogen werden, sich trotz ihrer Ressentiments neben der körperlichen Therapie

---

404 Burish, T. G., Carey, M. P., Krozely, M. G. & Greco, A., Conditioned side effects induced by cancer chemotherapy: prevention through behavioural treatment, J. of Consulting and Clinical Psychology 55 (1), 1987, S 42-48; Peter, B., Gerl, W., Hypnotherapie in der psychologischen Krebsbehandlung, Hypnose und Kognition 1, 1984, S 56-69; Seemann, H., Aktuelle Trends bei der Schmerzbekämpfung in der Onkologie. In: Verres, R., (Hrsg.), Psychosoziale Onkologie, 1989, S 193-211

405 Holland, J.C., Rowland, J.C., (eds.), Handbook of Psycooncology. Oxford University Press, New York, Oxford 1986; Adler, R. H., Schmerz. In: v. Uexküll, Th. (Hrsg.), Psychosomatische Medizin. München, Wien Baltimore 1996, 5. Auflage, S 262-276

406 Schwarz, R., Psychotherapeutische Grundlagen der psychosozialen Onkologie. Der Psychotherapeut 40, 1995, S 313-323; ders., Angst und Depression bei Tumorpatienten. Der Onkologe 2, 1996, S 582-592

407 Spiegel, D., Bloom, J. R., Kraemer, H. C., Gottheil, E., Effect of psychosocial treatment on survival of patients with metastatic breast cancer, Lancet 13, 1989, S 888-891

408 eine Bestätigung durch Replikationsstudien steht noch aus

auch einer psychischen Betreuung zu unterziehen, die ihre Überlebenszeit verlängern, ihre Befindlichkeit entscheidend verbessern, Schmerzen und Nebenwirkungen reduzieren und damit sich selbst und ihren Angehörigen die Zeit der Erkrankung erträglicher zu gestalten vermag? Wie kann auf ihre momentane, generell eher ablehnende Haltung reagiert werden? Wie kann eine psychische Betreuung gestaltet werden, um von den PatientInnen als wirklich hilfreich, unterstützend und effizient erlebt zu werden? Welche Alternativen zu den derzeitigen Betreuungsmodellen sind denkbar?

Es kann im Fall der psychoonkologischen Betreuung nicht darum gehen, oft bereits ohnehin schon völlig verwirrte, panische und verzweifelte PatientInnen aus Gründen des Zeitmangels, der Hilflosigkeit und Überforderung an bis dato vollkommen Unbeteiligte abzugeben und abzuschieben, die sie noch nie zuvor gesehen haben und die bis dato mit ihrem (klinischen) Alltag nichts zu tun hatten. Ein derartiger Umgang mit Menschen muss nicht zuletzt als entwürdigend und menschenverachtend bezeichnet werden. Dabei steht es mir fern, die Einrichtung einer psychoonkologischen Betreuung an sich zu verurteilen, im Gegenteil. Doch halte ich die Form des Zugangs zu dieser Betreuung, die „Initialphase", für derzeit nicht ausgereift und korrekturbedürftig. Natürlich kann niemand zu einer psychologischen Betreuung gezwungen werden. Doch wenn es den PatientInnen aus verschiedenen Gründen unmöglich ist, das Angebot einer psychoonkologischen Betreuung anzunehmen, dann muss dieses Angebot neu gestaltet werden. Für die Praxis hieße dies meiner Ansicht nach, dass PsychoonkologInnen auf ihre PatientInnen zukommen müssen, anstatt darauf zu warten, dass diese sie von sich aus aufsuchen – was de facto kaum geschieht. Im psychoonkologischen Liaisonsdienst[409] wird dieser Forderung annähernd entsprochen. Dieses Modell ist jedoch sehr kostenreich und daher bei weitem nicht flächendeckend beziehungsweise ausreichend verwirklicht. Wie sich gezeigt hat, ist speziell im ambulanten Bereich die diesbezügliche Situation nicht annähernd zufrieden stellend. Vor allem die Warteräume onkologischer oder radiotherapeutischer Ambulanzen wecken häufig Isolations- und Vernichtungsgefühle bei den Betroffenen. Die Umgebung ist neu, völlig fremd, „technisch" und unheimlich. Die sie in Empfang nehmenden Röntgen-Assistentinnen wissen über die PatientInnen in vielen Fällen nur wenig mehr als die Tatsache, wie viele Strahleneinheiten in welchem Zeitraum an welcher Körperstelle zu applizieren sind. Die Identifikation mit den ebenfalls wartenden, schwerkranken MitpatientInnen, von deren Tod man vielleicht kurz darauf erfährt (siehe Sonja und Alexandra), kann die Angst bis zur Verzweiflung eskalieren lassen. Die zur Verfügung stehenden therapeutischen Maßnahmen (Chirurgie,

409 Stationäres Betreuungsmodell, im Zuge dessen einE PsychoonkologIn zum Stationsteam gehört und als solche auch für die PatientInnen identifizierbar ist. Beinhaltet den Vorteil des täglichen, regelmäßigen Kontakts mit den PatientInnen und dem behandelnden ÄrztInnen- und Pflegeteam.

Radiotherapie, Chemotherapie, Life- Island- Isolation[410]) der OnkologInnen haben alle einen eingreifenden und aggressiven Charakter, aufgrund dessen sie von den PatientInnen gefürchtet werden. Die zusätzliche Durchführung durch unbekannte, zweit- oder drittbehandelnde ÄrztInnen potenziert die Angst vor passiver Auslieferung an unbekannte, destruktive Mächte.[411] Die Therapiemaßnahmen selbst sind teilweise schwer erfassbar und unverständlich, vor allem bei der Strahlentherapie sehen, hören und fühlen die PatientInnen nichts, sie empfinden sich dieser mächtigen Unbekannten („Kobaltbombe") hilflos ausgeliefert und wehrlos unterworfen. Im Falle der Chemotherapie ist für viele das Zusehen - Können, wie die vom Klinikpersonal mit größter Vorsicht behandelte und nur mit dicken Gummihandschuhen berührte zytostatische Substanz in ihren Körper rinnt, schwer zu ertragen.

Die Delegation speziell ausgebildeter und auch medizinisch geschulter SpezialistInnen in Ambulanzen und ihre Warteräume kann hier mit Sicherheit Erleichterung schaffen. Denn die Initiierung (und Aufrechterhaltung) eines emotionalen, sprachlichen, mit Aufklärung und Information verbundenen Kontaktes ist bereits vor dem therapeutischen Eingriff – und dies gilt meiner Meinung nach für alle onkologischen Therapiemaßnahmen – von hervorragender Bedeutung, denn „nur so können die mit den [...] Eingriffen naturgemäß verbundenen, oftmals überbordenden Isolations -und Zerstörungsängste der Kranken wirksam behoben werden".[412] Zudem kann sich bereits hier das Knüpfen des ersten Kontaktes zu den PatientInnen vollziehen, das sich in den daran anschließenden Phasen des Krankheitsverlaufs für die Entwicklung einer Vertrauensbeziehung nur von Vorteil erweisen kann. Das nicht „verschriebene" oder aufgrund dem Schweregrad der eigenen Lage dringend empfohlene Bekanntwerden mit psychologisch geschulten MitarbeiterInnen beinhaltet meiner Meinung nach eben jenen Effekt, den eine gelungene Initialphase psychoonkologischer Betreuung zu erreichen versuchen sollte: eine möglichst ungezwungenere Atmosphäre zwischen beiden GesprächspartnerInnen, ein nach Ansicht der PatientInnen von ihnen selbst mitbestimmtes Setting, die Freiwilligkeit einer Unterhaltung, die anfangs vielleicht gar nicht unbedingt die Krankheit zum Thema haben muss und damit das langsame Vertrautwerden miteinander. Diese Weise des Herantretens an die PatientInnen erfordert viel Geschick und ein taktvolles Gespür für den passenden Ton und das richtige Thema zum richtigen Zeitpunkt. Aus meinen Begegnungen mit onkologischen PatientInnen hat sich jedoch gezeigt, dass die meisten von ihnen dankbar sind für

410 Verschiedene klinische Zustandsbilder wie Leukämien, Knochenmarkstransplantationen, Agranulozytosen etc. können Steril- Pflegeeinheiten erfordern, um exogene Infektionswege zu reduzieren. Die aus durchsichtigem Plastikmaterial bestehenden, rechteckige Kabinen haben die Größe von drei Krankenbetten. Die dort untergebrachten PatientInnen werden während dieser Behandlung einer erheblichen Einschränkung ihrer Autonomie sowie einer weitgehenden bis vollständigen Berührungs- und Bewegungsdeprivation ausgesetzt. (Näheres zu den psychischen Auswirkungen dieser Therapiemaßnahme in Holland, J., et al., Psychological response of patients with acute leukemia to germ- free environments. Cancer 40, 1977, S 871-879).
411 Meerwein, S 83
412 Meerwein, S 84

ein persönliches Wort oder eine freundliche Geste und sie auf der Basis einer/eines wirklich interessierten und empathischen GegenüberS mitunter überraschend schnell Vertrauen schließen können. Dies mag eine aufwendigere Methode und ein Betreuungsmodell darstellen, dass nicht ohne bestimmte persönliche Qualitäten und Eigenschaften der Betreuenden durchführbar ist. Doch mit Sicherheit stellt dies eine ernstzunehmende Alternative zu jenen Formen psychoonkologischer Betreuung dar, die sich den Bedürfnissen der Betroffenen und den Eigenheiten unserer menschlichen Natur offenbar nicht adäquat anzupassen vermögen.

Im Einklang mit der gängigen Fachliteratur plädiert diese Studie daher für eine sorgfältige(re) psychologische Vorbereitung der Betroffenen, für Hinweise auf Nebenwirkungen *vor* der Behandlung und für das Anbieten geeigneter Rehabilitationsmaßnahmen *vor und während* der Durchführung therapeutischer Programme, da dies den Unsicherheitsfaktor zu dezimieren und damit der quälenden Passiv- Haltung mit all ihren destruktiven Nebenwirkungen entgegen zu wirken vermag. Da meistens mehrere ÄrztInnen am Therapieverlauf beteiligt sind, ist darauf zu achten, dass den PatientInnen während des gesamten Behandlungszeitraums eine „immer verfügbare, aufklärende und beratende [...] Bezugsperson zur Verfügung steht".[413] Für diese Bezugsperson eineN der behandelnden ÄrztInnen zu gewinnen stößt im gegenwärtigen klinischen Alltag auf offenbar unüberwindbare Widerstände, von denen Zeitmangel und fehlende psychologisch- pädagogische Kompetenz als die wichtigsten zu nennen sind. Daher bleibt der Einsatz einer zusätzlichen Betreuungsperson zur ganzheitlichen Betreuung von TumorpatientInnen unumgänglich. Warum meiner Ansicht nach diese Bezugsperson nicht nur ausreichend medizinisches und psychologisches Fachwissen, sondern auch pädagogische Qualitäten aufweisen sollte, möchte ich im Folgenden detaillierter erörtern.

---

413 Meerwein, F., S 83

321

3. PSYCHOONKOLOGIE ALS PÄDAGOGISCHE DISZIPLIN

Pädagogik ist die Theorie und Praxis von Bildungs- und Erziehungsprozessen. Insofern versteht sie sich als eine wissenschaftliche Hermeneutik von Lernsituationen in der Praxis. Auf diese Weise nimmt sie einen Grundauftrag wahr, Menschen in ihrer jeweiligen Lebensphase mit ihren aktuellen Gegebenheiten zu sehen und gleichzeitig nach Möglichkeiten zu forschen, diese Gegebenheiten zu modulieren.

Ein Grundprinzip der Pädagogik ist die solidarisch- kritische Wahrnehmung und Deutung der gesellschaftlichen und individuellen Wirklichkeit inklusive einer Ideologiekritik. Davon leitet sie die Entwicklung von pädagogisch verantworteten Handlungsperspektiven ab.[414]

Pädagogik als wissenschaftliche Disziplin verbindet universitäre Forschung mit der ständigen Verwiesenheit auf gesellschaftliche Relevanz. In ihrer Praxisbezogenheit ist die Pädagogik handlungsorientierend, ihre Erkenntnisse bewähren sich in einer reflektierten und verantworteten Bildungs- und Erziehungspraxis, die wiederum zum Gegenstand wissenschaftlicher Forschung wird. Fragerichtung, Deutungsperspektive und Forschungsinteresse der Pädagogik sind insofern bestimmt, als sie die gesellschaftlichen und individuellen Herausforderungen in Bildung und Erziehung richtig sehen helfen und emanzipatorisch zum Gelingen von Menschsein beitragen. Somit qualifiziert die universitäre Pädagogik für eine besondere Aufmerksamkeit auf die Praxis von Lern- und Bildungsprozessen und zu einem kritischen Reflexionsprozess der jeweiligen Bedingungsanalyse, das heißt, einer differenzierten Untersuchung der Konditioniertheit menschlichen Daseins und menschlicher Lebensphasen, sowie der bewussten oder unbewussten, freiwilligen oder unfreiwilligen, vorbereiteten oder willkürlichen Veränderungen menschlicher Lebensbedingungen.

Als Ausgangspunkt pädagogischer Erkenntnis dient die Praxis von Lernsituationen, systematisch ausgeweitet auf deren gesellschaftliche Bedingungen, also auf die Mikro- und Makroebene von Erziehungs-, Begleitungs- und Bildungspraxis. Gegenstand der Pädagogik ist also die Gesamtheit der Lern- und Bildungsprozesse, die Lernerfahrung stellt einen zentralen Begriff pädagogischen Interesses dar. Dabei definiert die Pädagogik Lernen nicht als unreflektiertes und zum gegebenen Zeitpunkt reproduzierbares Anhäufen von Wissen in Form von Datenmaterial, sondern als „das erfolgreiche Bewältigen einer Situation, die für den Lernenden neu ist".[415] Der Lernprozess gilt als ein individualisierter Konstruktionsprozess, in dem der/die Lernende Wissen selbst

---

414 Siehe dazu und in Folge: Lönz, Michael, Lernen in einer veränderten Welt? Pädagogisch-philosophische Anmerkungen zum ‚Neuen Lernbegriff', in: Vierteljahresschrift für wissenschaftliche Pädagogik, 77. Jahrgang, Heft 3 (2001), S 333- 353
415 Herget, Ferdinand, Einsichtiges Lernen. Eine Überprüfung unseres Verständnisses von Lernen. In: KatBl 127, 2002, S 61-66

organisiert und eigenverantwortlich lebensweltorientiert und im Idealfall in authentischer Lernumgebung für sich und im Vergleich zu den Lernprozessen anderer ergebnisunterschieden erwirbt. Erst durch die Forderung nach der Wahrheit jener Inhalte, die im Lernprozess thematisiert werden, und nach der rationalen Einlösbarkeit der über sie vermittelten Geltungsansprüche erhebt sich der Lernprozess über die mediokre Anmutung bloßer Beliebigkeit und verhilft den Lernenden zur Orientierung im subjektiv erfahrenen „Meer lebensweltlicher Gleichgültigkeiten",[416] wodurch ein elementarer Beitrag zur Ausbildung einer nicht- instrumentellen Vernunft geleistet wird. Wäre dies nicht der Fall, „so würde unser Verhalten dem einer Amöbe gleichen, die, um die lebenswichtigen Stoffwechselprozesse zu vollziehen, sich dem umgebenden Milieu umfassend anpassen, das heißt, auch wesentliche Eigenschaften ihrer Umgebung annehmen muss. Wir dagegen verfügen über die Fähigkeit, Behauptungen an ein Grundgerüst elementarer logischer Strukturen zu binden, was uns ermöglicht, unsere Intentionen in der Form gehaltvoller Aussagen explizit zu machen und die damit verbundenen Geltungsansprüche gegenüber anderen zu vertreten. Erst diese ‚expressive Vernunft' (Brandon) befähigt uns, die für die Entwicklung stabiler Identitätsmuster jenseits wechselnder und kontingenter Lebenssituationen notwendigen Auseinandersetzungen mit anderen zu bestehen. Jede Lerntheorie, die den im Begriff der Bildung manifest werdenden Selbstfindungsprozessen [von] Menschen gerecht werden will, kann daran nicht vorbeigehen".[417]

Damit hat die Pädagogik einen völlig anderen Lernbegriff entwickelt wie etwa die Naturwissenschaften oder auch die Medizin. Die Pädagogik betrachtet Lernen als Prozess, als Konstrukt, als individuelle Auseinandersetzung mit Wirklichkeit, Vorgegebenem und dessen Modifikationsformen im Rahmen der gesellschaftlichen, soziokulturellen und individuell-persönlichen Möglichkeiten. In der Medizin hingegen gilt das Lernen als möglichst effiziente Speicherung von Daten, die aufgrund ihrer wissenschaftlichen Erwiesenheit keiner individuellen Überprüfung oder Veränderung unterzogen, sondern lediglich zum gegebenen Zeitpunkt richtig reproduziert und angewandt werden müssen. Daraus ergibt sich die nahe liegende Vermutung, dass beiden Disziplinen ein jeweils differentes Menschenbild zugrunde liegt. Das pädagogische Menschenbild ist mehr auf die Veränderungsmöglichkeiten von Individuum und Gesellschaftskomplexen sowie auf selbstbestimmt verantwortliches Handeln ausgerichtet, während jenes der Medizin sein Augenmerk auf statische Gegebenheiten oder körperliche Veränderungsprozesse richtet, aufgrund derer sie Menschen be- handelt. Damit determiniert sie das menschliche Individuum primär zum Objekt, auf das medizinische Interventionen abzielen, während das pädagogische Leitmotiv sich an Lern- beziehungsweise Begleitprozessen zu einem handlungsorientierten, selbständigen, mit seiner Umwelt interagierenden Subjekt orientiert.

Pädagogik wird interdisziplinär und praxisbezogen betrieben, sie ist auf Bezugswissenschaften verwiesen (sämtliche Humanwissenschaften wie

---

416 Lönz, M., S 344
417 Lönz, M., S 344

Psychologie inklusive der Medizin). Gerade in Hinblick auf die Begleitung von Krankheits- und Trauerprozessen wurden in letzter Zeit wichtige Erkenntnisse formuliert. Dass das Projekt der Zusammenarbeit dieser Disziplinen bis auf weiteres noch nicht unternommen wurde, mag auf mangelndes Problem- und Professionsbewusstsein und auf Vorurteile zurückzuführen sein. Auch die Medizin in ihrem Streben nach äußerster begrifflicher Strenge und bis ins letzte widerspruchsfreie logische Begründung ist nicht frei von kritischen Ressentiments gegenüber der pädagogischen Disziplin, die bis hin zum Vorwurf der „Unwissenschaftlichkeit" gehen können. Dazu kommt, dass viele Wissenschaften, besonders die Medizin, aber teilweise auch die Pädagogik, ihre Verbindung zu ihrem philosophischen Fundament nicht ausreichend wahrnehmen und philosophische Reflexionen zum Beispiel in Bezug auf die Gegenstandsbereiche, die in engerem Sinn mit dem Lernprozess zu tun haben, für nahezu irrelevant erklären. Im Falle der Psychoonkologie stoßen PädagogInnen noch immer auf Ablehnung und die Überzeugung, neben Mediziner- und PsychologInnen fehl am Platz zu sein. Dies legt anschaulich dar, welche sachlichen und atmosphärischen Schwierigkeiten auftreten können, wenn SpezialistInnen aus verschiedenen Fachbereichen und mit unterschiedlichem Wissenschaftsverständnis miteinander konfrontiert werden. Seitdem aber selbst ehemals entschiedene Vertreter einer einzigen absoluten Weltauffassung (zaghafte) Selbstkritik betreiben (weder Kirche noch Medizin haben immer ihre Lösungen parat), kann eine Wissenschaft, die sich mit Lernprozessen auseinandersetzt, wieder verstärkt als eine Auseinandersetzung mit der Problemlösungskompetenz der Menschen in ihren verschiedensten lebensweltlichen Situationen begriffen werden. So ist mit der Thanatagogik bereits eine pädagogische Disziplin entstanden, der die wissenschaftlich begründete Sterbeerziehung als Teilgebiet jeder agogischen Intervention (zum Beispiel in Geragogik oder Andragogik) sowie Methodik und Didaktik der Aus und Weiterbildung im Bereich des Sterbebeistands zugrunde liegen.[418]

Gerade dies scheint mir im Kontext dieser Thematik von herausragender Bedeutung zu sein. Zu den Aufgaben von PädagogInnen zählt es, Menschen bei der Entwicklung einer Lernkompetenz beizustehen, die lebenslang immer wieder in neuen Situationen herausgefordert und umso schwieriger wird, desto weniger eine bereits definierte Lösung schon vorher feststeht und je weniger der Lösungsweg bekannt ist. Wissen über den Umgang mit der eigenen Situation lässt sich nur im Erfahrungsprozess erwerben und nicht in der rein theoretischen Anhäufung von Fachwissen. Menschen, die mit einer vollständig neuen Situation in ihrem Leben konfrontiert werden, finden sich völlig jenseits ihres Erfahrungshorizonts wieder. Dieser massive Einschnitt in ihr Lebenskonzept entbehrt zumeist jeglichen Erfahrungswissens, wie mit dieser neuen Situation umgegangen werden soll, kann und manchmal muss. Von einer Krebserkrankung betroffene Menschen sehen sich einer unübersichtlichen und unstrukturiert gewordenen Lebenswelt ausgesetzt, in der ihre herkömmlichen

---

418 vgl. Rest, F., S 19

Orientierungsmuster nicht mehr greifen. Ihre bisherige Lebenskonzeptionierung erfährt eine vollkommene, unerwartete und tief greifende Umwandlung, deren Auswirkungen den Betroffenen unabänderlich vorkommen müssen und ihnen in ihrer Übermacht nur noch die Rolle des passiven Ausharrens und ohnmächtigen Mitsichgeschehen- Lassens zuzugestehen scheinen. Durch die Diagnose Krebs fallen Menschen aus ihrer bisherigen Strukturiertheit und können den verschiedenartigen und komplexen Herausforderungen ihrer neuen Verfasstheit nicht a priori differenziert genug begegnen. Um die Zusammenhänge der aktuellen Situation zu erkennen, Vernetzungen aufzubauen und so auf die Anforderungen der veränderten Gegenwart und Zukunft reagieren zu können, ist die Begleitung durch Menschen notwendig, die den Umgang mit Lernprozessen „gelernt" haben und deren Wissen sich kompatibel für die verschiedensten Problemfelder erweist. Nur so können sich die Anpassung an und die – zumindest teilweise – Modifikation der Gegebenheiten schonend und gewinnbringend erreichen lassen.

Schon im 17. Jahrhundert sprach Johann Amos Comenius in seinem Hauptwerk „Pampaedia" von einer „Schule des Todes", in der ergänzend zur Schule des Greisenalters das „selige Sterben" erlernt werden soll. Analog zum Übergang vom Mutterleib zur Erde in der Geburt sieht Comenius im Sterben den Übergang in die unbegrenzte Fülle von Leben, Bewegung, Empfindung und Erkenntnis. Zwei Jahrhunderte später folgerte Xaver Schmid Aus Schwarzenberg aus der starken Verwandtschaft von Geburt und Sterben, Wiege und Grab als den entscheidenden Übergangsereignissen zu neuem Dasein auf eine letzte Umwandlung im Sterben - Lernen.

„Es muß der Mensch nicht nur leben, sondern auch sterben lernen; er muß durch die Weisheit des Erziehers nicht bloß in diese Welt eingeführt, sondern auch aus ihr herausgeführt werden [...] Bei keiner Transfiguration < Umwandlung > ist der Beistand [...] nothwendiger, als bei der letzten, die wir kennen, die mit der ersten so viel Verwandtes hat, indem der Schauplatz so auffallend verändert wird. Fängt also die Erziehung schon vor der Geburt des Menschen an, so darf sie auch nicht vor seinem Sterben aufhören, sondern muß über dasselbe hinauswirken".[419]

Ein mündiges und eigenverantwortliches Handeln und Entscheiden muss in dieser speziellen Situation wieder neu eingeübt werden. Die veränderten Lebenskonstellationen erscheinen anfangs so überwältigend, dass oft nur mit Hilfe objektiver Außenstehender neue Koordinaten aufgedeckt und erarbeitet werden können, die einen ersten Rückhalt zu geben vermögen. Auch wenn diese Koordinaten anfangs nicht als solche akzeptiert werden können, kann mit einiger Unterstützung daraus ein neues Konzept entstehen, das in die veränderte Lebenswelt der Kranken integriert werden kann. Im Laufe des Krankheitsprozesses sind diese jedoch einer ständigen Veränderung unterworfen, jeder neue Befund kann den Rahmen wieder verändern. Insofern ist es wichtig, sich der Prozesshaftigkeit von Strukturen bewusst zu werden und zu lernen, damit umzugehen. Aus dem dadurch erworbenen persönlichen und individuellen

---

419 Xaver Schmid Aus Schwarzenberg (1819 bis 1883), zit. in: Rest, F., S 25

Verständnis der veränderten Lage können sich daraufhin neue Inhalte und Einsichten entwickeln, die dem Bewältigungsprozess zugute kommen. Pädagogische Interventionen und Begleitung haben nicht zuletzt zum Ziel, Eigenständigkeit und Kreativität, Verantwortlichkeit und Dialogfähigkeit zu fördern. Dies erscheint gerade im Zusammenhang mit den erwähnten Defiziten im Umgang mit onkologischen PatientInnen von großer Bedeutung. Das Fördern von Eigenverantwortung und das Reaktivieren der eigenen Fähigkeiten und Ressourcen mittels der eigenen Erfahrungs- und Problemlösungskompetenz kann die Befindlichkeit von Tumorkranken verbessern und zu Verhaltensänderungen führen, die sich entschieden vom fraglosen Übersichergehen- Lassen ärztlicher Anweisungen unterscheiden. Die PatientInnen fühlen sich nicht mehr als passive EmpfängerInnen, sondern lernen, mehr Verantwortung für ihr eigenes Wohlergehen zu übernehmen. Durch die ihr innewohnende Sensibilisierung auf die kulturpolitischen Chancen der institutionellen Verfasstheit der Medizin kann die Pädagogik zudem dazu verhelfen, wirtschaftliche, menschliche oder fachliche Einseitigkeiten aufzuspüren und ihnen adäquat gegenzusteuern.

Zusammenfassend kann also gesagt werden: Die moderne Erziehungswissenschaft fragt, wie Menschen einer bestimmten Zeit, Epoche, Kultur und Gesellschaft werden, geworden oder gemacht worden sind, wie sie sich und ihre Umstände verändern beziehungsweise verbessern können, wie und was sie lernen müssen, um einer denkbaren Möglichkeit „des Menschen" näher zu kommen, um also menschenwürdig leben zu können und sich dafür zu engagieren, dass auch andere das können. Dabei legt sie ihren besonderen Schwerpunkt auf die Unterstützung der Eigenverantwortlichkeit und Lernkompetenz des Individuums. Hält man sich diesen „pädagogischen Grundsatzkatalog" in Zusammenhang mit onkologischen PatientInnen vor Augen, wird meines Erachtens deutlich, dass PädagogInnen auch in diesem Bereich Wertvolles zu leisten imstande sind.

Abschließend möchte ich daher festhalten, dass die Psychoonkologie meinem Verständnis nach keine auf ÄrztInnen und PsychologInnen beschränkte Disziplin darstellen kann und darf, wenn sie sich tatsächlich an den Bedürfnissen ihrer PatientInnen und deren menschlichen Verfasstheit orientieren will. Die Lehre der Psychoonkologie muss um das Verständnis erweitert werden, dass die Vermittlung von Lern-, Erfahrungs- und Problemlösungskompetenz im Kontext der notwendigen Anpassung an eine aus den Fugen geratenen Lebenswelt onkologischer PatientInnen von großer Bedeutung ist. Ebenso soll sie Verhaltensmerkmale vermitteln für die Mitwirkung von HelferInnen während des onkologischen Krankheitsprozesses und beim Sterben von Menschen, mit deren Hilfe ein einmaliges und einzigartig gestaltetes Leben trotz erheblicher Veränderungen und schwerer Belastungen menschenwürdig fortgesetzt werden kann. Dies beinhaltet gleichermaßen die Begleitung hinein in das „richtige" Sterben ohne Lüge und Heuchelei, ohne Fremdbestimmung und Zwang von Institutionen und Strukturen, die der Lebensverwirklichung dieser Menschen im Wege stehen. Insofern soll die vorliegende Studie dazu beitragen, tiefer in die Lebenswelt von Krebskranken einzudringen, sie besser verstehen zu lernen und auf dieser Hintergrundfolie bestehende Strukturen kritisch zu hinterfragen. Es soll jedoch nicht Aufgabe dieser Arbeit sein, die Betreuung von TumorpatientInnen weiter zu professionalisieren und zusätzliche fachliche Spezialkompetenzen einzufordern. In diesem Punkt möchte ich mich Franco Rest anschließen, denn: „Wir brauchen keine neuen Gesprächstechniken, sondern mehr sprachliche Kultur; wir brauchen kein neues ‚Modell' zur Verarbeitung der eigenen Gefühle, sondern mehr Empathie und Durchgeistigung; wir brauchen keine allerorten institutionalisierte Supervision, sondern mehr wechselseitige Hilfsbereitschaft der Helfer; wir können auf Thanatotherapien und andere Psychotherapien überhaupt verzichten, wenn wir nicht zuvor ein Bild vom Menschen in uns haben entstehen lassen".[420]

Oder – wie Sheila Cassidy es ausdrückt:

„Alles, was sie von uns erwarten, ist, daß wir sie nicht im Stich lassen. In diesem Stadium der Reise da zu sein, einfach da zu sein: Das ist in vieler Hinsicht das Schwerste".[421]

---

420 Rest, F., S 13
421 Cassidy, Sh., Die Dunkelheit teilen, S 130

VII. BIBLIOGRAPHIE

Aaronson, N.K. and the EORTC QoL – study- group, The EORTC Core Quality of life questionnaire. In: Osoba, D. (Hrsg.), Effect of cancer on QoL, CRC Press, Vancouver 1991, 185-203

Abrams, Ruth, The patient with cancer - his changing pattern of communication, New Engl., J. Med., Vol. 274 (No. 6), Feb. 1966, 317-322

Achte, K., Vauhkonen, M. L., Achte, A. M., Psychological Factors and Prognosis in Cancer. Psychiatrica Fennica 1979, 19-24

Adler, R. H., Schmerz. In: Uexküll, Th. v. (Hrgs.), Psychosomatische Medizin. 5. Auflage, München/Wien/Baltimore 1996, 262-276

Ahnson, Eugen, Die Wahrheit am Krankenbett. Grundfragen einer ärztlichen Sterbehilfe. 2. Auflage, Hamburg 1975

Anker, Elisabeth, Motive von Kirchenzugehörigkeit. Unveröffentlichte Dissertation, eingereicht an der theologischen Fakultät der Universität Salzburg, 2002
Ariès, Philippe, Geschichte des Todes, Wien 1980

Beatrice Marti, Die Lebensaktivität Sterben – Pflege und Betreuung Sterbender, in: Mettner, Matthias (Hrsg.), Wie menschenwürdig sterben? Zur Debatte um die Sterbehilfe und zur Praxis der Sterbebegleitung, Zürich 2001, 219f

Benner, P., From novice to expert. Addison Wesley Company, Menlo Park, California 1984

Bibring, G., The Mechanism of Depression. In Greenacre, P. (Ed.), Affective Disorder. Intern. Universities Press, New York 1961

Bohnsack, Ralf, Rekonstruktive Sozialforschung. Einführung in Methodologie und Praxis qualitativer Forschung, Opladen 2000

Bonhoeffer, Dietrich, Ethik, München 1956

Borz, Jürgen, Döring, Nicola, Forschungsmethoden und Evaluation für Sozialwissenschaftler. Berlin u. a. 1995

Bowers, Margaretta K. u. a., Wie können wir Sterbenden beistehen? München 1971

Brenner, Isobel, Working with adulescents. In: Bereavement Care, Vol. 19. No. 1, Frühling 2000

Burish, T.G., Carey, M.P., Krozely, M.G. & Greco, A., Conditioned side effects induced by cancer chemotherapy: prevention through behavioural treatment, J. of Consulting and Clinical Psychology 55 (1), 1987, 42-48

Cassidy, Sheila, Die Dunkelheit teilen. Spiritualiät und Praxis der Sterbebegleitung, Freiburg 1995

das Thema 20 (November), Grenzerfahrungen, München 1977

Deutsche Krebsgesellschaft, Konsensus- Konferenz 1990, Erfassung von Lebensqualität in der Onkologie – Konzepte, Methodik und Anwendungen 3, 7-10

Die Furche, Nr. 13, 28. März 2002

Dolshagen, Christoph, Schneider, Catharina E., Hospizlichkeit in Krankenhäusern und Pflegeheimen, in: Ida Lamp (Hrsg.), Hospizarbeit konkret. Grundlagen, Praxis, Erfahrungen. Gütersloh 2001

Eupasch, E., Der gastrointestinale Lebensqualitätsindex (GLQI), Chirurg 64, 1993, S 264-274

Fawzy, I.F., Fawzy, M.O. et al., Malignant Melanoma: Effects of an early Structured Psychiatric Intervention, Coping and Affective State on Recurence and Survival 6 Years Later, Arch. Gen. Psychiatry 50, 1993, 681-689

Fiore, Neil, Fighting Cancer – one patient's perspective. New Engl. J. Med. Vol. 300, No. 6, Feb. 8, 1979, 284-289

Flick, Uwe, et al., Handbuch qualitativer Sozialforschung. Grundlagen, Konzepte, Methoden und Anwendungen, München 1991

Frankl, Viktor, Der Wille zum Sinn, Bern 1979

Freud, Sigmund, Trauer und Melancholie, Gesammelte Werke Bd. 10, Imago, London 1941

Freud, Sigmund., Das Unbehagen in der Kultur, Frankfurt a. M./Hamburg 1953

Friebertshäuser, Barbara, Prengel, Annedore (Hrsg.), Handbuch qualitativer Forschungsmethoden in der Erziehungswissenschaft, Weinheim/München 1997

Froschauer/Lueger, Das quantitative Interview zur Analyse sozialer Systeme. WUV Studienbücher Sozialwissen 5, 2. Auflage, Wien 1998

Gadamer, Hans-Georg, Hermeneutik. In: Ritter, Joachim (Hrsg.), Historisches Wörterbuch der Philosophie. Bd. 3, Basel/Stuttgart 1974

Garz, Detlef, Kraimer, Klaus (Hrsg.), Qualitativ- empirische Sozialforschung. Konzepte, Methoden, Analysen, Opladen 1991

Girtler, Roland, Randkulturen. Theorie der Unanständigkeit, Wien u. a. 1995

Glaser, B., Strauss, A., Interaktion beim Sterben, Göttingen 1974

Glaser, Barney G., Strauss, Anselm L., Die Entdeckung gegenstandsbezogener Theorie: Eine Grundstrategie qualitativer Sozialforschung. In: Hopf, Christl, Weingarten, Elmar (Hrsg.), Qualitative Sozialforschung, Stuttgart 1979

Glaus, A., Jungi, F.W., Senn, H.-J. (Hrsg.), Onkologie für Krankenpflegeberufe. 5. überarb. Auflage, Stuttgart 1997

Gloor, F., van der Linde, F., Epidemiologie und Ätiologie maligner Tumoren. In: Glaus et al., Onkologie für Krankenpflegeberufe, Stuttgart 2000

Greer, S., Morris, T., Pettinggale, K. W., Psychological response to breast cancer. Effect in outcome. Lancet, Oct. 13, 1979, 785-787

Griffin, A., A philosophical analysis of care in nursing. Journal of Advanced Nursing, 8, 1983, 289-295

Gwyn, Daniel, Family problems after a bereavment. In: Bereavment Care, Vol. 17, No. 3, 1998

Hackett, T. B., Cassem, N. H., Raker, J. W., Patient delay in cancer, New Engl. J. Med. 289, 1973, 14-20

Hartmann, Nikolai, Ethik, Berlin/Leipzig 1935

Heidegger, Martin, Sein und Zeit, Tübingen 1976

Heizer, Judith, Qualitätssteigerung in der letzten Lebensphase. Diplomarbeit, eingereicht an der geisteswissenschaftlichen Fakultät der Universität Innsbruck, 2000

Henderson, J. G., Denial and repression as factors in the delay of patients with cancer presenting themselves to the physician. Ann. New York Acad. Scie. Vol. 125, 1966, 856-864

Herget, Ferdinand, Einsichtiges Lernen. Eine Überprüfung unseres Verständnisses von Lernen. In: KatBl 127, 2002, 61-66

Hinton. J. M., Talking with People About to Die. In: British Medical Journal 3, 1974, 25

Hofer, Manfred, Funkkolleg Pädagogische Psychologie. Studienbegleitbrief 1 (Methodischer Vorkurs), Weinheim/Basel 1972

Hoffman- Riem, Christa, Die Sozialforschung einer interpretativen Soziologie. Der Datengewinn. In: KZSS 32, 1980, 339-372

Hoffmann, M. L., Is altruism part of the human nature? J. of Personality and Society, Psychiatry 40, 1981, 121- 137

Holland, J., et al., Psychological response of patients with acute leukemia to germ-free environments. Cancer 40, 1977, 871-879

Holland, J.C., Rowland, J.C., (eds.), Handbook of Psycooncology. Oxford University Press, New York/Oxford 1986

Hugl, Ulrike, Qualitative Inhaltsanalyse. In: Hug, Theo (Hrsg.), Einführung in die Forschungsmethodik und Forschungspraxis. Bd. 2, Hohengehren 2001

Jacobson, E., Depression, Frankfurt 1977, zitiert in: Honsalek, I., Das Behandlungsteam des Karzinom- und des Leukämiepatienten. Schweiz. Rundschau Med. 72, 1983, 44-48

Janssen, P. L., Weissenbach, L., Zur Psychosomatik behandelter Hodentumorpatienten. Zschr. Psychosom. Med. Psychoanal. 24 (1), Januar/März 1978, 70-86

Jungi, F., Internistische Tumorbehandlung. In: Glaus et al., Onkologie für Krankenpflegeberufe, Stuttgart 1997, 104-135

Kannonier- Finster, Waltraud, Meinrad Ziegler (Hrsg.), Frauen- Leben im Exil. Biographische Fallgeschichten, Böhlau Verlag 1996

Kasper, A. M., The doctor and death. In: Feivel, H. (Ed.), The meaning of death, McGraw-Hill Book Company, New York/London/Sydney/Toronto 1965

Kast, Verena, Trauern. Phasen und Chancen des psychischen Prozesses, neu gestaltete 20. Auflage, Stuttgart 1999

Kast, Verena, Vom Sinn der Angst, Freiburg 1996

Kearney, Michael, Schritte in ein ungewisses Land, Freiburg 1997

Kellehear, Allan, Health promoting palliative care. Developing a social model for practise. In: Mortalitiy, Vol. 4, No. 1, 1999

Kirche, 14. April 2002

Klein, Stefanie, Theologie und empirische Biographieforschung. Methodische Zugänge zur sozialen Wirklichkeit. In: Haslinger, H. (Hrsg.), Handbuch der praktischen Theologie. Bd. 1. Grundlegungen, Mainz 1999

Kraml, Martina, Miteinander essen und trinken. Kulturtheoretisch- theologische Prolegomena für die Mahlkatechese, unveröffentlichte Dissertation, eingereicht an der theologischen Fakultät der Universität Innsbruck 2001

Kruse, Andreas, Bedingungen fachlicher und ethischer Sterbebegleitung. In: Mettner, Matthias (Hrsg.), Wie menschenwürdig sterben? Zur Debatte um die Sterbehilfe und zur Praxis der Sterbebegleitung, Zürich 2001, 243

Kübler- Ross, Elisabeth, Interviews mit Sterbenden, Stuttgart 1979

Kübler- Ross, Elisabeth, Über den Tod und das Leben danach, 10. Auflage, Melsbach 1989

Kübler- Ross, Elisabeth., Erfülltes Leben – würdiges Sterben, Gütersloh 1993

Küchler, Thomas, Psychoonkologie. Versuch eines Überblicks, Referenzzentrum Lebensqualität in der Onkologie, Kiel 1999

Küchler, Thomas, Rappat, S., Holst, K., Graul, J., Wood- Dauphinee, S., Henne- Bruns, D., Schreiber, H.-W., Zum Einfluss psychosozialer Betreuung auf Lebensqualität und Überlebenszeit von Patienten mit gastrointestinalen Tumoren, Forum der Deutschen Krebsgesellschaft 6, 1996, 448-466

Lamerton, Richard, Sterbenden Freund Sein. Helfen in der letzten Lebensphase, Freiburg 1991

Lamnek, Siegfried, Qualitative Sozialforschung. Bd. 1: Methodologie, Weinheim 1993

332

Lamnek, Siegfried, Qualitative Sozialforschung. Bd. 2. Methoden und Techniken. 3. Auflage, München 1995

Lamp, Ida (Hrsg.), Hospiz- Arbeit konkret. Grundlagen, Praxis, Erfahrungen, Gütersloh 2001

Lönz, Michael, Lernen in einer veränderten Welt? Pädagogisch- philosophische Anmerkungen zum ‚Neuen Lernbegriff'. In: Vierteljahresschrift für wissenschaftliche Pädagogik, 77. Jahrgang, Heft 3 (2001), 333- 353

Lueger, Manfred, Schmitz Christoph, Das offene Interview. Theorie – Erhebung- Rekonstruktion latenter Strukturen. Studien zur Soziologie aus Forschung- Praxis- Lehre 33, hrsg. vom Institut für Allgemeine Soziologie und Wirtschaftssoziologie an der Wirtschaftsuniversität Wien 1984

Marti, Beatrice, Die Lebensaktivität Sterben – Pflege und Betreuung Sterbender, in: Mettner, M.(Hrsg.), Wie menschenwürdig sterben? Zur Debatte um die Sterbehilfe und zur Praxis der Sterbebegleitung, Zürich 2001, S 219f

Mayring, Philipp, Einführung in die qualitative Sozialforschung, 4. Auflage, Weinheim 1996

Meerwein, Fritz, Bräutigam, Walter (Hrsg.), Einführung in die Psycho- Onkologie, 5. überarb. und erg. Auflage, Bern 2000

Mettner, Matthias (Hrsg.), Wie menschenwürdig sterben? Zur Debatte um die Sterbehilfe und zur Praxis der Sterbebegleitung, Zürich 2001

Muthny, F. A., Belastungen der Pflegekräfte, Arbeitszufriedenheit und Erwartungen an die Psychoonkologie; In: Muthny, F. A. (Hrsg.), Psychoonkologie – Bedarf, Maßnahmen und Wirkungen am Beispiel des ‚Herforder Modells', Lengerich/Papst 1998

Muthny, F. A., Berufliche Identifikation von onkologischen Pflegekräften und Bedarf an psychosozialer Fortbildung und Supervision. In: Muthny, F. A. (Hrsg.), Psychoonkologie – Bedarf, Maßnahmen und Wirkungen am Beispiel des ‚Herforder Modells'. Lengerich/Papst 1998, 41-58

Muthny, F. A., Küchenmeister, U., Ziemen, P., Psychosoziale Belastungen und Arbeitszufriedenheit onkologischer Pflegekräfte, Pflege 1998, 281-285

Mutzner, F., Tumorchirurgie. In: Glaus et al., Onkologie für Krankenpflegeberufe. 2. überarb. Auflage, Stuttgart 1985, 57-60

Nager, Frank, Arzt und Tod. In: Mettner, Matthias (Hrsg.), Wie menschenwürdig sterben? Zur Debatte um die Sterbehilfe und zur Praxis der Sterbebegleitung, Zürich 2001, 149

Oakley, Ann, People`s ways of knowing. Gender and methodology. In: Hood, Suzanne, Mayall Berry, Oliver, Sandy, Critical Issues in Social Research- Power and Prejudice, Philadelphia 1999

Oevermann, Ulrich, Allert, Tillman, Konau Elisabeth, Krambeck, Jürgen, Die Methodologie einer objektiven Hermeneutik und ihre allgemeine forschungslogische Bedeutung in den Sozialwissenschaften. In: Soeffner, Hans-Georg, Interpretative Verfahren in den Sozial- und Textwissenschaften, Stuttgart 1979

Oevermann, Ulrich, Fallrekonstruktionen und Strukturgeneralisierung als Beitrag der objektiven Hermeneutik zu soziologisch- strukturtheoretischer Analyse, Frankfurt 1981

Parkes, Colin Murray, Counselling the bereaved – help or harm? In: Bereavement Care, Vol. 19, No. 2, Sommer 2000

Parkes, Colin Murray., Psychological aspects. In: C. Saunders (Hrgs.) The management of terminal disease, London 1984

Paul, Chris, Neue Wege der Trauer- und Sterbebegleitung. Hintergründe und Erfahrungsberichte für die Praxis, Gütersloh 2001

Peter, B., Gerl, W., Hypnotherapie in der psychologischen Krebsbehandlung, Hypnose und Kognition 1, 1984, 56-69

Porzelt, Burkhard, Qualitativ- empirische Methoden in der Religionspädagogik. In: Porzelt, Burkhard, Güth, Ralph (Hrsg.), Empirische Religionspädagogik. Grundlagen – Zugänge – Aktuelle Probleme. Münster 2000

Ravens- Sieberer, U., Bullinger, M., Health related quality of life assessement. In: European Review of Applied Psychology 45, 4, 245-254

Ravens- Sieberer, U., Noack, E., The translation of the English colorectal cancer module into German. Report of the EORTC Study Group on Quality of Life (in press)

Rest, Franco, Sterbebeistand, Sterbebegleitung, Sterbegeleit, 4. überarb. Auflage, Stuttgart 1998

Rhode, H., Rau, E., Gebbensleben, B., Ergebnisse der Bestimmung des Lebensqualitätsindex nach Spitzer in der multizentrischen Magenkarzinom – TNM- Studie. In: Rhode, H., Troidl, H. (Hrsg.), Das Magenkarzinom. Stuttgart 1998, 74-79

Robbins, G. F., MacDonald, M. C., Pack, G. T., Delay in the diagnosis and treatment of physicians with cancer. Cancer 6, 1953, 624-626

Robbins, Jan, Robbins, June, Soll der Arzt die Wahrheit sagen? In: Das Beste aus Reader`s Digest 1963, 3, 133

Rogers, Carl Ransom, Die nicht- direktive Beratung. Counselling and Psychotherapy. Frankfurt a. M. 1985

Sauer, R., Tumorbestrahlung (Radioonkologie). In: Glaus et al., Onkologie für Krankenpflegeberufe, Stuttgart 1997, 83-100

Saunders, Cicely, Baines, Mary, Leben mit dem Sterben. Betreuung und medizinische Behandlung krebskranker Menschen, Bern 1991

Saunders, Cicely, Hospiz und Begleitung im Schmerz, Freiburg 1993

Schumacher, Andrea, Sinnfindung bei Brustkrebspatientinnen, Dissertation, Peter Lang Verlag 1990

Schwarz, R., Angst und Depression bei Tumorpatienten. Der Onkologe 2, 1996, 582-592

Schwarz, R., Aufklärung über die Tumordiagnose und Vorwissen bei Patientinnen unter Brustkrebsverdacht. Psychother. Med. Psychol. 34, 1984, 111-115

Schwarz, R., Psychotherapeutische Grundlagen der psychosozialen Onkologie. Der Psychotherapeut 40, 1995, 313-323

Seemann, H., Aktuelle Trends bei der Schmerzbekämpfung in der Onkologie. In: Verres, R., (Hrsg.), Psychosoziale Onkologie, 1989, S 193-211

Sellschopp, A., Immer einen Schritt voraus. Zeitschrift des DKFZ, 1992, 6-8

Senn, Hans -Jörg, Glaus, Agnes, Wahrhaftigkeit am Krankenbett – auch bei Tumorpatienten? Schweizer Rundschau Medizin (PRAXIS) 79, 1991, 200- 205

Senn, Hans -Jörg., Wahrhaftigkeit am Krankenbett bei Tumorpatienten. In: Glaus et al. Onkologie für Pflegeberufe, 5. überarb. Auflage, Stuttgart 1997

Senn, Hans -Jörg, Psychosoziale Aspekte in der Betreuung Krebskranker, Schweizer Rundschau Medizin (PRAXIS) 72, 1983, 1397- 1399

Sheldon, M., Truth telling in medicine, J. Am. Medicine Association 247, 1982, 651- 654

Siebeck, Richard, Medizin in Bewegung, Klinische Erkenntnisse und ärztliche Aufgaben, Stuttgart 1953

Simons, C, Umgang mit Schwerkranken und unheilbar kranken Patienten. In: Kohle, K:, Bock, D., Grauhan, A., (Hrsg.), Die internistisch- psychosomatische Krankenstation, Editiones "Roches", Basel 1977, 143-146

Söderblom, Kerstin, Lesbische Frauen zwischen Himmel und Hölle. Zur notwendigen Unterscheidung zwischen gesellschaftlichen Deutungsmustern und deren individuelle Aneignungs- und Verarbeitungsformen anhand der Methode der strukturalen Hermeneutik. In: Franke, Edith (Hrsg.), Frauen, Leben, Religion. Ein Handbuch empirischer Forschungsmethoden. Stuttgart 2002

Spiegel, D., Bloom, J. R., Kraemer, H. C., Gottheil, E., Effect of psychosocial treatment on survival of patients with metastatic breast cancer, Lancet 13, 1989, 888-891

Spitz, R. A., The first Year of Life. Int. Universities Press, New York 1965

Sprangers, M., The EORTC colorectal cancer module (EORTC QoL- CR 38) in Vorbereitung

Steifel, F., Volkenandt, M., Breitbart, W., Suizid und Krebserkrankung. Schweizer Med. Wschr. 119, 1989, 891- 895

Stokes, Julie, Pennington, Jodi, Monroe, Barbara, Papadatou, Danai, Relf, Marilyn, Developing services for bereaved children. A discussion of the theoretical and practical issues involved. In: Mortality, Vol. 4, No. 3, 1999

Strauss, Anselm, Corbin, Juliet, Grounded Theory. Grundlagen qualitativer Sozialforschung, Weinheim 1996

Süddeutsche Zeitung vom 27. Januar1993

Tausch, Anne- Marie, Tausch, Reinhard, Sanftes Sterben. Was der Tod für das Leben bedeuten kann, Hamburg 1991

v. Uexküll, Thure, Die häusliche Pflege krebskranker Patienten. In: Therapie der Gegenwart 1960

Vollmerg, Ute, Gruppendiskussion – Gruppenexperiment. In: Haft, Henning, Kordes, Hagen (Hrsg.), Methoden der Erziehungs- und Bildungsforschung (Enzyklopädie Erziehungswissenschaften, Bd. 2), Stuttgart 1984

Wahl, Klaus, Hornig, Michael- Sebastian, Gravenhorst, Lerke, Wissenschaftlichkeit und Interesse. Zur Herstellung subjektivitätsorientierter Sozialforschung, Frankfurt 1982

Weisman, A.D., Worden, W. J., The existential plight in cancer: Significance of the first 100 days. Int. J. Psychiatry in Med., Vol. 7(1), 1976-77, 1-5

Wernert, Andreas, Einführung in die Interpretationstechnik der objektiven Hermeneutik, Opladen 2000

Wiedemann, S., zit. in Bucher, Anton, Einführung in die empirische Sozialwissenschaft. Ein Arbeitsbuch für TheologInnen, Stuttgart 1994

Witzel, Andreas, Das problemzentrierte Interview. In: Jüttemann, Gerd (Hrsg.), Qualitative Forschung in der Psychologie. Grundfragen, Verfahren ,Anwendungsfelder, Weinheim 1985

INTERNETADRESSEN

www.oegpo.at Österreichische Gesellschaft für Psychoonkologie, 14. /17.4.02

www.hospiz.at Dachverband Hospiz Österreich, 19. 4. 02

www.uniwien.at 19.4.02

www.kfunigraz.ac.at 19.4.02

www.dapo-ev.de deutsche Arbeitsgemeinschaft für Psychosoziale Onkologie eV; 17. 4. 02

www.krebsinformation.de Krebsinformationsdienst des Deutschen Krebsforschungszentrum; Heidelberg, 14./17.4. 02

www.uni-kiel.de Psychoonkologie an der Universitätsfrauenklinik Kiel; 19. 4. 02

www.winterbergkliniken.de 14.4.02

www.dkfz-heidelberg.de Krebsatlas der Bundesrepublik Deutschland, 10./14. 4. 02

www.medpsych.ruhr-uni-bochum.de 19. 4. 02

www.psychoonkologie.org/Forschung Stand vom 19. 4. 02

www.med.uni-jena.de Stand vom 19. 4. 02

www.uni-koeln.de Stand vom 19.4.02

http://medweb.uni-muenster.de Stand vom 19. 4.02

www.aerztezeitung.de Stand vom 17. 4. 0

Peter Lang · Europäischer Verlag der Wissenschaften

Elisabeth Sorgo

Die Brüste der Frauen

Ein Symbol des Lebens oder des Todes?
Brustkrebs als Ausdruck der „Kränkung" von Frauen im Patriarchat

Frankfurt am Main, Berlin, Bern, Bruxelles, New York, Oxford, Wien, 2003.
225 S., zahlr. Abb.
Beiträge zur Dissidenz. Herausgegeben von Claudia von Werlhof. Bd. 12
ISBN 3-631-39792-5 · br. € 42,50*

Die Ausgangsfrage der Arbeit war: Kann es möglich sein, daß die Erkrankung Brustkrebs mit dem generellen Status und der Darstellung der Frau in einer patriarchalen Gesellschaft zusammenhängt? Die Untersuchung folgt bei der Erforschung dieser Fragen den methodologischen Prinzipien der Frauenforschung, die Maria Mies formulierte. Leiblichkeit und die Erfahrung leiblichen Seins gründen immer auch in Benennungen, Darstellungen und Zuschreibungen von Außen. Die positive Bedeutung des ehemals heiligen Frauenleibes wurde durch patriarchale Strategien entwertet und in ihr Gegenteil als Todbringer verkehrt. Die Frauen haben wenig Bewußtsein von den Mechanismen, die sie an Leib und Seele erkranken lassen. Erst wenn sie erkennen, daß ihre scheinbare Ohnmacht und Krankheitsanfälligkeit patriarchal inszeniert ist, können sie anfangen, gegenteilige Weiblichkeitsbilder zu entwerfen und sie zu leben.

Aus dem Inhalt: Körpertheorien, besonders die Reduktion des Frauenleibes in einen sexuell funktionierenden Körper · Fähigkeiten der Brüste in der symbolischen Darstellung durch verschiedene historische Zeiten · Brüste als Körperding – Symbol der Zurichtung im Heute · Brusterkrankungen und der Umgang damit, vor allem am Beispiel einer Fernsehsendung mit Fachmännern und „Unwissenden" · Wahrnehmungs- und Empfindungsweisen von Frauen

Frankfurt am Main · Berlin · Bern · Bruxelles · New York · Oxford · Wien
Auslieferung: Verlag Peter Lang AG
Moosstr. 1, CH-2542 Pieterlen
Telefax 00 41 (0) 32 / 376 17 27

*inklusive der in Deutschland gültigen Mehrwertsteuer
Preisänderungen vorbehalten
Homepage http://www.peterlang.de